W0415998

NOUVEAUX CAHIERS DE L'INFIRMIÈRE

22

Gynécologie Obstétrique

Soins infirmiers

CHEZ LE MÊME ÉDITEUR

GYNÉCOLOGIE, par J. LANSAC, P. LECOMTE. *Collection Pour le Praticien*. 2002, 6e édition, 608 pages.

ASSISTANCE MÉDICALE À LA PROCRÉATION, par F. OLIVENNES, A. HAZOUT, R. FRYDMAN. *Collection Abrégés de Médecine*. 2006, 3e édition, 224 pages.

INFECTIONS EN GYNÉCOLOGIE-OBSTÉTRIQUE, par Ph. JUDLIN. *Collection Pratique en gynécologie-obstétrique*. 2002, 176 pages.

PRATIQUE DU DIAGNOSTIC PRÉNATAL, par G. BODY, F. PERROTIN, A. GUICHET, C. PAILLET, P. DESCAMPS. 2001, 416 pages.

GYNÉCOLOGIE ET OBSTÉTRIQUE. Manuel illustré, par H. DE TOURRIS, G. MAGNIN, F. PIERRE. 2000, 7e édition, 472 pages.

GYNÉCOLOGIE, par J.-R. GIRAUD, A. BRÉMOND, D. ROTTEN. *Collection Abrégés de Médecine*. 2002, 4e édition, 364 pages.

CONTRACEPTION, par D. SERFATY. *Collection Abrégés de Médecine*. 2003, 2e édition, 456 pages.

PRATIQUE DE L'ASSISTANCE MÉDICALE À LA PROCRÉATION, par P. BARRIÈRE, S. HAMAMAH, D. LE LANNOU, J. LANSAC, D. ROYÈRE. 1998, 3e édition, 432 pages.

PRÉCIS D'OBSTÉTRIQUE, par R. MERGER, J. LÉVY, J. MELCHIOR, édition entièrement refondue par J. MELCHIOR et N. BERNARD. *Collection des Précis de Médecine*. 2001, 6e édition, 624 pages.

DICTIONNAIRE MÉDICAL DE L'INFIRMIÈRE, par J. QUEVAUVILLIERS, L. PERLEMUTER, G. PERLEMUTER. 2005, 7e édition revue et corrigée, 1 176 pages.

DICTIONNAIRE MÉDICAL DE POCHE, par J. Quevauvillliers. 2005, 528 pages.

NOUVEAUX CAHIERS DE L'INFIRMIÈRE

sous la direction de

L. PERLEMUTER
Professeur des universités

J. QUEVAUVILLIERS
Professeur émérite

G. PERLEMUTER
Praticien hospitalier universitaire

B. AMAR
Cadre infirmier-formateur

L. AUBERT
Directeur d'école paramédicale

L. PITARD
Infirmière diplômée d'État

22

avec à l'intérieur un « cahier d'entraînement »

Gynécologie Obstétrique

Soins infirmiers

Érick CAMUS
Gynécologue-obstétricien
Chef de service, praticien hospitalier, CHT Magenta, Nouméa, Nouvelle Calédonie

Nazbanou HEIM
Gynécologue-obstétricien,
praticien hospitalier, hôpital Tenon

Israël NISAND
Professeur de gynécologie-obstétrique,
université Louis-Pasteur de Strasbourg,
chef de service SIHCUS-CMCO Schiltigheim

Avec la collaboration de :

Louisette BENSADOUN, Nathalie DERAINNE, Jacqueline BERNARD *(cadres infirmiers)*; **Annick DARS** *(infirmière, hôpital Tenon)*; **Aziz WAHID** *(interne)*; **Sophie COUDERC** *(pédiatre, CHI Poissy)*; **Catherine FISCHER** *(anesthésiste, CHI Poissy)*; **Jean-Pierre BONNARDOT** *(anesthésiste, hôpital Tenon)*; **Arnaud HEIM** *(psychiatre, hôpital Saint-Antoine)*; **Christelle SERBOUDIN** *(secrétaire).*

Nous remercions particulièrement les infirmier(e)s et les aides-soignant(e)s du service de gynécologie-obstétrique de l'hôpital de Poissy pour leur précieuse collaboration à cet ouvrage.

4e édition

MASSON

ISBN : 2-294-07687-7
ISBN : 978-2-294-07687-9

MASSON S.A.S. 62, rue Camille-Desmoulins, 92442 Issy-les-Moulineaux Cedex

Avant-propos de la collection

Le programme de formation en soins infirmiers articule les activités de soins avec la pathologie médicale et chirurgicale. L'ensemble de l'enseignement des Instituts de formation en soins infirmiers (IFSI) est donc harmonisé avec celui des autres pays de la Communauté européenne.

L'objectif de la collection des *Nouveaux Cahiers de l'Infirmière* est de répondre aux critères de formation et d'exercice de la profession d'infirmier. Nous avons donc respecté le découpage et le contenu des enseignements en modules, respectant ainsi la grande liberté pédagogique des IFSI.

Comment cette collection des Nouveaux Cahiers de l'Infirmière a-t-elle été réalisée ?

Elle a été confiée à des équipes d'enseignants, médecins, cadres infirmiers, connus pour leur compétence pédagogique et pour la qualité de leur travail en commun. Le but est de répondre aux besoins réels des IFSI. Les directeurs de cette collection se sont montrés particulièrement vigilants à cet égard.

Que contiennent ces Nouveaux Cahiers de l'Infirmière ?

On trouvera dans chaque fascicule l'exposé concernant *les connaissances* — le savoir — mais aussi, dans les modules de soins, des fiches concernant le savoir-faire (*protocoles de soins, protocoles d'examen*) et le savoir-être (*démarches infirmières*). Les cas concrets permettent au lecteur de se situer par rapport à des situations réelles.

L'utilisation quotidienne des médicaments par les infirmières et leur responsabilité de plus en plus grande dans la surveillance des traitements nous ont incités à inclure, pour chaque pathologie, des rubriques de *pharmacologie pratique* où sont indiqués non seulement les noms commerciaux des médicaments mais aussi leurs principales propriétés, contre-indications, effets indésirables et la surveillance.

La démarche infirmière fait l'objet d'un développement entièrement nouveau au début des cahiers de pathologies. Sont ainsi développés : l'accueil du patient, les soins infirmiers spécifiques, le plan de soins infirmiers, les diagnostics prévalents, les transmissions, la sécurité sanitaire, les modalités de sortie du patient. La démarche de soins est illustrée par des cas cliniques.

La forme des Nouveaux Cahiers de l'Infirmière est entièrement nouvelle

Nous avons voulu que la lecture en soit agréable, et surtout que la mémorisation soit largement facilitée. L'impression en couleurs et en deux colonnes, la clarté de la mise en page et la disposition des schémas et des illustrations ont fait l'objet de tous les efforts du comité de rédaction et des éditeurs.

Nous désirons que cette collection soit *votre* collection. Nous serons donc attentifs aux remarques et aux suggestions que vous voudrez bien nous faire. Auteurs, directeurs et éditeurs de la collection des *Nouveaux Cahiers de l'Infirmière* ont travaillé avec enthousiasme pour que les lecteurs et lectrices disposent d'ouvrages qui leur permettent de réussir dans les meilleures conditions leur diplôme d'État. Il en vaut la peine !

Léon PERLEMUTER, Jacques QUEVAUVILLIERS, Gabriel PERLEMUTER,
Béatrice AMAR, Lucien AUBERT, Laurence PITARD

Mode d'emploi de la nomenclature anatomique

La nouvelle nomenclature anatomique française est de plus en plus utilisée dans les facultés. Il nous a donc semblé nécessaire de l'intégrer de manière progressive dans cet ouvrage.

- Chaque figure propose un double légendage : les légendes en ancienne nomenclature avec en-dessous de celles-ci, en italique et entre parenthèses, la nouvelle nomenclature, comme sur la figure ci-dessous.
- Au niveau du texte, nous avons décidé de laisser l'ancienne nomenclature, celle-ci étant jusqu'à maintenant la plus connue et de ne pas adopter le système de double nomenclature pour favoriser la lecture du texte.

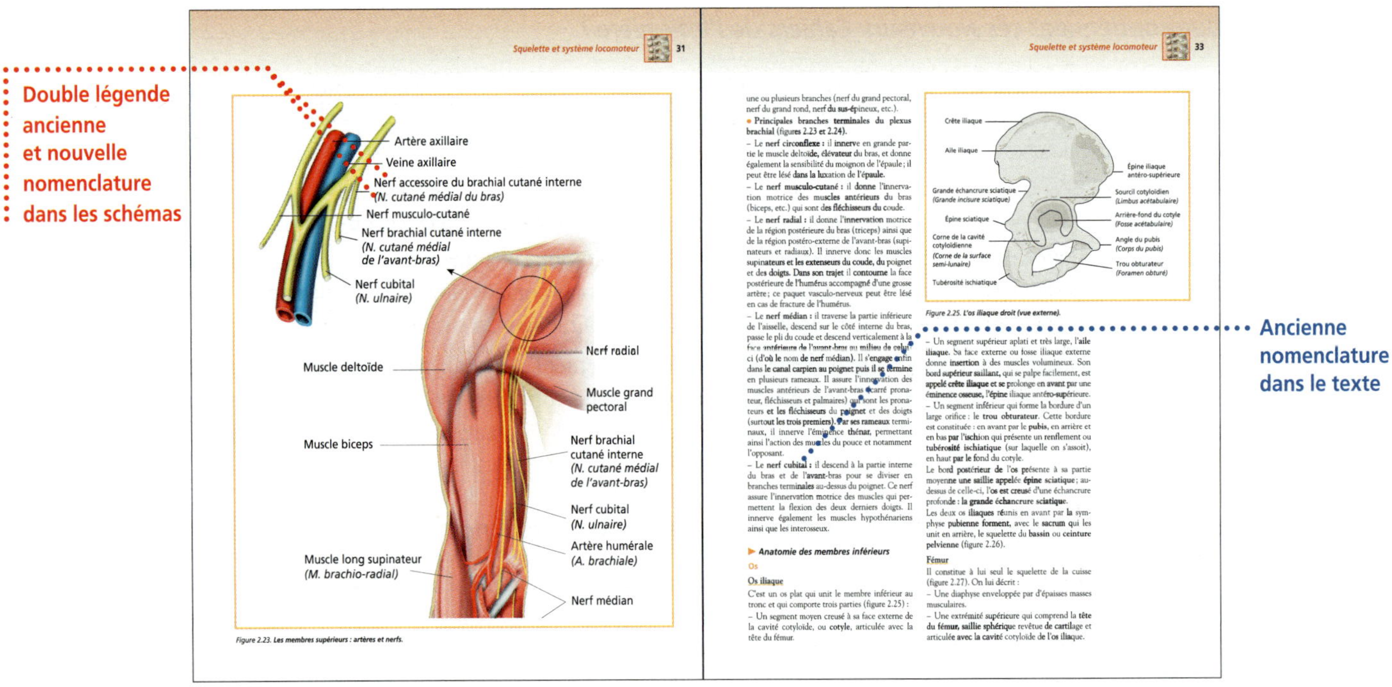

Table des matières

Liste des abréviations

AED	Action éducative à domicile
AEMO	Assistance éducative en milieu ouvert
AFM	Association française contre les myopathies
AG	Anesthésie générale
AMIR	Association contre les maladies infantiles rénales
ANAES	Agence nationale d'accréditation et d'évaluation de la santé
AP	Auxiliaire de puériculture
APF	Association pour les paralysés de France
AR	Anti-régurgitation
AS	Aide-soignante
ASE	Aide sociale à l'enfance
CAE	Conduits auditifs externes
CAMSP	Centres d'action médico-sociale précoce
CAT	Centres d'aide par le travail
CCAH	Comité national de coordination de l'action en faveur des personnes handicapés
CCPE	Commissions de circonscriptions préscolaires et élémentaires
CCSD	Commissions de circonscriptions du second degré
CDES	Commission départementale de l'éducation spéciale
CLIS	Classe d'intégration spécialisée
CMP	Centre médico-psychologique
CMPP	Centre médico-psychopédagogique
CMV	Cytomégalovirus
COE	Consultation d'orientation éducative
DDASS	Direction départementale de l'action sanitaire et sociale
DEP	Débit expiratoire de pointe
DPP	Décisions de placement provisoire
EEG	Electroencéphalogramme
EMP	Externat médico-pédagogique
EREA	Établissement régional d'enseignement adapté
EVEA	Échelle visuelle analogique
GAPP	Groupes d'aide psychopédagogique
GH	*Growth Hormone*
HAS	Haute autorité de santé
HCS	Hyperplasie congénitale des surrénales
IDE	Infirmière diplômée d'État
IM	Intramusculaire
IME	Institut médico-éducatif
IOE	Investigations et orientation éducatives
IVG	Interruption volontaire de grossesse
IV	Intraveineux
LEC	Liquide extracellulaire
LIC	Liquide intracellulaire
LVDE	Lait de vache demi-écrémé
MAS	Maisons d'accueil spécialisé
MMH	Maladie des membranes hyalines
MSIN	Mort subite inexpliquée du nourrisson
NEDC	Nutrition entérale à débit constant
NPT	Nutrition parentérale totale
OEAP	Oto-émissions acoustiques provoquées
OMO	Observation en milieu ouvert
OMS	Organisation mondiale de la santé
OPP	Ordonnance de placement provisoire
PC	Périmètre crânien
PCA	*Patient Control Analgesia*
PCU	Phénylcétonurie
PEAA	Potentiels évoqués auditifs automatiques
PJJ	Protection judiciaire de la jeunesse
PMI	Protection maternelle et infantile
PPC	Pression positive continue
QI	Quotient d'intelligence
RASED	Réseaux d'aide spécialisée aux élèves en difficulté
RCIU	Retard de croissance intra-utérin
RGO	Reflux gastro-oesophagien
SC	Sous-cutanée
SEGPA	Section d'enseignement général professionnel adapté
SES	Section d'éducation spéciale
SFA	Souffrance fœtale aiguë
SPSFE	Service de promotion de la santé en faveur des élèves
SSESD	Services de soins et d'éducation spécialisée à domicile
VML	Vaincre les maladies lysomales

Sommaire des fiches

DÉMARCHE INFIRMIÈRE

FICHE TECHNIQUE

PROTOCOLE D'EXAMEN

PROTOCOLE DE SOINS

PROTOCOLE ADMINISTRATIF

PHARMACOLOGIE

Démarche infirmière en service de gynécologie-obstétrique

1

Accueil et prise en charge de la patiente et de son entourage

Admission

En gynécologie-obstétrique, la patiente peut être convoquée, admise en urgence de son domicile ou de la consultation, transférée d'un autre hôpital, ou encore venir en interne d'un autre service (voir pages 15-16).

Spécificités en maternité et gynécologie

Suivant sa pathologie ou son traitement, la patiente sera admise dans une unité d'hospitalisation adaptée (hôpital de jour, hôpital de semaine ou hospitalisation traditionnelle) où elle pourra bénéficier d'une prestation spécifique pour :

- **des examens spécialisés en hôpital de jour :** hystéroscopie, ponction de sang fœtal ;
- **des gestes chirurgicaux programmés ou en urgence** en fonction de la lourdeur de l'intervention, de l'état de santé de la patiente et de la date d'admission, prévoir l'hospitalisation dans la structure adaptée :
  - IVG, curetage, hystéroscopie diagnostique, conisation, en hôpital de jour,
  - tumorectomie, cœlioscopie opératoire, hystéroscopie opératoire, hystérectomie voie basse, en hôpital de semaine (la patiente sortira avant le week-end),
  - mammectomie, curage axillaire, cure de prolapsus, hystérectomie voie haute, laparotomie pour cancer de l'ovaire, en hospitalisation traditionnelle ;
- traitement d'une pathologie aiguë : menace d'accouchement prématuré, prééclampsie, nécrobiose aseptique de fibrome ;
- soins palliatifs en cancérologie ;
- admission en début de travail pour accouchement ;
- suites de couches.

La patiente peut être aussi vue en consultation externe pour un examen spécialisé nécessitant la présence d'une infirmière :

- ponction de FIV sous échographie ;
- cytoponction ou trucut d'un sein en échographie mammaire ;
- amniocentèse ;
- hystéroscopie diagnostique.

Les différents modes de prise en charge et règlements

On se reportera au cahier n° 2 de la collection Nouveaux Cahiers de l'Infirmière, *Soins infirmiers I : concepts et théories, démarche de soins*.

Prévoir le séjour de la patiente

Pour la préadmission et la programmation des rendez-vous, un livret d'accueil est remis aux patientes en vue de leur hospitalisation.

- Anticiper un départ en maison de repos, une hospitalisation à domicile
- Programmer les rendez-vous en les regroupant pour éviter les déplacements (logique de confort de la patiente).
- Réfléchir (en cas de chambre à deux lits) à la pertinence de mettre 2 patientes présentant des problèmes opposés (une IVG et une accouchée).

Accueil dans le service

S'il s'agit d'une patiente connue et convoquée à la suite d'une consultation, le dossier sera recherché avant son admission.

Si un geste chirurgical est programmé, le dossier d'anesthésie avec la consultation préanesthésique doit être récupéré et vérifié.

Lors de l'accueil, il sera fait le point sur la pathologie motivant l'hospitalisation et les pathologies associées ainsi que sur l'acte prévu pendant l'hospitalisation. Les médicaments pouvant empêcher les gestes prévus devront être pris en compte (anti-inflammatoires, aspirine,...).

À son arrivée, la patiente est inscrite et le livret d'accueil lui est remis. Ce livret lui explique les modalités du séjour (ex. : dépôts, vestiaire, permission...). Elle sera ensuite accompagnée jusqu'à sa chambre.

Bien accueillir la patiente, c'est « dédramatiser » l'épreuve qu'elle subit lors de son hospitalisation et la rassurer sur sa maternité ou le déroulement de l'intervention (IVG, FIV...).

Elle doit être attendue et accueillie avec calme, amabilité et discrétion.

La personne qui accueille doit se présenter et doit pouvoir répondre à toutes ses interrogations.

On doit appeler les malades par leur nom, non par leur prénom, et ne jamais les tutoyer.

L'accueil est le premier contact de la patiente avec le service. Elle doit en garder une image positive.

Soins infirmiers spécifiques

Soins techniques

Protocoles et gestes infirmiers spécifiques en gynécologie-obstétrique

Ces gestes et protocoles ne sont pas liés à une pathologie particulière. Ils sont plutôt en rapport avec une conduite générale à tenir.

- Toilette vulvaire (page 222).
- Soins de paroi après laparotomie ou cœlioscopie (pages 54 et 69).
- Soins de paroi après chirurgie du sein (page 113).
- Surveillance d'une accouchée (page 239).
- Protocole d'ablation de sonde urinaire après chirurgie de l'incontinence urinaire (page 136).
- Surveillance d'une patiente après curetage (hémostatique, diagnostique ou IVG) (page 157).
- Mise en place d'une chimiothérapie par chambre à cathéter implantable (voir le cahier n° 19, collection Nouveaux Cahiers de l'Infirmière, *Cancérologie et hémopathies*).
- Curiethérapie endocavitaire en gynécologie (page 80).

Conduite à tenir face aux urgences gynécologiques et obstétricales

- Devant une crise d'éclampsie (page 193).
- Devant une hémorragie utérine (page 229).

Préparation à certaines interventions et soins spécifiques suivant les pathologies

Ce sont des préparations particulières qui demandent une attention spécifique pour la préparation des patientes (psychologique et médicale) et un accompagnement majeur, surtout lorsqu'une anesthésie générale, même de courte durée, est nécessaire.

- Amniocentèse (page 242).
- Hystérosalpingographie (page 50).
- Échographie pelvienne (page 50).
- Biopsies vulvocervicales (page 49).
- Ponction d'un kyste ou d'ovocytes sous contrôle échographique (pages 49).
- Repérage d'une lésion mammaire sous échographie ou mammographie.
- Préparation en vue d'une IVG (page 157).
- Préparation en vue d'une interruption médicale de grossesse (IMG) (page 243).
- Prélèvements de villosités choriales (page 244).
- Ponction de sang fœtal (page 243).
- Préparation en vue d'une hystéroscopie (page 51).
- Préparation en vue d'une cœlioscopie (page 54).
- Préparation en vue d'une hystérectomie ou CHL (colpo-hystérectomie élargie avec lymphadénectomie) (pages 69 et 82).
- Préparation d'une patiente devant subir une tumorectomie ou une mastectomie (pages 111 et 113).

- Prise en charge d'une patiente avant cure d'incontinence urinaire (page 136).
- Préparation d'une patiente avant césarienne (page 221).
- Préparation à la pose d'une analgésie péridurale (page 224).

Soins relationnels

Prise en charge d'une patiente devant subir une interruption de grossesse (page 243)

Cette prise en charge concerne les patientes devant subir une interruption de grossesse médicamenteuse ou chirurgicale. Il s'agit d'une étape difficile dans la vie d'une femme mais aussi pour l'équipe soignante qui devra l'accompagner tout au long de cette épreuve. Dans les centres de diagnostic anténatal, l'aide psychologique est en général renforcée par un(e) psychologue ou un psychiatre. L'équipe soignante doit être à l'écoute de ces femmes souvent en état de détresse mais le silence doit aussi être respecté.

Prise en charge d'une patiente atteinte d'un cancer gynécologique

Il existe différentes atteintes néoplasiques en gynécologie :

Le cancer du sein est l'affection maligne la plus fréquente chez la femme et au premier rang des décès en France (représente 19 % des décès). Son incidence ne cesse d'augmenter (environ 80 pour 100 000 femmes par an). Les antécédents familiaux de cancer du sein sont le facteur de risque majeur.

Le cancer du col représente 10 % des décès féminins par cancer mais son incidence a largement régressé grâce au frottis cervical de dépistage.

Le cancer de l'endomètre touche le plus souvent la femme ménopausée. Son pronostic est généralement bon car souvent pris en charge au stade de début.

Le cancer de l'ovaire est peu fréquent, il occupe le septième rang des cancers féminins. Son pronostic est en général mauvais car il est souvent dépisté tardivement.

Quel que soit le type de cancer, les examens de dépistage et de diagnostic vont générer énormément d'angoisse. L'équipe soignante devra toujours avoir des propos rassurants. Une fois le diagnostic posé, la prise en charge est en général discutée en comité pluridisciplinaire d'oncologie associant l'ensemble de l'équipe soignante (chirurgiens, radiothérapeutes, chimiothérapeutes, plasticiens, radiologues, anatomopathologistes, psychologues, infirmières…).

Un bilan d'extension à la recherche des métastases les plus fréquentes est réalisé. Ce bilan systématique doit être bien expliqué par l'équipe soignante car il ne doit pas faire penser à la patiente qu'il est réalisé parce que son état est grave.

La stratégie thérapeutique associe en général chirurgie, chimiothérapie, hormonothérapie et/ou radiothérapie. Les effets secondaires de ces traitements devront être prévenus et détaillés aux patientes.

Les traitements adjuvants vont durer plusieurs mois (8 mois environ), ce qui est long et éprouvant. Ce suivi thérapeutique a lieu le plus souvent en hospitalisation de semaine ou de jour après une hospitalisation initiale en unité traditionnelle. Pendant tout le traitement, il est nécessaire d'encadrer au maximum les patientes, d'assurer un suivi psychologique et antalgique, éventuellement par l'intermédiaire d'une équipe mobile au sein de l'hôpital comprenant une psychologue, des infirmières cliniciennes et l'équipe antidouleur. La surveillance sera ensuite assurée par le médecin référent qui demandera les examens classiques de surveillance (cliniques, biologiques, radiologiques,…). Ces examens génèrent habituellement de l'anxiété et la peur d'une récidive; une relation particulière d'écoute et de réconfort doit s'instaurer entre l'équipe soignante et la patiente.

Un soutien psychologique est souvent nécessaire à très long terme. La vie familiale, sociale et professionnelle des patientes se trouve souvent modifiée. Une prise en charge thérapeutique à 100 % doit être demandée et un mi-temps thérapeutique peut être proposé au niveau de la reprise de l'emploi.

L'échange d'expérience entre patientes peut être très enrichissant. L'équipe soignante doit y contribuer en fournissant aux patientes les adresses d'associations de malades ou d'associations scientifiques ou sociales concernant leur maladie.

Adresses des différentes associations pour le cancer du sein :

- **Vivre comme Avant** (association de malades opérées du sein)
14, rue Corvisart – 75013 Paris.
Tél. : 01 53 55 25 66.

La ligue Nationale Contre le Cancer
1, avenue Stephen-Pichon – 75013 Paris.
Tél. : 01 44 06 80 80.

Écoute Cancer – service gratuit et anonyme d'accueil téléphonique de la ligue : soutien, information et orientation des malades et des proches.
Tél. : 01 45 00 15 15.

Europa Donna
1, avenue Stephen-Pichon – 75013 Paris.
Tél. : 01 44 30 07 66.

Association Psychisme et Cancer
Tél. : 01 45 35 29 29.

Soins éducatifs

Il s'agit de conseils pratiques visant à rendre la patiente la plus autonome et la plus informée possible vis-à-vis de situations auxquelles elle se trouvera confrontée (ex : reprise des rapports sexuels après conisation, diminution des activités en cas de menace d'accouchement prématuré).

Conseils pratiques de prévention du lymphœdème et de la lymphangite après curage axillaire pour cancer du sein

- faire pratiquer les séances de kinésithérapie avec drainage lymphatique prescrites à la sortie ;
- du côté opéré faire attention aux :
  – coupures (bricolage, jardinage, couture,…),
  – piqûres (prélèvements, insectes, acupuncture,…),
  – plaies (griffures d'animaux,…),
  – pressions excessives (prise de pression artérielle, garrots, vêtements,…),
  – charges lourdes,
  – brûlures (repassage, four, flamme, eau chaude, soleil,…) ;
- protéger le bras et la main :
  – en utilisant des gants et des moufles de protection,
  – en prévenant le personnel soignant, les pédicures ou manucures,
  – par une bonne hygiène des ongles et des mains ;
- faire attention :
  – au soleil, aux séances d'UV,
  – aux bains trop chauds,
  – aux épilations ou au rasage ;
- ne pas oublier :
  – d'effectuer des soins immédiats en cas de piqûre, brûlure ou plaie,
  – en cas d'œdème, retirer bagues et bracelets,
  – de conserver une prescription médicale d'antibiotiques en cas de lymphangite,
  – de s'assurer de la vaccination antitétanique.

Conseils et soins hygiéno-diététiques

En gynécologie, en plus des soins infirmiers communs, certains soins sont rendus indispensables par les difficultés rencontrées selon le type de chirurgie ou de pathologie. La liste n'est bien sûr pas exhaustive :
– aide à la toilette après curage axillaire dans le cancer du sein ;
– toilette vulvaire après chirurgie du prolapsus ;
– conseils de rééducation périnéale et vésicale après chirurgie de l'incontinence urinaire (contraction volontaire des releveurs de l'anus, calendrier mictionnel, contrôle des apports hydriques,…) en y associant une perte de poids chez les obèses ;
– conseils concernant l'arrêt du tabac après traitement pour dysplasie ou cancer du col ;
– conseils d'hygiène et de protection contre les maladies sexuellement transmissibles après hospitalisation pour salpingite.

En obstétrique, les patientes présentant un diabète gestationnel doivent suivre un régime alimentaire. Pour cela, une diététicienne est attachée au service. Elle suit quotidiennement les patientes pour réajuster leur régime alimentaire. Elle prend en charge leur éducation ainsi que celle de leur famille. L'infirmière est chargée plus particulièrement :
– de la surveillance du poids ;
– de la distribution des plateaux ;
– en suites de couches, une attention particulière sera portée à la toilette vulvaire, aux soins d'hygiène des seins en cas d'allaitement et aux soins apportés au nouveau-né (toilette, soins du cordon ombilical).

Prise en charge de la douleur

Définition

L'*International Association for Study of Pain* (ISAP) propose de définir la douleur comme « une expérience sensorielle et émotionnelle désagréable associée à un dommage tissulaire présent ou potentiel, ou décrite en termes d'un tel dommage ».

En gynécologie, les douleurs pelviennes sont l'un des motifs les plus fréquents de consultation.

Évaluation de la douleur

Il existe différents modes d'évaluation, ou échelles d'évaluation de la douleur.

LA PRISE EN CHARGE des douleurs aiguës et chroniques est très différente.

En gynécologie, la prise en charge de l'algie pelvienne aiguë entraîne un traitement médical ou chirurgical immédiat, tandis que la prise en charge de l'algie pelvienne chronique implique le plus souvent toute une équipe (médecin, chirurgien, infirmières, kinésithérapeutes, psychologues, aides soignantes) ou une équipe spécialisée dans la consultation de la douleur.

- **Types de douleur aiguë en gynécologie**

La salpingite, l'infection génitale basse, la torsion d'annexe, la rupture de kyste de l'ovaire, la nécrobiose aseptique, la grossesse extra-utérine (GEU) rompue, l'abcès du sein, l'hématome rétroplacentaire, la rupture utérine…

- **Types de douleur chronique**

L'endométriose, les séquelles d'infection génitale, la dysménorrhée, les kystes de l'ovaire, les fibromes, les cancers pelviens ou mammaires et leur localisation métastatique…

OBSERVATION

- masque de douleur;
- plaintes, formulation de la patiente;
- repli sur soi;
- comportement révélateur (position antalgique, mouvements évités);
- comportement de diversion ou de défense, agressivité;
- réactions du système nerveux autonome (modification des signes vitaux).

APPRÉCIATION DU DEGRÉ D'ANXIÉTÉ

Cette perception peut varier selon les individus et en fonction de leur culture, de leur éducation et de la connaissance de leur pathologie. L'équipe soignante doit être à l'écoute. L'image de l'hôpital peut faire peur et entraîner une anxiété qui est majorée par le motif de l'hospitalisation (suspicion de cancer) et l'idée que la patiente s'en fait (fausse couche et crainte sur la fertilité ultérieure).

EMPLOI D'UNE ÉCHELLE VISUELLE ANALOGIQUE (EVA)

Cette échelle est très utile dans l'évaluation de la douleur chronique (cancer métastatique et soins palliatifs). Elle permet de mieux évaluer l'effet des antalgiques et d'adapter les doses.

ACTIONS

L'objectif est de diminuer la douleur en ne masquant pas les signes éventuels d'une urgence chirurgicale.

Pour diminuer la douleur :

- **La chirurgie** peut répondre à des douleurs aiguës (torsion d'annexe, GEU, rupture utérine…). L'équipe soignante doit réduire l'anxiété des patientes en expliquant que le geste chirurgical va permettre de faire disparaître la douleur.
- **La radiothérapie** peut aussi diminuer des douleurs résistant aux antalgiques comme dans les métastases osseuses ou les douleurs liées au cancer du col avancé.
- **La chimiothérapie** adjuvante permet aussi, dans des cancers avancés, d'obtenir des rémissions de la maladie et de réduire ainsi les douleurs.
- **Les médications :** les antalgiques, les tranquillisants, les opiacés, les anxiolytiques, les corticoïdes, les antidépresseurs, les anti-inflammatoires… constituent l'arsenal essentiel de lutte contre la douleur. Ils seront prescrits en fonction de la pathologie rencontrée, des plaintes exprimées de la patiente, de l'évaluation du type de douleur et des troubles psychologiques associés. Plusieurs classifications de la douleur et des médicaments utilisés pour la combattre existent. La classification OMS pour les douleurs chroniques cancéreuses est la plus connue; elle comporte trois niveaux successifs :

– **le niveau I** correspond à des douleurs légères ou modérées;

– **le niveau II** correspond à des douleurs modérées ou sévères et/ou à l'échec des antalgiques utilisés pour le niveau I;

– **le niveau III** correspond à des douleurs intenses et/ou à l'échec des antalgiques utilisés pour le niveau II.

Pour éduquer la patiente :

- Il faut que l'équipe soignante éduque la patiente à signaler le début de la douleur et son intensité.
- La patiente doit se servir de la réglette EVA (échelle visuelle analogique).
- On doit aussi apprendre à la patiente à se servir des modes d'administration de morphiniques autocontrôlés comme le PSA (pousse-seringue autocontrôlé).

- Le traitement de la douleur doit être adapté à chaque patiente.
- L'équipe soignante peut être amenée à solliciter les psychologues, les psychiatres, les kinésithérapeutes.
- Les massages, la relaxation doivent être utilisés en fonction du contexte.
- Les soins infirmiers : toilette, soins d'escarres, respect des positions antalgiques, mise au bassin, soins de paroi nécessitent une attention particulière.
- Le matériel doit être adapté à la situation : hauteur du lit, matelas à eau, sonnette à portée de main, lit d'accompagnant…
- Enfin l'écoute attentive, la compassion, la gentillesse de l'équipe soignante sont autant d'éléments qui peuvent aider la patiente à surmonter sa douleur.
- Les effets secondaires des traitements doivent être expliqués et limités, en particulier :
  – cystite ou rectite de l'irradiation pelvienne ;
  – gastrite des anti-inflammatoires non stéroïdiens (AINS) ;
  – désorientation après traitement par neuroleptiques ;
  – effets secondaires des morphiniques : sédation, constipation, nausées, vomissements, sécheresse buccale, prurit.

Plan de soins infirmiers

Méthodologie de la démarche de soins

On se reportera au cahier n° 2 de la collection Nouveaux Cahiers de l'Infirmière, *Soins infirmiers I : concepts et théories, démarche de soins.*

Il s'agit de la suite ordonnée des opérations qui visent à dispenser des soins individuels continus et adaptés aux besoins d'une personne soignée (*Dictionnaire des soins infirmiers et de la profession infirmière*, AMIEC Recherche, 3e édition, 2005).

Plan de soins infirmiers

Il comporte :

- **le diagnostic infirmier :** titre, étiologie, signes (ou facteurs de risque s'il s'agit d'un diagnostic infirmier de « risque de ») ;
- **les objectifs de soins :** formulés en termes positifs de capacités pour le patient, ils suggèrent les critères permettant l'évaluation des soins dispensés ;
- **les interventions infirmières** (encore appelées actions infirmières) ;
- **le dispositif d'évaluation des soins** prévus et/ou dispensés.

La planification permet à l'IDE d'organiser les soins au sein d'une équipe pluridisciplinaire. Elle résulte de la programmation des soins prévus, elle regroupe et compose, de façon chronologique en terme de priorité :

- **les soins sur prescription médicale ;**
- **les soins relevant du rôle propre de l'infirmier(e) ;**
- **les soins relevant des autres intervenants de soins** (aide-soignant, soins confiés en kinésithérapie, diététique, bloc, etc.).

Diagnostics infirmiers prévalents

Définition du diagnostic infirmier

Un diagnostic infirmier est l'énoncé d'un jugement clinique sur les réactions aux problèmes de santé présents ou potentiels, ou aux processus de vie d'une personne, d'une famille ou d'une collectivité. Les diagnostics infirmiers seront la base pour choisir les interventions de soins dont l'infirmier est responsable.

Diagnostics prévalents en gynécologie obstétrique

Voir tableau 1.1, page 8.

Synthèse : exemple d'une démarche de soins en gynécologie

Présentation de la patiente

Il s'agit de Mlle P., âgée de 30 ans.

Elle mesure 1,70 m et pèse 55 kg. Elle est bien habillée.

Elle vit en concubinage, sans enfant. Elle est hôtesse d'accueil. Elle se couche souvent très tard et consomme des quantités excessives d'alcool.

Elle est prise en charge par la Sécurité sociale et adhère à une mutuelle.

Date d'entrée dans le service de gynécologie

Le 20 juillet en urgence à 13 heures.

Motif de l'hospitalisation

Prise en charge de douleurs pelviennes et d'une hyperthermie depuis 24 heures.

Diagnostic médical

Infection génitale haute : salpingite aiguë.

Antécédents

- **Habitus :**

– intoxication tabagique (2 paquets de cigarettes par jour) ;

– consommation d'alcool excessive ;

– pas de contraception.

- **Antécédents médicaux :**

Elle souffre d'anorexie sans prise en charge médicale et de troubles dépressifs.

- **Chirurgicaux :**

Elle a subi 2 IVG chirurgicales.

Histoire de la maladie

Depuis le 19 juillet, Mlle P. présente des douleurs pelviennes basses bilatérales accentuées à la marche.

Le 20 juillet, les douleurs ont augmenté d'intensité avec apparition d'une hyperthermie à 39 °C et de pertes sales et nauséabondes. Elle présente des nausées sans vomissements. Elle décide de venir consulter aux urgences gynécologiques.

Synthèse de l'hospitalisation

À l'arrivée dans le service

Elle est installée en chambre seule.

On lui pose une voie d'abord périphérique : perfusion de G5 %, 2 L/24 h + 2 g Na Cl/L + 1 g KCl/L.

Ses constantes sont : TA : 12/9, pouls : 150/min, température : 38,5 °C.

La numération formule sanguine montre une hémoglobine à 12 g/100 mL, une hyperleucocytose à 12 000, une VS > 15 à la première heure, une CRP à 25. Le test de grossesse est négatif.

L'échographie pelvienne réalisée par voie vaginale est douloureuse et réveille la douleur. On note un utérus normal mais il existe un épanchement de faible abondance du cul-de-sac de Douglas et une image hétérogène latéro-utérine droite faisant évoquer un pyosalpinx.

Des hémocultures sont prélevées ainsi qu'une sérologie de chlamydia, un ECBU. Les sérologies de la syphilis, de l'hépatite B et de l'infection HIV

Tableau 1.1 Diagnostics prévalents en gynécologie obstétrique.

Diagnostics infirmiers prévalents – Perception et gestion de la santé	
Risque infectieux *Difficulté à se maintenir en santé* *Risque d'accident hémorragique*	*Perception et concept de soi :* – Anxiété – Désespoir – Perturbation de l'image corporelle – Perturbation de l'estime de soi – Peur – Sentiment d'impuissance
Nutrition et métabolisme : – Allaitement maternel efficace, inefficace ou interrompu – Déficit nutritionnel – Hyperthermie – Atteinte à l'intégrité de la peau – Risque élevé d'atteinte à l'intégrité de la peau – Atteinte à l'intégrité des tissus	*Relation et rôle :* – Altération de la dynamique familiale – Perturbation des interactions sociales – Perturbation dans l'exercice du rôle
Élimination : – Constipation/pseudo-constipation – Diarrhée – Altération de l'élimination urinaire – Incontinence urinaire – Rétention urinaire	*Sexualité et reproduction :* – Perturbation de la sexualité – Dysfonctionnement sexuel – Syndrome du traumatisme de viol
Activité et exercice : – Fatigue – Altération de la mobilité physique – Incapacité d'effectuer ses soins d'hygiène – Incapacité de se vêtir, d'utiliser les toilettes, d'entretenir le domicile	*Adaptation et tolérance au stress :* – Réaction post-traumatique – Adaptations individuelles inefficaces – Adaptation familiale inefficace – Incapacité de s'adapter au changement dans l'état de santé – Risque d'accidents : chutes, malaise hypoglycémique (diabète gestationnel)
Cognition et perception : – Douleur aiguë – Douleur chronique – Manque de connaissance	*Valeurs et croyance :* – Détresse spirituelle *Sommeil, repos :* – Perturbation des habitudes du sommeil

Pathologies courantes en gynécologie-obstétrique entraînant des diagnostics infirmiers prévalents	
Intervention chirurgicale : – Mastectomie, tumorectomie, ovariectomie, vulvectomie hystérectomie, curetage,…	*Pathologies gynécologiques responsables de douleur (suite) :* – Pathologie bénigne du sein (dystrophie mammaire, adénofibrome, kyste,…) – Syndrome prémenstruel
Maladies infectieuses : – Salpingite – Endométrite – Infection génitale basse – Abcès du sein – Infections materno-fœtales	*Pathologies cancéreuses et métastatiques en gynécologie :* – Cancer du corps et du col de l'utérus – Cancer de l'ovaire – Cancer du sein – Cancer de la vulve
Maladies provoquant une perte sanguine et/ou fœtale : – Avortement provoqué ou spontané – Accouchement prématuré – Placenta praevia, rupture utérine, hématome rétroplacentaire – GEU, môle – Pathologies utérines ou cervicales	*Pathologies gynécologiques ou étapes physiologiques entraînant l'absence de règles :* – Aménorrhées primaires et secondaires – Ménopause – Grossesse
Pathologies responsables de fuite urinaire : – Prolapsus génital et IUE (insuffisance urinaire d'effort) – Fistule vésico-vaginale (traumatisme obstétrical, cancers génitaux) *Pathologies gynécologiques responsables de douleur :* – Kyste de l'ovaire – Fibromes utérins – Endométriose	*Événements touchant à la sexualité, à la reproduction et à la fertilité :* – Contraception (orale, stérilet) – Ligature de trompes – Pathologie de la grossesse (HTA, diabète, malformations fœtales,…) – Stérilité et procréation médicalement assistée – IVG – Agression sexuelle (viol) – Troubles de la sexualité – etc.

sont proposées et prélevées. Enfin des prélèvements bactériologiques vaginaux sont réalisés.

À L'EXAMEN CLINIQUE

Les douleurs pelviennes sont bilatérales avec position antalgique (jambes repliées sur l'abdomen) et irradiation hypogastrique de la douleur.

À la palpation abdominale, il existe une défense avec une accentuation des douleurs en fosse iliaque droite.

La patiente est pâle avec des sueurs, prostrée, fatiguée, communiquant très peu avec le personnel soignant.

Elle est repliée sur elle-même et pleure. Elle répond difficilement aux questions. Elle dit de façon agressive : « J'ai mal et je veux qu'on me soigne. J'ai peur de ne plus pouvoir avoir d'enfant. Je veux qu'on m'explique ce qui se passe. Ma vie est fichue, c'est de ma faute, je fais n'importe quoi ».

Une cœlioscopie est réalisée en urgence, elle montre une salpingite aiguë avec un épanchement purulent qui est aspiré, la trompe droite est le siège d'un pyosalpinx qui est drainé. Il existe de nombreuses adhérences vélamenteuses qui sont sectionnées.

LES PROBLÈMES PRIORITAIRES sont :

L'hyperthermie

Elle est liée à l'infection pelvienne et au foyer infectieux profond (pyosalpinx).

La patiente reste à jeun pour 24 h. On laisse donc en place la perfusion : G5 % (1 L/24 h avec 2 g de NaCl/L + 1 g de KCl/L).

Un traitement antibiotique est mis en place par *Augmentin* 6 g/jour IV et *Oflocet* 400 mg/jour IV, associé à une perfusion de *Perfalgan* 1 g × 3/jour en IV (action antipyrétique et antalgique).

Les constantes hémodynamiques sont stables (contrôlées toutes les heures en post-opératoire pendant 4 heures puis 2 fois par 24 h).

La température est encore à 38 °C (contrôlée toutes les heures en post-opératoire pendant 4 heures puis 2 fois par 24 h).

Un protocole d'hémocultures est mis en place si la température est supérieure à 38,5 °C mais on note le soir même une décroissance de l'hyperthermie.

La NFS, la CRP et la VS seront contrôlées tous les jours jusqu'à normalisation.

Une sérologie de contrôle de *Chlamydia* sera réalisée dans 15 jours.

Seul le prélèvement bactériologique vaginal à la recherche de *Chlamydia*, prélevé lors de la cœlioscopie, s'est avéré positif.

La douleur

Elle est secondaire à l'infection pelvienne, à l'irritation péritonéale due à l'épanchement et à l'angoisse générée par la peur d'une stérilité secondaire.

En post-opératoire, elle se manifeste par une douleur pelvienne modérée persistante (plaintes aux changements de position) et au niveau des pansements de la cœlioscopie.

L'objectif est de diminuer la douleur pelvienne : pour cela, on lui administre l'antalgique en IV : *Perfalgan* : 1 g × 3/j et l'antibiothérapie.

La cœlioscopie a permis de laver et drainer l'infection entraînant une diminution des douleurs mais des douleurs liées à l'acte chirurgical persistent, notamment au niveau des orifices des trocarts de cœlioscopie et du pneumopéritoine (douleur dans le bas de l'omoplate droite).

L'infirmière fait l'évaluation de la douleur :

– EVA : 8/10 avant le *Perfalgan*.

– EVA : 3/10 une heure après le traitement.

Elle demande à la patiente de s'installer dans une position qui lui est antalgique, de ne pas se lever sans l'aide du personnel soignant, de rester dans la chambre, de ne pas fumer, de se reposer au maximum, de ne pas recevoir de visites dans l'immédiat.

Lors des soins, des déplacements, on la mobilise avec précaution.

Le syndrome dépressif et réactionnel

Il se manifeste par les pleurs, l'anxiété, un comportement agressif en rapport avec la peur d'une stérilité définitive. Il est augmenté par un terrain déjà fragilisé (anorexie, troubles dépressifs).

– Objectifs :

Diminuer l'anxiété de la patiente par rapport à ses problèmes de santé.

Obtenir une meilleure prise en charge de ses troubles dépressifs et de son anorexie.

Obtenir une meilleure hygiène de vie.

– Actions :

Il faut expliquer à Mlle P. que le traitement mis en œuvre peut amener à une restitution quasi complète de sa fertilité et surtout que sa trompe droite va probablement récupérer. Il faut la préparer au fait qu'une nouvelle cœlioscopie sera peut-être nécessaire pour refaire le point sur ses trompes et que de toute façon une prise en charge en procréation médicalement assistée pourrait être entreprise.

On lui proposera de voir la psychologue du service pour la prise en charge de ses angoisses, de son problème d'anorexie et de troubles dépressifs.

On lui recommandera de diminuer sa consommation de tabac et d'alcool.

On notera les différents comportements de la patiente (voir si elle est triste, si elle se déprécie, noter les paroles qu'elle prononce).

Exemples de diagnostics infirmiers

La fatigue

Mlle P. présente un important état de fatigue liée à l'infection, la douleur, l'intervention, l'anxiété, le syndrome dépressif, l'anorexie et sa mauvaise hygiène de vie.

Objectif

Il faut que la patiente puisse de nouveau être rapidement autonome et reprendre son activité professionnelle dans un délai raisonnable, en forme tant sur le plan physique que moral.

Actions

On préconisera à la patiente de se reposer pendant l'hospitalisation (limiter les visites, les appels téléphoniques...); on regroupera les soins et on respectera les rythmes du sommeil.

On appréciera le degré de dépendance de la patiente et on évaluera chaque jour les efforts constatés (ex. : aide à la toilette en post-opératoire puis autonomie les jours suivants).

On organisera des périodes de repos dans la planification des soins.

La prise d'antalgiques sera poursuivie jusqu'à disparition des douleurs.

Évaluation

Évaluer les efforts constatés.

À la sortie, s'assurer que l'arrêt de travail est adapté, que les antalgiques et les antibiotiques ont été prescrits.

Perturbation de l'estime de soi

Elle se manifeste par des critiques contre sa personne (« ma vie est fichue », « c'est ma faute », « je fais n'importe quoi »), par un sentiment de culpabilité (2 IVG) et par une plus grande vulnérabilité liée aux troubles dépressifs et à l'anorexie.

Objectif

La patiente doit se rendre compte de ses jugements négatifs face à elle-même.

On doit lui redonner une meilleure estime de soi par rapport à la situation actuelle et l'amener à faire face aux événements présents et à venir.

Actions

Apprécier si Mlle P. peut trouver du soutien auprès de son compagnon, sa famille, ses amies.

Proposer la consultation d'un psychologue.

Se montrer attentive, à l'écoute, en incitant la patiente à s'exprimer de façon positive en utilisant le « je ». La faire participer aux traitements mis en place. Déceler les idées fausses et discuter avec elle de la façon dont elle perçoit les choses afin de réajuster son discours.

Évaluation

Noter ses réactions aux différentes interventions du personnel soignant et les progrès réalisés.

L'anxiété

Elle se manifeste par la peur de ne pas guérir de l'infection, de ne plus pouvoir avoir d'enfant. Le ton est parfois agressif vis-à-vis du personnel soignant. On note des pleurs et une certaine prostration.

Objectif

La patiente devra se montrer moins anxieuse, par une meilleure connaissance de sa pathologie et par une participation active à la résolution de ses problèmes.

Actions

- Noter les signes de repli sur soi, l'insomnie, la difficulté de communication, les mécanismes de défense (mutisme, agressivité);
- parler ouvertement à la patiente de sa peur;
- envisager la prescription d'anxiolytiques;
- on recherchera les personnes susceptibles de lui procurer un soutien;

◗ on pourra la rassurer sur ses possibilités de grossesse ultérieure et sur l'efficacité des moyens thérapeutiques mis en œuvre pour l'infection et la fertilité.

ÉVALUATION

On notera les visites qu'elle recevra sur le dossier infirmier, ainsi que son ressenti après les visites.

Transmissions

Transmissions écrites ou orales

Définition

C'est le compte rendu des actions réalisées auprès de la patiente. C'est également un compte rendu des observations, événements, incidents ou chutes, des imprévus ou changements survenus pendant la journée.

Consignes

- S'identifier, dater et signer.
- Respect du patient.
- Écrire lisiblement.
- Être logique.
- Utiliser le vocabulaire précis et professionnel.
- Proscrire les abréviations.

But

- Assurer la continuité des soins
- Décrire l'état physique et mental du patient.
- Évaluer la charge de travail.
- Conserver et mémoriser les soins réalisés = traçabilité.
- Responsabiliser le personnel.

Transmissions ciblées

Voir tableau 1.2 et 1.3.

Tableau 1.2 *Cibles les plus fréquentes en gynécologie-obstétrique.*

Cas général	
C'est un énoncé concis de ce qui arrive à la patiente, de ses réactions face à un problème de santé. Elles sont ciblées pour attirer l'attention sur l'état de la patiente. L'information est répartie sur trois colonnes, ce qui permet de focaliser l'attention de l'infirmière et de faciliter le suivi. Les transmissions ciblées sont réparties en : • *Données* : ce sont les observations, les signes cliniques et les expressions. • *Actions* : ce sont les interventions de soin en vue de traiter un problème ou modifier une situation. • *Résultats* : effets observés des actions entreprises. Ils doivent être évalués et réajustés.	
Alimentation	– Inappétence – Perte de poids – Déficit nutritionnel
Hydratation	– Œdème (membre inf. ou sup.)
Élimination	– Constipation – Vomissements, nausées – Hémorragies génitales
Repos	– Fatigue – Troubles du sommeil
Perception et estime de soi	– Douleur – Anxiété – Perturbation de l'image corporelle – Troubles du comportement – Perte d'espoir – État dépressif – Non-observance du traitement – Mécanisme de protection – Atteinte à l'intégrité de la peau et/ou des tissus (rougeur, érythème, prurit, nécrose) – Risque d'atteinte de l'intégrité cutanée – Hyperthermie
Activités	– Altération de l'état général – Mobilité altérée – Fatigue

Tableau 1.3 Fiches de transmission ciblée.

Patiente ayant bénéficié d'une mastectomie pour un cancer du sein.

Date, heure, IDE	*Cible*	*Données*	*Actions*	*Résultats*
24.10 16 heures M. P.	Perturbation de l'image corporelle	Repli sur soi Angoisse ressentie concernant la cicatrice de mastectomie Peur du premier pansement La patiente ne souhaite pas voir son pansement	Médecin prévenu et équipe soignante à l'écoute tout en expliquant à la patiente ce qu'est une cicatrice de mastectomie L'infirmière envisage avec elle la reconstruction après lui avoir prescrit une prothèse externe L'infirmière lui explique « l'épreuve du miroir » et la possibilité de voir ainsi sa cicatrice	La patiente a bien voulu regarder sa cicatrice dans le miroir et elle a même trouvé sa cicatrice jolie
25.10 11 heures B. P.			L'infirmière lui propose de voir la psychologue et le kinésithérapeute du service PM d'anxiolytiques, voir fiche prescription	Elle a exprimé ses craintes vis-à-vis de son image de femme et de sa sexualité auprès de la psychologue Elle a touché sa cicatrice et le kinésithérapeute a pu la masser Elle a refusé les anxiolytiques car elle pense ne pas en avoir besoin
26.10 12 heures A. T.	Atteinte à l'intégrité cutanée et douleur au niveau de la cicatrice	Cicatrice présentant des signes de rougeur et d'œdème Cicatrice douloureuse	Médecin prévenu Pansement vérifié 2 fois par jour	La patiente n'exprime plus de plaintes par rapport à la cicatrice
29.10 12 heures B. P.	Anxiété (par rapport à l'annonce des résultats)	Absence de douleur Pleurs Refus de voir sa famille	Le médecin vient expliquer les résultats des différents examens (mastectomie et curage ganglionnaire) et le traitement et la surveillance qui sera mis en œuvre	La patiente se dit rassurée et désire voir son mari et ses enfants Elle souhaite que le médecin en sa présence explique à sa famille le traitement et la surveillance Cicatrice propre sans rougeur ni œdème

Sécurité sanitaire

Cas général

La matériovigilance, la pharmacovigilance, l'hémo- vigilance et la prévention des infections nosocomiales concourent à la sécurité sanitaire de façon générale.

Pour plus de précisions, on se reportera aux cahiers suivants de la collection Nouveaux Cahiers de l'Infirmière :

– Cahier n° 5 : *Hygiène*.

– Cahier n° 26 : *Pharmacologie*.

– Cahier n° 21 : *Urgences/Réanimation/Transfusion sanguine*.

Matériovigilance

Traitement manuel d'un hystéroscope non autoclavable

(Dispositif médical critique nécessitant une désinfection de haut niveau avec sporicidie en l'absence de stérilisation.)

Dispositif médical concerné	***Produits utilisés***		
Hystéroscopes de 5 et 3 mm Rangés dans une boîte métallique, protégés d'un champ stérile changé après chaque utilisation avec câble de lumière froide	*Instruzyme* Détergent-désinfectant Solution 0,4 % 1 dose de 20 g pour 5 L d'eau tiède et 15 min de contact Bain renouvelé à chaque procédure	*Stéranios* Désinfectant Glutaraldéhyde à 2 % 1 h pour bactéricidie, virucidie, fongicidie et sporicidie Préparé pour une semaine Bac autoclavé chaque semaine	Eau stérile En flacon versable 1 L À changer à chaque examen Bac autoclavé pour chaque consultation

Personnel/Protection/Traçabilité	***Locaux et matériels***
IDE ou AS (aide-soignante) avec Masque/Lunettes/Gants Date de préparation du bain désinfectant notée sur le bac Notification des étapes du traitement sur le cahier de salle Numéro et type de l'appareil Désinfection inaugurale (durée) Nom de la patiente qui subit l'examen (étiquette) Date et heure de début de la prédésinfection et de la désinfection Nom de la personne qui désinfecte	Salle d'exploration fonctionnelle Dates des séances d'hystéroscopie Le bain de prédésinfection est amené sur un chariot roulant dans la salle La colonne vidéo est nettoyée après chaque utilisation avec le détergent-désinfectant *Anios* surfaces hautes et une lavette propre L'entretien des sols, de la table d'examen et de l'intérieur du placard est réalisé par l'AS 5 j./7

Procédure	
Avant le premier examen désinfection de haut niveau	***Après examen nettoyage et prédésinfection désinfection de haut niveau***
Hystéroscopie Se laver les mains Mettre des gants stériles Immerger totalement le matériel dans un bain de *Stéranios* pendant une heure dans un bac fermé Faire un rinçage soigneux du matériel immergé dans la boîte stérile + eau stérile versable, pour éliminer tout résidu de glutaraldéhyde Si utilisation immédiate, récupération du matériel par l'opérateur	*En salle d'examen* dès la fin d'un examen Démonter les accessoires (avec gants) et immerger totalement le matériel dans le liquide prédésinfectant *Instruzyme*, laisser en contact 15 min *En salle de prédésinfection* Écouvillonner la canule avec un écouvillon désinfecté Brosser l'optique et les accessoires Rincer soigneusement tout le matériel à l'eau courante du réseau *En salle de monitorage : désinfection de haut niveau* Immerger en totalité le dispositif dans le *Stéranios* pendant une heure Faire un rinçage final aseptique de tout le matériel avec eau stérile versable dans la boîte stérile Si utilisation immédiate récupération du matériel par l'opérateur Si rangement : en salle de prédésinfection sécher l'extérieur du champ optique avec une compresse non tissée et les canaux à l'air comprimé et stocker dans une boîte propre, protégée dans un linge stérile La brosse et l'écouvillon suivent les mêmes cycles de prédésinfection et de désinfection que le matériel et sont changés dès l'apparition de signes d'usure

Désinfection des sondes d'échographie endo-vaginales entre deux utilisations en service de gynécologie-obstétrique ou de procréation médicalement assistée

Après échographie sans ponction	*Après échographie avec ponction*
Cycle rapide de désinfection Retrait du préservatif de la sonde Essuyage de la sonde Avec compresses sèches si pas de souillures Avec compresses imprégnées de solution d'*Instruzyme* si souillures, puis rinçage à l'eau du réseau et séchage Trempage dans *Cidex Opa* pendant 5 min Rinçage à l'eau du réseau Séchage Nouvelle utilisation ou stockage	*Cycle complet de désinfection* Retrait du préservatif de la sonde Essuyage de la sonde Avec compresses imprégnées de solution d'*Instruzyme* Trempage dans *Instruzyme* pendant 15 min minimum Rinçage à l'eau du réseau Séchage Trempage dans *Cidex Opa* pendant 5 min Rinçage à l'eau du réseau Séchage Nouvelle utilisation ou stockage
En fin de journée	
Cycle complet de désinfection des sondes d'échographie endo-vaginales Contrôle de la concentration du bain de *Cidex Opa* à la bandelette Durée de vie du bain *Cidex Opa* : 14 jours maximum	

FICHE TECHNIQUE

RÉALISER UN PRÉLÈVEMENT DE NEZ ET UN PRÉLÈVEMENT DES LÉSIONS CUTANÉES

Pour les hospitalisations d'une durée de séjour > 1 jour

- À l'entrée d'une patiente
  - venant de maison de retraite et de convalescence,
  - venant de soins ambulatoires ou HAD (hors suites de couches),
  - venant de moyen et long séjours,
  - venant de réanimation,
  - venant d'autres services de court séjour,
  - hospitalisée dans un autre hôpital dans l'année précédant son admission.
- Au voisin de lit de toute patiente porteuse de *Staphylococcus aureus* résistant à la *Méthicilline* (SARM) et une fois par semaine

La positivité d'un prélèvement n'implique pas le refus d'admission.

Réaliser un prélèvement de nez et périnée

À toutes les patientes du service lors d'une épidémie avec plus de 2 nouveaux acquis (colonisés ou infectés) en moins de 7 jours

Réaliser un prélèvement de nez

De tout le personnel du service lors d'épidémie persistante, après avis du médecin hygiéniste et du bactériologiste.
Le dépistage n'est pas réalisé chez le patient infecté à SARM.

Prévention des infections nosocomiales

Préparation cutanée de l'opérée

Fiche de traçabilité de la préparation préopératoire : cette fiche de traçabilité est indispensable à remplir que si le dossier est complet : ce qui doit être vérifié avant l'arrivée du patient au bloc, la veille si possible.
Un dossier incomplet peut différer l'intervention, après avis des médecins anesthésistes et des chirurgiens.

Prévention de la diffusion du *Staphylococcus aureus* (doré) résistant à la *Méthicilline* (SARM) en service de court séjour

Cette fiche technique permet de définir qui dépister et quand.

Sortie de la patiente

Cas concrets admissions/sorties

Mme X. vient en hospitalisation de jour pour une hystéroscopie et biopsie d'endomètre sous anesthésie locale.

- Consultation du médecin du service.
- Dossier administratif en hospitalisation de jour ouvert pour l'année.
- Prise en charge à 100 %.
- Prévoir l'hospitalisation.
- Sortir le dossier de la patiente.
- Accueil, inscrire la séance d'hôpital de jour sur le système informatique de gestion des patients.
- Sortie : prévoir prochaine consultation (résultats anatomopathologiques).

Donner si besoin :

– ordonnance,

– bon de transport pour remboursement,

– rendez-vous pour examens et consultation.

- Dossier administratif non clôturé.

Dossier médical gardé dans le service.

Mme Y. vient en hôpital de semaine pour une tumorectomie du sein.

- Patiente vue en consultation. Le médecin pose l'indication de tumorectomie.
- La patiente vient à l'accueil du service pour ses rendez-vous.

– rendez-vous pour la tumorectomie ;

– rendez-vous pour la consultation d'anesthésie ;

– puis, rendez-vous pour l'hospitalisation.

La patiente repart avec ses rendez-vous et sa feuille de préadmission.

- Le jour de son hospitalisation, elle vient avec son formulaire d'admission.

Le dossier médical a été préparé.

Si nécessaire, un dépôt de valeur et de bijoux est effectué au coffre de l'hôpital.

- Sortie de la patiente.

Elle sort avec ordonnance, bon de transport, prochain rendez-vous de consultation.

- La sortie est faite sur le système informatique de l'hôpital.
- Le dossier médical est archivé après y avoir mis les derniers comptes rendus opératoires, anatomopathologique et le compte rendu opératoire.

Mme Z. vient pour l'aggravation de sa maladie : cancer du col de stade III métastatique avec métrorragies. Elle sera hospitalisée en gynécologie.

NB : seule sera abordée ici la prise en charge administrative de la sortie par décès.

- Elle vient en ambulance de son domicile.
- Les ambulanciers vont faire l'admission.
- La patiente est installée dans sa chambre. L'infirmière est prévenue de son arrivée.
- La patiente est prise en charge à 100 %. Les ambulanciers repartent avec un bon de transport pour que leur prestation soit payée.
- Le dossier médical est sorti. L'admission dans le logiciel de l'hôpital est faite.
- Différents examens et gestes thérapeutiques lui sont prescrits (radiographie pulmonaire, scanner pelvien) ainsi qu'une embolisation des artères utérines ; le service des transports de malades est prévenu 24 h à l'avance pour amener et ramener la malade pour les examens et gestes thérapeutiques.
- Elle doit subir une radiothérapie palliative qui se fait dans un autre établissement.

– Le service prend le rendez-vous.

– Il commande l'ambulance.

– Un dossier de prestation interhospitalière est fait, afin que l'hôpital qui effectue l'examen soit payé.

- Aggravation de l'état de la malade.

Si la famille proche n'est pas sur place, un avis d'aggravation est transmis par téléphone.

- Décès de la malade.

– Un médecin constate le décès.

– Celui-ci est noté sur le billet de salle.

– La secrétaire hospitalière apporte ce billet aux admissions.

– Retour des admissions avec le certificat de décès à remplir par un médecin. Ce certificat sera porté de nouveau aux admissions.

– La toilette mortuaire est faite. Au poignet de la personne décédée, un bracelet d'identification est posé, avec identité, service, jour et heure du décès. Sur le drap qui entoure le corps, un bulletin de corps avec les mêmes renseignements est agrafé.

– Le service transport malade est appelé par l'infirmière pour emmener le corps à la morgue.
– Les affaires sont rendues à la famille. Les valeurs déposées à la caisse de l'hôpital seront rendues avec des documents de filiation.
– Le dossier administratif est clôturé avec la sortie par décès.
– Le dossier médical est archivé lorsque les derniers comptes rendus y sont mis.

Liste des maladies à déclaration obligatoire

LA LISTÉRIOSE (il s'agit d'une maladie infectieuse d'origine alimentaire pouvant entraîner une infection materno-fœtale et responsable d'accidents obstétricaux : fausses couches, accouchements prématurés, morts fœtales in utero, infections néonatales). Cette infection fait donc l'objet d'une surveillance nationale pour rechercher les produits contaminés (produits laitiers, carnés, pâtisserie,...).

L'INFECTION PAR LE VIRUS DE L'IMMUNODÉFICIENCE HUMAINE, quel que soit le stade : séropositivité VIH et Sida.

L'INFECTION AIGUË SYMPTOMATIQUE PAR LE VIRUS DE L'HÉPATITE B.

Ces maladies à déclaration obligatoire peuvent être rencontrées en gynécologie et doivent être déclarées à la DDASS à l'aide d'un imprimé qui est propre à chaque maladie.

Ces imprimés sont remplis par le médecin responsable du patient et adressés à la DDASS.

Liste des 28 maladies à déclaration obligatoire	
Botulisme	Paludisme autochtone
Brucellose	Paludisme d'importation dans les départements d'outre-mer
Charbon	Peste
Choléra	Poliomyélite
Diphtérie	Rage
Fièvres hémorragiques africaines	Rougeole
Fièvre jaune	Saturnisme de l'enfant mineur
Fièvre typhoïde et fièvres paratyphoïdes	Suspicion de maladie de Creutzfeldt-Jakob et autres encéphalopathies subaiguës spongiformes transmissibles humaines
Hépatite aiguë A	Tétanos
Infection aiguë symptomatique par le virus de l'hépatite B	Toxi-infection alimentaire collective
Infection par le VIH quel qu'en soit le stade	Tuberculose
Infection invasive à méningocoque	Tularémie
Légionellose	Typhus exanthématique
Listériose	
Orthopoxviroses dont la variole	

Les soins infirmiers individualisés à la personne soignée (SIIPS)

Tableau 1.4 SIIPS : tableau récapitulatif.

Intensité Structure	*Coefficient 1*	*Coefficient 4*	*Coefficient 10*	*Coefficient 20*
Soins de base Alimentation Mobilisation Hygiène/confort Élimination	Autonomie	Dépendance modérée	Dépendance majeure	Dépendance totale
Soins techniques	Prédominance de soins légers Ex. : Surveillance des constantes ≤ 4/24 h	Prédominance de soins courts Ex. : Prélèvements 4 à 6/24 h ou perfusion.	Soins lourds ou courts répétés Ex. : pansement complexe ou surveillance des constantes > 8/24 h	Soins très lourds Ex. : Assistance continue, perfusions lourdes
Soins relationnels et éducatifs	Intervention ponctuelle Ex. : information sur un régime	Intervention d'aide Ex. : reformulation et explication	Intervention d'aide en situation difficile Ex. : aide lors d'une dépression	Intervention d'aide en situation de crise Ex. : décès, agitation extrême

Cas clinique

Cas clinique 1 – Grossesse extra-utérine

Mme Z. nullipare, mariée depuis 6 mois, se présente aux urgences pour douleur abdominale brutale, malaise et métrorragies minimes.

Elle a 25 ans, ne présente aucun antécédent, hormis une salpingite en 2000 diagnostiquée par cœlioscopie et traitée trois semaines par antibiothérapie. Elle fume un paquet de cigarettes par jour. Elle ne prend pas de contraception car désire une grossesse et présente un retard de règles de 20 jours.

À l'entrée aux urgences à 21 h, elle présente cliniquement : température à 37,2°C, TA = 10/6, pouls = 160 batt./min. Pâleur.

L'examen abdominal retrouve une contracture et l'examen gynécologique retrouve des métrorragies peu abondantes, sépia. Le toucher vaginal est excessivement douloureux.

Un bilan est réalisé : groupe sanguin, facteur rhésus, numération formule sanguine avec hématocrite et plaquettes, bilan d'hémostase.

Mise en place d'une voie veineuse : perfusion de glucose isotonique 5 %, 2 L/24 h + 4 g NaCl + 2 g K.

Les résultats sont : hémoglobine 9,5 g/dL, plaquettes : 200 000 mm^3, β-HCG 4 080 UI/mL.

L'échographie pelvienne abdominale et endovaginale retrouve :

– une vacuité utérine ;
– une masse latéro-utérine droite évoquant une grossesse extra-utérine ;
– un épanchement péritonéal.

Une cœlioscopie est programmée en urgence pour 23 h.

À la cœlioscopie, on retrouve une GEU droite rompue avec un épanchement péritonéal d'environ 1 litre. L'épanchement est aspiré et la trompe droite est retirée (salpingectomie). La trompe gauche est normale.

Cas clinique

La patiente revient du bloc opératoire vers 1 h avec :
- 3 pansements au niveau des orifices de trocarts ;
- une sonde urétrale ;
- une voie d'abord.

Une surveillance de l'ensemble des constantes est entreprise toutes les heures pendant 6 heures.

Le lendemain matin, Mme Z. se pose de nombreuses questions, elle est encore pâle, fatiguée, douloureuse. Elle a mal dormi et présente une douleur postérieure irradiant dans l'omoplate droite. Elle a peur de ne plus pouvoir avoir d'enfant et demande si on lui a retiré sa trompe. Elle pleure et ne veut pas de visites.

La TA est à 9/6, le pouls à 160. Elle se plaint de vertiges, de céphalées et de nausées.

Questions

1. **Quelle est la préparation à envisager avant le bloc ?**
2. **Quels problèmes réels ou potentiels dégagez-vous pour Mme Z. ?**
3. **Quelle surveillance post-opératoire est à envisager ?**
4. **Citer trois hypothèses de diagnostics infirmiers sans les développer.**

Corrigé

1. PRÉMÉDICATION À 22 H.

Expliquer à la patiente le but et le déroulement de l'intervention afin de diminuer son anxiété.

Vérifier le dossier et notamment la présence de l'hémostase et de la carte de groupe.

Surveillance pouls, TA, température, douleur, conscience.

S'assurer que Mme Z. reste bien à jeun.

2. PROBLÈMES RÉELS

Problèmes réels	*Signes*	*Causes*	*Conséquences*
GEU rompue ayant nécessité une intervention d'urgence	**Cliniques** : TA 10/6. M 160 Douleurs abdominales brutales et au toucher vaginal Malaise Métrorragies minimes Contracture **Biologiques :** BHCG à 4 080 UI/mL Plaquettes à 200 000/mm^3 HB à 9,5 g/dL (rupture de GEU) **Paracliniques** : *échographie abdominale et pelvienne :* - vacuité utérine (malgré BHCG grossesse), - masse latéro-utérine (GEU), - épanchement péritonéal (rupture de GEU).	Antécédents de salpingite en 2000	*Réelles et possibles* : Prise en charge par chirurgien : ablation de la trompe droite par cœlioscopie, aspiration de l'épanchement Risque vital Fertilité ultérieure plus difficile et peur

Problèmes réels	*Signes*	*Causes*	*Conséquences*
Anémie	TA 9/6 M 160 Vertiges Céphalées Pâleur Fatigue HB à : 10 g/dL	Intervention chirurgicale sur petit bassin	*Réelles et possibles* : Surveillance clinique et biologique Voie d'abord périphérique PM de *Venofer* et prise en charge des soins post-opératoires Altération de l'état général avec difficulté à reprendre une activité normale Risque d'hémorragie intrapéritonéale par reprise du saignement
Douleurs	A mal dormi Douleur dans l'omoplate	Liée à la cœlioscopie et au pneumopéritoine Perte de la grossesse venant majorer la douleur	Fatigue Augmentation de l'anxiété
Anxiété	Pleurs Ne souhaite pas de visite Peur de ne plus avoir d'enfant	Urgence de l'intervention Perte d'une trompe Crainte sur sa fertilité ultérieure	Anxiété Dépression Perturbation de l'image corporelle Perte de féminité

PROBLÈMES POTENTIELS

• **Risques d'infection**

Facteurs favorisants :

– intervention chirurgicale d'urgence sur clinique défavorable;

– pansements, cathéter, sonde U;

– état général en baisse.

• **Risque de phlébite (chirurgie petit bassin-hémopéritoine)**

• **Risque hémorragique**

• **Risque de difficulté de reprise du transit**

Facteurs favorisants :

– anesthésie;

– utérus réflexe possible/douleur;

– intervention petit bassin.

• **Risque de perturbation de l'image corporelle**

Facteurs favorisants :

– ablation d'une trompe;

– représentation personnelle de la féminité

• **Risque de dépression**

Facteurs favorisants :

– peur de ne plus pouvoir avoir d'enfants;

– fatigue. Douleur.

3. SURVEILLANCE APRÈS L'INTERVENTION : pouls, TA, état général, conscience, faciès pour dépister toute complication post-opératoire.

Expliquer à Mme Z. qu'elle doit s'abstenir de boire et de manger jusqu'à récupération du réflexe de déglutition et s'assurer du respect de la consigne.

Cas clinique

Ablation de la sonde urinaire.

Mise en place du *Venofer* et des antalgiques (*Perfalgan* IV, 3 g) prescrits.

Avoir des propos rassurants concernant sa fertilité et rester à l'écoute de ses questions et de ses demandes.

4. HYPOTHÈSES DE DIAGNOSTICS INFIRMIERS :

– douleur,

– anxiété,

– perturbation de l'image corporelle.

Cas clinique 2 – Menace d'accouchement prématuré et rupture spontanée des membranes à 31 SA

Le 22 octobre 2005, à 19 h, Mme B. K. est transférée par le SAMU d'une clinique pour prise en charge d'une menace d'accouchement prématuré associé à une rupture prématurée des membranes à 17 h.

Mme B. K. est âgée de 37 ans, elle est mariée et travaille en horticulture dans l'entreprise de son mari. Elle est actuellement en cours d'emménagement.

ANTÉCÉDENTS : histoire de la maladie.

– Il s'agit d'une patiente ayant eu IV geste II pare (voir page 45).

– Une IVG (curetage) en 1999.

– Une grossesse arrêtée en 2002 avec curetage en 2003.

– Un accouchement à 37 SA très rapide (une heure en salle de travail) donnant naissance à une petite fille de 2 500 g hospitalisée en néonatalogie pour problèmes respiratoires. À noter que la patiente avait présenté une menace d'accouchement prématuré dès 35 SA. L'enfant se porte bien actuellement.

Pour la grossesse en cours suivie en clinique, on note :

– DDR : 19/03/05, un début de grossesse du 2/04/05, terme prévu le 31/12/05.

– Groupe sanguin O positif, RAI négatif.

– Sérologie de la toxoplasmose et de la rubéole positive.

– Sérologie HIV, HBs, syphilis négatives.

– Test de la glycémie à jeun et postcharge (1 h après 50 g de glucose) : normaux.

– Test de dépistage de la trisomie 21 : marqueurs sériques et échographie de la nuque fœtale du premier trimestre normaux.

– La grossesse a été d'évolution normale jusqu'à la 31e SA mais Mme B. K. a toujours poursuivi son activité malgré les recommandations médicales.

LA PATIENTE EST HOSPITALISÉE le 21/10/05 en clinique pour menace d'accouchement prématuré (MAP) puis transférée après 24 h en maternité de niveau III.

À l'arrivée avec le SAMU, on note que Mme B. K. est très anxieuse, agitée, fatiguée, elle pleure et s'exprime ainsi : « J'ai peur pour mon bébé, peut-il souffrir actuellement ? Est-ce que je vais accoucher ? Peut-il vivre et respirer à ce terme ? L'enfant aura-t-il des séquelles neurologiques ? Tout cela est de ma faute, je n'ai pas écouté les médecins. Comment va faire mon mari avec le déménagement et l'entreprise ? »

À l'examen, on note des contractions utérines douloureuses et un écoulement de liquide amniotique clair.

La TA est 12/8, le pouls à 120, la température à 37,2 °C.

Au monitoring obstétrical, on note un rythme cardiaque fœtal normo-oscillant à 170 batt./min et des contractions utérines.

À l'échographie obstétricale : l'examen fonctionnel et la morphologie du fœtus sont normaux. Il existe une importante diminution du liquide amniotique. La présentation est céphalique, dos à gauche. Placenta postéro-fundique. Les dopplers ombilicaux et cérébraux sont normaux. L'estimation du poids fœtal est de 1 500 g. Le col est long de 40 mm, fermé.

Sur le plan biologique :
- hémoglobine : 13 g/dL ;
- leucocytes : 11 000 mm^3 ;
- plaquettes : 140 000/mm^3 ;
- bilan d'hémostase normal ;
- bilan hépatique normal ;
- CRP : 2 mg/L ;
- PV : *Candida albicans*, absence de leucocytes ;
- ECBU stérile.

On met en place une perfusion de *Ringer lactate*.

Il est prescrit de l'érythromycine 250 mg en IV lente × 4, une tocolyse par *Loxen* 1 mg/h augmenté à 4 mg/h si contractions utérines ; pour la maturation pulmonaire fœtale, on administre *Célestène chronodose* 12 mg à renouveler à 24 h.

On prescrit un badigeonnage du vagin à la *Bétadine* et on évite de réaliser des touchers vaginaux. Des ovules de *Gynopévaryl* sont prescrits.

Une amniocentèse est réalisée à la recherche de germes dans le liquide amniotique : l'analyse ne retrouve pas de germes.

La patiente est hospitalisée en chambre seule et les visites sont limitées. Mme B. K. a du mal à dormir mais refuse tout somnifère.

Le repos est instauré avec une programmation des soins dans ce sens.

Une consultation avec l'anesthésiste est effectuée. La patiente a rencontré l'obstétricien et le pédiatre longuement en entretien pour qu'on lui explique l'évolution et le pronostic fœtal. Une consultation avec la psychologue du service est proposée.

L'évolution est rapidement favorable avec une disparition des contractions, la surveillance clinique et les examens soupçonnant une origine infectieuse de la rupture s'avèrent négatifs. L'antibiothérapie et la tocolyse sont arrêtées.

Finalement Mme B. K. est transférée en hospitalisation à domicile le 31/10/05 avec une visite par jour de la sage-femme et un rendez-vous en exploration fonctionnelle (monitoring obstétrical, échographie, examens biologiques…) une fois par semaine.

Questions

1. **Quels sont les facteurs de risque d'accouchement prématuré que présente Mme B. K. ?**
2. **Quels sont les éléments du dossier en faveur d'une origine infectieuse de la rupture prématurée des membranes ?**
3. **Quelles sont les causes et les conséquences de son anxiété ?**
4. **Quels sont les éléments qui permettent de rassurer la patiente sur le pronostic fœtal ?**
5. **Quelle action infirmière est à mettre en œuvre pour la réalisation d'une amniocentèse ?**
6. **Quelles sont les dispositions à prendre et les informations à donner à la patiente ?**

Réponses

1. Facteurs de risque de MAP :

Mme B. K. présente deux antécédents de curetage et un accouchement rapide à 37 SA après menace d'accouchement prématuré (MAP).

Le manque de repos. Elle est fatiguée. Elle travaille à plein temps dans l'entreprise de son mari et a refusé de s'arrêter malgré les consignes médicales et ses antécédents. Elle participe à son déménagement.

Elle présente des contractions et une rupture prématurée des membranes.

2. Éléments en faveur d'une origine infectieuse de la rupture prématurée des membranes :

- Tachycardie à 140 chez la mère et 170 chez le fœtus.
- Contractions utérines douloureuses avec rupture d'emblée et absence de contractions pendant la grossesse.
- Prélèvement vaginal positif à *Candida albicans*.

Cas clinique

3. Causes, signes et conséquences de son anxiété :

Les causes de son anxiété sont : la peur d'avoir un enfant prématuré avec des problèmes respiratoires et des séquelles neurologiques. Cette angoisse est majorée par le fait que son premier enfant a été hospitalisé en réanimation, par un sentiment de culpabilité « tout cela est de ma faute », par la peur que son mari ne puisse faire face à la situation (entreprise et déménagement). L'anxiété est majorée aussi par les contractions douloureuses.

La brutalité de la menace d'accouchement et le transfert en maternité de niveau III qui fait prendre conscience à la patiente de la gravité de la situation sont aussi des facteurs d'anxiété.

Les signes de son anxiété sont : les pleurs, l'agitation, les propos exprimant son inquiétude vis-à-vis de son enfant, de son travail et de son mari (elle ne peut plus remplir son rôle social), ses difficultés à dormir.

Les conséquences de son anxiété peuvent amener à majorer les contractions utérines, à la faire entrer dans un état dépressif ou de psychose puerpérale, à aggraver ses difficultés à assumer son rôle de mère et son rôle social après la naissance de l'enfant.

4. Les éléments qui permettent de rassurer la patiente sur le pronostic fœtal sont :

Les tests de la trisomie 21 sont normaux.

Le terme est de 32 SA à la sortie de la mère et le fœtus a pu bénéficier d'une cure de corticoïdes, permettant la maturation pulmonaire.

La vitalité fœtale est bonne au monitoring et à l'échographie.

Le poids du bébé est en rapport avec l'âge gestationnel, il n'y a pas de retard de croissance.

Le col de l'utérus est long, fermé et il ne s'est pas modifié.

5. Une démarche infirmière est à mettre en œuvre pour la réalisation d'une amniocentèse

DÉMARCHE INFIRMIÈRE

AMNIOCENTÈSE

Il s'agit de la ponction transabdominale du sac amniotique par le médecin pour prélever du liquide amniotique. Ce prélèvement permet d'étudier s'il existe des germes présents et de doser le glucose pour le diagnostic d'infection du liquide amniotique et évaluer le risque de contamination fœtale. Le prélèvement se fait en salle d'échographie sans anesthésie.

• ***Préparer un plateau stérile contenant :***

– une pince languette avec des compresses stériles et de la Bétadine dans une cupule pour désinfecter la paroi abdominale. L'asepsie doit être rigoureuse;

– la sonde d'échographie doit être trempée dans l'*Instruzyme* et dans le *Cidex Opa* (voir protocole de stérilisation des sondes 6-5);

– une aiguille de 18-20 G de 10 à 15 cm et deux seringues de 10 mL;

– des gants stériles;

– tubes fournis par le laboratoire pour prélèvements bactériologiques; remplir le bon en précisant les germes recherchés (germes banals, mycoplasme, ureaplasma, *Candida albicans*) et glycosamie.

• ***Rassurer la patiente sur l'absence de douleur*** lors du prélèvement et sur l'innocuité du geste pour le fœtus. Expliquer les différentes étapes du prélèvement et informer la patiente sur la possibilité de suivre à l'écran de l'échographe la réalisation du geste.

• ***Après le badigeonnage***, un champ abdominal est mis en place, la sonde d'échographie est donnée au médecin de façon stérile.

• ***Une fois le geste réalisé,*** rassurer la patiente sur la vitalité fœtale et acheminer rapidement les tubes vers le laboratoire.

• ***Une dose de gammaglobulines anti-D est administrée systématiquement chez les femmes Rhésus négatif*** pour prévenir une iso-immunisation Rhésus.

6. Dispositions à prendre et informations à donner à la patiente

– Sortie en hospitalisation à domicile jusqu'à l'accouchement avec visite de la sage-femme une fois par jour.

– Rendez-vous en exploration fonctionnelle au sein de la maternité une fois par semaine.

– Préconiser le repos strict à la maison avec des périodes de repos allongé.

– Pas de rapport sexuel.

– Préconiser une hygiène intime quotidienne.

– Demander une aide ménagère pour aider Mme B. K.

– Demander à Mme B. K. de venir en urgence si des contractions utérines surviennent, s'il existe de la fièvre ou des pertes sales, si elle sent moins bien son bébé bouger, s'il existe des métrorragies.

Anatomie de l'appareil génital féminin et anatomie obstétricale

2

L'appareil génital féminin comprend deux parties :

Les organes génitaux internes sont essentiellement destinés à la reproduction et leur situation dans la cavité pelvienne fait qu'ils ne sont visibles qu'à l'occasion des examens complémentaires ou d'interventions chirurgicales (figure 2.1).

Les organes génitaux externes comprennent la vulve et les seins. Leur pathologie est particulièrement riche et justifie leur parfaite connaissance anatomique par l'infirmier(e).
Au niveau pelvien, il existe une structure anatomique complexe qui sépare et soutient les organes génitaux externes et internes : c'est le **périnée**.

Organes génitaux internes

Vagin

C'est l'organe de la copulation qui reçoit les spermatozoïdes lors de l'éjaculation. Par ailleurs, c'est par le vagin que s'écoulent :

- **Les leucorrhées** provenant de la desquamation du col de l'utérus et de la muqueuse vaginale.
- **Les règles.**

Enfin c'est le dernier organe qu'emprunte le fœtus lors de l'accouchement.

Conduit musculo-membraneux, qui réunit la vulve à l'utérus, il est situé entre la vessie et l'urètre en avant et le rectum en arrière. C'est une cavité virtuelle, aplatie, dont la direction générale est oblique en bas et en avant. Sa longueur moyenne est de 8 cm pour la paroi antérieure et 10 cm pour la paroi postérieure. Son calibre est très variable en raison de sa très grande compliance. À son extrémité supérieure, la paroi vaginale forme autour du col les quatre culs-de-sac vaginaux, l'antérieur et les deux latéraux sont peu profonds, quant au cul-de-sac vaginal postérieur, le plus profond, il remonte en arrière du col. En bas, le vagin est obturé partiellement par l'hymen, c'est l'*introït vaginal*. Chez la vierge, le vagin est séparé de la vulve par l'*hymen*. C'est un septum membraneux transversal incomplet, qui lors du premier coït se déchire et constitue les *caroncules hyménéales*. La surface interne du vagin présente des plis transversaux ou rides vaginales. Ces rides vaginales s'émoussent à la ménopause. Le vagin met en communication la cavité abdominale avec l'extérieur en traversant les plans aponévrotiques et musculaires du périnée. Latéralement, il reçoit les attaches des muscles releveurs de l'anus, qui, lors de leur contraction, permettent la fermeture de la partie inférieure du vagin.

Utérus

L'utérus est un organe musculaire creux, destiné à recevoir l'œuf fécondé pendant son développement et à l'expulser à terme. Sa muqueuse interne, l'*endomètre*, desquame tous les mois au moment des règles (menstruation). C'est un organe ferme et élastique à l'examen, qui a la forme d'une poire renversée.

Configuration extérieure

L'utérus est divisé en trois parties (figure 2.2).

Corps utérin : il est intrapelvien, de forme conoïde, aplatie d'avant en arrière. Le fond de l'utérus est convexe et se prolonge latéralement au niveau des angles supérieurs par les *cornes utérines* qui se continuent avec les trompes. Les dimensions de l'utérus sont variables en fonction de la parité et de l'âge de la patiente. L'utérus mesure environ 6 à 8 cm de long, dont 2 à 3 cm pour le col, la largeur au niveau du tronc utérin entre chaque corne utérine est de 4 à 5 cm, et l'épaisseur varie de 2 à 4 cm. Le corps de l'utérus fait saillie

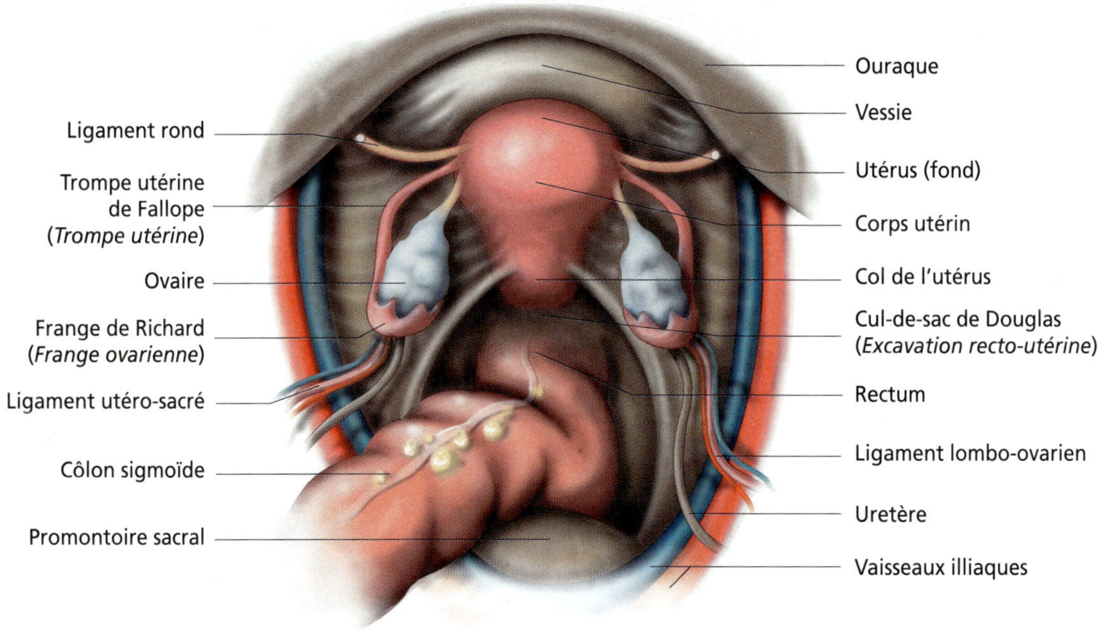

Fig. 2.1 **a. Vue postérieure des viscères intrapelviens. b. Coupe du petit bassin.**

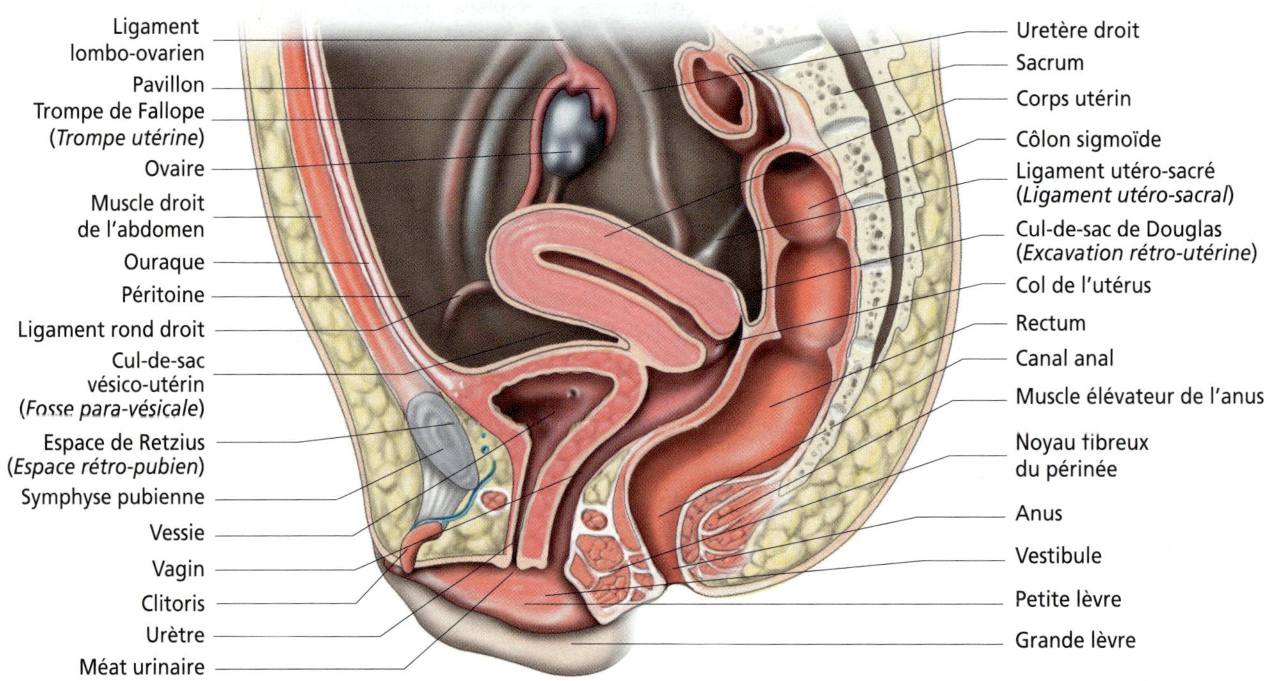

dans la cavité pelvienne, sa position est variable. En général, le corps utérin qui est soutenu par le vagin repose sur la vessie et il est incliné en avant formant avec le col un angle de flexion obtus, ouvert en avant de 100° (antéposition). Mais l'utérus peut aussi s'infléchir ou basculer en arrière en fonction du tonus des parois musculaires antérieures et postérieures. Cette rétroposition réductible est physiologique.

Col : il est cylindrique en forme de barillet. On distingue une portion supravaginale prolongeant le corps de l'utérus et une portion vaginale visible au spéculum et accessible au doigt par le toucher

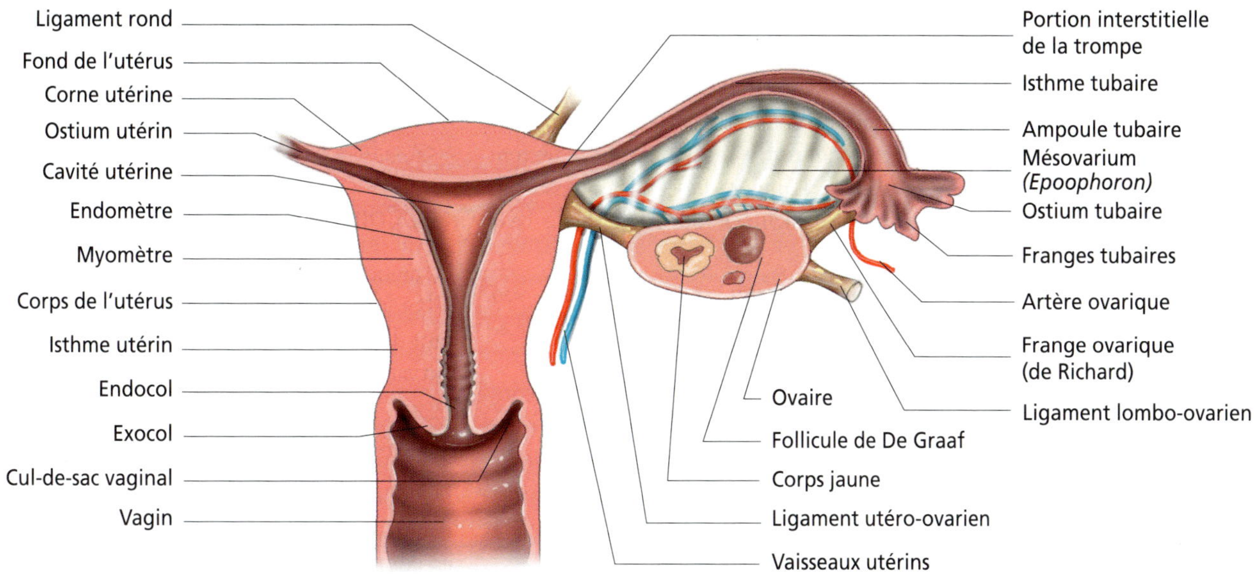

Fig. 2.2 Utérus et annexes : coupes.

vaginal. La portion vaginale du col constitue l'*exocol* qui est percé à son sommet d'un orifice. L'*orifice externe* du col donne accès au *canal cervical* ou *endocol*. L'aspect de l'orifice externe est variable. Chez la nullipare, l'orifice est punctiforme. Chez la primipare, l'orifice s'allonge transversalement et divise alors l'exocol en deux lèvres : antérieure et postérieure.

ISTHME : dans sa partie moyenne, l'utérus présente un léger étranglement, c'est l'isthme utérin qui sépare le col et le corps.

Configuration interne

L'utérus est un organe creux comportant deux parties : la cavité utérine au niveau du corps et le canal cervical.

LA CAVITÉ UTÉRINE est virtuelle, aplatie d'avant en arrière, triangulaire à base supérieure. Les angles latéraux supérieurs communiquent avec les canaux tubaires par l'intermédiaire d'un orifice de 1 à 2 mm de diamètre : l'*ostium utérin*. L'angle inféro-antérieur de la cavité utérine communique avec l'orifice interne du col au niveau de l'isthme utérin.

LE CANAL CERVICAL OU ENDOCOL est réel et fait communiquer la cavité vaginale à la cavité utérine. Ce canal s'étend de l'orifice externe du col à l'orifice interne du col qui répond à l'isthme.

LA CAVITÉ UTÉRINE EST RECOUVERTE PAR UNE MUQUEUSE, L'ENDOMÈTRE. Cette muqueuse ou épithélium glandulaire recouvre aussi l'endocol jusqu'au niveau de l'exocol, qui est tapissé par un épithélium différent, de type pavimenteux. La frontière, où se rencontrent les deux épithéliums au niveau de l'exocol, s'appelle la *ligne de jonction*.

Rapports

Le corps utérin et la portion supravaginale du col présentent deux faces qui sont recouvertes du péritoine d'autant plus adhérent que l'on approche du fond utérin.

FACE VÉSICALE : en avant, le corps utérin répond à la face utérine de la vessie par l'intermédiaire du *cul-de-sac vésico-utérin*.

FACE INTESTINALE : en arrière, l'utérus est séparée du rectum par le *cul-de-sac rétro-utérin de Douglas*.

AU NIVEAU DES BORDS, on distingue :

- **Les bords du corps de l'utérus** répondent au mésomètre dans lequel cheminent les artères utérines, les veines utérines, les lymphatiques utéro-vaginaux et le nerf latéral de l'utérus. **L'artère et les veines utérines** abordent l'utérus à la base du **ligament large** au niveau de l'isthme et remontent le long de chaque bord de l'utérus pour s'anastomoser près de la corne avec les vaisseaux ovariens. La voie accessoire répond à l'anastomose des vaisseaux utérins avec les vaisseaux issus de l'irrigation de l'ovaire et de la trompe.

- **Les bords de la portion supravaginale du col répondent aux paramètres** dont l'élément important est représenté par le croisement entre uretère et artère utérine. L'uretère descend au-dessus du fornix latéral du vagin en direction de la base vésicale.
- **L'utérus est maintenu en position par son attache vaginale sur le col renforcée par les ligaments utéro-sacrés, les ligaments ronds** étendus des cornes utérines à la paroi antérieure de l'abdomen et les lames péritonéales qui forment sous eux de chaque côté les **ligaments larges**.

Trompes

Les trompes sont deux conduits musculo-membraneux, symétriques, qui s'étendent de chaque côté de l'utérus à partir de la corne utérine correspondante pour aller rejoindre les ovaires.

Configuration externe

La trompe étant située dans le *mésosalpinx*, son trajet est dirigé en dehors, surplombant l'ovaire, puis la trompe s'incurve en bas et en dedans pour étaler son pavillon sur le bord libre de l'ovaire. La trompe mesure environ 10 à 12 cm de long et présente quatre parties :

La portion utérine ou interstitielle située dans l'épaisseur même du muscle utérin, elle débouche dans la cavité utérine au niveau de la corne par l'ostium tubaire. Sa longueur est de 1 cm, son diamètre de 0,2 à 0,4 mm.

L'isthme ou portion funiculaire est cylindrique, inextensible, long de 3 à 4 cm, d'un diamètre de 2 à 4 mm. Il se porte transversalement en dehors.

L'ampoule tubaire, flexueuse, à paroi mince et molle, présente une grande compliance. Elle mesure 7 à 8 cm de long et 8 à 9 mm de diamètre, elle est en rapport étroit avec l'ovaire et représente la chambre de fécondation.

L'infundibulum ou pavillon de la trompe s'évase en entonnoir et vient coiffer le pôle externe de l'ovaire en faisant communiquer la cavité tubaire avec celle du péritoine par un orifice extensible de 2 à 3 mm : l'*ostium abdominal*. Sa base ressemble à une corolle de fleurs d'œillets et apparaît festonnée en une série de franges dont l'une, un peu plus longue, est insérée aux ligaments tubo-ovariques, c'est la *frange ovarique*.

Configuration interne

La muqueuse tubaire est tapissée de cellules ciliées à bordures en brosse, dont le rôle est très important dans la migration ovulaire. La fécondation se fait au niveau de l'ampoule tubaire.

Rapports

Dans l'ensemble, la trompe est en dessous du ligament rond et en arrière du ligament large. Elle est en contact direct avec les structures digestives.

Ovaires

Au nombre de deux comme les trompes, ces glandes génitales féminines ont une double fonction : **ovulatoire** d'une part et **endocrinienne** d'autre part. Formations oblongues de la forme d'une amande, d'environ 4 cm de long, leur aspect est blanchâtre à la cœlioscopie, tranchant nettement avec la teinte rosée des formations anatomiques voisines. Leur surface est irrégulière et bosselée par de petites formations ovulaires en voie de développement, des formations postovulatoires cicatricielles blanchâtres *(corpus albicans)* ou des formations jaunâtres d'ovulation récente *(corps jaune)*. Les ovaires sont plaqués à la face postérieure du ligament large auquel ils sont amarrés par le *mésovarium*.

Ligaments

L'ovaire est maintenu par trois ligaments :

Le ligament suspenseur de l'ovaire ou ligament lombo-ovarien qui l'attache à la paroi latéropostérieure de l'abdomen et qui entoure les **vaisseaux ovariques.** Ces vaisseaux ovariques naissent de la face antérieure de l'aorte, ses branches s'anastomosent avec les branches homologues de l'artère utérine pour former les arcades artérielles ovariques et tubaires.

Le ligament propre de l'ovaire ou ligament utéro-ovarien en dedans qui fixe l'ovaire à la corne utérine. C'est à son niveau que des branches de l'artère utérine s'anastomosent avec les branches homologues de l'artère ovarique.

Le ligament tubo-ovarique solidaire de la frange ovarique ou frange de Richard.

Rapports

L'ovaire n'est pas recouvert de péritoine. La face latérale repose sur la fossette ovarienne recouverte par le péritoine pelvien. Le bord mésovarique est limité par la ligne d'attache du mésovarium qui représente le hile de l'ovaire. Le pôle utérin est accessible au toucher vaginal ou rectal.

Vascularisation, lymphatiques et nerfs pelviens

Vascularisation artérielle pelvienne. Elle dépend essentiellement de l'*artère iliaque interne* ou *obturatrice*, qui vascularise la région pelvienne, périnéale et obturatrice. Elle naît de la bifurcation de l'artère iliaque primitive (branche terminale de l'aorte) et se sépare de l'artère iliaque externe. Elle descend verticalement dans le petit bassin, le long de la paroi latérale. et se divise en :

- **Tronc antérieur ischio-honteux** qui donne les principales branches pelviennes (artères ombilicale, utérine, vaginale et rectale) avant de se terminer en artères ischiatique et honteuse interne.
- **Tronc postérieur ou glutéal** qui chemine vers la fesse par la grande incisure ischiatique pour donner l'artère fessière supérieure. L'ovaire est vascularisé par l'artère ovarique (branche de l'aorte) et par des anastomoses avec l'artère utérine et l'artère du ligament rond.

Vascularisation veineuse pelvienne. Elle est constituée d'un lit veineux très étalé par rapport aux vaisseaux artériels homologues dont il double le plus souvent les branches collatérales. Le tronc principal est la veine iliaque interne située le long de la paroi pelvienne sous l'artère iliaque interne.

Lymphatiques du pelvis. La connaissance de ces groupes ganglionnaires est essentielle dans la compréhension de l'envahissement métastatique des cancers gynécologiques (utérus, col, ovaire). Tous les organes pelviens sont tributaires de trois groupes : le groupe iliaque externe, le groupe iliaque interne et le groupe du promontoire. Le plus important est le *groupe iliaque externe*, situé sur la paroi externe du pelvis et notamment sa chaîne interne sous-veineuse comprenant le ganglion rétrocrural, le *ganglion obturateur* (au contact du nerf obturateur) et le ganglion à l'origine de l'hypogastrique. Tous ces ganglions doivent être retirés au cours du curage iliaque externe. L'ensemble de ces ganglions se draine vers les *ganglions iliaques primitifs* et ensuite vers les *chaînes ganglionnaires lombo-aortiques*.

L'innervation du pelvis provient essentiellement du *plexus hypogastrique*, double formation lamellaire située dans les lames sacro-recto-génitales. Ces branches afférentes sont constituées du *nerf présacré* et des nerfs splanchniques pelviens accessoires (sympathiques) et des *nerfs érecteurs* (parasympathiques), prenant leur origine sur les racines du *plexus honteux*. Ces branches efférentes constituent les nerfs viscéraux, vasculaires et péritonéaux destinés au contenu pelvien.

Périnée

La partie inférieure du petit bassin est tapissée par des formations musculo-aponévrotiques, séparant les organes génitaux internes des organes génitaux externes et constituant un véritable plancher pelvien. L'ensemble des parties molles situées au-dessous du diaphragme pelvien constitue le périnée. C'est une région complexe dont le rôle est très important dans le maintien des organes génitaux externes, dans l'incontinence vésicale et anale, dans les rapports sexuels et dans la mécanique obstétricale. On distingue les plans supérieur, moyen et inférieur.

Plan supérieur

Le plan supérieur forme le plancher du petit bassin allant de la face postérieure du pubis en avant jusqu'aux bords latéraux des dernières vertèbres sacrées et du coccyx en arrière. De là, il plonge en bas et en dedans, formant un entonnoir aplati sagittalement, et se termine sur une ligne allant de la symphyse pubienne à la pointe du coccyx. Ce diaphragme vaginal est traversé en avant par la fente uro-génitale, passage de l'urètre et du vagin, en arrière il est perforé par le canal anal. La formation la plus importante correspond au plan musculo-aponévrotique supérieur situé entre le canal anal et le vagin, c'est le **noyau fibreux central du périnée.** Le muscle le plus important de cette formation et dans la dynamique périnéale est le **muscle releveur de l'anus,** qui comprend deux parties :

- **Une partie externe ou sphinctérienne** du releveur de l'anus, oblique en bas et en dedans, entourant latéralement le vagin et le canal anal.
- **Une partie interne** oblique en bas et en dedans et d'avant en arrière pour rejoindre le canal anal et l'anus ainsi que le noyau fibreux central du périnée, c'est la partie élévatrice du releveur de l'anus.

À la face supérieure de ce plan musculaire, représenté par le releveur de l'anus, il existe une lame fibreuse encore appelée **aponévrose pelvienne.** C'est sur cette aponévrose que reposent les viscères pelviens.

Plans moyen et inférieur

Ils correspondent à une superposition de plans aponévrotiques, aponévrose moyenne et superficielle entre lesquels glissent les éléments musculaires. Leur disposition fait qu'ils sont situés de part et d'autre du plan bitubérositaire ischiatique, passant par le centre tendineux du périnée. Du point de vue topographique et fonctionnel, on distingue deux parties : le périnée uro-génital antérieur et le périnée anal postérieur. L'élément le plus solide est l'aponévrose moyenne qui engaine le seul muscle important de ce plan, le **muscle transverse profond.** Cette structure va au-delà de la branche de l'ischion au vagin en s'imbriquant au milieu avec le noyau fibreux central du périnée. Il forme ainsi une solide sangle fibromusculaire (figures 2.3 et 2.4).

Derrière le plan cutané, au niveau du périnée anal postérieur, il existe autour du canal anal, le

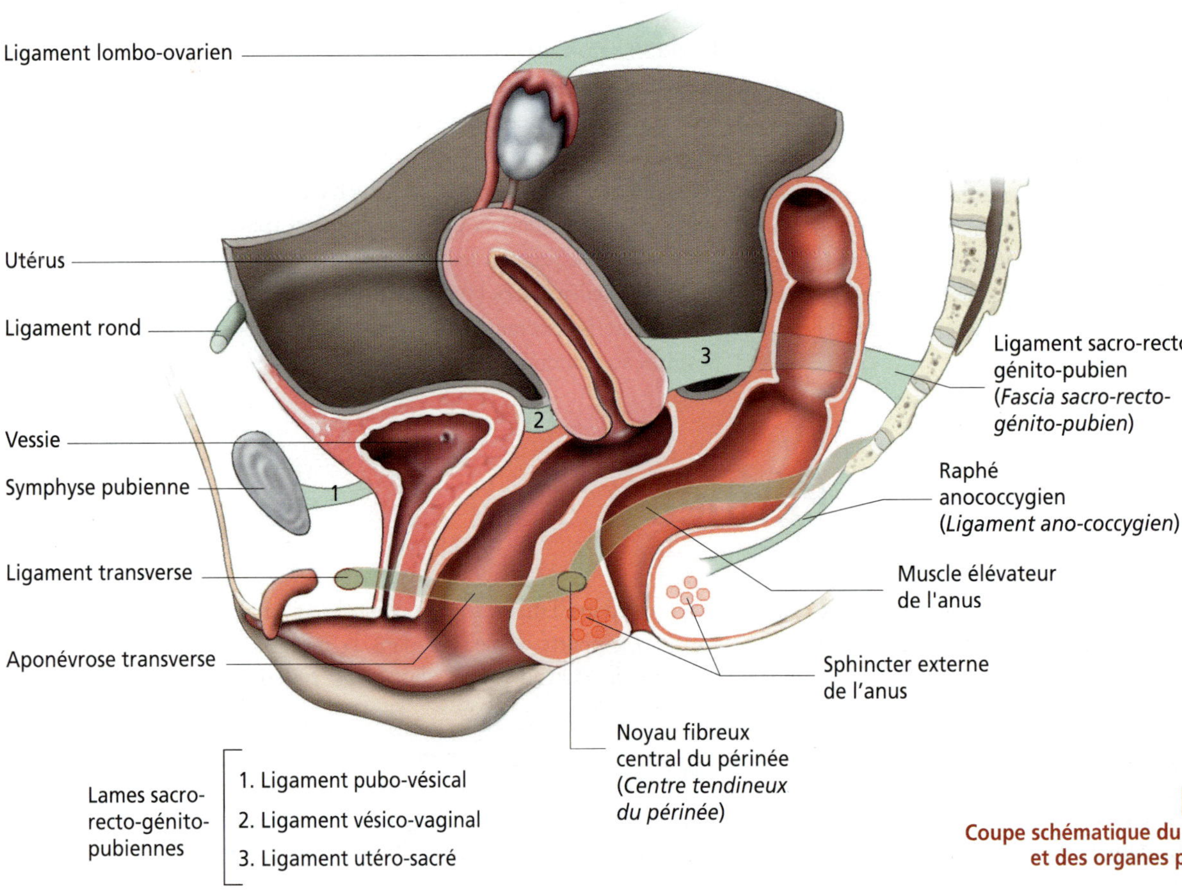

Fig. 2.3
Coupe schématique du périnée et des organes pelviens.

sphincter externe de l'anus et, de chaque côté de celui-ci, les fosses ischio-rectales.

Le sphincter externe de l'anus est un muscle strié, épais de 1 cm, amarré en arrière aux ligaments anaux-coccygiens et en avant au centre tendineux du périnée.

Les fosses ischio-rectales sont des espaces triangulaires à sommet supérieur avec une paroi externe constituée par l'os iliaque et l'obturateur interne et une paroi interne formée par le muscle élévateur de l'anus et le sphincter externe de l'anus. Ils contiennent essentiellement du tissu graisseux et le **paquet vasculo-nerveux ou honteux interne,** qui irrigue et innerve le périnée et ses éléments anatomiques.

L'anatomie de la région périnéale est particulièrement intéressante, puisqu'elle est souvent le siège de lésions et de réparation chirurgicale et notamment la partie antérieure du périnée postérieur (noyau fibreux central du périnée et faisceau interne du releveur de l'anus). Par ailleurs, l'ensemble des ligaments mais aussi celui des aponévroses et des muscles centrés par le noyau fibreux central du périnée sont importants à connaître car leur distension retentit généralement sur la dynamique des viscères pelviennes et permettent de comprendre les techniques chirurgicales réparatrices.

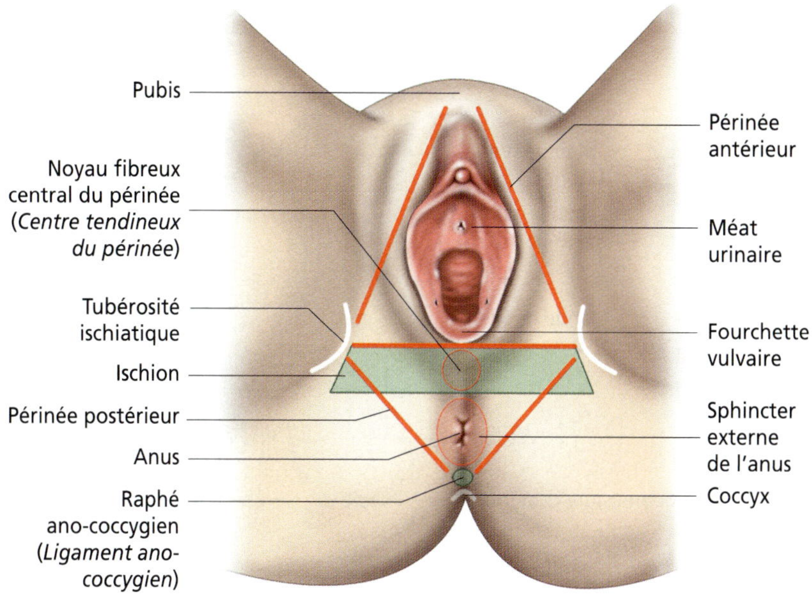

Fig. 2.4 **Périnée externe. Schémas topographiques des différents éléments et des repères anatomiques.**

Organes génitaux externes

Vulve

La vulve recouvre l'espace superficiel du périnée, c'est l'élément principal des organes génitaux externes, parce qu'elle s'abouche au canal génital par l'intermédiaire du vagin et aux canaux urinaires par l'intermédiaire du méat urétral. Elle est formée d'une fente antéropostérieure et du **vestibule**, bordée de chaque côté par deux replis (figure 2.5) :

- L'un externe cutanéo-muqueux : la **grande lèvre**.
- L'autre interne muqueux : la **petite lèvre**. Les petites lèvres s'unissent à leur partie supérieure pour former le capuchon muqueux du clitoris.

On distingue :

Mont de Vénus du pubis. Il est situé devant la symphyse pubienne, il s'agit d'une couche celluloadipeuse, épaisse en continuité avec les grandes lèvres, et couverte de poils de la couleur des cheveux du sujet.

Grandes lèvres. Ce sont deux replis cutanés, épais de 2 cm, cellulo-graisseux, qui s'étendent du mont de Vénus à la région anale. Leur face externe, de couleur plus foncée, est couverte de poils, leur face interne est rosée, lisse et humide. Leur extrémité postérieure forme la **commissure postérieure** située à 2,5 cm de l'anus. Les grandes lèvres sont formées de tissu adipeux et de fibres musculaires lisses formant un organe semi-érectile, en contact avec les fibres terminales du ligament rond, du prépuce du clitoris et du centre tendineux du périnée.

Petites lèvres. Situées en dedans des grandes lèvres, ce sont deux replis muqueux qui limitent le vestibule. Elles ont un aspect rose lisse, mais prennent une coloration plus foncée pendant la grossesse et ont tendance à s'atrophier à la ménopause. Les extrémités supérieure et antérieure se dédoublent autour du clitoris pour former au-dessus le **capuchon du clitoris** et au-dessous le frein du

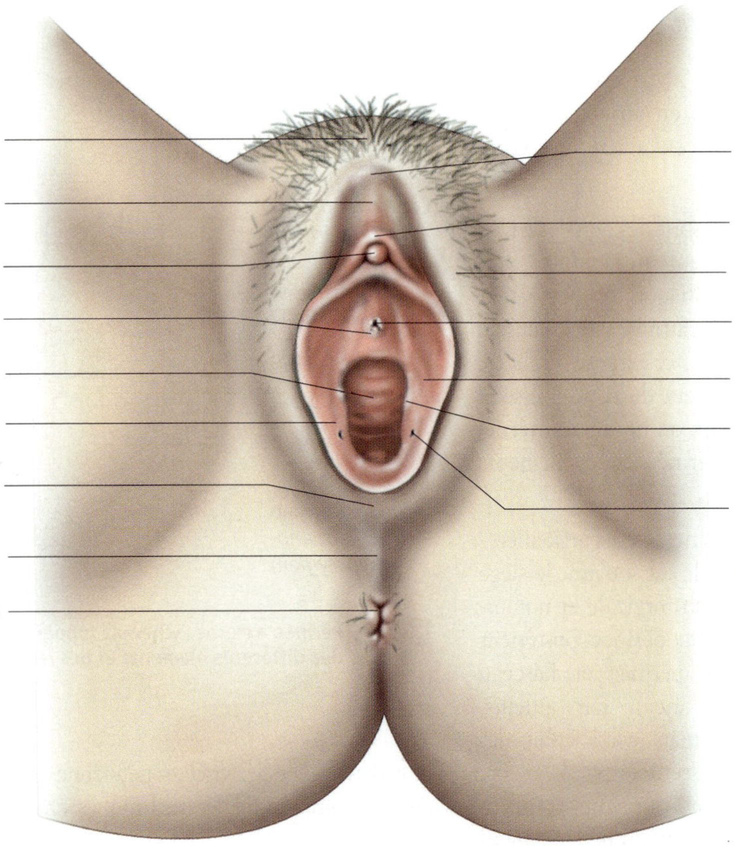

Fig. 2.5 Vulve.

clitoris. L'extrémité postérieure forme la fourchette vulvaire dont la mobilisation transmise au prépuce participe à l'excitation mécanique du clitoris. Les petites lèvres contiennent une lame fibro-élastique riche en filets nerveux et en vaisseaux, rappelant les corps érectiles chez l'homme et expliquant ses modifications physiologiques. Très élastiques, elles peuvent facilement s'allonger ce qui est mis à profit en chirurgie plastique vulvaire et vaginale. Entre les grandes lèvres et les petites lèvres, il existe un sillon appelé sillon interlabial.

Vestibule. C'est un espace virtuel à l'état normal limité latéralement par la face interne des petites lèvres. Le vestibule du vagin profond de 6 à 7 cm représente une fente longitudinale, séparé du vagin par l'introït vaginal (obturé partiellement chez la vierge) bordé par les restes hyménéaux. Dans le tiers antérieur s'ouvre l'urètre par le méat urinaire.

Clitoris. C'est l'organe érectile féminin qui correspond au pénis chez l'homme. Il est situé à la partie antérieure de la vulve en avant du vestibule sous le capuchon formé par le dédoublement des petites lèvres. Il se termine par un renflement nommé le gland du clitoris.

- **Les bulbes vestibulaires** sont deux formations latérales de tissu spongieux érectile plongeant en profondeur dans la paroi du vestibule et se réunissant audevant du clitoris. Le clitoris et les bulbes vestibulaires sont richement vascularisés et innervés. Au cours de l'excitation sexuelle, leur réplétion ou leur détumescence est réglée par des phénomènes complexes de phases de régulation et de contraction de certains muscles destinés à bloquer le retour veineux.

Glandes annexes

- **Les glandes de Bartholin** sont deux glandes d'environ 1,5 cm situées de chaque côté de la vulve dans la partie postérieure du vestibule. Leurs canaux excréteurs longs de 1 à 2 cm se portent en avant pour s'ouvrir dans le vestibule près de l'insertion de l'hymen.
- **Les glandes de Skene** sont des petites glandes para-urétérales dont le canal excréteur s'ouvre de chaque côté de l'urètre.

L'anatomie de la vulve et la proximité des orifices urétraux, génitaux et anaux expliquent la fréquence des infections uro-génitales. Par ailleurs, il est essentiel de connaître l'anatomie vulvaire afin de réaliser sans difficulté un sondage vésical.

Seins

Les seins sont deux glandes hémisphériques appendues à la face antérieure du thorax en avant des muscles pectoraux.

Configuration externe

Le sein est recouvert d'une enveloppe cutanée qui présente à son pôle antérieur l'*aréole* comprenant le *mamelon*, saillie conique de 1 cm de hauteur à la surface duquel s'ouvrent les *canaux galactophores*. L'aréole est une surface pigmentée brunâtre de 4 cm de diamètre qui présente à sa surface des nodosités ou *tubercules de Morgagni*. Le sein vu de face peut se diviser en quatre quadrants : le quadrant supéro-externe, le quadrant supéro-interne, le quadrant inféro-externe et le quadrant inféro-interne. Au niveau de sa partie inférieure, le sein est relié à la paroi thoracique par le sillon sous-mammaire.

Configuration interne

Derrière l'enveloppe cutanée, la *glande mammaire* contenue dans le sein est entourée de tissu adipeux. Ce *tissu adipeux* comprend un plan antérieur séparant la peau de la glande mammaire et un plan postérieur séparant la glande du muscle pectoral. Le tissu adipeux antérieur est traversé perpendiculairement par du *tissu fibreux* (ligaments de Cooper), véritable soutien-gorge qui permet le maintien de la glande mammaire (figure 2.6).

La glande mammaire est située en arrière et au-dessous de l'aréole. La surface glandulaire est irrégulière dans sa partie antérieure (crêtes de Duret où naissent les ligaments de Cooper) et plane à la partie postérieure. Elle émet un prolongement vers le creux axillaire. La glande mammaire elle-même se compose de dix à vingt *lobes* subdivisés eux-mêmes en lobules. Chaque *lobe* se draine par un *canal galactophore de premier ordre*. Les canaux galactophores de premier ordre se divisent en profondeur en canaux galactophores de deuxième ordre ou *canaux interlobulaires*. Ceux-ci se divisent ensuite par ramifications dichotomiques pour

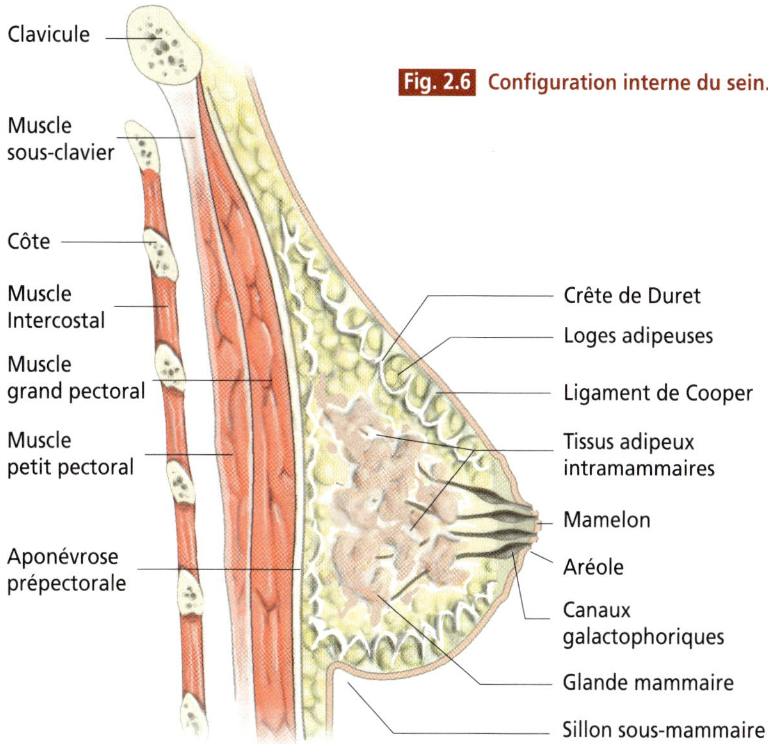

Fig. 2.6 Configuration interne du sein.

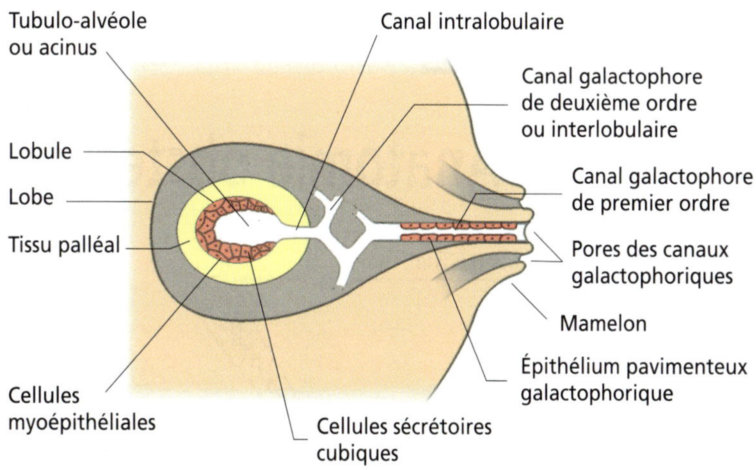

Fig. 2.7 Canaux galactophores.

devenir des *canaux intralobulaires* qui se terminent par une portion tubulo-alvéolaire ou *acini*. Les acini sont constitués d'un épithélium cubique simple (cellules secrétoires), entourés de cellules myo-épithéliales (cellules contractiles) reposant sur une membrane basale. Les acini sont entourés d'un tissu intralobulaire ou *tissu palléal* contenant les lymphatiques. Les acini sont à l'origine de la sécrétion lactée qui s'écoulera vers les canaux galactophores de premier ordre (figure 2.7).

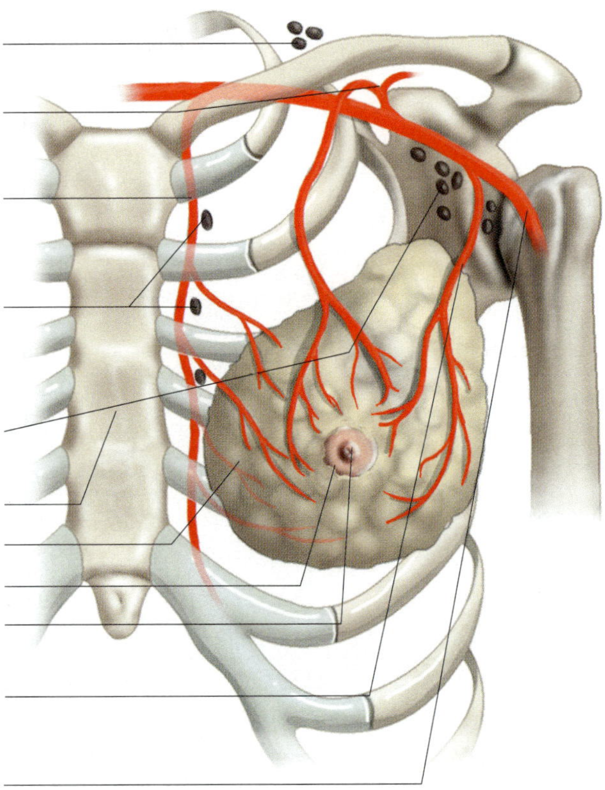

Fig. 2.8 Vascularisation et lymphatiques du sein.

Vascularisation et innervation

La partie externe du sein est irriguée par l'**artère mammaire externe**, la partie interne par des rameaux de l'**artère mammaire interne**. Le réseau veineux est calqué sur le réseau artériel.

LES LYMPHATIQUES DU SEIN se drainent vers les deux réseaux ganglionnaires principaux que sont (figure 2.8) :

- **Les ganglions du creux axillaire** qui drainent la majorité de la glande mammaire.
- **Les ganglions de la chaîne mammaire interne** qui drainent surtout une petite partie du réseau lymphatique interne et aréolaire.
- Ces deux réseaux se drainent ensuite vers les **ganglions sus-claviculaires**. Le drainage lymphatique du sein est important à connaître pour expliquer les localisations métastatiques ganglionnaires du cancer du sein. Ce sont les ganglions du creux axillaire qui sont retirés systématiquement lors du curage pour cancer du sein. Les nerfs sont issus du plexus cervical superficiel et des rameaux des nerfs intercostaux.

Anatomie obstétricale : la filière pelvienne

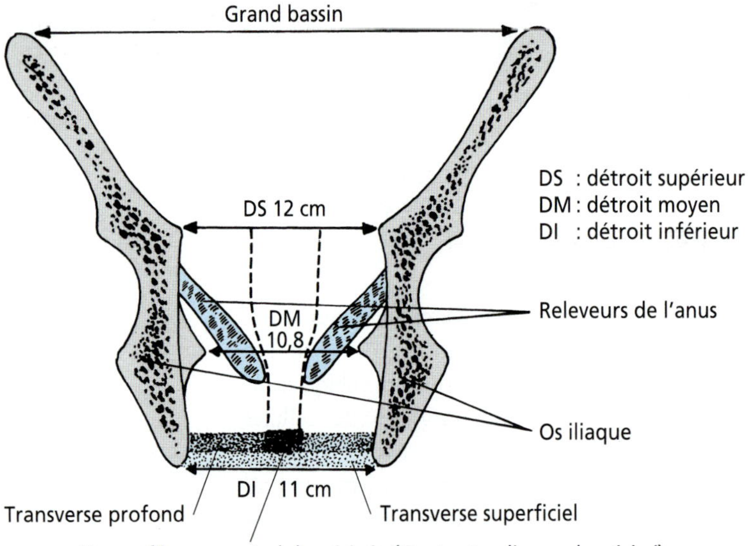

Fig. 2.9 Dimensions transversales moyennes de l'excavation et disposition des formations fibro-musculaires.

Elle comprend le bassin osseux et les parties molles.

Bassin osseux

LE BASSIN OSSEUX (figure 2.9) est formé par :

- **Le grand bassin** en haut, entre les ailes iliaques, qui a peu d'intérêt obstétrical.
- **Le petit bassin ou bassin osseux obstétrical,** formé de trois parties : le détroit supérieur, l'excavation pelvienne, et le détroit inférieur, correspondant aux trois temps de l'accouchement.

Détroit supérieur

LE DÉTROIT SUPÉRIEUR, orifice d'entrée dans le petit bassin, est un anneau osseux qui sépare le grand bassin en haut du petit bassin en bas. Il est situé dans un plan oblique en bas et en avant. Il est limité par :

- **En arrière, le promontoire**, bord supérieur de la face antérieure du sacrum.
- **Latéralement, les lignes innominées.**
- **En avant, le bord supérieur du pubis et de la symphyse pubienne.**

LE DÉTROIT SUPÉRIEUR EST LE PLAN D'ENGAGEMENT DE LA PRÉSENTATION. La présentation correspond à la partie du fœtus qui entre en contact en premier avec la filière génitale (la présentation céphalique et podalique sont les plus fréquentes). On dit que la présentation est engagée lorsque sa circonférence la plus grande a franchi le détroit supérieur.

Excavation pelvienne

L'EXCAVATION PELVIENNE est un canal à concavité antérieure, dans lequel la présentation effectue sa descente et sa rotation de haut en bas. Elle est limitée par :

- **En arrière** la face antérieure du sacrum et du coccyx.
- **Latéralement** les épines sciatiques. À ce niveau se produit donc un rétrécissement ou **détroit moyen**.
- **En avant** la face postérieure de la symphyse pubienne et du corps du pubis.

Le détroit inférieur

LE DÉTROIT INFÉRIEUR est l'orifice de sortie du bassin osseux et le plan du dégagement de la présentation. C'est un anneau ostéofibreux. Il est limité par :

- **En arrière,** le coccyx.
- **Latéralement** les tubérosités ischiatiques.
- **En avant,** le bord inférieur de la symphyse pubienne.

Parties molles

Les parties molles (figure 2.10) sont constituées par un plancher musculo-aponévrotique qui ferme la partie inférieure de l'excavation pelvienne et soutient les organes pelviens. Il comprend un plan profond avec les **muscles releveurs de l'anus** et un plan superficiel avec le **muscle du périnée.** Ces muscles sont distendus et refoulés lors de la descente et du dégagement de la présentation.

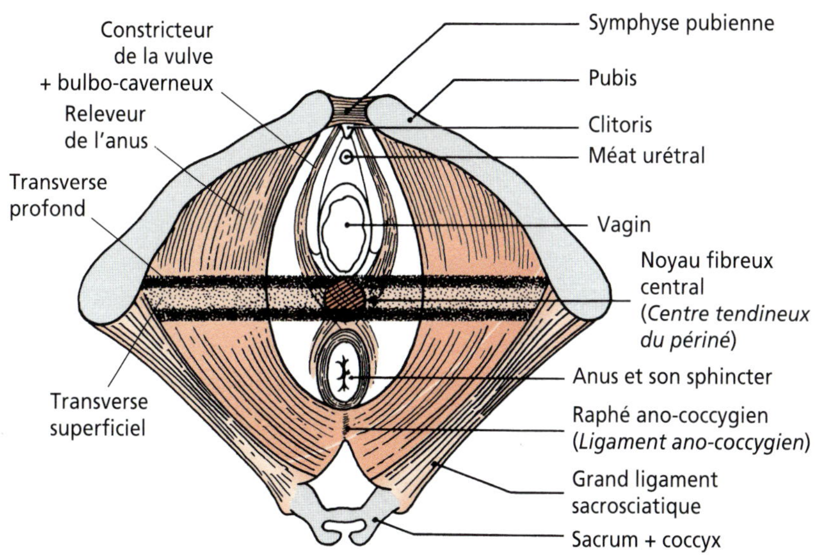

Fig. 2.10 Plancher périnéal superficiel et profond.

3 Physiologie de l'appareil génital de la femme

Le cycle menstruel apparaît à la puberté et disparaît à la ménopause. Il dépend de plusieurs facteurs neuro-hormonaux qui se reproduisent avec une périodicité régulière. Le cycle menstruel est ainsi dénommé, car il se termine à intervalles réguliers par l'élimination des couches superficielles de la muqueuse utérine (menstruation). Le premier jour des règles détermine le premier jour du cycle (J 1).

L'ÂGE DE LA MÉNARCHE (premières règles) se situe chez les Européennes contemporaines entre 10 et 16 ans avec souvent une composante familiale. La durée habituelle du cycle menstruel est de 28 jours. Toutefois, il faut savoir que chaque femme a sa propre périodicité. La durée de la menstruation est en moyenne de 4 à 6 jours. La menstruation normale est faite de 50 à 100 mL de liquide séro-sanglant incoagulable mêlé de débris de muqueuse utérine.

LE SYNDROME PRÉMENSTRUEL qui peut survenir en fin de cycle associe une tension mammaire douloureuse, un ballonnement abdominal et des modifications de l'humeur.

LE SYNDROME INTERMENSTRUEL survient en milieu de cycle au moment de l'ovulation. Il est caractérisé par une douleur pelvienne parfois accompagnée d'une hémorragie minime et de leucorrhées banales.

Les menstruations sont parfois marquées par des douleurs appelées DYSMÉNORRHÉES.

LA MÉNOPAUSE, qui correspond à la disparition définitive du saignement menstruel, secondaire à un arrêt du fonctionnement ovarien, survient à un âge qui a augmenté au cours des dernières décennies. L'âge de la ménopause se situe maintenant entre 50 et 52 ans.

Cycle menstruel

Courbe thermique

L'existence d'une ovulation permet théoriquement de définir deux phases dans le cycle :
- l'une la précédant : la **phase folliculaire** ;
- l'autre lui succédant : la **phase lutéale**.

C'EST LA COURBE DE TEMPÉRATURE, examen peu coûteux mais contraignant pour la patiente, qui permet de vérifier l'existence d'une ovulation, d'une insuffisance ovarienne et de choisir les temps essentiels de certains examens paracliniques qui vont suivre (figure 3.1).

- **Sur le plan technique,** la température rectale est prise tous les matins au réveil à la même heure, de préférence avant la moindre activité et avec le même thermomètre. Cette température doit être inscrite sur une feuille spéciale permettant la lecture de la courbe. Elle doit être prise d'une manière continue, sans manque, même pendant les règles. Il est important d'étudier deux à trois cycles successifs avant de tirer des conclusions valables.
- **La courbe de température normale est biphasique.** Elle comprend une première phase hypothermique aux alentours de 36,5 °C qui commence dès le début des règles. La durée de cette première phase est égale à environ 14 jours. Le dernier point bas de la courbe de température, également appelé **Nadir**, semble le mieux correspondre au jour de l'ovulation. L'ovulation survient 36 heures après le début de l'ascension du pic de LH et on peut observer une élévation de 0,5 degré centigrade sur la courbe ménothermique (passage de 36,5 °C à 37 °C). Il existe ensuite une deuxième phase hyperthermique postovulatoire : élévation thermique prémenstruelle liée à l'action de la progestérone provenant du corps jaune postovulatoire. Cette phase dure à peu près 14 jours. Les variations de longueur du cycle menstruel s'effectuent le plus souvent aux dépens de la phase préovulatoire.

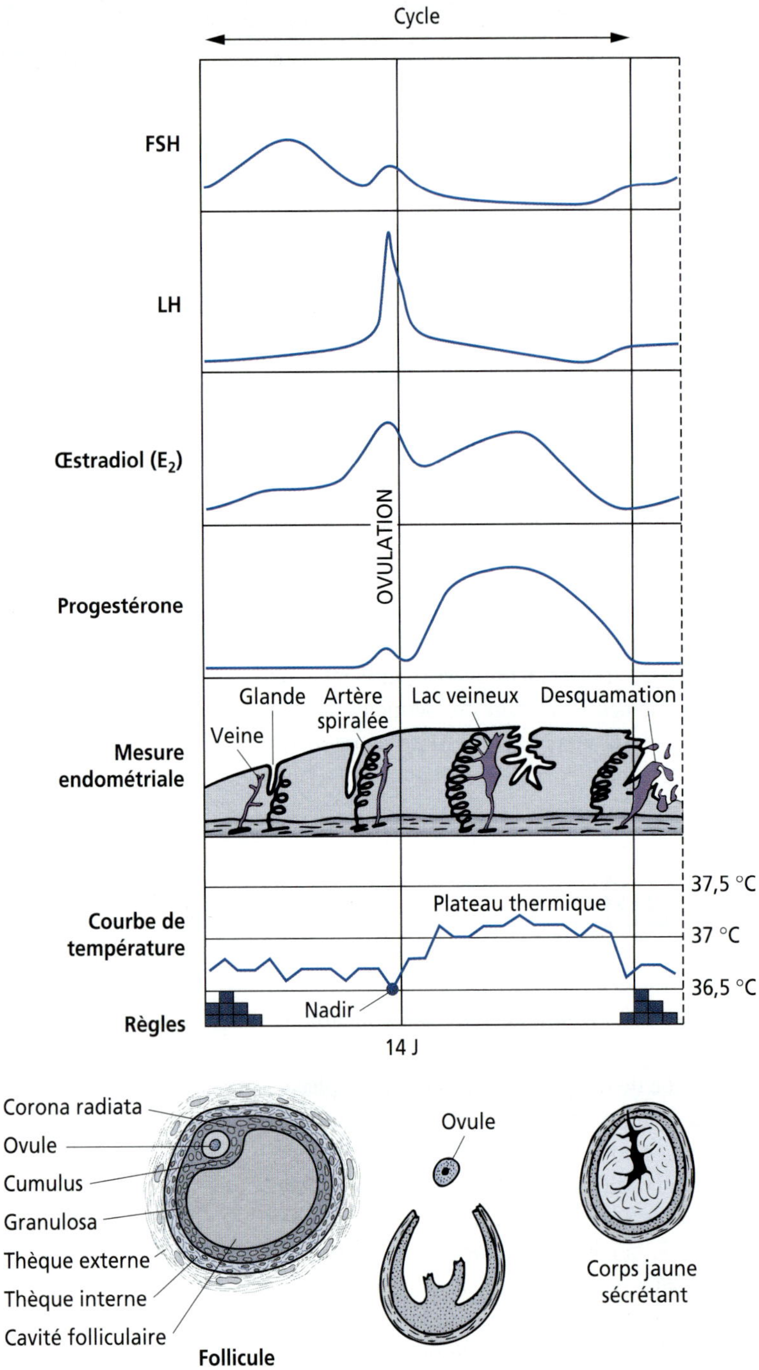

Fig. 3.1 Schéma du cycle de la femme.

Modifications biologiques du cycle menstruel

L'OVAIRE CONTIENT À LA NAISSANCE environ 1 à 2 millions de follicules primordiaux situés au niveau de sa couche périphérique. La plupart d'entre eux s'atrésient après un développement plus ou moins poussé. Cette dégénérescence se poursuit au cours de l'enfance et de l'adolescence, pour aboutir à la puberté au nombre de 300 000 à 500 000 follicules primordiaux. Environ 400 à 500 ovulations se produiront pendant la vie génitale. Chaque cycle va permettre de recruter un follicule mûr dominant dit follicule de De Graaf, qui réalise une saillie d'aspect kystique de 15 à 20 mm de diamètre à la surface de l'ovaire, bien visible en échographie et qui à lui seul assure la totalité de la sécrétion d'œstradiol. Il présente une cavité remplie de liquide folliculaire, bordée successivement par la granulosa et la thèque à l'intérieur de laquelle fait saillie la cellule germinale. L'ovulation est marquée par la rupture de ce follicule dans la cavité péritonéale, la cellule germinale étant alors captée par le pavillon tubaire. À chaque cycle, un seul ovaire donnera naissance au follicule de De Graaf. Dès l'ovulation, des modifications vasculaires et histologiques se produisent au niveau du follicule affaissé et aboutissent à la formation du corps jaune sécrétant.

EN L'ABSENCE DE NIDATION, le corps jaune involue au bout de 12 à 14 jours et laissera une cicatrice au niveau de la surface ovarienne. En ce qui concerne l'endomètre, la phase folliculaire est une phase de prolifération qui commence dès les règles jusqu'au 14e jour du cycle. La couche superficielle de l'endomètre se régénère à partir de la partie profonde des glandes respectées par la menstruation. La phase lutéale est la phase sécrétoire qui prépare l'endomètre à la nidation. La muqueuse augmente d'épaisseur, les vaisseaux se multiplient et deviennent spiralés. La menstruation survient en l'absence de fécondation 14 jours après l'ovulation.

LA GLAIRE CERVICALE est constituée d'un maillage glyco-protéique et d'eau, ses propriétés physiques varient au cours du cycle menstruel sous l'influence hormonale. En phase folliculaire débutante, le maillage est étroit (l'orifice externe du col est fermé). En phase préovulatoire, sous l'influence de l'œstradiol, la glaire est lâche ce qui permet l'ascension des spermatozoïdes (l'orifice externe du col s'ouvre). Elle devient transparente, son abondance et sa filance augmentent, prenant l'aspect dit « en feuilles de fougère ». Pendant la phase lutéale, sous l'influence de la progestérone, tous ces critères sont inversés : l'abondance diminue, la viscosité augmente.

Modifications hormonales du cycle menstruel

Pour comprendre la physiologie du cycle menstruel, nous étudierons de haut en bas les différents éléments de l'axe neuro-hormonal que l'on nomme axe hypothalamo-hypophyso-ovarien (figure 3.2).

La menstruation est sous la dépendance des hormones ovariennes (œstrogènes et progestérone) agissant sur le récepteur privilégié : l'endomètre.

Mais la fonction ovarienne est elle-même soumise aux stimulations hormonales de l'**hypophyse** : les gonadotrophines (FSH et LH) et la prolactine. Ces hormones passent dans la circulation sanguine et rejoignent les ovaires.

L'HYPOTHALAMUS contrôle pour sa part les sécrétions hypophysaires (FSH-LH-prolactine) par l'intermédiaire des sécrétions hormonales que l'on nomme *Releasing Factors* et en particulier : la LHRH ou GnRH (*LH Regulating Hormone*) et le PIF (*Prolactin Inhibiting Factor*)

LA RÉGULATION DE L'HYPOPHYSE est très mal connue, elle est dominée par deux ordres de phénomènes :

- **Le phénomène de feed-back négatif et positif** : contrôle du taux de LH par la progestérone et l'œstradiol et contrôle du taux de FSH par l'inhibine.
- **L'action du système neurocentral**. L'hypothalamus est pratiquement connecté à tout le système nerveux dont il reçoit des informations. Ainsi, certains agents (dopamine, prostaglandines, endorphines) semblent jouer un rôle dans sa régulation. Certaines fibres nerveuses à médiation chimique (sérotonine, acétylcholine, noradrénaline) sont aussi capables de contrôler, non pas la sécrétion, mais le déversement des *Releasing Factors* dans la circulation sanguine. Aussi, on comprend le rôle du stress, des perturbations psychologiques, des maladies psychotiques et même des médications psychotropes et le fait qu'ils soient capables de modifier de haut en bas toute la physiologie génitale féminine.

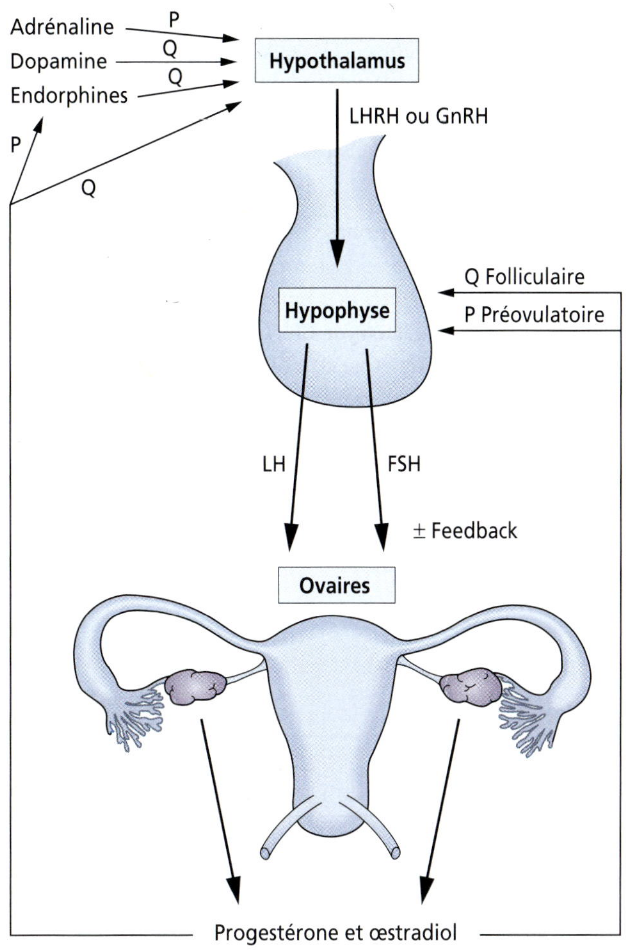

Fig. 3.2 **Schéma de la régulation hormonale ovarienne.**

Ovaires

Les glandes sexuelles féminines ont deux fonctions :

- **L'une exocrine** aboutissant à l'émission de la cellule germinale en vue de la fécondation : c'est la folliculogenèse.
- **L'autre endocrine** par la sécrétion de trois types de stéroïdes sexuels : œstrogènes, progestérone, androgènes.

ŒSTROGÈNES : c'est essentiellement le 17-bêta-œstradiol sécrété par les cellules de la thèque interne du follicule ovarien puis en partie par le corps jaune. Leur sécrétion, faible au début de la phase folliculaire, augmente rapidement avec un maximum avant l'ovulation, une légère décroissance après l'ovulation et un second maximum plus modéré au cours de la phase lutéale. Les œstrogènes sont responsables de la prolifération endométriale.

PROGESTÉRONE : elle est sécrétée par le corps jaune ovarien. Absente de la phase folliculaire, elle est sécrétée dans toute la deuxième partie du cycle et son taux s'effondre en période prémenstruelle. Son activité nécessite l'imprégnation œstrogénique préalable et aboutit aux modifications permettant la nidation ovulaire. Il existe donc une synergie d'action entre ces deux hormones. La progestérone agit sur un endomètre préparé par l'action des œstrogènes et la chute des deux hormones entraîne la menstruation.

ON PEUT AINSI SCHÉMATISER LE CYCLE MENSTRUEL NORMAL : en phase préovulatoire, l'hypothalamus libère dans le système porte du GnRH ; l'hypophyse sécrète des quantités croissantes de FSH mais également de LH. Ce qui induit la croissance folliculaire et la sécrétion d'œstradiol. L'hyperœstrogénie progressive par **rétrocontrôle négatif** freine la sécrétion de FSH en fin de phase folliculaire.

- **Pic préovulatoire.** L'hyperœstrogénie par **rétrocontrôle positif** entraîne une décharge brusque et importante de LH au 14e jour provoquant l'ovulation.
- **Phase postovulatoire.** Les taux circulants élevés d'œstradiol et de progestérone freinent la sécrétion de LH et de FSH.
- **Fin de cycle.** La chute de la sécrétion des hormones est à l'origine des règles et permet la réascension des taux de FSH et de LH et donc le début du cycle suivant.

Troubles des règles

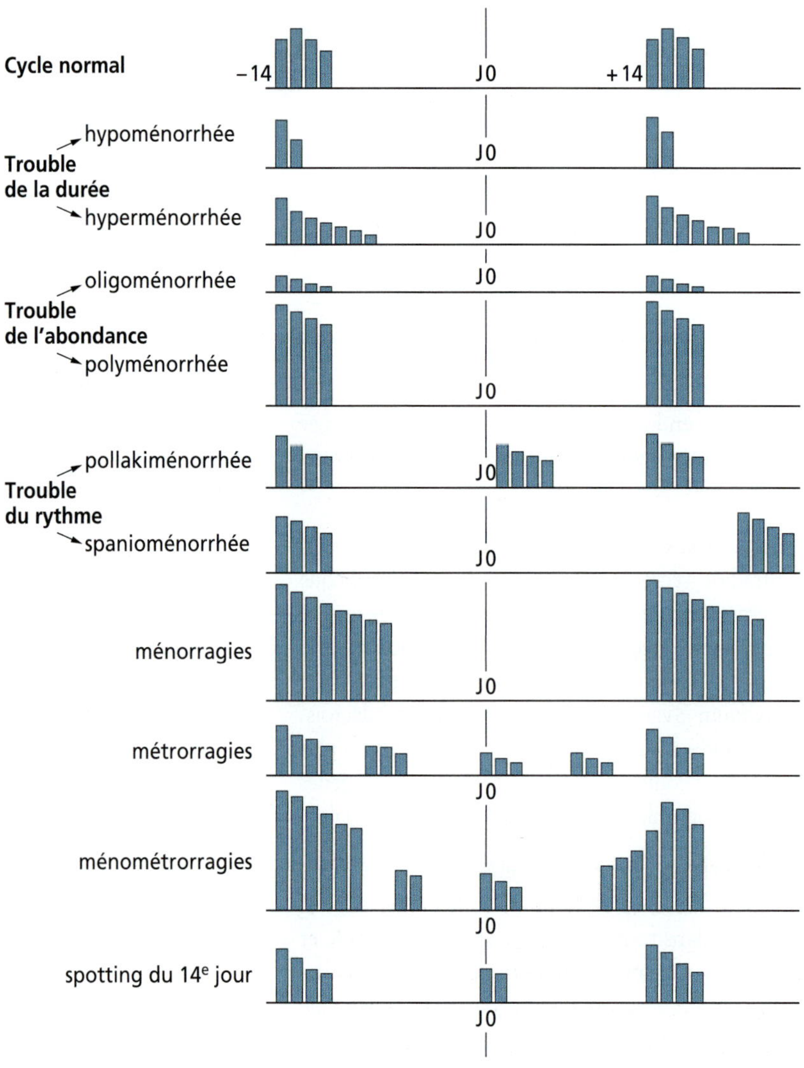

Fig. 3.3 Troubles des règles et hémorragies génitales (d'après *Encyclopédie médico-chirurgicale. Tome de gynécologie*, 43 A-10, 3. Éditions Techniques, 1988).

Règles insuffisantes

IL PEUT S'AGIR DE RÈGLES « RARES » : on parle alors d'**oligoménorrhée** lorsqu'il s'agit de cycles dépassant 35 jours mais conservant une certaine périodicité et de **spanioménorrhée** lorsque les règles sont espacées de 3 mois ou plus.

IL PEUT S'AGIR DE RÈGLES « PAUVRES » : on parle alors d'**hypoménorrhée** quand l'écoulement menstruel dure moins de 2 jours et surtout quand son abondance est faible se bornant parfois à quelques taches brunâtres (figure 3.3).

Règles excessives

ELLES PEUVENT ÊTRE TROP FRÉQUENTES : on parle de **pollakiménorrhée** lorsque le cycle menstruel habituel est inférieur à 25 jours.

ELLES PEUVENT ÊTRE LONGUES ET ABONDANTES, ce sont les **ménorragies** (hémorragies cycliques) qui regroupent les **hyperménorrhées** (règles trop abondantes et prolongées) ; et les **polyménorrhées** (règles à la fois trop fréquentes et trop abondantes). L'hyperménorrhée peut être primaire et doit faire rechercher un trouble de la crase sanguine. L'hyperménorrhée peut être secondaire et correspond le plus souvent à une lésion organique intra-utérine, essentiellement myome, polype ou hyperplasie de l'endomètre.

Règles douloureuses : les dysménorrhées

Elles sont encore appelées **algoménorrhées**. Elles peuvent être primaires et se manifester dès les premières règles ou dans les 18 mois qui suivent et il faudra rechercher un obstacle à l'écoulement du sang menstruel, en particulier par une malformation utérine. La dysménorrhée peut être secondaire et apparaître tardivement chez une femme, les étiologies à évoquer seront l'endométriose génitale, les sténoses cervicales acquises (en particulier après conisation), enfin des dysménorrhées fonctionnelles dont la physiopathologie faisant intervenir les prostaglandines n'est pas encore parfaitement élucidée.

Hémorragies utérines non cycliques

Il s'agit de **métrorragies** d'origine haute, utérines ou annexielles survenant en période intermenstruelle (en dehors des règles), et de **ménométrorragies** avec saignement continuel, où la reconnaissance du cycle menstruel devient impossible.

Absence totale des règles : l'aménorrhée

Elle est dite primaire, devant l'absence d'apparition des premières règles à partir de 16 ans. Elle est secondaire, lorsqu'elle survient chez une femme antérieurement réglée et que les menstruations ont disparu depuis au moins 3 mois.

Fécondation

La fécondation est le résultat de la fusion du spermatozoïde (gamète mâle) et de l'ovule (gamète femelle).

Ovulation

L'ovulation correspond à la rupture d'un follicule mûr (follicule de De Graaf) (figure 3.4) à la surface d'un des deux ovaires. Elle se produit normalement une fois par mois vers le 14e jour du cycle, lorsque les cycles durent 28 jours. L'ovule est ainsi expulsé dans la cavité péritonéale et est recueilli par les franges du pavillon d'une des trompes. Il progresse ensuite dans l'ampoule tubaire grâce aux battements des cils de l'épithélium tubaire et à des ondes péristaltiques tubaires.

Au niveau hormonal, le pic de LH provoque l'ovulation et la formation du corps jaune. L'ovulation a lieu 36 à 40 heures après le pic de la LH.

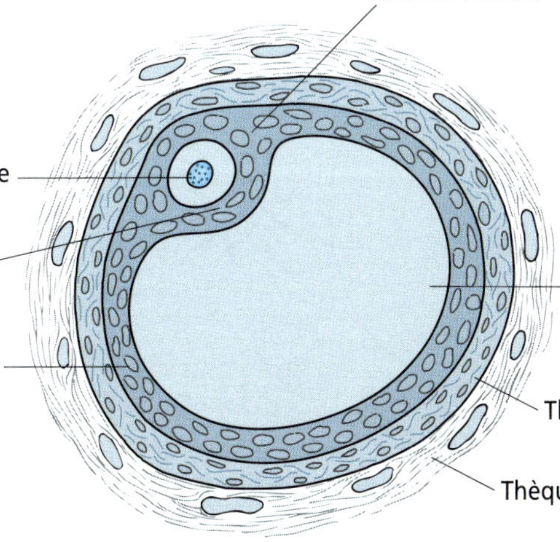

Fig. 3.4 Le follicule de De Graaf.

CHAQUE FOLLICULE CONTIENT UN OVOCYTE DIT DE PREMIER ORDRE avec 46 chromosomes bloqués au premier stade de division cellulaire. Un seul follicule arrive à maturation au cours de chaque cycle. Il contient l'ovocyte du premier ordre et est entouré de plusieurs couches cellulaires, dont la thèque interne, lieu de sécrétion des œstrogènes.

LORS DE SON EXPULSION, l'ovocyte de premier ordre termine sa division et donne naissance à deux cellules comportant chacune 23 chromosomes (première phase de la méiose ou mitose réductionnelle) : le premier globule polaire qui va être résorbé, et l'ovocyte de deuxième ordre, prêt pour la fécondation. À partir de son expulsion, l'ovule est fécondable pendant environ 24 heures.

LE CORPS JAUNE se développe à partir du follicule rompu. Il est à l'origine de la sécrétion de progestérone et poursuit la sécrétion d'œstrogènes. En l'absence de fécondation, il régresse dans la période prémenstruelle, alors que l'ovule se résorbe. En cas de fécondation, il s'hypertrophie et poursuit ses sécrétions hormonales, ce qui explique l'absence de règles.

Spermatogenèse

LES TESTICULES ont deux fonctions distinctes :

- **Une fonction endocrine** ou sécrétion hormonale d'androgènes.

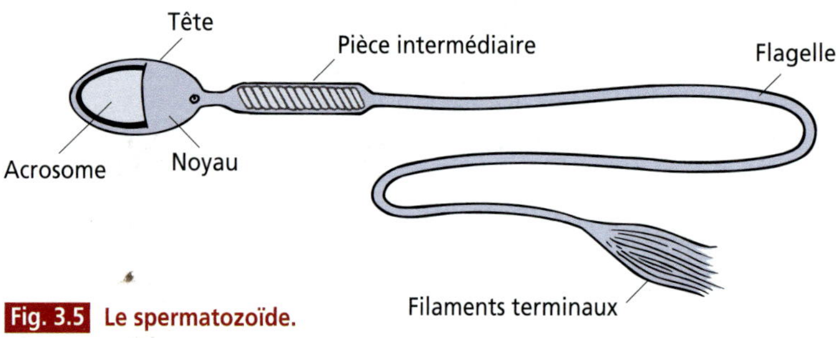

Fig. 3.5 Le spermatozoïde.

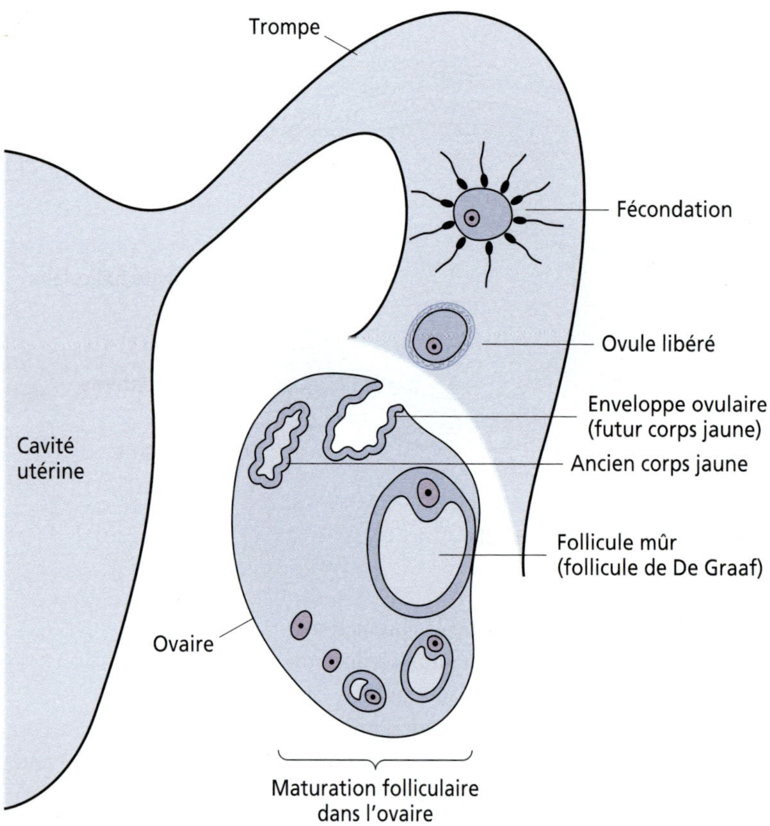

Fig. 3.6 De l'ovulation à la fécondation (d'après G. David, P. Haegel, sous la direction de H. Tuchmann-Duplessis, Embryologie. Travaux pratiques et enseignements dirigés. Fascicule 1 : embryogenèse, étapes initiales du développement. Masson, 4e édition, 1991).

- **Une fonction exocrine** ou spermatogenèse.

LA SPERMATOGENÈSE correspond aux différentes étapes de maturation des cellules de la lignée germinale de l'homme qui aboutissent aux spermatozoïdes. Elle débute chez le garçon à la puberté et peut continuer jusqu'à 70 ans environ. La croissance et la maturation du spermatozoïde sont sous la commande de la sécrétion de FSH par l'antéhypophyse, elle-même sous la commande de la sécrétion de LHRH, hormone d'origine hypothalamique. Les spermatozoïdes ainsi produits s'accumulent dans les voies génitales mâles (épididyme et canal déférent). Au moment du coït, ils sont éliminés par l'urètre avec le liquide séminal sécrété par la prostate et les vésicules séminales. L'éjaculat a généralement un volume de 3 à 5 mL et contient une concentration d'environ 60 millions de spermatozoïdes par mL.

UN SPERMATOZOÏDE EST FORMÉ (figure 3.5) :

- **D'une tête** contenant le noyau porteur de 23 chromosomes : 22 autosomes et 1 chromosome X ou 1 chromosome Y.
- **D'une pièce intermédiaire**.
- **D'un flagelle** qui lui donne sa mobilité.

Les spermatozoïdes sont déposés dans les culs-de-sac vaginaux, au moment de l'éjaculation, et ont un pouvoir fécondant pendant environ 24 heures. Ils peuvent pénétrer dans la cavité utérine en franchissant le col de l'utérus, grâce à la glaire cervicale.

Fécondation

La fécondation se produit vers le tiers externe de la trompe, au niveau de l'ampoule tubaire. Elle est le résultat de la fusion du spermatozoïde et de l'ovule.

L'OVOCYTE DE DEUXIÈME ORDRE termine sa méiose (deuxième phase de la méiose ou mitose équationnelle) en donnant deux cellules comportant 23 chromosomes chacune (22 autosomes et un chromosome X) : le deuxième globule polaire qui est expulsé, et **l'ovule mature**.

Les spermatozoïdes, en remontant les voies génitales féminines, subissent des modifications leur conférant un pouvoir fécondant. Un seul de ces spermatozoïdes pénètre dans l'ovule après avoir perdu son flagelle (figure 3.6).

L'ŒUF ainsi formé contient 46 chromosomes. En fonction du spermatozoïde, le capital chromosomique ainsi constitué correspond à un sexe génétique mâle (22 paires d'autosomes et les chromosomes sexuels XY) ou à un sexe génétique femelle (22 paires d'autosomes et des chromosomes sexuels XX).

De la nidation au développement de l'œuf

Nidation

La nidation correspond aux modifications aboutissant à la pénétration de l'œuf dans l'endomètre.

Muqueuse utérine

La muqueuse utérine se modifie lors de la phase lutéale du cycle, sous l'effet des sécrétions hormonales œstrogéniques et surtout progestatives du corps jaune. Ces modifications touchent surtout les glandes qui s'allongent et se chargent en glycogène, ainsi que la vascularisation du chorion qui se développe. L'endomètre est ainsi prêt à accueillir l'œuf vers le 20e jour du cycle.

Trajet de l'œuf dans la trompe

L'œuf fécondé au niveau de l'ampoule tubaire commence sa division cellulaire pendant son trajet dans la trompe. Il se divise en deux, quatre, huit, puis seize **blastomères**. C'est au stade de seize blastomères ou **morula** qu'il arrive dans la cavité utérine.

Du quatrième au sixième jour, l'œuf est libre dans la cavité utérine. Il poursuit sa segmentation et sa division cellulaire, avec formation du **blastocyste** (figure 3.7) : une cavité (**blastocèle**) se creuse au centre de l'œuf, bordé d'une couche monocellulaire ou **couronne trophoblastique.** Au niveau d'un pôle, se forme un amas cellulaire ou **bouton embryonnaire.**

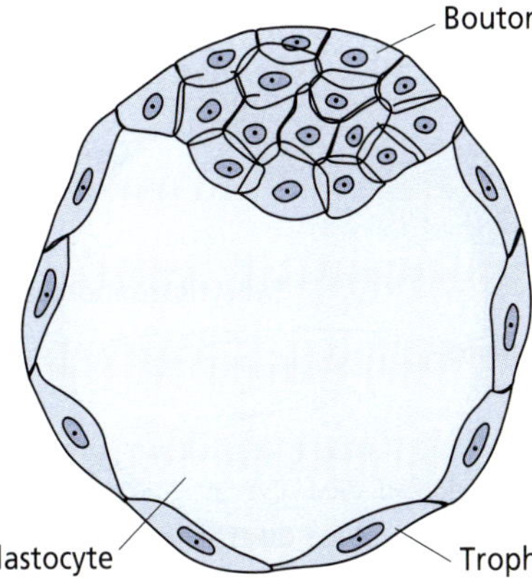

Fig. 3.7 Le blastocyste.

Implantation et nidation

Vers le septième jour, le blastocyste se fixe par son pôle embryonnaire à la surface de la muqueuse utérine, généralement vers le fond utérin. Grâce à l'activité protéolytique des cellules de la couche trophoblastique, il pénètre dans l'épaisseur du chorion entre les tubes glandulaires. La partie en profondeur de la muqueuse utérine, où s'est enfoui l'œuf, s'appelle la **couche déciduale**, alors que la partie superficielle, vers la cavité utérine, est appelée **caduque**. À la fin de la première semaine, l'œuf, au stade de blastocyste, est implanté dans la muqueuse utérine.

Embryogenèse

Après la phase de segmentation et de multiplication cellulaire, c'est la période d'organogenèse qui commence. Elle correspond aux deux premiers mois ou période embryonnaire.

LA DEUXIÈME SEMAINE correspond à la formation du disque embryonnaire (figure 3.8). Le bouton embryonnaire se transforme en **disque embryonnaire** en prenant l'aspect d'un disque plat, formé de deux couches cellulaires superposées : l'**ectoblaste** et l'**endoblaste**, et se creuse pour former la **cavité amniotique**.

Le blastocèle est séparé par une membrane en **lécithocèle** ou **sac vitellin** primaire et en **cœlome externe**, extra-embryonnaire, qui entoure peu à peu le bouton embryonnaire, amorçant ainsi la formation du pédicule embryonnaire.

Le trophoblaste se différencie en **cytotrophoblaste** et **syncytiotrophoblaste.**

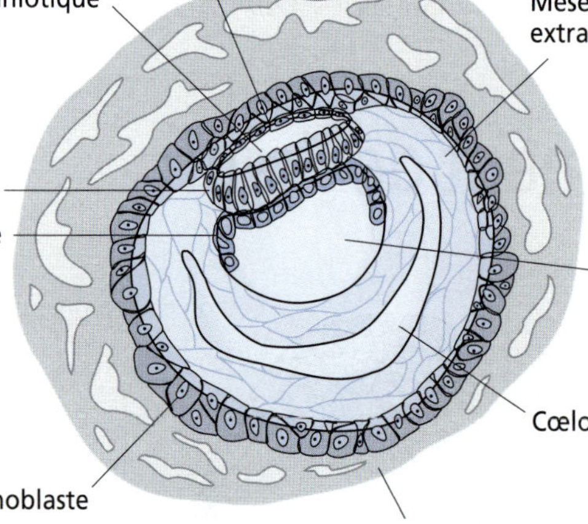

Fig. 3.8 Le disque embryonnaire.

La troisième semaine ou **gastrulation** correspond à la mise en place du troisième feuillet primitif ou mésoblaste, entre l'ectoblaste et l'endoblaste, par invagination de l'ectoblaste. À la partie caudale de l'embryon, apparaît un diverticule endoblastique : l'allantoïde. Au niveau des annexes, les éléments qui permettent la mise en contact par l'intermédiaire des villosités trophoblastiques des circulations maternelles et fœtales sont en place.

Au cours de la quatrième semaine :

- **Le cœlome externe diminue,** refoulé par la cavité amniotique qui s'accroît et qui vient entourer peu à peu tout l'embryon.
- **Le lécithocèle s'étrangle** : la vésicule ombilicale apparaît reliée à l'intestin primitif par le futur canal vitellin, l'allantoïde s'allonge, accompagné des vaisseaux allantoïdiens.
- **Le disque embryonnaire** s'enroule petit à petit et prend un aspect d'embryon humain. Cet enroulement isole l'embryon de ses annexes auxquelles il n'est plus relié que par le cordon ombilical.

Pendant le deuxième mois, la morphologie externe de l'embryon se modifie avec le développement de la face et des membres pendant que les tissus et les organes prennent leur aspect définitif.

L'ectoblaste donne le système nerveux et les téguments, ainsi que les glandes mammaires, les glandes salivaires, et l'ébauche dentaire.

Le mésoblaste donne le squelette, le tissu conjonctif, les muscles, l'appareil uro-génital et l'appareil cardiocirculatoire.

L'endoblaste donne le tube digestif, les glandes qui lui sont attachées (pancréas, foie), et l'appareil respiratoire.

Parallèlement, la cavité amniotique se développe, entraînant la disparition du cœlome externe et la formation du cordon ombilical, contenant les vaisseaux vitellins en régression et les vaisseaux allantoïdiens ou ombilicaux.

La période embryonnaire est la période de risque de tératogenèse. Chaque organe ou appareil est d'autant plus sensible à ce risque que l'agent tératogène fait effet au moment où il se trouve à la phase initiale de sa différenciation.

La période fœtale va du troisième au neuvième mois de grossesse. C'est une période de croissance du poids et de la taille fœtale. C'est pendant cette période qu'ont lieu les phénomènes de maturation et de différenciation tissulaire des organes déjà mis en place, en leur donnant leur caractère histologique et fonctionnel. C'est aussi pendant cette période qu'ont lieu la poursuite de l'organogenèse du système nerveux et de l'appareil génital, ainsi que la formation du placenta.

Annexes fœtales

Placenta

Le tissu trophoblastique se développe après la nidation en émettant des prolongements ou villosités. Chaque gros tronc villositaire va donner des ramifications villositaires. L'axe des ces villosités est représenté par des capillaires, qui se raccordent à un réseau vasculaire qui rejoint le cordon ombilical et de là la circulation embryonnaire.

Du côté maternel, des artérioles débouchent au niveau de l'axe sanguin maternel qui sont au contact des ramifications villositaires. Ce sang est ensuite drainé par l'intermédiaire du sinus veineux.

C'est au niveau de ces lacs sanguins et des ramifications villositaires que l'échange entre le sang maternel et fœtal a lieu. Les parois villositaires jouent le rôle de filtre, mais il n'y a à aucun moment un mélange entre les deux circulations.

À partir de la sept-huitième semaine, les villosités ne se développent plus que sur une zone limitée correspondant au placenta. Les autres villosités disparaissent, laissant place à une membrane appelée **chorion**. C'est cette membrane qui vient s'appliquer sur les parois recouvertes par la caduque maternelle, lorsque l'œuf, ayant grossi, remplit toute la cavité utérine.

Le placenta a ainsi l'aspect d'un disque plus ou moins ovalaire. Sa face maternelle, charnue, est parcourue par des sillons délimitant une quinzaine de cotylédons. Sa face fœtale, lisse, est recouverte par l'amnios, sous lequel cheminent les premières ramifications des gros vaisseaux et du cordon ombilical. À terme, les dimensions du placenta sont d'environ 20 cm de diamètre, 3 à 5 cm d'épaisseur, et un poids correspondant à environ le sixième du poids du fœtus.

Membranes et cavité amniotique

Les membranes (accolement de l'amnios et du chorion) prolongent le placenta en périphérie. Elles forment une poche contenant le fœtus baignant dans le liquide amniotique. Le liquide amniotique provient en partie, surtout au début de la grossesse, de la transudation à travers la peau et le cordon fœtal et à travers la caduque et les membranes. Puis, sa plus grande partie est constituée par les sécrétions broncho-pulmonaires et surtout par l'urine fœtale. Elle est renouvelée grâce à la déglutition fœtale et à la réabsorption à travers la circulation maternelle. Proche du terme, la quantité de liquide amniotique est de l'ordre de 500 à 1 000 mL.

Cordon ombilical

Le cordon ombilical résulte de l'allongement du pédicule embryonnaire. Il s'insère sur la face fœtale. À terme, il comporte deux artères ombilicales qui amènent le sang désaturé du fœtus au placenta et une veine ombilicale qui apporte le sang oxygéné du placenta au fœtus.

Physiologie du placenta

Le placenta, interposé entre la circulation maternelle et fœtale, assure le rôle d'apport d'oxygène et de substances énergétiques de la mère au fœtus et d'élimination des produits de métabolisme du fœtus vers la mère. Ce rôle est assuré grâce à l'organisation et au développement des structures villositaires qui augmentent au fur et à mesure des besoins.

La barrière placentaire est perméable à certains médicaments. Habituellement, les bactéries et les parasites traversent rarement la barrière placentaire en début de grossesse, mais plus souvent en fin de grossesse. En revanche, les virus traversent assez facilement, même en début de grossesse. Enfin, les anticorps type Ig G traversent la barrière placentaire, tandis que les anticorps type Ig M ne la traversent pas.

Examen clinique et principaux examens complémentaires en gynécologie

4

L'examen gynécologique s'effectue sur une patiente dévêtue. Il a pour but d'explorer les organes génitaux externes et internes. Il débutera par un interrogatoire, puis par un examen clinique général afin d'apprécier le retentissement de la maladie gynécologique sur les autres appareils et d'éliminer d'autres maladies. Enfin, il sera suivi par des examens complémentaires.

Interrogatoire

C'est un temps essentiel de l'examen clinique, il précise :

L'ÂGE, LA PROFESSION, LA SITUATION CONJUGALE, LE MOTIF DE CONSULTATION, LES SYMPTÔMES dont se plaint la patiente et le degré de gêne ressentie, l'étude du cycle et la date des dernières règles.

LES ANTÉCÉDENTS FAMILIAUX GÉNÉRAUX ET CANCÉROLOGIQUES (cancers de la sphère génitale).

LES ANTÉCÉDENTS GYNÉCOLOGIQUES : les pathologies déjà connues et leur traitement (interventions antérieures sur l'appareil génital), la notion de relations sexuelles et de dyspareunie, le type de contraception.

LES ANTÉCÉDENTS OBSTÉTRICAUX

- **La gestité** : nombre total de grossesses, d'avortements spontanés, de curetages, d'interruptions volontaires de grossesse.
- **La parité (nombre de grossesses à terme)** : modalités de développement des grossesses et type d'accouchement, poids de naissance des enfants, allaitement.

LES ANTÉCÉDENTS GÉNÉRAUX (traitements médicaux et chirurgicaux, tabac, alcool).

Examen clinique général

Il doit être rapide mais précis :

- Taille, poids, aspect des téguments, pilosité et examen des seins.
- Recherche de pathologie non gynécologique.
- **Notion d'hyperthermie** avec éventuellement prise de la température, prise du pouls, de la tension artérielle.

Examen gynécologique

Il doit être réalisé dans de bonnes conditions sur table gynécologique de préférence avec une vessie et un rectum vides et avec un bon éclairage. Le gynécologue doit y apporter toute sa technicité mais aussi toute son attention afin que l'examen soit le plus indolore possible. L'examen comporte trois temps.

LE PALPER ABDOMINAL permet d'évaluer la douleur dans la sphère abdomino-pelvienne (sensibilité, défense, contracture) et de mettre en évidence des tumeurs génitales palpables dont on peut préciser la mobilité, la taille, et la consistance.

L'EXAMEN AU SPÉCULUM

- **Il est précédé par un examen :**

– *de la vulve* précisant son aspect, l'état de la muqueuse et des téguments externes (petites lèvres, grandes lèvres), l'existence et le type d'un écoulement, l'examen du méat urinaire et du clitoris;

– *du périnée*, à la recherche d'anomalie de la statique pelvienne, d'un prolapsus ou d'une incontinence urinaire.

- **Puis on procède à l'examen au spéculum** (figure 4.1).

Le modèle et la taille du spéculum utilisé sont choisis en fonction de la patiente. Il existe de nombreux modèles de spéculums, les plus couramment utilisés sont : le spéculum fixe de Cusco et le spéculum opérateur de Collin. Il existe aussi des spéculums pour vierges qui permettent de réaliser un examen du col sans défloration. Le spéculum doit être introduit avec délicatesse en prenant soin de bien écarter à l'aide d'une main les petites lèvres. Après introduction du spéculum, on écarte les valves et on explore : le vagin, le col et les leucorrhées.

Le retrait du spéculum se fera en prenant soin de desserrer les valves du spéculum et de ne pas pincer le col ou les téguments.

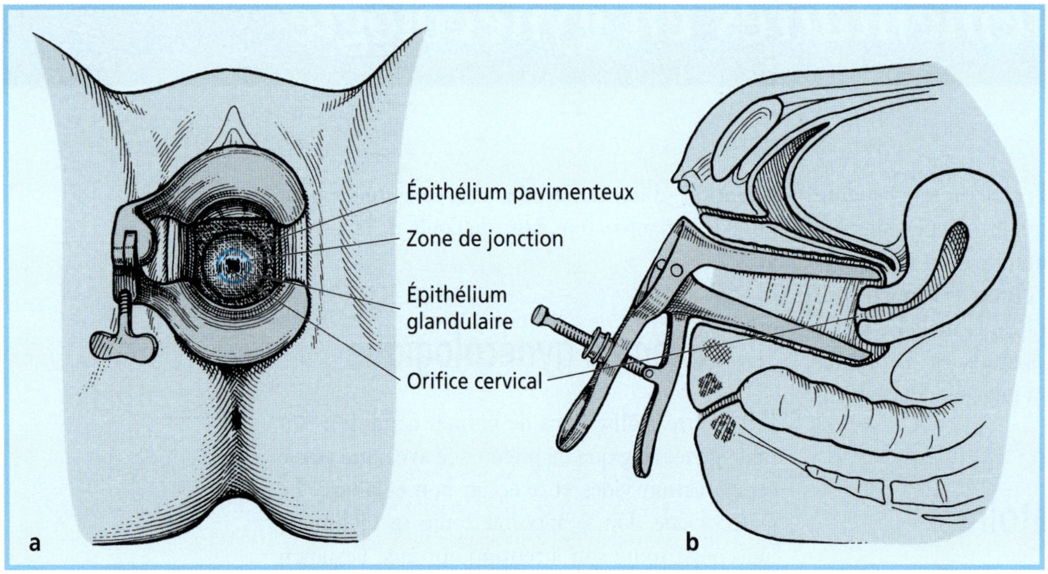

Fig. 4.1 Examen au spéculum. a. Spéculum opérateur de Collin. b. Spéculum de Cusco, vessie vide.

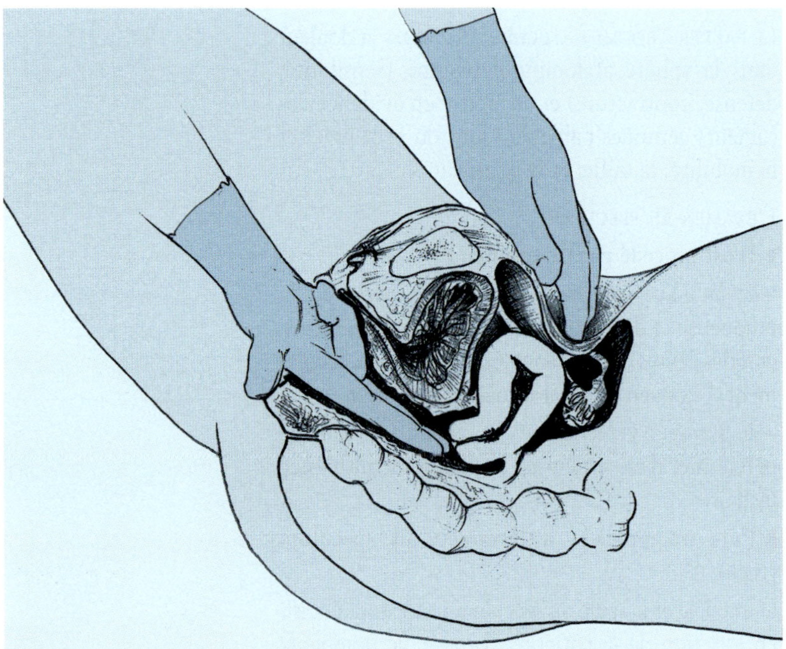

Fig. 4.2 Toucher vaginal combiné au palper abdominal.

Le toucher vaginal (figure 4.2).

Il doit être réalisé le plus souvent possible à l'aide d'un seul doigt. Ce toucher vaginal doit être combiné avec un palper abdominal à l'aide de l'autre main. Le toucher vaginal permet d'explorer le col, l'utérus, les annexes et de rechercher des masses pelviennes.

Le toucher vaginal doit être complété par un toucher rectal. Ce toucher rectal peut être combiné au toucher vaginal pour apprécier la consistance et la sensibilité de la cloison recto-vaginale, des ligaments utéro-sacrés et des paramètres.

Examens complémentaires en gynécologie

Courbe de température

Elle est étudiée dans le Chapitre 3 « Physiologie de l'appareil génital de la femme », page 35.

Dosages hormonaux

Les dosages hormonaux sont des examens qui doivent être pratiqués dans des laboratoires spécialisés de référence.

Le dosage le plus couramment utilisé est le dosage plasmatique de l'hormone choriogonadotrophine ou HCG permettant le diagnostic biologique de grossesse. Actuellement, on utilise des méthodes immunologiques pour le dosage spécifique de la fraction bêta de l'HCG.

Il existe deux types de dosage : le dosage qualitatif renseigne sur l'existence ou non d'une grossesse tandis que le dosage quantitatif permet d'obtenir un taux exact, ainsi on peut comparer deux dosages et juger de l'évolutivité d'une grossesse (grossesse normale intra-utérine, fausse couche ou grossesse extra-utérine). Dans les grossesses normales, le taux plasmatique d'HCG croît de façon exponentielle du 10e jour de gestation jusqu'à 5 semaines d'aménorrhée ; le temps moyen de doublement est d'environ 48 heures.

LES AUTRES PRINCIPAUX DOSAGES HORMONAUX sont pratiqués le plus souvent dans le cadre de la stérilité, à des moments précis, choisis en fonction de la courbe ménothermique. Les principaux dosages plasmatiques sont :

- **Au 2e-3e jour :** l'œstradiolémie, la FSH, la LH, les androgènes plasmatiques (sulfate de déhydroépiandrostérone, delta-4-androsténedione, testostéronémie).
- **Au 22e jour :** la progestéronémie et la prolactinémie.

Test postcoïtal de Huhner

Il est pratiqué 4 à 12 heures après un rapport sexuel en phase préovulatoire (entre le 8e et le 14e jour du cycle). Il consiste en l'étude d'un prélèvement de la glaire cervicale étalé entre lame et lamelle et observé au microscope. Il est considéré comme positif, témoin d'une bonne compatibilité entre la glaire et le sperme, lorsqu'il existe plus de cinq spermatozoïdes mobiles progressifs par champ. Il est négatif lorsqu'aucun spermatozoïde mobile n'est vu. Cet examen, très simple, fait partie avec le spermogramme des premiers éléments constituant le bilan entrepris lorsque l'on se trouve confronté à un problème de stérilité. Ce test peut-être associé à **un traitement de stimulation de la glaire** par une prescription d'éthynil-œstradiol. Lorsque le test est négatif, on réalise des **tests de pénétration croisée *in vitro*** pour vérifier la compatibilité entre la glaire et le sperme. Il consiste à mettre la glaire de la femme en présence du sperme du mari d'une part et en présence d'un sperme témoin d'autre part. Parallèlement, on fera appel à une glaire témoin que l'on mettra en présence du sperme du mari. Ce test permet de mettre en évidence, soit une glaire hostile, soit un sperme hostile (recherche d'anticorps antispermatozoïde).

Prélèvements vaginaux à visée bactériologique

Ces prélèvements sont traités dans le Chapitre 11 « Pathologie infectieuse en gynécologie », page 118.

Frottis cervico-vaginaux

Le frottis cervico-vaginal est un étalement sur lame de verre de cellules pour lecture différée au microscope. Il sert avant tout à dépister très précocement des lésions précancéreuses ou malignes du col utérin voire de l'endomètre.

LA QUALITÉ DU PRÉLÈVEMENT est essentielle pour juger les résultats d'un frottis. Le meilleur moment pour le prélèvement est la période périovulatoire ou la deuxième phase du cycle pour évaluer l'action œstrogénique. Le frottis ne doit pas être réalisé en période menstruelle car le sang empêche un diagnostic correct. De même, s'il existe une infection cervico-vaginale, il est préférable de traiter la patiente au préalable.

LE FROTTIS VAGINAL EST RÉALISÉ À L'AIDE D'UNE SPATULE D'AYRE EN BOIS avec le bout arrondi en prélevant au niveau du cul-de-sac vaginal.

LE FROTTIS CERVICAL DOIT ÊTRE RÉALISÉ AU NIVEAU DE LA ZONE DE JONCTION entre l'épithélium pavimenteux du col (couleur rose pâle, lisse) et l'épithélium glandulaire (couleur rouge vif, papillaire) (figure 4.3). C'est sur cette zone que se développent les cancers du col ou les lésions précancéreuses (dysplasies). Si l'on voit bien la jonction, le frottis peut être prélevé avec la spatule d'Ayre en bois, en réalisant par un mouvement de

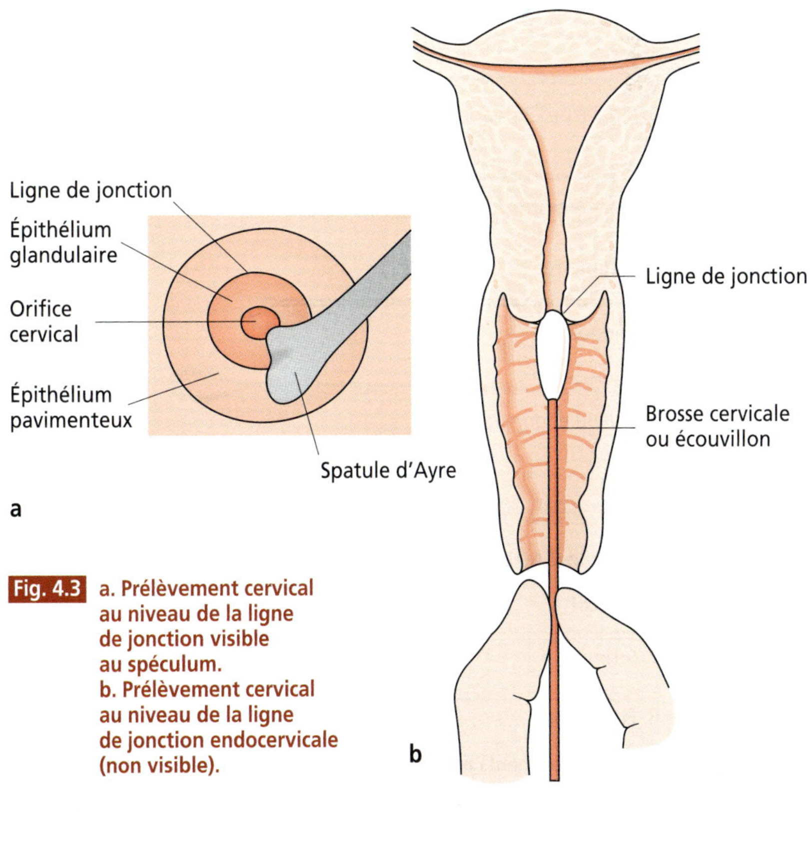

Fig. 4.3 a. Prélèvement cervical au niveau de la ligne de jonction visible au spéculum. b. Prélèvement cervical au niveau de la ligne de jonction endocervicale (non visible).

rotation un prélèvement de toute la zone périorificielle. Si la ligne de jonction n'est pas du tout visible, c'est qu'elle se trouve dans l'orifice cervical, on se contentera alors d'un frottis endocervical.

LE FROTTIS ENDOCERVICAL est le troisième temps du frottis cervico-vaginal. Il doit toujours être réalisé car il existe environ 10 % des cancers du col qui se développent au niveau de l'épithélium glandulaire. Ce prélèvement sera réalisé en introduisant au niveau de l'orifice cervical soit un écouvillon en coton, soit une tige surmontée d'une brosse permettant de ramener des cellules glandulaires (Scrinet, figure 4.4).

L'ensemble des prélèvements doit être étalé rapidement et fixé immédiatement en utilisant soit un cytospray, soit un mélange alcool-éther. La lecture sera faite ensuite par un cytologiste expérimenté.

LES FROTTIS CERVICO-VAGINAUX permettent d'apprécier le degré d'imprégnation hormonale (œstrogénique), de déceler des infections (présence de polynucléaires ou de germes), de mettre en évidence des lésions bénignes (ectropion, polype ou myome accouché par le col), de dépister des cancers invasifs ou des lésions précancéreuses (dysplasies) du col du vagin ou de retrouver des cellules desquamées d'un cancer de l'endomètre.

LA COLPOSCOPIE

Elle est traitée dans le chapitre 7, *Pathologie du col de l'utérus*, p. 77.

Biopsie de l'endomètre

La biopsie de l'endomètre peut être réalisée pour :

- **Évaluer la maturation de l'endomètre et savoir s'il est favorable à la nidation.** Cette biopsie doit être pratiquée du 10e au 23e jour du cycle.
- **Dépister des pathologies** bénignes utérines (hyperplasie simple ou adénomateuse, polype endométrial), des pathologies précancéreuses (hyperplasie épithéliale atypique) ou un authentique cancer de l'endomètre.

SUR LE PLAN TECHNIQUE, la biopsie de l'endomètre nécessite que le col soit bien visible et perméable. Le prélèvement peut-être réalisé à l'aide d'une **canule de Novak** ou à l'aide d'instrument plus fin et souple, comme la **pipelle de Cornier** (figure 4.4). Cette pipelle de Cornier est fenestrée

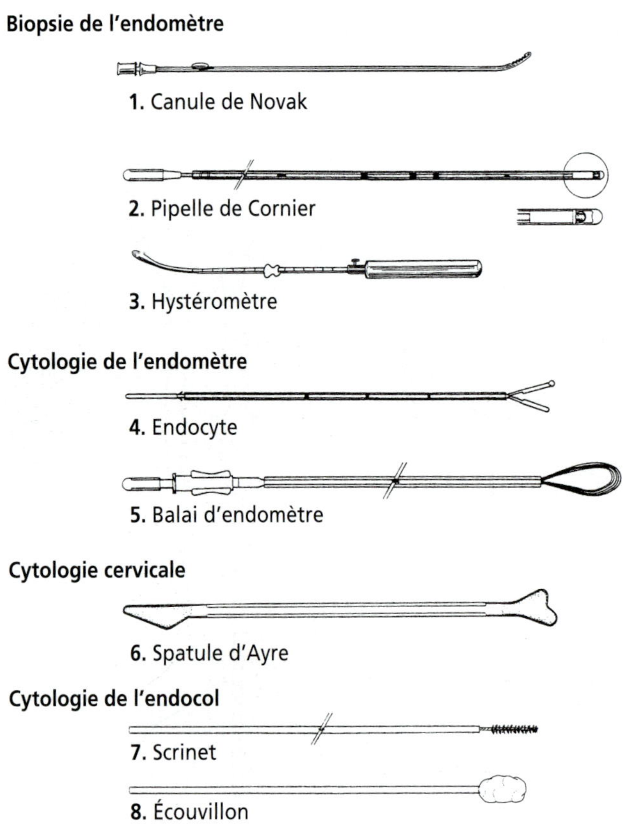

Fig. 4.4 Principaux instruments en gynécologie.

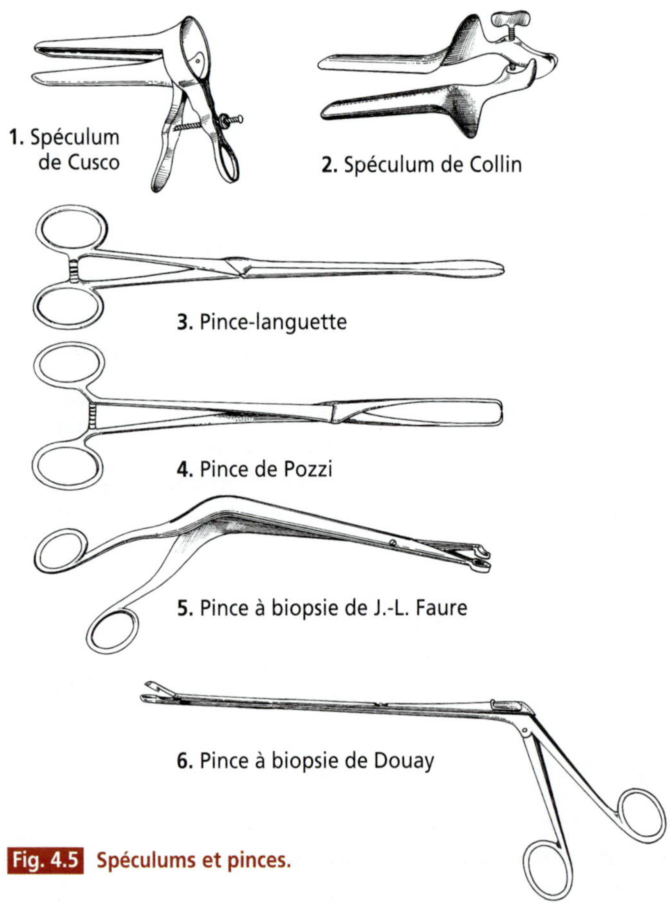

Fig. 4.5 Spéculums et pinces.

à son extrémité et le déplacement de son mandrin interne permet une aspiration de la muqueuse endométriale. L'introduction de ces instruments nécessite le plus souvent la mise en place d'une pince de Pozzi sur la lèvre antérieure du col. Les prélèvements sont fixés immédiatement dans du formol et adressés en anatomopathologie.

Biopsies

Les biopsies sont des prélèvements tissulaires réalisés sous contrôle colposcopique. Les biopsies sont réalisées à l'aide de pinces coupantes (pince de Jean-Louis Faure ou pince de Douay, figure 4.5). Elles doivent être suffisamment profondes emportant du tissu conjonctif et être immédiatement fixées dans du liquide de Bouin ou du formol. Les biopsies au niveau cervical sont en général non douloureuses et ne nécessitent pas d'anesthésie. Par contre, les biopsies vulvaires nécessitent souvent une anesthésie locale.

Hystérométrie

L'hystérométrie consiste à introduire une sonde métallique ou plastique malléable graduée pour apprécier la dimension du col et de l'utérus. Elle permet aussi d'apprécier l'orientation de la cavité utérine et de vérifier l'absence de sténose du col. L'hystérométrie est souvent pratiquée avant tout geste endo-utérin (mise en place d'un stérilet, curetage, hystéroscopie…).

Culdocentèse et ponctions par voie vaginale

La ponction du cul-de-sac vaginal postérieur ou culdocentèse peut-être pratiquée avec certaines précautions en milieu hospitalier et sous anesthésie locale en infiltrant la paroi vaginale ou les ligaments utéro-sacrés de *Xylocaïne*. Après mise en place d'un spéculum, elle consiste à ponctionner à travers le cul-de-sac vaginal postérieur une collection que l'on pense être liquidienne. Ce geste va permettre de connaître la nature de l'épanchement (séreux, sanglant ou purulent) et de confirmer une hypothèse diagnostique (hémopéritoine d'une grossesse extra-utérine, épanchement purulent d'une pelvi-péritonite…). Ces ponctions peuvent aussi être réalisées quand il existe une masse pelvienne pour confirmer sa nature : ponction d'un pyosalpinx ramenant un liquide purulent, ponction d'un kyste hémorragique ramenant un contenu sanglant, ponction d'un kyste de l'ovaire ramenant un liquide séreux. L'aspiration du liquide va permettre de réaliser un examen cytologique, hormonologique et bactériologique.

Ces ponctions sont le plus souvent réalisées sous échographie endovaginale à l'aide d'un guide de ponction visualisable sur écran et orientant le prélèvement. À noter que les ponctions guidées par échographie endovaginale sont aussi réalisées dans le cadre de la fécondation *in vitro* pour ponctionner les follicules mûrs et recueillir les ovocytes.

Hystérosalpingographie

L'hystérosalpingographie garde une place très importante en imagerie gynécologique malgré le développement de nouvelles techniques (échographie, hystéroscopie). Après injection d'un produit opaque aux rayons X par l'orifice cervical, les différents clichés vont permettre l'étude de l'utérus, des trompes de Fallope et dans une certaine mesure de la cavité pelvienne (figure 4.6).

Il existe de nombreuses indications de l'hystérosalpingographie en pathologie gynécologique : bilan d'une stérilité, bilan des saignements utérins, diagnostic des malformations utérines, suspicion de cancer de l'endomètre, fibromes, polypes…

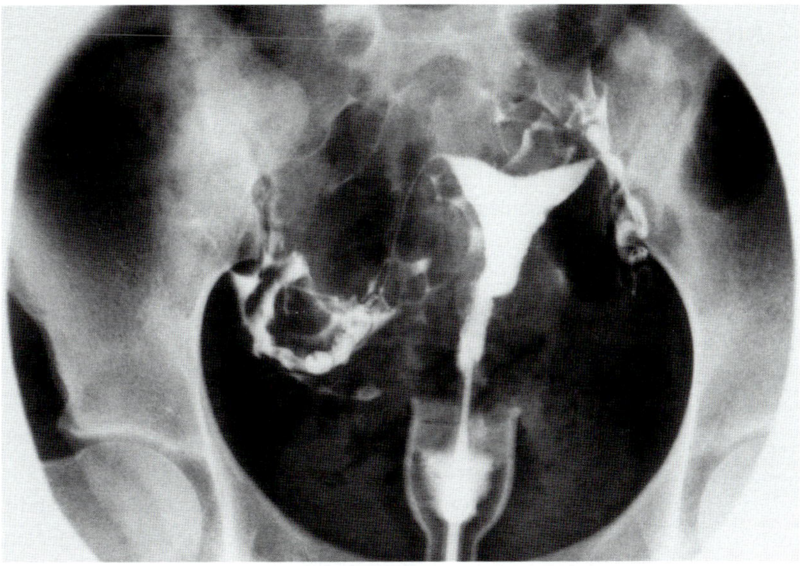

Fig. 4.6 Hystérosalpingographie : vue de l'utérus, des trompes de Fallope et de la cavité pelvienne.

PROTOCOLE D'EXAMEN

HYSTÉROSALPINGOGRAPHIE

PRÉPARATION DU MATÉRIEL

- En salle de radiologie avec un bon éclairage et un tablier de plomb protecteur pour l'opérateur.
- Plateau stérile, compresses et gants stériles, *Bétadine*, pince longuette, pince de Pozzi, spéculum, produit de contraste : *Télébrix hystero, Hexabrix* 320 ou *Lopamiron* 370 en fonction du motif de l'examen.
- Systèmes d'injection du produit de contraste : canule métallique à embout conique ou ventouse cervicale (tulipe en verre ou en plastique)

PRÉPARATION DE LA PATIENTE

- *Expliquer le but et la réalisation de l'examen.*
- *Vérifier l'absence de contre-indications* : la grossesse (pratiquer l'hystérosalpingographie juste après les règles ou après un test de grossesse s'il existe une aménorrhée ou des cycles irréguliers), les infections génitales, l'allergie à l'iode, les hémorragies génitales importantes.
- *S'assurer de la vacuité vésicale.*
- *Vérifier les prescriptions* : prescription d'un sédatif mineur (*Atarax*) et d'un antispasmodique (*Buscopan, Spasfon*) chez une patiente très pusillanime. En cas d'allergie à l'iode, prescription d'une prémédication (20 à 25 mg *d'Atarax* juste avant l'examen et une injection intraveineuse de 8 mg de *Soludécadron* ou de *Célestène*). Chez les femmes non ménopausées, l'hystérosalpingographie doit être effectuée après les règles et avant l'ovulation (du 6e au 12e jour du cycle). Chez les femmes ménopausées, 10 microgrammes d'éthynil-œstradiol sont prescrits éventuellement quelques jours auparavant pour faciliter l'examen.

TECHNIQUE DE L'EXAMEN

- Mise en position gynécologique, rassurer la patiente.
- Toilette vulvaire, mise en place du spéculum, désinfection du col.
- Mise en place par le médecin des pinces de Pozzi sur la lèvre antérieure du col et mise en place du système d'instrumentation au niveau cervical après avoir vérifié l'absence de bulles d'air dans le produit de contraste. Injection du produit de contraste sous contrôle télévisé. Prise des différents clichés : sans préparation, remplissage, réplétion, profil, évacuation. Les clichés peuvent être multipliés en fonction du motif de l'examen.

À LA FIN DE L'EXAMEN

- Ablation du matériel et réalisation d'une nouvelle toilette vulvo-vaginale.
- Mise en place d'une garniture stérile.
- Prescription éventuelle d'antispasmodiques et d'une antibiothérapie.

SURVEILLANCE

- En cas de fièvre ou de douleurs pelviennes, consulter son gynécologue.

Échographie pelvienne

Après l'examen clinique, l'échographie est le maître examen en matière d'exploration du pelvis, interférant puissamment sur le diagnostic et la décision thérapeutique. Elle est facile de réalisation (en consultation, au bloc opératoire, au lit du malade) et peut être répétée sans danger en comparant les clichés. Cette image échographique est construite à partir de la réflexion d'ultrasons sur les différentes structures pelviennes. Le compte rendu de l'examen échographique s'attachera à décrire les images, à donner des informations sur la transsonorité, sur les contours, sur la mobilité des structures. L'hypothèse diagnostique ne peut conclure le compte rendu que si elle est fortement probable.

CONDITIONS DE L'EXAMEN. La patiente est en décubitus dorsal et le manipulateur à droite de la patiente avec occultation partielle de la lumière. Il existe deux voies permettant d'explorer le pelvis par échographie.

Voie transabdominale

Cette voie présente l'inconvénient de nécessiter une vessie bien pleine pour obtenir une vue d'ensemble du pelvis (figure 4.7) et de donner une mauvaise imagerie quand il existe un obstacle à la propagation des ultrasons (obèses, paroi épaisse ou cicatricielle, symphyse pubienne, gaz interposés…).

Voie vaginale

C'EST LA VOIE ROYALE de l'échographie gynécologique (figure 4.8). Elle offre une imagerie haute définition par l'utilisation de sondes hautes fréquences (7,5-10 MHz) mais ne donne qu'une vue fragmentaire du pelvis. L'examen est à réaliser vessie vide. La sonde vaginale sera encapuchonnée d'un préservatif contenant un gel aqueux sans interposition d'air entre sonde et doigtier. L'orientation des coupes est essentielle (la sonde est le plus souvent située en haut de l'écran).

L'ÉCHOGRAPHIE VAGINALE présente un intérêt tout particulier :

- **Chez les patientes obèses** ou présentant des abdomens multiopérés.
- **En cas d'incontinence urinaire,** chez les patientes dialysées.
- **En cas d'utérus rétroversé,** de localisation basse rétro-utérine des ovaires.

LE DOPPLER PULSÉ et notamment le Doppler pulsé couleur peut-être associé à l'échographie par voie transabdominale et vaginale pour apprécier le flux utérin et la vascularisation fine pelvienne (vaisseaux ovariens, vascularisation tumorale…).

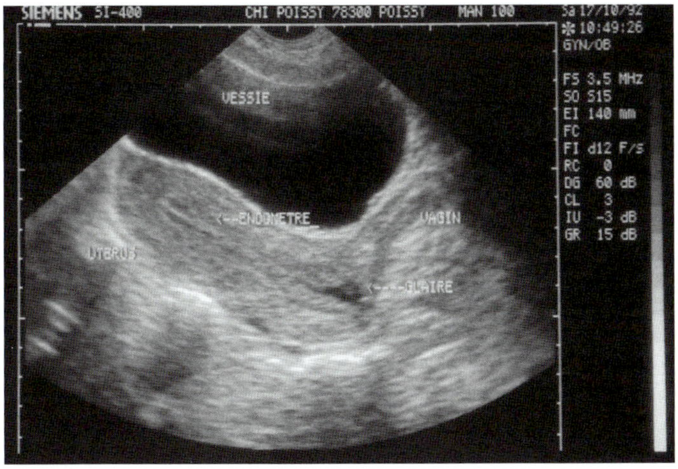

Fig. 4.7 **Échographie du pelvis par voie transabdominale.**

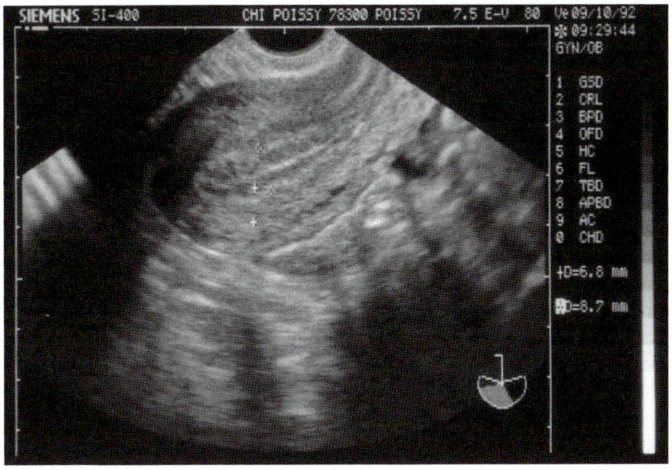

Fig. 4.8 **Échographie du pelvis par voie vaginale.**

Échographie mammaire

L'apparition de sondes linéaires à haute fréquence (7,5 et 10 MHz) permet l'utilisation de l'échographie dans le diagnostic des pathologies mammaires. L'échographie mammaire permet :

- **De différencier les tumeurs** liquides des tumeurs solides du sein.
- **D'apporter des critères sémiologiques** de malignité ou de bénignité.
- **De réaliser des cytoponctions échoguidées** sur les lésions palpables ou non palpables en consultation.
- **De réaliser des repérages échographiques** avec mise en place d'un harpon (petit fil métallique) en préopératoire avant tumorectomie.

Échographie interventionnelle

L'échographie permet de guider de petits gestes chirurgicaux par voie abdominale ou vaginale. Il s'agit essentiellement des ponctions échoguidées d'épanchement ou de tumeur pelvienne, des ponctions des follicules permettant le recueil des ovocytes en fécondation *in vitro*, d'échoguidage d'un geste endo-utérin difficile (curetage, myomectomie, résection de cloison utérine).

Hystéroscopie

L'hystéroscopie permet la visualisation directe de la cavité utérine et du canal cervical par un instrument optique introduit dans l'orifice cervical. Elle se substitue progressivement aux moyens d'exploration de la pathologie utérine comme l'hystérographie.

LES CONTRE-INDICATIONS de l'hystéroscopie sont celles de toute manœuvre intra-utérine : la grossesse, l'infection intra-utérine ou annexielle, les périodes d'hémorragies utérines.

On distingue deux types d'hystéroscopies : l'hystéroscopie diagnostique et l'hystéroscopie opératoire.

Hystéroscopie diagnostique

Elle se fait en ambulatoire sans anesthésie ou sous anesthésie locale, il s'agit là d'une hystéroscopie exploratrice. Lorsqu'une dilatation du canal cervical est nécessaire, cette hystéroscopie pourra être réalisée sous anesthésie générale. Pour l'éclairage, on utilise généralement une lumière froide et la cavité est dilatée par l'insufflation de CO_2 ou l'instillation de sérum physiologique.

On utilise une source à CO_2 spécifique à l'hystéroscopie qui est un appareil électronique permettant de régler la pression et le débit du gaz dans la cavité utérine. En général, il s'agit d'une hystéroscopie panoramique présentant un très grand angle de champ.

Hystéroscopie opératoire

L'hystéroscopie opératoire permet après l'étape diagnostique de réaliser un geste thérapeutique. Ce geste est réalisé sous anesthésie générale. Elle nécessite un appareillage spécifique avec une chemise opératoire de plus gros diamètre (7 mm) permettant d'introduire des ciseaux endoscopiques, des pinces à biopsies ou une anse diathermique pour l'électrorésection d'un polype ou d'un myome ou la libération d'une synéchie. Ces gestes sont le

PROTOCOLE D'EXAMEN

HYSTÉROSCOPIE DIAGNOSTIQUE ET CHIRURGICALE

• ***Préparation*** identique à toute intervention gynécologique.

Préparation du champ opératoire : pas de rasage, toilette vulvaire et éventuellement vaginale, sur prescription médicale mise en place d'un ovule de prostaglandines pour dilater le col.

Rassurer la patiente : l'hystéroscopie consiste à introduire l'optique d'une caméra dans l'utérus permettant d'explorer la cavité utérine et de réaliser les gestes chirurgicaux après l'introduction d'instruments (résecteur, pince à biopsie...), suites simples (pas de cicatrice, intervention peu douloureuse, récupération rapide, courte hospitalisation).

• ***Soins postopératoires*** : prendre connaissance des prescriptions de l'anesthésiste (antalgiques, antibiotiques...), prise des constantes.

Surveiller s'il existe des saignements utérins. L'abondance des saignements peut être appréciée par le nombre de garnitures. En cas de saignements utérins abondants (sang rouge, baisse de la tension artérielle, accélération du pouls, pâleur), prévenir le médecin, mettre en place une voie d'abord veineuse, prélever une numération sanguine et un bilan d'hémostase.

Si l'hystéroscopie est réalisée au CO_2, il faut rechercher des signes précoces d'embolie gazeuse : toux, dyspnée, cyanose, malaise. Si l'hystéroscopie est réalisée au glycocolle, il faut réaliser un bilan hydro-électrolytique à la recherche d'une baisse de la natrémie et de l'hématocrite, témoin d'un passage vasculaire du glycocolle (surtout si l'intervention a été longue, utilisant des volumes importants de glycocolle).

Se renseigner sur le geste hystéroscopique pratiqué et s'il est survenu une complication (exemple : perforation utérine nécessitant repos, antibiothérapie, surveillance de la température).

• ***Lever précoce,*** pas de sonde urinaire, sortie rapide.

plus souvent réalisés en ambulatoire ou en hospitalisation courte.

Lors de la résection de myome ou de polype de plus de 2 cm, on réalise une électrorésection à l'aide d'une anse où passe un courant électrique. Cette résection implique une technique rigoureuse. Elle se fait en milieu liquide (glycocolle). L'irrigation doit être contrôlée électroniquement pour éviter les complications d'intravasation du liquide. Les accidents électriques seront réduits par l'usage de courant haute fréquence.

LES INDICATIONS DE L'HYSTÉROSCOPIE OPÉRATOIRE sont les synéchies, les résections de myome ou de polype, les réductions endométriales (endométrectomies) qui consistent à réséquer toute l'épaisseur de l'endomètre lors de ménométrorragies rebelles aux progestatifs ou récidivantes.

Cœlioscopie

La cœlioscopie est devenue en quelques années un examen diagnostique et thérapeutique irremplaçable dans la pathologie gynécologique. De multiples améliorations techniques permettent aujourd'hui de remplacer une laparotomie par une cœlioscopie. Elle nécessite cependant une anesthésie générale avec intubation et cette exploration chirurgicale n'est pas démunie d'accidents. On doit donc peser ses indications. Le principe de la cœlioscopie consiste à créer un pneumopéritoine puis à introduire un appareil optique dans la cavité abdominale afin de permettre l'examen des organes pelviens et abdominaux à l'aide d'instruments introduits par voie sus-pubienne.

LE MATÉRIEL doit être adapté et comporte :

– un insufflateur à CO_2 qui permet la réalisation et le maintien du pneumopéritoine ;

– une optique et une source de lumière froide ;

– une canule introduite dans le col utérin et permettant de mobiliser l'utérus ;

– une instrumentation de trocart sus-pubien ;

– une caméra et une vidéo pour la chirurgie endoscopique.

Technique

L'insufflation se fait avec du gaz carbonique par l'intermédiaire d'une aiguille de Palmer introduite par voie transombilicale. Avant toute insufflation, un test à la seringue doit être réalisée pour s'assurer de la bonne position de l'aiguille. L'insufflation doit être faite par un insufflateur électronique contrôlant la pression intra-abdominale.

Après mise en place du trocart et de l'optique par voie transombilicale, l'optique est connectée à une lumière froide et à une caméra qui permettra de retransmettre les images sur un écran vidéo. Puis on introduit des trocarts sus-pubiens sous contrôle de la vue.

Après mise en position de Trendelenburg, antéversion forcée de l'utérus par une canule et manipulation des organes par une pince. On explore le pelvis et le reste de la cavité abdominale (appendice, foie, vésicule, coupole...).

LES CONTRE-INDICATIONS sont les cardiopathies et les insuffisances respiratoires sévères, les anomalies de la coagulation, l'obésité sévère et le choc par hémorragie intrapéritonéale non contrôlé.

La mortalité est de l'ordre de 1 à 5 pour 10 000 et les accidents hémodynamiques, traumatiques et opératoires nécessitent de disposer d'un matériel adapté et de respecter les règles de sécurité.

DÉMARCHE INFIRMIÈRE

PRISE EN CHARGE D'UNE PATIENTE EN VUE D'UNE INTERVENTION GYNÉCOLOGIQUE

L'ENTRETIEN DE PRÉPARATION EN VUE DE L'HOSPITALISATION

Il s'agit d'un entretien dans le service entre l'infirmier(e) et la patiente quelques jours avant l'hospitalisation (exemple : le jour de la consultation). Il consiste à :

• Préparer le bulletin d'admission de la patiente (identité-adresse-téléphone-jour-heure-lieu d'arrivée).

• Prendre un rendez-vous de consultation avec l'anesthésiste. L'infirmier(e) précise qu'il est nécessaire d'amener la carte de groupe sanguin, les derniers résultats biologiques, la radiographie pulmonaire, tous les examens concernant la pathologie à traiter et la dernière ordonnance (médicaments).

• Expliquer à la patiente le déroulement de la journée préopératoire surtout si elle arrive le jour de l'intervention :

– rasage de la zone concernée par la chirurgie; douche bétadinée la veille au soir, en l'absence d'allergie à l'iode; éventuelle désinfection vaginale;

– mise à jeun strict dès minuit si une anesthésie générale est prévue (sans manger, ni boire, ni fumer); recommander de ne pas porter de bijoux, de maquillage, de vernis à ongles, retirer les prothèses dentaires et les lentilles de contact; prémédication orale selon les prescriptions de l'anesthésiste.

• Répondre à toutes les questions de la patiente et communiquer les coordonnées du service en cas de problème.

À L'ARRIVÉE DE LA PATIENTE

Préparation administrative du dossier infirmier et anesthésique :

• Prendre connaissance du dossier médical et anesthésique (antécédents, allergie, prescriptions médicamenteuses).

• Vérifier la présence de tous les examens prescrit par l'anesthésiste et/ou le chirurgien; au besoin, prévoir d'en réaliser à l'arrivée de la patiente (agglutinines irrégulières, marqueurs tumoraux, échographie de contrôle...).

• Préparer les feuilles de surveillance postopératoire de température et le dossier infirmier.

• Vérifier si des culots sanguins ont été prescrits et au besoin les commander.

• Récupérer une PCA (pompe à morphine), si elle est prévue en postopératoire par l'anesthésiste.

• Récupérer la préadmission administrative et planifier les soins prescrits (administration de la prémédication 1 h 30 avant le départ au bloc, traitement anticoagulant avant le bloc, contrôle de la glycémie).

ACCUEIL DE LA PATIENTE

• Vérifier que la patiente est informée du geste chirurgical qu'elle va subir et mettre l'accent sur l'expression des craintes et des angoisses grâce à une attitude d'écoute.

• Vérifier le pouls, la tension artérielle, la température (rechercher un épisode fébrile) et que la patiente n'a pas pris d'aspirine dans les quinze jours précédents. Noter la date des dernières règles et la contraception.

• Effectuer les soins préopératoires prescrits (toilette vaginale et vulvaire, préparation digestive...), pratiquer si besoin le rasage, vérifier l'absence de vernis à ongles et la propreté du champ opératoire (nombril), faire retirer les bijoux, les prothèses dentaires et rappeler à la patiente qu'elle est à jeun depuis minuit.

LE MATIN DU BLOC OPÉRATOIRE

• Rassurer la patiente et relire les prescriptions de l'anesthésiste.

• Vérifier que la patiente est bien à jeun depuis minuit. Prendre le pouls, la tension artérielle, la température et donner la prémédication si toutes les constantes sont correctes.

• Poser le bracelet d'identification de la patiente (après avoir vérifié son identité), l'habiller (bottes, casaque, bonnet) et la faire uriner (ou poser une sonde urinaire sur prescription médicale).

• Vérifier la perfusion si elle est déjà posée sinon poser une pommade anesthésiante (si prescrite) pour préparer sa pose.

• Confier les dossiers (médical, anesthésique et infirmier) au brancardier lors du départ au bloc de la patiente.

LE RETOUR DU BLOC OPÉRATOIRE

• Vérifier que la chambre de retour de bloc est prête (oxygène, aspiration, pied à perfusion).

• Installer la patiente dans son lit et la couvrir.

• Prendre les constantes (pouls, tension artérielle, température) et vérifier l'état de conscience (stimuler et parler à la patiente).

• Noter les saignements, les niveaux des Redons (vérifier qu'ils sont aspiratifs) et l'état du pansement.

• Suivre les prescriptions de l'anesthésiste et du chirurgien : réanimation veineuse, oxygénothérapie, réalimentation, antalgiques, anticoagulants, antibiotiques, sonde urinaire, mèche vaginale. Planifier les soins postopératoires.

• Prendre connaissance du geste chirurgical et rassurer la patiente.

LES INDICATIONS de la cœlioscopie se sont multipliées au cours des dernières années dans tous les domaines de la gynécologie. Elles furent d'abord uniquement diagnostiques et sont surtout actuellement opératoires. En ce qui concerne les principales indications, il faut retenir :

- **Le diagnostic et le traitement des grossesses extra-utérines.**
- **Le diagnostic et le traitement des torsions d'annexes.**
- **Le diagnostic des salpingites et le traitement de leurs séquelles** (adhésiolyse).
- **Les syndromes abdomino-pelvien aigus** : rupture hémorragique du corps jaune, appendicite, occlusion sur bride...
- **Le diagnostic et le traitement des stérilités tubo-péritonéales.**
- **Le diagnostic des douleurs pelviennes et leur traitement** (endométriose, adhérences, syndrome de Masters et Allen).

PROTOCOLE D'EXAMEN

CŒLIOSCOPIE DIAGNOSTIQUE ET CHIRURGICALE

• ***Préparation*** identique à toute intervention gynécologique.

Préparation du champ opératoire : douche antiseptique la veille au soir, vérifier la propreté du nombril, rasage de toute la paroi abdominale et le haut du pubis (pas de rasage de la vulve).

• ***Rassurer la patiente*** : il s'agit d'introduire l'optique d'une caméra à l'aide d'un trocart par le nombril permettant d'explorer les organes génitaux internes et de contrôler les gestes chirurgicaux après l'introduction d'instruments dans l'abdomen. Les suites sont simples (cicatrice minime, intervention peu douloureuse, récupération rapide, courte hospitalisation). Expliquer que s'il survient une complication, la conversion en laparotomie classique est toujours possible.

• ***Soins postopératoires*** : prendre connaissance des prescriptions de l'anesthésiste (antalgiques, antibiotiques...), prise des constantes (rechercher une hémorragie interne : pouls rapide et filant, TA basse, ventre douloureux et des signes précoces d'embolie gazeuse : toux, dyspnée, cyanose, malaise), surveiller les pansements : généralement un sur l'ombilic et deux latéraux (les pansements doivent être secs; s'il existe des saignements prévenir le médecin, l'hématome par plaie de l'artère épigastrique est une complication fréquente).

Les douleurs irradiant dans le bas de l'omoplate droite sont le plus souvent la conséquence du pneumopéritoine et d'une mauvaise exuflation du gaz en fin d'intervention.

Se renseigner sur le geste cœlioscopique pratiqué et sur l'existence de complications.

• ***Laisser rapidement les pansements à l'air, lever précoce, ablation rapide de la sonde urinaire*** (sauf si geste urinaire), ne pas prendre de bain pendant 15 jours, douches possibles sans problèmes. Si les fils sont non résorbables, ils sont retirés à J 5.

- **Le diagnostic et le traitement des masses pelviennes** (kyste de l'ovaire, myome).
- **Le bilan des malformations génitales.**
- **Les indications de contrôle** permettant l'évaluation d'une thérapeutique (après salpingite, après plastie tubaire, après cancer de l'ovaire, après traitement d'une endométriose).
- **Autres interventions chirurgicales** (kystectomie, annexectomie, hystérectomie, omentectomie, curage ganglionnaire, chirurgie tubaire, chirurgie du prolapsus et cure d'incontinence urinaire).

Explorations urodynamiques

Les explorations urodynamiques sont traitées dans le Chapitre 12 « Prolapsus génitaux et incontinence urinaire », pages 132-133.

Aménorrhées et ménopause

5

La puberté normale et pathologique est traitée dans le volume 8 de la collection des Nouveaux Cahiers de l'Infirmière (*Soins infirmiers aux personnes atteintes d'affections endocriniennes*).

Aménorrhées

L'aménorrhée est l'absence ou la cessation des menstruations. Ses étiologies multiples peuvent intéresser le vagin, l'utérus, les ovaires, l'hypophyse, l'hypothalamus, le cortex cervical et ses afférences (maladies générales, psychisme). La distinction entre aménorrhée primaire et aménorrhée secondaire se justifie par la différence des étiologies.

L'aménorrhée primaire est l'absence d'apparition des premières règles, symptôme qui, à l'âge de 16 ans, impose une bilan étiologique (14 ans si les caractères sexuels sont anormaux).

L'aménorrhée secondaire : c'est la cessation, pendant au moins trois mois, des menstruations chez une femme ayant déjà été réglée.

Diagnostic différentiel

DEVANT TOUTE AMÉNORRHÉE, IL FAUT PENSER À L'AMÉNORRHÉE DE LA GROSSESSE NORMALE OU PATHOLOGIQUE. Cela impose un test de grossesse systématique, avant de commencer les investigations complémentaires.

DEVANT TOUTE AMÉNORRHÉE PRIMAIRE, il faut éliminer le retard pubertaire simple (petite taille) et ne pas prescrire des œstroprogestatifs trop rapidement.

DEVANT TOUTE AMÉNORRHÉE SECONDAIRE, il faut éliminer les aménorrhées physiologiques : allaitement, ménopause.

Aménorrhées primaires

Le diagnostic étiologique sera orienté en fonction des caractères sexuels secondaires.

Avec caractères sexuels secondaires normaux

Anomalies génitales

LES MALFORMATIONS VULVO-VAGINALES sont à l'origine de rétentions menstruelles douloureuses avec malformations retrouvées à l'examen clinique (voir Chapitre 9 « Pathologie vulvo-vaginale et malformations génitales », page 93) : l'imperforation hyménéale, l'absence congénitale du vagin, les aplasies cervico-isthmiques (syndrome de Rokitansky-Kuster).

LES SYNÉCHIES TUBERCULEUSES. La tuberculose prépubertaire est très rare et l'hystérographie confirme la synéchie totale.

Testicule féminisant, ou pseudo-hermaphrodisme mâle

Cliniquement, le morphotype est féminin. L'examen permet de suspecter le diagnostic sur la pilosité pubienne et axillaire réduite, la présence fréquente de testicules ectopiques, l'absence de col utérin au spéculum. Le diagnostic est confirmé par l'échographie ou la cœlioscopie confirmant l'absence d'ébauche utérine et le caryotype : 46 XY avec un taux de testostérone plasmatique de type masculin. L'ablation des testicules est justifiée par le risque de cancérisation et un traitement œstroprogestatif sera institué.

Avec caractères sexuels secondaires insuffisants ou absents

Ces aménorrhées hypogynoïdes ou avec impubérisme sont à différencier du retard pubertaire simple, ou puberté différée essentielle, à caractère souvent familial.

Aménorrhée neuro-hypothalamo-hypophysaire (FSH normale ou basse)

Il s'agit d'aménorrhée d'origine haute.

Hypogonadisme hypogonadotrope : la FSH et la LH sont effondrées, mais l'ovaire reste sensible aux gonado-stimulines hypophysaires (HMG).

Panhypopituitarisme ou insuffisance antéhypophysaire : infantilo-nanisme. Il réalise un déficit de toutes les glandes périphériques qui peuvent être réactivées par l'emploi de stimulines hypophysaires.

Tumeurs hypophysaires et juxta-hypophysaires : craniopharyngiome, adénome hypophysaire, gliome de l'hypothalamus.

Anorexie mentale. Elle fait intervenir la notion de poids critique minimum pour la survenue des règles, mais aussi un mécanisme psychosomatique indéniable, avec parfois un trouble de l'image corporelle.

Troubles congénitaux du système nerveux central

- **Syndrome olfacto-génital de Morsier** : aménorrhée avec troubles de l'olfaction.
- **Syndrome de Laurence-Moon-Biedl-Bardet,** avec débilité et polydactylie.

Autres étiologies : l'hydrocéphalie, l'arachnoïdite, les séquelles de méningite, de méningo-encéphalite et d'hémorragie cérébro-méningée, l'hypothyroïdie.

Aménorrhées d'origine ovarienne (FSH-LH élevées)

Il s'agit d'aménorrhées parfois accompagnées de bouffées vasomotrices. La FSH est élevée et l'estradiol est effondrée.

Syndrome de Turner. Cliniquement, il associe une petite taille (moins de 1,45 m), l'absence de puberté, une aménorrhée et des malformations multiples. Le diagnostic est confirmé par le sexe chromatinien négatif (corpuscule de Barr), le caryotype caractérisé par l'absence du chromosome Y (45 XO) et la cœlioscopie (absence d'ovaires ou présence d'un simple reliquat fibreux, sans ovocytes).

Agénésies et dysgénésies gonadiques moins typiques : la morphologie de la jeune fille peut être normale, le caryotype révèle parfois l'existence d'une mosaïque, XO/XX, XO/XY/XXX, X/XXX.

Aménorrhées avec signes de virilisation

Relativement rares, elles ont en commun une hypersécrétion d'hormones mâles à l'origine de : hirsutisme, voix grave, hypertrophie clitoridienne, ambiguïté sexuelle.

Le pseudo-hermaphrodisme masculin, avec caryotype XY, est à l'origine d'une masculinisation incomplète, avec parfois morphotype féminin.

L'hermaphrodisme vrai, lié à une mosaïque, associe des structures testiculaires et ovariennes.

Hyperplasie congénitale des surrénales. Elle est liée à un trouble congénital, enzymatique, de la biosynthèse du cortisol avec déficit partiel en 21 hydroxylase. Les signes de virilisation sont variables. Le diagnostic repose sur la biologie, avec élévation des précurseurs du cortisol : 17-OH-progestérone plasmatique, prégnandiol urinaire et des androgènes. Le traitement est la frénation par la déxaméthasone

Tumeurs virilisantes : elles peuvent être d'origine ovarienne (arrhénoblastome, tumeur leydigienne) ou surrénalienne (adénome ou carcinome). Elles ont en commun un syndrome de virilisation marqué, avec notamment une hypertrophie clitoridienne nette. La testostérone s'élève dans les deux cas. Par contre, il existe une élévation de la DHA pour les tumeurs surrénaliennes et une élévation de l'androstènedione pour les tumeurs ovariennes. La localisation tumorale est essentielle avant leur ablation chirurgicale.

Aménorrhées secondaires

La cause principale d'aménorrhée secondaire est la grossesse et ce diagnostic doit être éliminé.

Causes utérines

Elles ont en commun la persistance du fonctionnement cyclique hypophyso-ovarien ; seules manquent les menstruations. Il s'agit des synéchies traumatiques et des sténoses cicatricielles du col.

Causes ovariennes

Elles ont en commun une augmentation des gonadotrophines hypophysaires (FSH élevée).

Hypoplasie ovarienne : la ménopause précoce. Elle est liée au vieillissement prématuré des ovaires. De caractère souvent familial, elle survient avant 40 ans. Elle présente les mêmes caractères cliniques et biologiques (FSH élevé, E_2 bas) que la ménopause physiologique. Le traitement substitutif est souhaitable. En cas de désir de grossesse, il est possible de proposer un don d'ovocyte.

Destruction ou disparition du tissu germinal de l'ovaire après castration chirurgicale, radiothérapique, chimiothérapique ou médicamenteuse (traitement par agoniste de LHRH).

Dystrophies ovariennes ou syndrome des ovaires polykystiques

Contrairement aux autres causes ovariennes, la FSH est dans ce cas souvent normale. Le désordre primitif est mal connu, probablement mixte, central et ovarien.

- **L'ovaire polykystique de type I** correspond au syndrome décrit par Stein-Leventhal. Cliniquement, il associe une aménorrhée suivant une spanioménorrhée avec hirsutisme modéré et obésité inconstante. Biologiquement, on note une LH plasmatique toujours élevée, tandis que la FSH est normale, ou basse; il existe une hyperandrogénie (androstènedione et testostérone); la réponse au test du LH-RH est très marquée (LH élevée). À l'échographie, on retrouve deux gros ovaires avec un stroma très dense et de multiples microkystes sous une sclérose corticale épaisse. La cœlioscopie et la biopsie confirment le diagnostic.

Traitement :

– *En l'absence de désir de grossesse*, on peut donner un traitement substitutif (œstroprogestatifs) et, en cas d'hyperandrogénie, prescrire de l'acétate de cyprotérone (*Androcur*) isolé ou associé à un œstrogène.

– *En cas de désir de grossesse*, on peut associer un traitement chirurgical, avec destruction en plusieurs endroits de la coque ovarienne au laser ou au bistouri électrique et un traitement médical (réponse fréquente au citrate de clomifène ou en cas d'échec par FSH purifiée à faible dose). Il existe un risque d'hyperstimulation lors de ces traitements médicaux.

- **L'ovaire polykystique de type II,** anciennement appelé ovarite sclérokystique. Il serait secondaire à des lésions inflammatoires ou infectieuses pelviennes. Cliniquement, il peut être responsable de cycles irréguliers avec dysovulation ou anovulation, douleurs pelviennes, et parfois d'aménorrhée.

Causes hypothalamo-hypophysaires

Elles ont en commun une aménorrhée muette (sans autre signe que l'absence de règles), avec régression des caractères sexuels secondaires.

Hyperprolactinémies. Elles sont fréquentes, parfois découvertes à l'arrêt de la contraception œstroprogestative ou après une grossesse. Elles s'accompagnent d'une galactorrhée, inconstante, à rechercher par la pression du mamelon : syndrome aménorrhée-galactorrhée. Elles ont pour origine :

- **L'adénome à prolactine** qui doit faire rechercher : céphalées, troubles visuels, prolactinémie élevée. Le bilan ophtalmologique précise le retentissement chiasmatique de la tumeur. La tomodensitométrie de la selle turcique ou la RMN permet d'apprécier la taille de l'adénome qui guide les indications thérapeutiques. En cas de microadénome à prolactine, le traitement repose sur la bromocriptine (*Parlodel*) qui bloque la sécrétion de prolactine. En cas de macroadénome, il faut avoir recours à la neurochirurgie.
- **Causes iatrogènes** : l'interrogatoire doit faire rechercher une prise médicamenteuse. La cessation

PHARMACOLOGIE

CAUSES IATROGÈNES DES AMÉNORRHÉES SECONDAIRES

Médicament	*Nom commun*	*Nom commercial*
HYPOTENSEURS	méthyldopa	*Aldomet*
ANTIDÉPRESSEURS TRICYCLIQUES	amitriptyline clomipramine imipramine	*Laroxyl* *Anafranil* *Tofranil*
NEUROLEPTIQUES	métoclopramide sulpiride halopéridol chlorpromazine lévopromazine thioridazine	*Primpéran* *Dogmatil* *Haldol* *Largactil* *Nozinan* *Melleril*
TRANQUILLISANTS	diazépam clobazam méprobamate	*Valium* *Urbanyl* *Équanil*
THYMORÉGULATEURS	lithium	*Téralithe*
ANTI-ULCÉREUX	cimétidine ranitidine	*Tagamet* *Azantac, Raniplex*
OPIACÉS	morphine véralipride	*Moscontin* *Agréal*

du traitement entraîne la guérison. Les antidépresseurs et les neuroleptiques sont surtout en cause.

AUTRES CAUSES HYPOPHYSAIRES

- **L'acromégalie,** où il peut exister une galactorrhée sans hyperprolactinémie (la GH est lactogène); le syndrome de Cushing, l'adénome chromophobe.
- **Syndrome de Sheehan** : nécrose hypophysaire du post-partum par choc hémorragique, devenu rare; l'hypopituitarisme peut être complet, mais parfois l'aménorrhée est isolée.
- **Panhypopituitarisme** ou insuffisance antéhypophysaire.

CAUSES HYPOTHALAMIQUES : le craniopharyngiome suprasellaire et les séquelles infectieuses ou traumatiques.

CAUSES NEUROPSYCHIQUES

- **Avec variation pondérale** : l'amaigrissement ou la cachexie de l'anorexie mentale, dont l'aménorrhée est un signe précoce. La prise de poids, dont l'obésité, est souvent due à des troubles psychoaffectifs.

Une prise en charge psychiatrique est nécessaire (thérapie comportementale).

- **Sans modification pondérale** : aménorrhée psychogène pure, survenant après choc affectif, émotion, voyage.

AUTRES MALADIES GÉNÉRALES OU ENDOCRINIENNES : hypothyroïdie, hyperthyroïdie, cirrhose, insuffisance rénale…

POINTS CLÉS

▶ Devant toute **aménorrhée secondaire,** la grossesse est le premier diagnostic à envisager.

Ménopause

La ménopause est définie par l'arrêt définitif des menstruations, conséquence de la perte de l'activité ovarienne, elle peut être spontanée ou artificielle (chirurgie : ovariectomie bilatérale; radiothérapie; médicale : chimiothérapie ou analogues de la LHRH). L'âge moyen de sa survenue se situe entre 45 et 55 ans. On parle de ménopause précoce avant 40 ans et de ménopause tardive après 55 ans. La préménopause est la période d'apparition des signes cliniques et biologiques annonçant la ménopause.

Préménopause

Physiopathologie

La préménopause correspond à une période d'instabilité hormonale importante précédant l'arrêt de la fonction ovarienne. De durée variable, elle s'étend sur plusieurs années et est marquée par l'insuffisance de fonctionnement du corps jaune : phase progestative écourtée, dysovulation, anovulation se traduisant par un déficit en progestérone ne contrebalançant plus la sécrétion en œstrogènes, c'est l'hyperœstrogénie relative. La première modification est l'élévation de FSH, alors que le taux de LH reste encore normal. La sécrétion d'œstrogène est conservée mais variable, tandis que la sécrétion de progestérone diminue et devient nulle lors des cycles anovulatoires.

Aspects cliniques

Ce déséquilibre aboutit à :

- **Des troubles des règles polymorphes** : raccourcissement du cycle, cycles plus longs et diminution des menstruations (spanioménorrhées), ménométrorragies.
- **Syndrome prémenstruel, dysménorrhée, troubles psychiques** (agressivité, nervosité).
- **Prise de poids et troubles circulatoires** (paresthésies, migraines, céphalées).

Ménopause confirmée

Physiopathologie

La disparition définitive des règles traduit l'arrêt de la sécrétion œstrogénique de l'ovaire ($E_2 < 25$ pg/mL). Il persiste cependant une sécrétion d'œstrogènes

($E_1 = 30$ à 60 pg/mL) provenant de la transformation des androgènes surrénaliens au niveau du tissu adipeux et des muscles. Le taux de progestérone est effondré. Le taux des androgènes est diminué mais de façon moins importante que la chute d'E_2, d'où une hyperandrogénie relative. Le taux de FSH et LH est très élevé.

Aspects cliniques et complications

Les modifications dues à ce nouvel état hormonal peuvent apparaître rapidement, être intenses, voire invalidantes et de durée variable.

BOUFFÉES DE CHALEUR : elles sont fréquentes, se traduisant par une sensation de chaleur et par des sueurs touchant la face, le cou, le thorax pendant quelques minutes. Elles sont le plus souvent nocturnes (insomnie).

SYMPTÔMES D'ORDRE PSYCHOLOGIQUE : tendance dépressive, asthénie, irritabilité, baisse de la libido.

LA CARENCE ŒSTROGÉNIQUE est responsable de troubles involutifs d'autant plus marqués que la privation est profonde et prolongée.

- **Atrophie vulvo-vaginale** : fragilisation et atrophie de la muqueuse vulvo-vaginale (source d'infection et de dyspareunie), involution des petites lèvres.
- **Troubles urinaires** : cystite, mictions impérieuses, incontinence urinaire par carence œstrogénique sur l'épithélium urinaire.
- **Modifications cutanées et de la pilosité** : amincissement de la peau, apparition des rides, pilosité de la lèvre supérieure, diminution des pilosités axillaires et pubiennes, chute des cheveux.
- **Atrophie glandulaire du sein** et sa transformation graisseuse.

COMPLICATIONS DE LA MÉNOPAUSE

- **Ostéoporose :** elle correspond à la raréfaction de la masse osseuse par ostéolyse. Elle est douloureuse et conduit à des tassements vertébraux ou à des fractures (fracture du col du fémur ++). La radiographie et la densitométrie osseuse permettent de confirmer la perte osseuse.
- **Conséquences cardio-vasculaires** : après la ménopause, le risque coronarien (angor, infarctus du myocarde) augmente et devient identique à celui de l'homme. La modification du profil lipidique (augmentation du LDL cholestérol et des triglycérides) augmente le risque d'arthérosclérose.

LES COMPLICATIONS PARFOIS TRÈS INVALIDANTES du déficit en œstrogènes en font un problème de société dont l'incidence économique est importante. Il est donc logique de proposer en prévention un traitement substitutif à toutes les femmes ménopausées.

Chez une femme d'une cinquantaine d'années, présentant une aménorrhée et des bouffées de chaleurs, les examens complémentaires ne sont pas nécessaires pour confirmer une ménopause. Dans certains cas, on peut s'aider :

– d'une courbe de température : plate ;

– d'un test au progestatif négatif : absence d'hémorragie de privation après administration d'un progestatif ;

– des dosages hormonaux : FSH et LH très élevées, effondrement de l'œstradiol.

Traitement

Traitement de la préménopause

Le but est de pallier le déficit en progestérone et de lutter contre l'hyperœstrogénie relative prolongée, en prescrivant des progestatifs du 15ᵉ au 25ᵉ jour du cycle. Si la femme souhaite en plus une contraception, on prescrira un progestatif du 5ᵉ au 25ᵉ jour du cycle. Quelle doit être la durée du traitement progestatif ? Le traitement sera poursuivi tant qu'il existe une hémorragie de privation après prise d'un progestatif, s'il persiste une sécrétion d'œstrogène. L'aménorrhée sous traitement signe la disparition de la sécrétion œstrogénique et l'installation de la ménopause. La contraception devient inutile et un traitement substitutif de la ménopause doit être prescrit.

Traitement de la ménopause

Le traitement de la ménopause repose sur une association œstroprogestative substitutive. L'œstrogénothérapie agit sur les manifestations fonctionnelles et prévient les complications (ostéoporose).

LES RISQUES DE CE TRAITEMENT imposent :

- **L'association à un progestatif** pour éviter les risques carcinologiques (cancer de l'endomètre). On préfère la progestérone naturelle ou les dérivés de la progestérone qui ont peu d'effets métaboliques.

PHARMACOLOGIE

PROGESTATIFS

PROGESTÉRONE NATURELLE		
Utrogestan	capsule orale et vaginale 100 mg/200 mg	Traitement de l'insuffisance lutéale Traitement de la pathologie bénigne du sein
Estima G	capsule orale et vaginale 100 mg/200 mg	
Menaelle	capsule molle 100 mg	
Progestogel	gel percutané (une dose/j.)	
DÉRIVÉS DE LA PROGESTÉRONE		
DYDROGESTÉRONE		
Duphaston	comp. 10 mg (2 comp./j.)	Troubles fonctionnels du cycle
DÉRIVÉS 17-OH-PROGESTÉRONE		
Progestérone retard Pharlon	IM 250 à 500 mg	IM peu utilisée sauf dans la contraception d'exception
Dépo-Provéra	IM 150 mg	Dans le cancer de l'endomètre
Dépo-Prodasone	IM 250 à 500 mg	
Farlutal retard	IM 500 mg	
Farlutal	comp. 500 mg (1 à 2 comp./j.)	
Megace	comp. 160 mg (1 comp./j.)	
Lutéran	comp. 5 mg (2 comp./j.)	
Gestoral	comp. 10 mg	
Androcur	comp. 50 mg	Utilisé comme anti-androgènes
DÉRIVÉS 17-MÉTHYL-PROGESTÉRONE		
Colprone	comp. 5 mg (1 à 2 comp./j.)	
DÉRIVÉS 19-NORPRÉGNANES		
Surgestone	comp. 0,125, 0,25, 0,5 mg (1 comp./j.)	Troubles fonctionnels du cycle
Lutényl	comp. 5 mg (1 comp./j.)	
DÉRIVÉS DE LA 19-NORTESTOSTÉRONE		
Orgamétril	comp. 5 mg (2 comp./j.)	Progestatifs puissants, utilisés pour le traitement de l'endométriose, des fibromes, de l'hyperplasie de l'endomètre.
Primolut-Nor	comp. 10 mg (1 comp./j.)	
MICROPROGESTATIFS		
Microval	comp. 0,03 mg (1 comp./j.)	Surtout utilisé en contraception en prise continue
Milligynon	comp. 0,6 mg (1 comp./j.)	
Cerazette	comp. 75 µg (1 comp./j.)	

ACTION
Activité progestative, anti-œstrogénique, antigonadotrope et androgénique variable suivant le type de progestatif.

INDICATIONS
Troubles fonctionnels des règles, syndrome prémenstruel, dystrophie ovarienne, mastopathies bénignes, hyperplasie de l'endomètre, polypes, fibromes, endométriose, contraception, périménopause et postménopause, cancers hormono-dépendants (sein et utérus).

CONTRE-INDICATIONS
La grossesse, sauf la progestérone naturelle (*Utrogestan*).
La cholestase gravidique et les antécédents d'accidents vasculaires et thromboemboliques (sauf pour les microprogestatifs).

EFFETS SECONDAIRES
Perturbation du métabolisme hépatique, lipidique, glucidique et risques thromboemboliques surtout avec les dérivés 19-norstéroïdes.

SURVEILLANCE
Bilan hépatique, lipidique et glucidique lors de la prescription de progestatifs 19-norstéroïdes au long cours.

PHARMACOLOGIE

ŒSTROGÈNES		
ŒSTROGÈNES NATURELS		
VOIE ORALE		
Progynova (E_2)	comp. à 1 et 2 mg, 1 comp./j.	Nécessite en traitement de la ménopause d'ajouter de la progestérone.
Oromone (17-β-œstradiol)	comp. à 2 mg d'E_2, 1 comp./j.	
Provames (E_2)	comp. à 2 mg d'E_2, 1 comp./j.	
Estrofem (E_2 + E_3)	comp. à 1 et 2 mg, 1 comp./j.	
Physiogine (E_3)	comp. à 1 mg, 1 comp./j.	
Estreva	comp. à 1,5 mg, 1 comp./j.	
VOIE PERCUTANÉE : GELS		
Œstrogel ou *Œstrodose (17-β-œstradiol)*	1 mesure = 1,5 mg de 17-β-œstradiol 1 application percutanée/j.	En application sur l'abdomen ou les cuisses. **Ne jamais appliquer sur les seins.**
Estréva (E_2)	1 mesure = 1,5 mg dE_2 1 application percutanée/j.	
Delidose Gel	Sachet-dose de 0,5 mg et 1 mg	
VOIE PERCUTANÉE : **DISPOSITIFS TRANSDERMIQUES**		
HEBDOMADAIRE		
Climara disp transdermique	Application une fois par semaine	
Dermestriil septem.	50 µg /24h	
Estrapatch	25, 50, 75 µg /24 h	
Fermsept	40, 60, 80 µg /24 h	
Thais sept.	50, 75, 100 µg/24 h	
	25, 50, 100 µg/24 h	
BIHÉBDOMADAIRE		
Estraderm TTS (17-b-œstradiol)	Application deux fois par semaine Estraderm TTS 25-50-100, système transdermique, adhésif à changer tous les 4 jours.	Dose quotidienne délivrée 25-50-100 µg de 17-β-œstradiol.
Menorest (E_2)		
Œsclim (E_2)		
Systen (E_2)		
Dermestril (E_2)		
Thais (E_2)		
Vivelledot (E_2)		
VOIE NASALE		
Aerodiol solution pour pulvérisation nasale	Une pulvérisation par jour dans chaque narine	
ŒSTROGÈNES À USAGE LOCAL		
VOIE VAGINALE		
Trophigil (E_2 + progestérone + bacille de Döderlein) *Colpotrophine* (E_2) *Colposeptine* (E_2 + antiseptique) *Physiogyne* (E_3) crème vag-ovule *Trophicrème* crème vag (E_3) *Gydrelle* Crème vag (E_3)	Pour ces œstrogènes à usage local, deux formes possibles : – une gélule ou une capsule ou 1 ovule/j. dans le vagin; – crème : 1 application/j.	Usage uniquement local; faible passage dans la circulation.

PHARMACOLOGIE

ŒSTROGÈNES (suite)		
ŒSTROPROGESTATIFS COMBINÉS **VOIE ORALE** *Activelle* *Angeliq* *Avadène* *Climaston* *Climène* (E_2) *Climodiene* *Divina* (E_2) *Diviseq* *Duoava* *Kliogest (17-b-œstradiol)* *Naemis* *NovoFemme* *Trisequens* **VOIE PERCUTANÉE** *Fermsept combi disp transdermique*	Association variable en fonction du cycle, d'un œstrogène et d'un progestatif. 1 comp. par jour pendant 21 j. ou 28 j. suivant le médicament.	Attention : ces œstroprogestatifs ne sont pas contraceptifs.

INDICATIONS

Traitement de la ménopause, cycles artificiels des dysgénésies gonadiques (syndrome de Turner) et des ménopauses précoces, traitement de la stérilité par insuffisance de glaire, traitement en urgence des ménométrorragies.

CONTRE-INDICATIONS

Accidents thromboemboliques, accidents vasculaires cérébraux, cancers hormono-dépendants (endomètre et sein), diabète insulino-dépendant et hypertension mal équilibrée, hépatopathie grave, drépanocytose, connectivites, dyslipidémie et obésité sévère, tumeurs hypophysaires, porphyrie aiguë.

EFFETS SECONDAIRES

Élévation de la TA, modification du bilan lipido-glucidique, perturbation de la coagulation (hyperviscosité sanguine et agrégation plaquettaire) et modification des parois vasculaires. Risque accru de cancer en cas de lésion précancéreuse du sein ou de l'endomètre préexistante. Risque accru d'infarctus du myocarde et d'accident vasculaire ischémique.

SURVEILLANCE

Bilan de départ comprenant :

- examen gynécologique (facteurs de risque personnels et familiaux), somatique (poids, TA, état veineux), frottis cervico-vaginal et mammographie ;
- bilan glucido-lipidiquc.

Ce bilan doit être répété sous traitement à 6 mois puis tous les ans.

On recherchera des signes de surdosage en œstrogène (mastodynies, œdèmes, céphalées) et de sous-dosage (bouffées de chaleur persistantes, asthénie, dépression).

L'utilisation préférentielle d'œstrogènes naturels, type œstradiol-17-bêta, plutôt que de synthèse (diminution des risques métaboliques), par voie percutanée ou transcutanée plutôt que par voie orale (évite le premier passage hépatique et se rapproche le plus de la physiologie).

L'œstrone (E_1) et l'estriol (E_3) ont un tropisme vaginal et améliorent la trophicité vaginale sans entraîner de troubles généraux.

Conduite du traitement de la ménopause

Plusieurs études récentes (WHI, NWS, E3N et Méta analyse d'Oxford) ont soulignés les risques de l'utilisation du THS pour le cancer du sein, pour l'infarctus du myocarde et pour l'accident vasculaire cérébral ischémique. Il n'existe aucune durée d'utilisation du THS qui met à l'abri des 3 risques étudiés. La prescription d'un THS repose sur la balance bénéfice-risque du THS chez les femmes souffrant de bouffées de chaleur d'une part et chez les femmes à risque d'ostéoporose d'autre part. Il est recommandé d'administrer le THS à la dose minimale efficace et pour la durée la plus courte possible. Les alternatives au traitement par THS doivent toujours être envisagées dans le cas de patientes à risque de cancer du sein et de maladies cardio-vasculaires.

Débuter de préférence le traitement dans les premières années qui suivent l'arrêt des règles.

PROTOCOLES utilisables :

- **Méthode séquentielle (avec règles)** : un œstrogène 3 semaines sur 4 associé à un progestatif dans les 10 derniers jours.
- **Méthode combinée (sans règles)** : œstrogène et progestatif en association 20 jours par mois ou administration en continu sans aucune interruption. Ce protocole sans règles est très apprécié des femmes et représente un facteur de meilleure acceptabilité du traitement et de suivi plus long.

Autres thérapeutiques de la ménopause

S'il existe des contre-indications aux œstrogènes, on peut prescrire des tranquillisants et des sédatifs dans les bouffées de chaleur : *Agréal*, *Abufène* ou du *Catapressan* en cas d'HTA associée.

Dans l'ostéoporose, l'œstrogénothérapie peut être complétée par un apport calcique (2 g/j.), associé à un dérivé de la vitamine D (*Dédrogyl*).

En cas de contre-indications aux œstrogènes, il existe des alternatives au traitement de l'ostéoporose comme les diphosphonates (*Fosamax*, *Didronel*, *Actonel*, *Fosavance*) ou le raloxifène (*Evista*, *Optruma*) ou le strontium (*Protelos*).

Les troubles sexuels liés à l'atrophie vaginale devront être traités par une œstrogénothérapie générale et locale (*Colpotrophine*).

POINTS CLÉS

▶ De nombreuses **complications**, parfois invalidantes (ostéoporose, bouffées de chaleur...), voire vitales justifient le **traitement hormonal substitutif (THS) de la ménopause**, en respectant les contre-indications (cancer génital, accidents thrombo-emboliques, diabète...).

Pathologie du corps utérin 6

Pathologie bénigne du corps de l'utérus

Fibromes utérins

Les fibromes utérins encore appelés **myomes** ou **fibro-myomes** ou léiomyofibromes sont des tumeurs bénignes développées aux dépens du muscle utérin. C'est une pathologie fréquente de la femme (30 % dans la population générale survenant le plus souvent vers la quarantaine). Cette affection bénigne présente parfois des complications graves pouvant justifier un geste chirurgical. À la ménopause, les troubles liés aux fibromes peuvent disparaître. L'attitude thérapeutique vis-à-vis des fibromes a été modifiée ces dernières années, du fait de l'apparition des agonistes du LH-RH et des progrès de l'hystéroscopie opératoire.

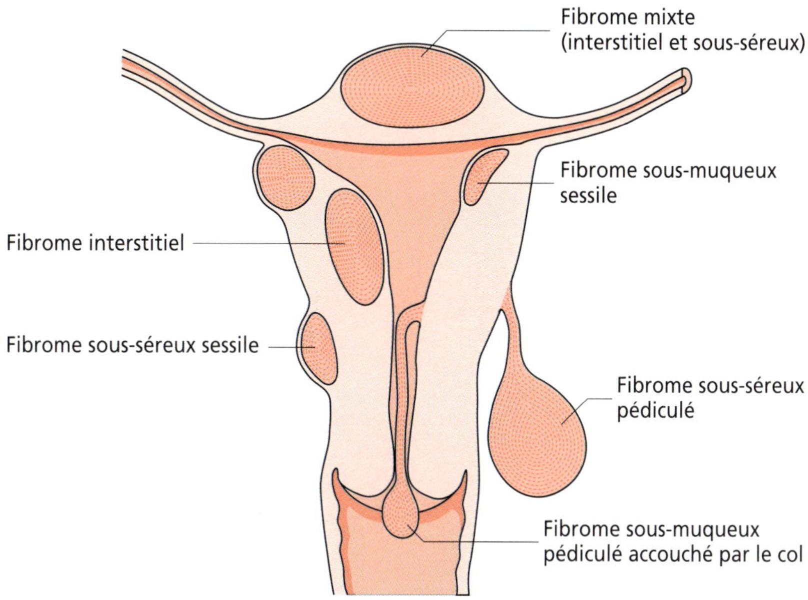

Fig. 6.1 Topographie des fibromes utérins.

Généralités

Il existe trois types de fibromes en fonction de leur siège par rapport à l'utérus : ceux du corps de l'utérus sont plus fréquents (96 %) que ceux de l'isthme et du col.

ON DISTINGUE AUSSI TROIS TYPES DE FIBROMES en fonction de leur développement dans la paroi utérine (figure 6.1).

- **Sous-séreux** situés juste sous le péritoine qui tapisse l'utérus qui peuvent être sessiles à base d'implantation large ou pédiculés à base étroite.
- **Interstitiels** situés en pleine épaisseur du muscle utérin.
- **Sous-muqueux** ou intracavitaires qui peuvent être sessiles ou pédiculés et qui refoulent la muqueuse utérine (formant parfois de faux polypes fibreux).

Circonstances de découverte

LES SIGNES FONCTIONNELS évocateurs sont variables.

- **Ménorragies** : les règles à la fois plus abondantes et plus prolongées sont le signe révélateur essentiel. Elles peuvent s'associer à d'autres troubles des règles.
- **L'augmentation du volume de l'abdomen** associée à des troubles urinaires et digestifs peut être un motif de consultation dans les gros fibromes.
- **Parfois, le fibrome sera découvert lors d'un examen** gynécologique ou échographique systématique.

Diagnostic clinique

Il repose sur le toucher vaginal combiné au palper abdominal. En cas de volumineux fibrome, on retrouve un utérus très augmenté de volume dépassant parfois l'ombilic, il s'agit d'une masse régulière arrondie ou bosselée, de consistance ferme.

Parfois il s'agit d'un petit myome isolé ou d'un fibrome sous-séreux pédiculé dont le diagnostic clinique avec un kyste de l'ovaire peut être difficile. Ces formations sont en général solidaires de l'utérus à la mobilisation de celui-ci. Des frottis cervico-vaginaux sont réalisés. On termine l'examen clinique par la recherche d'une pathologie annexielle, d'un prolapsus associé ou d'une incontinence urinaire d'effort, qui pourrait modifier la démarche thérapeutique.

Examens complémentaires

Trois types d'examens complémentaires peuvent être réalisés dont l'intérêt dépend du siège du fibrome.

ÉCHOGRAPHIE PELVIENNE. Elle est intéressante, car elle peut être répétée facilement et permet d'avoir une mesure de la taille du fibrome. Dans *les fibromes sous-séreux pédiculés*, le diagnostic est quelquefois difficile avec une tumeur solide de l'ovaire, car le pédicule du fibrome n'est pas toujours bien visible.

En cas de *fibromes sous-muqueux ou interstitiels*, c'est surtout l'échographie endovaginale qui est performante. On peut mettre alors en évidence une formation arrondie siégeant au sein de la cavité utérine ou du myomètre.

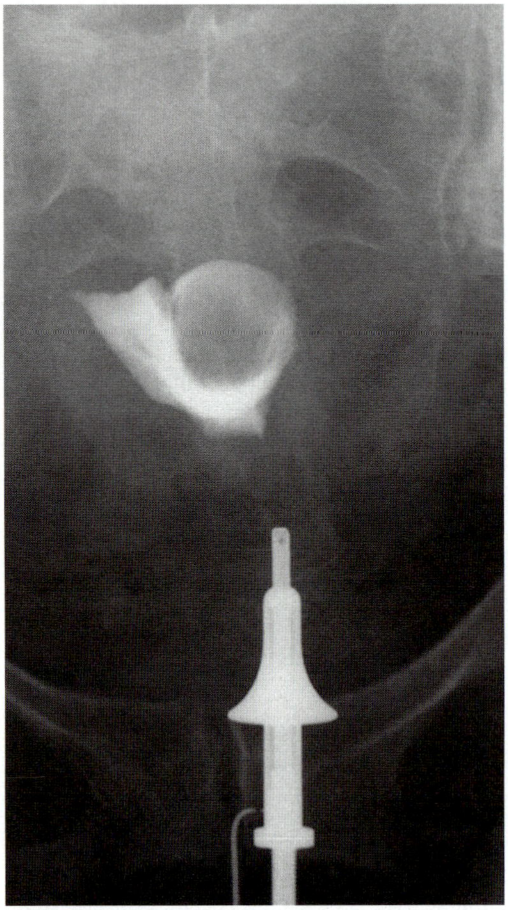

Fig. 6.2 Hystérographie d'un fibrome sous-muqueux pédiculé.

HYSTÉROGRAPHIE. L'hystérographie doit être pratiquée selon les précautions d'usage. Elle est surtout intéressante dans les *fibromes sous-muqueux* qui se traduisent en début de remplissage et en début d'évacuation sous la forme d'une lacune à contours nets (figure 6.2). Le cliché de profil est particulièrement intéressant car il précise la base d'implantation du fibrome, son siège et il oriente le chirurgien sur le type d'intervention qu'il sera amené à réaliser.

Dans *les fibromes interstitiels*, elle montrera un agrandissement, une déformation, une déviation, et souvent une asymétrie de la cavité utérine d'autant plus nette que le fibrome est volumineux. Dans le cadre des fibromes sous-séreux, l'hystérographie a peu d'intérêt. La présence de calcifications intrapelviennes permettra sur le cliché sans préparation de faire le diagnostic de fibrome calcifié.

HYSTÉROSCOPIE. L'hystéroscopie ambulatoire réalisée à l'aide d'un tube rigide ou souple permet de visualiser directement la cavité utérine et présente surtout un intérêt dans le diagnostic *des fibromes sous-muqueux* qui se présentent comme une masse arrondie bien limitée, ferme avec une large base d'implantation. Elle permet en outre de mieux différencier le fibrome sous-muqueux du polype muqueux de l'endomètre qui repose sur un pédicule plus étroit et dont la consistance n'est pas ferme.

En cas de métrorragies, l'échographie pelvienne, l'hystérographie et l'hystéroscopie permettent en général de différencier un fibrome sous-muqueux d'un cancer de l'endomètre. Cependant, en cas de doute, seul le curetage biopsique permettra de différencier ces deux types de pathologies.

Évolution et complications

La plupart des fibromes restent bien tolérés et peu symptomatiques jusqu'à la ménopause où ils subissent une involution. Cependant, leur évolution ou les formes compliquées d'emblée peuvent entraîner un traitement médical voire une intervention chirurgicale.

Complications hémorragiques

À type de ménométrorragies, elles sont l'apanage des fibromes sous-muqueux. Elle peuvent être brutales entraînant une anémie aiguë nécessitant un traitement d'urgence.

Complications mécaniques

COMPRESSIONS : elles sont l'apanage des fibromes sous-séreux ou interstitiels, qui en grossissant finissent par comprimer les organes de voisinage, on distingue :

- **Les troubles vésicaux** à type de pollakiurie, parfois de rétention aiguë d'urine (fibromes à développement antérieur).
- **Les troubles rectaux** à type de pesanteurs pelviennes, de faux besoins, de constipation.
- **Les compressions urétérales** responsables d'une hydronéphrose qui ne se voit que dans le cas particulier de fibromes inclus dans le ligament large. L'UIV est alors l'examen indispensable quand on suspecte ce type de fibromes.
- **Les compressions veineuses** pouvant aller du simple œdème des membres inférieurs par compression des veines iliaques jusqu'aux complications thromboemboliques.

TORSION : elle se voit essentiellement avec les fibromes sous-séreux pédiculés associant un tableau de douleur abdomino-pelvienne brutale.

Une forme particulière est représentée par la torsion d'un fibrome sous-muqueux, accouché par le col, qui peut être responsable de douleurs à type de coliques expulsives. Le fibrome est alors visible à l'examen au spéculum. Le traitement consiste en un **bistournage** du fibrome. En saisissant le fibrome à l'aide d'une pince et en réalisant plusieurs tours de spire, on réalise l'ischémie de son pédicule et on peut le détacher du canal cervical.

NÉCROBIOSE ASEPTIQUE : elle correspond à la nécrose du fibrome par ischémie de son pédicule vasculaire. Ce processus est favorisé par la grossesse et se traduit dans sa forme aiguë par une douleur pelvienne paroxystique. À l'échographie, le fibrome a un aspect particulier hétérogène. Le traitement est dans un premier temps médical associant la mise au repos, glace sur le ventre, anti-inflammatoires et antalgiques, puis on peut envisager un geste chirurgical.

DÉMARCHE INFIRMIÈRE

HÉMORRAGIE GÉNITALE IMPORTANTE D'ORIGINE UTÉRINE EN DEHORS DE LA GROSSESSE

– Évaluer l'importance du saignement (nombre de garnitures, signes de choc) et son caractère (mode de début, de durée, couleur...).
– Noter les constantes (pouls, TA, conscience) et la date des dernières règles.
– Prélever rapidement un bilan de coagulation, une numération formule sanguine, un groupe sanguin, Rhésus (β-HCG sur prescription médicale).
– Mettre en place une voie d'abord veineuse pour la réanimation (préparer soit un sérum glucosé, soit un soluté macromoléculaire : *Plasmion* en cas de chute tensionnelle voire une transfusion de culots globulaires sous contrôle médical et après vérification du groupe sanguin).
– Laisser la patiente à jeun en vue d'une intervention.
– L'examen au spéculum confirme l'origine interne du saignement.

• ***Sur prescription médicale*** : un traitement progestatif ou un analogue de la LHRH peut être utilisé. On peut y associer des hémostatiques (*Dicynone* 6 comp./j, *Hémocaprol* R 1 amp/6 heures *per os*...) ou des utérotoniques (*Méthergin* 20 gouttes × 3/j. *per os* ou IM).

• ***Après contrôle des saignements et en fonction des antécédents***, de l'âge, de l'interrogatoire et de l'examen clinique, on pratique les examens complémentaires (colposcopie, biopsie, échographie, hystérographie, hystéroscopie-curetage).

Plus rarement, il faut recourir au curetage hémostatique d'emblée, l'hystéroscopie associée est donc difficile en raison des saignements.

Fibrome et grossesse

Au cours des premiers mois de la grossesse, le fibrome peut entraîner un avortement spontané précoce. Au cours des six derniers mois de la grossesse, sous l'influence de l'imprégnation hormonale, les fibromes augmentent de volume. Certaines complications du fibrome sont favorisées par la grossesse et notamment la nécrobiose, la torsion des fibromes sous-séreux pédiculés ou la rétention d'urine. Par ailleurs, les fibromes de volume important peuvent être responsables de menace d'accouchement prématuré, d'une présentation vicieuse (siège ou présentation transversale).

Au moment de l'accouchement, le fibrome peut créer un obstacle prævia empêchant l'engagement de la tête fœtale conduisant exceptionnellement à une césarienne. Il peut aussi être responsable d'une mauvaise qualité de la contraction utérine.

Stérilité et fibrome

Les volumineux fibromes sous-muqueux intracavitaires peuvent être responsables de stérilité en gênant l'implantation de l'œuf. La résection de ces fibromes par voie endoscopique sera alors envisagée.

PHARMACOLOGIE

ANALOGUES DE LA LHRH

TRIPTORÉLINE		
Décapeptyl	SC 0,1 mg	1 injection/jour
Décapeptyl LP	IM 3 et 11,25 mg (libération prolongée)	1 IM/mois
Gonapeptyl	IM ou SC 3,75 mg (libération prolongée)	1 SC/mois
LEUPRORÉLINE		
Enantone LP	SC 3,75 et 11,25 mg (libération prolongée)	1 SC/mois
BUSÉRÉLINE		
Suprefact	SC 1 mg/mL	1 SC/mois
	Pulvérisation nasale	3 fois/jour
GOSÉRÉLINE		
Zoladex	Implant SC 3,6 et 10,8 mg (libération prolongée)	1 SC/mois

ACTION

Après une période de stimulation initiale (effet *flare-up*), ils entraînent une inhibition de la sécrétion gonadotrope (FSH et LH) avec blocage de la sécrétion ovarienne et chute des taux sériques d'œstrogènes et de progestérone.

INDICATIONS

Toutes les affections œstrogénodépendantes peuvent bénéficier des ces agents. Les principales indications sont l'endométriose, les pubertés précoces idiopathiques, les fibromes, la programmation de l'ovulation dans les techniques de procréation médicalement assistée. Les cancers hormono-dépendants : sein (*Zoladex*).

CONTRE-INDICATIONS

Grossesse.

EFFETS SECONDAIRES

Bouffées de chaleur, sécheresse vaginale, ostéoporose en cas de prise prolongée.

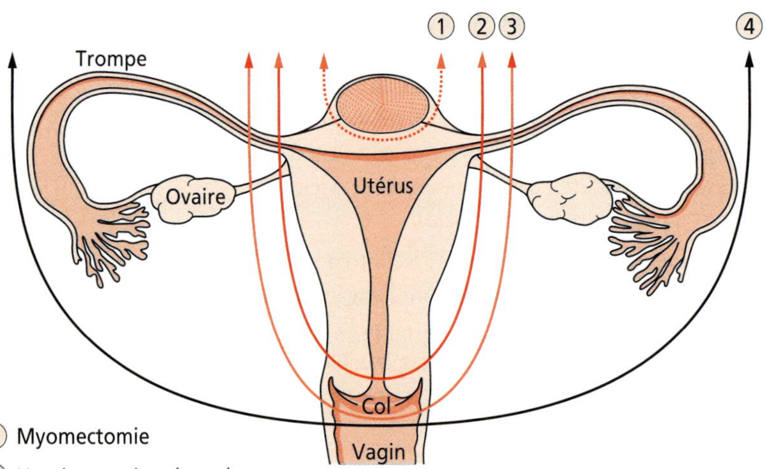

① Myomectomie

② Hystérectomie subtotale

③ Hystérectomie totale avec conservation annexielle

④ Hystérectomie totale avec annexectomie bilatérale

Fig. 6.3 Types d'interventions chirurgicales dans les lésions bénignes de l'utérus.

Traitement médical

L'hypothèse d'une origine œstrogénique des fibromes fait que de nombreuses drogues anti-œstrogéniques sont utilisées.

Progestatifs. Les progestatifs permettent de réduire les phénomènes hémorragiques, mais ils ne semblent pas diminuer le volume du fibrome. On utilise des progestatifs d'action puissante et on préférera les dérivés norprégnanes (*Lutényl*, *Surgestone*) aux dérivés de la testostérone (*Orgamétril*) qui présentent des effets secondaires du fait de leur activité androgénique importante. Ils sont utilisés habituellement du 16e au 25e jour du cycle, voire du 10e au 25e jour du cycle. En cas de désir de contraception, on peut les utiliser du 5e au 25e jour du cycle.

Analogues de la LHRH. Les plus employés dans cette indication sont le *Décapeptyl* et l'*Enantone*. Ils bloquent la sécrétion de FSH et LH et mettent l'ovaire au repos en créant une castration médicale temporaire comparable au rôle joué par la ménopause naturelle sur l'évolution du fibrome. Ils présentent surtout un intérêt en préopératoire : en arrêtant les saignements, ils permettent la correction de l'anémie et diminuent le volume des fibromes pour réaliser un geste chirurgical plus facile. Leurs effets secondaires, identiques à ceux de la ménopause, ainsi que leur prix limite l'emploi de ces drogues de façon prolongée (en général maximum de six mois).

Œstrogènes. Ils peuvent paradoxalement être utilisés en cas d'hémorragie grave, car ils entraînent une croissance rapide de l'endomètre et arrêtent l'hémorragie. On utilise en général *Prémarin* en injection jusqu'à l'arrêt du saignement. Ce traitement œstrogénique doit être relayé par un traitement progestatif pour éviter la survenue d'une hémorragie de privation.

Autres traitements médicaux pouvant être utilisés. Les hémostatiques en cas d'hémorragie de moyenne abondance peuvent être utilisés en association aux progestatifs (*Exacyl*, *Hémocaprol*, *Dicynone*). Les utéro-toniques comme le *Méthergin* peuvent aussi être employés.

Traitement chirurgical

Deux grands types d'interventions peuvent être réalisés (figure 6.3).

DÉMARCHE INFIRMIÈRE

PRISE EN CHARGE D'UNE PATIENTE HYSTÉRECTOMISÉE

Préparation identique à toute intervention gynécologique.
Préparation du champ opératoire : douche antiseptique la veille au soir, vérifier la propreté du nombril, rasage de toute la paroi abdominale, du pubis et de la vulve.
Rassurer la patiente et l'informer des suites opératoires.

Soins postopératoires immédiats

– Se renseigner sur le geste pratiqué (hystérectomie voie haute ou voie basse, conservation du col et des annexes...) et sur l'existence de complications.
– Prendre connaissance des prescriptions de l'anesthésiste (réanimation, antalgiques, antibiotiques...), prise des constantes (toutes les 4 heures, pouls, TA, température, conscience), rechercher une hémorragie interne (pouls rapide et filant, TA basse, ventre douloureux).
– En cas d'hystérectomie par voie haute, surveiller le pansement (le pansement doit être sec; s'il existe des saignements, prévenir le médecin). Il peut s'agir d'une incision transversale basse (*Pfannenstiel*) ou médiane. Si un Redon a été mis en place, il faut vérifier le vide du flacon, le changer si besoin, noter la quantité et la nature des sécrétions, mettre le bocal en déclive. Le drain de Redon est souvent utilisé dans les incisions de Pfannenstiel, où il est placé sous l'aponévrose afin d'éviter la survenue d'un hématome.
– En cas d'hystérectomie voie basse, il n'y a pas de pansement. Les suites sont généralement simples.
– Surveiller étroitement les saignements provenant du vagin, surtout après hystérectomie vaginale (garnitures stériles), pratiquer une petite toilette stérile. Surveillance de la sonde urinaire (diurèse horaire et aspect des urines).

À J 1

– Déceler les éventuelles angoisses qui découlent de cette intervention.
– Premier lever à effectuer doucement avec mise au fauteuil.
– Surveillance des constantes, de la réanimation (bilan entrée-sortie), de la perfusion, du drain, du pansement, des saignements par voie basse. Surveillance des prescriptions et des anticoagulants.
– Ablation de la sonde urinaire et contrôle de la première miction (couleur, volume). Petite toilette stérile et soins d'hygiène.

Les jours suivants

– Surveillance générale à toutes les interventions (constantes, réanimation, anticoagulants).
– Surveillance des saignements par voie basse et petite toilette.
– Surveillance du transit (premiers gaz) et reprise progressive de l'alimentation (repas léger : yaourt, compote, bouillon);
– Première réfection du pansement vers J 3. Noter l'aspect du pansement (la rougeur et la douleur localisées doivent faire craindre un abcès de paroi qui en général se collecte vers le 5e jour). En cas de fils non résorbables ou agrafes, un point sur deux sera retiré vers le 5e jour. Le drain de Redon sera retiré dès qu'il ne donne plus. Le pansement sera rapidement laissé à l'air libre.

Conseils à la sortie

– En cas de laparotomie, éviter les efforts abdominaux pendant un mois.
– Ne pas prendre de bain pendant un mois, douche possible sans problème.
– Éviter les rapports sexuels pendant un mois.
– rappeler à la patiente les conséquences du geste opératoire :
  - plus de règles, plus de grossesse, pas de modifications dans les rapports sexuels;
  - poursuivre les frottis cervicaux de dépistage uniquement en cas d'hystérectomie subtotale (avec conservation du col);
  - traitement hormonal substitutif, en cas d'annexectomie bilatérale;
  - si les ovaires ont été conservés et même si elle n'a plus ses règles, la femme peut souffrir d'un syndrome prémenstruel (tension des seins, mastodynies, ballonnement abdominal).

– L'hystérectomie peut entraîner une altération de l'image corporelle et un sentiment de perte de la féminité pouvant conduire à une dépression réactionnelle. Il faut d'emblée aborder ce problème avec la patiente en lui conseillant de ne pas hésiter à en parler avec la personnel soignant et son médecin. Une prise en charge psychologique précoce est alors préconisée.

Myomectomie. Elle permet de conserver l'utérus et d'obtenir d'autres grossesses tout en sachant que cet utérus sera à considérer comme un utérus cicatriciel plus fragile, comme après une césarienne, surtout si la cavité utérine a été ouverte.

Cette myomectomie peut être réalisée :

- **Par voie abdominale ou par voie cœlioscopique** dans les fibromes interstitiels ou sous-séreux.
- **Par voie hystéroscopique,** indication de choix en cas de myomes sous-muqueux ou intracavitaires

pédiculés. La résection endoscopique se fait à l'aide d'une anse d'électrorésection et le myome est réséqué, sous contrôle de la vue, grâce à une anse métallique où circule un courant électrique. Cette intervention se fait habituellement sous perfusion de glycocolle. Le risque de passage vasculaire de glycocolle peut entraîner un déséquilibre ionique important (hyponatrémie et hypoprotidémie). De ce fait, en postopératoire, il sera effectué une surveillance biologique en réalisant une numération globulaire, une natrémie et une protidémie.

HYSTÉRECTOMIE. Deux types d'hystérectomie peuvent être réalisés : **l'hystérectomie totale** qui est l'ablation de l'ensemble de l'utérus et du col et **l'hystérectomie subtotale** qui permet de conserver le col.

L'hystérectomie totale ou subtotale peut être associée à une conservation des annexes (ovaires et trompes), il s'agit alors d'une **hystérectomie interannexielle.** Dans d'autre cas (femmes ménopausées, pathologie ovarienne associée), on réalise l'ablation des annexes : il s'agit alors d'une **hystérectomie non conservatrice** (avec annexectomie).

Plusieurs voies peuvent être d'abord réalisées : l'hystérectomie par voie abdominale, l'hystérectomie par voie vaginale surtout en cas d'utérus peu volumineux et de prolapsus associé, encore plus récemment, l'hystérectomie par voie cœlioscopique ou vaginale assistée par cœlioscopie.

Traitement par embolisation

L'embolisation est une technique récente et simple (sans anesthésie), qui consiste à réaliser l'obstruction du pédicule artériel du fibrome par des particules en radiologie interventionnelle. Cette technique permet de conserver l'utérus tout en stoppant les hémorragies et en réduisant la taille des fibromes.

Indications

LES HYSTÉRECTOMIES SONT À RÉSERVER aux fibromes compliqués, aux hémorragies rebelles au traitement médical, aux fibromes volumineux ou associés à une lésion génitale patente (prolapsus, cancer du col, cancer du corps de l'utérus, tumeur ovarienne), chez des femmes ne présentant plus de désir de grossesse, et le plus souvent proches de la ménopause.

CHEZ LES FEMMES JEUNES présentant des troubles du cycle, le traitement médical ou la myomectomie sont réalisés de première intention.

EN CAS DE FIBROMES ASYMPTOMATIQUES, la règle est l'abstention thérapeutique, car il est parfaitement abusif de réaliser une hystérectomie ou une myomectomie chez une femme pour un fibrome n'entravant en rien la vie normale.

POINTS CLÉS

1. ▶ **Tumeurs bénignes fréquentes,** développées aux dépens du muscle utérin (myome) pendant la période d'activité génitale.
2. ▶ Les **fibromes** s'atrophient à la ménopause et se révèlent généralement par des métrorragies.
3. ▶ La **myomectomie par voie hystéroscopique** et l'utilisation d'agonistes LH-RH permettent dans bien des cas d'éviter l'hystérectomie.

Polypes utérins

Les polypes sont des formations bénignes développées aux dépens de l'endomètre. Seule l'histologie permet d'en faire le diagnostic exact, car ils peuvent ressembler aux fibromes sous-muqueux pédiculés (contenant du muscle lisse) ou à un cancer de l'endomètre, d'autant plus qu'il existe des polypes cancérisés. L'association à un cancer de l'endomètre est fréquente après la ménopause (10 à 15 % des cas).

Diagnostic

Les polypes entraînent le plus souvent des métrorragies ou des ménorragies. Certains polypes présentent un pédicule plus ou moins long permettant l'extériorisation du polype par le col : il s'agit des polypes accouchés par le col visible au spéculum. Les polypes peuvent être asymptomatiques et découverts lors d'un bilan de stérilité au cours d'une hystérographie.

L'hystérographie, l'échographie endovaginale et l'hystéroscopie permettent de faire le diagnostic de polype.

Traitement

L'ablation chirurgicale du polype permet l'arrêt des saignements et sa vérification histologique, afin de ne pas ignorer un cancer de l'endomètre. Cette ablation peut être réalisée au bloc opératoire sous anesthésie locale ou générale par simple curetage, mais actuellement, on préfère réaliser ce geste sous hystéroscopie opératoire.

Les polypes accouchés par le col peuvent être retirés par simple bistournage, en le saisissant à l'aide d'une pince et en effectuant plusieurs tours de spire comme pour les fibromes sous-muqueux accouchés par le col. Une vérification de la présence d'autres polypes dans la cavité utérine par hystérographie ou hystéroscopie s'impose alors ensuite.

L'origine de la formation d'un polype pouvant être hormono-dépendant, un traitement progestatif visant à mettre au repos les ovaires et l'endomètre sera en général prescrit secondairement.

Hyperplasie de l'endomètre

L'hyperplasie de l'endomètre provient d'un dérèglement hormonal (hyperœstrogénie) et se définit par une augmentation en nombre et en densité du tissu normal de l'endomètre. Sur le plan histologique, certaines hyperplasies présentent des atypies pouvant évoluer vers un cancer invasif de l'endomètre.

Diagnostic

L'hyperplasie se traduit le plus souvent par des métrorragies ou des ménorragies survenant de préférence à la période préménopausique chez des patientes présentant des troubles de l'ovulation.

L'hystérographie peut retrouver une image lacunaire polycyclique à contours nets. L'échographie par voie vaginale permettra de retrouver un épaississement de l'endomètre. L'hystéroscopie retrouve un épaississement de l'endomètre.

L'hyperplasie est difficile à différencier d'un cancer de l'endomètre avec lequel elle peut coexister. C'est pourquoi une surveillance histologique est nécessaire, chez les femmes à partir de 40 ans, chaque fois que l'on dépiste un épaississement de l'endomètre. Un prélèvement endométrial pourra être réalisé en consultation à l'aide d'une canule de Novak ou d'une pipelle de Cornier avant traitement médical.

Traitement

Le traitement médical repose sur la prescription de progestatifs et notamment des dérivés norprégnanes (*Lutényl*, *Surgestone*).

Le traitement chirurgical : chaque fois qu'il existe une résistance au traitement médical ou en cas d'hémorragie ou de doute sur le diagnostic, surtout chez la femme ménopausée, il devra être réalisé une hystéroscopie associée à un curetage biopsique. En cas de saignements rebelles, il pourra être réalisé une endométrectomie, c'est-à-dire une hystéroscopie opératoire réséquant l'ensemble de l'endomètre. Chez les patientes après 45 ans récidivant après l'hystéroscopie-curetage, il pourra être préconisé une hystérectomie.

Synéchies

Les synéchies proviennent d'un accolement des deux faces de l'utérus après infection (tuberculose génitale) ou curetage abrasif, pour fausse couche, IVG, ménorragies…

Diagnostic

Les synéchies peuvent être responsable d'hypoménorrhée, d'aménorrhée en cas de synéchie totale (syndrome d'Asherman), de stérilité secondaire, de fausses couches à répétition ou d'accouchements prématurés. L'hystérosalpingographie permet de retrouver sur le cliché de profil et de face une image lacunaire, aux contours bien réguliers, constante sur tous les clichés. L'hystéroscopie permet aussi le diagnostic et montre une formation blanche fibreuse étendue d'une face utérine à l'autre.

Traitement

Il est avant tout chirurgical, la synéchie est réséquée par voie basse sous hystéroscopie. À la fin de l'intervention, un stérilet est mis en place pour éviter une récidive de la synéchie. Au cours de l'accouchement, on devra se méfier, lors de la délivrance, d'un placenta pouvant être accreta, du fait d'une implantation anormale du placenta dans le myomètre en regard du siège de l'ancienne synéchie.

Atrophie de l'endomètre

C'est une diminution du tissu endométrial du fait d'une carence hormonale. Ce type de lésion se rencontre essentiellement après la ménopause par carence œstrogénique mais aussi lors de traitements médicaux (progestatifs, analogues de la LHRH).

Diagnostic

L'atrophie de l'endomètre peut être physiologique au cours de la postménopause et n'entraîner aucun signe clinique. Dans d'autres cas, elle entraînera des hémorragies. Sur le plan clinique, on retrouve en général des signes d'hypoœstrogénie et notamment une atrophie vaginale. L'échographie par voie vaginale (diminution nette de l'épaisseur endométriale), l'hystérographie et l'hystéroscopie permettent d'évoquer le diagnostic.

Traitement

En postménopause, le curetage permet d'arrêter les métrorragies et de créer des synéchies qui empêchent la récidive de la symptomatologie. En période d'activité génitale, un traitement œstrogénique pourra être prescrit.

Pathologie maligne du corps de l'utérus

Cancer de l'endomètre

La pathologie maligne du corps de l'utérus se résume essentiellement au cancer de l'endomètre. Du fait de leur très faible fréquence, on exclut ici les tumeurs d'origine conjonctive (sarcomes) ou d'origine placentaire (chorio-épithéliomes) et les cancers du col étendus au corps.

Le cancer de l'endomètre est le cancer de la muqueuse qui tapisse la cavité utérine (cancer glandulaire ou adénocarcinome). Il est devenu le plus fréquent des cancers gynécologiques (20 pour 100 000) dans les pays développés. Il touche surtout la femme ménopausée (60-70 ans) survenant sur un terrain particulier d'hyperœstrogénie. Son pronostic est généralement bon, si le diagnostic est précoce car son développement reste longtemps local. Le traitement est essentiellement chirurgical et il fournit les éléments pronostiques indispensables pour les indications des traitements adjuvants (radiothérapie, hormonothérapie ou chimiothérapie).

Facteurs prédisposants

GÉNÉRAUX : obésité, diabète, hypertension artérielle, nulliparité, antécédents de cancer du sein.

HORMONAUX : ménopause tardive, hyperœstrogénie endogène (dystrophies ovariennes polykystiques), hyperœstrogénie exogène (traitement de la ménopause par œstrogènes seuls non compensé par des progestatifs, *Nolvadex*).

UTÉRINS : hyperplasie atypique ou carcinome *in situ*.

Au total, l'imprégnation œstrogénique excessive et prolongée prédispose à l'hyperplasie et au cancer de l'endomètre. Le dépistage de ce cancer restant difficile, ces facteurs prédisposants doivent conduire à réaliser des biopsies d'endomètre chez ces patientes à risque.

Circonstances de découverte

LES MÉTRORRAGIES représentent le signe d'alarme le plus fréquent et sont présents dans 90 % des cas. Elles sont généralement spontanées, peu abondantes, indolores et irrégulières. Devant toute métrorragies de la postménopause, le cancer de l'endomètre est la première étiologie à évoquer.

LES DOULEURS PELVIENNES, à type de pesanteur, de troubles urinaires ou rectaux, peuvent être présentes dans les stades avancés ou s'il existe une complication (hématométrie ou pyométrie).

LA DÉCOUVERTE EST QUELQUEFOIS FORTUITE après un frottis de dépistage ou une biopsie d'endomètre, rarement au cours de la recherche de l'étiologie d'une métastase.

LES LEUCORRHÉES, L'HYDRORRHÉE (écoulement de liquide séreux) et LA PYOMÉTRIE (pus provenant de l'endocol) sont rares.

Examen clinique

Il apporte en général peu d'information. L'interrogatoire précise les facteurs de risque. Les touchers vaginaux et rectaux sont souvent difficiles en raison de l'obésité et sont le plus souvent normaux. Parfois on retrouve un utérus augmenté de volume pouvant faire évoquer un utérus fibromateux. Plus rarement, on note un pelvis bloqué témoignant d'un stade avancé. L'examen est complété par l'examen des seins, de l'abdomen et de la recherche d'un ganglion sus-claviculaire. L'examen général permet d'apprécier le risque opératoire.

Examens complémentaires

LA CYTOLOGIE ET LA BIOPSIE D'ENDOMÈTRE n'ont de valeur que si elles sont positives, un prélèvement négatif n'éliminant pas le diagnostic. Les frottis endocervicaux et endo-utérins (par endocyte) peuvent permettre le diagnostic (cellules d'adénocarcinome). Mieux encore, la biopsie d'endomètre peut être réalisée sans anesthésie et sans dilatation en consultation, à l'aide d'une canule de Novak ou d'une pipelle de Cornier, et elle permet alors la confirmation histologique du cancer.

L'ÉCHOGRAPHIE ENDOVAGINALE joue un rôle essentiel dans le bilan de cette pathologie et dans son dépistage. Chez la femme ménopausée, tout épaississement de l'endomètre doit conduire à un contrôle histologique. En cas de cancer de l'endomètre, on peut retrouver une image hétérogène dont on évalue l'envahissement dans le myomètre et l'extension à l'isthme (précisant ainsi le stade).

L'HYSTÉROGRAPHIE permet d'évoquer le diagnostic, par une augmentation de la cavité utérine mais surtout par la présence d'images lacunaires à contours irréguliers et anfractueux, non homogènes (figure 6.4). Elle précise l'atteinte tumorale de l'isthme et de l'endocol.

L'HYSTÉROSCOPIE-CURETAGE est le maître examen en matière de cancer de l'endomètre, permettant de visualiser directement la tumeur, de préciser son stade par atteinte ou non de l'endocol et d'orienter les prélèvements.

À la fin de l'examen, on réalise un curetage étagé qui est le seul à permettre un diagnostic de certitude grâce à l'examen histologique.

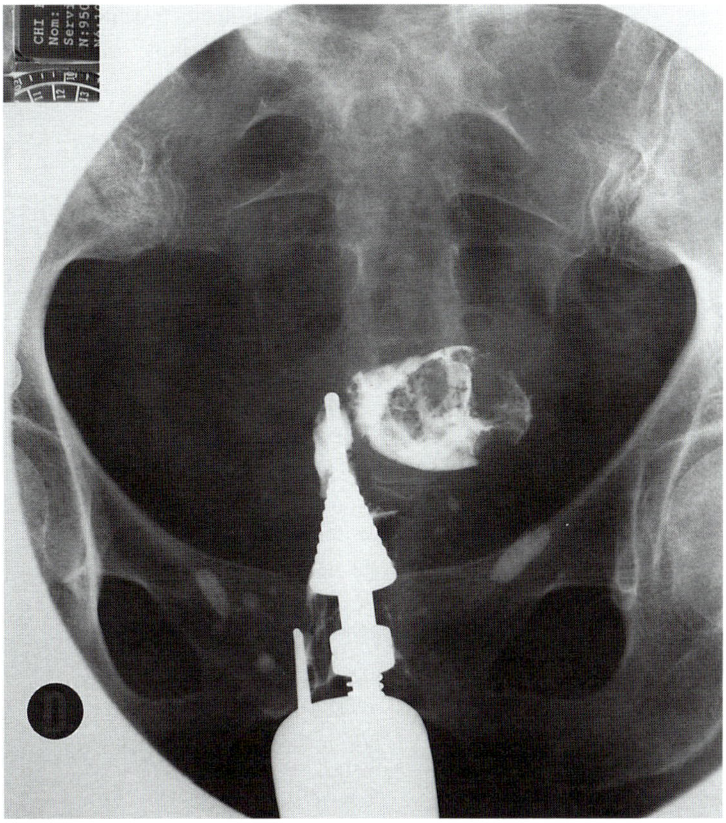

Fig. 6.4 Hystérographie : cancer de l'endomètre.

Bilan d'extension

Le bilan d'extension vise à se rapprocher le plus possible de la classification définitive basée actuellement sur les constatations opératoires.

LE BILAN D'EXTENSION LOCORÉGIONAL comprend : l'examen clinique (mobilité de l'utérus), l'hystérographie ou l'hystéroscopie (apprécie l'extension au col) et l'échographie pelvienne (précise l'infiltration myométriale et la présence de métastases ovariennes). L'urographie intraveineuse est systématique.

D'autres examens peuvent être réalisés dans les stades avancés, comme le scanner abdomino-pelvien et la lymphographie à la recherche d'un envahissement ganglionnaire pelvien ou lombo-aortique. La résonance magnétique nucléaire (RMN) semble intéressante dans l'exploration du pelvis (envahissement du myomètre et extension pelvienne).

LE BILAN D'EXTENSION GÉNÉRAL comprend la recherche de métastases pulmonaires par la radiographie pulmonaire et de métastases hépatiques par l'échographie hépatique.

LE BILAN PRÉOPÉRATOIRE permet de juger de l'opérabilité (obésité, hypertension artérielle, diabète).

Classification

Au terme de ce bilan, le cancer de l'endomètre pourra être classé selon la classification de la Fédération internationale de gynécologie-obstétrique

(FIGO) 1988, mais la classification définitive sera obtenue sur les constatations opératoires (tableau 6.1).

Tableau 6.1 Cancer de l'endomètre : classification FIGO 1988.

Stade I	**IA** : limité à l'endomètre **IB** : envahissement myométrial < 50 % **IC** : envahissement myométrial > 50 %
Stade II	**IIA** : envahissement endocervical superficiel (glandulaire) **IIB** : envahissement du stroma endocervical
Stade III	**IIIA** : envahissement de la séreuse et/ou l'annexe et/ou cytologie péritonéale positive **IIIB** : métastase vaginale **IIIC** : métastases ganglionnaires pelviennes et/ou para-aortiques
Stade IV	**IVA** : envahissement vésical et/ou intestinal **IVB** : métastases à distance (incluant métastase intra-abdominale et/ou ganglion inguinal)

Traitement

Le cancer de l'endomètre a une extension qui reste longtemps locorégionale. À partir du bilan pratiqué, il convient de choisir la méthode thérapeutique la plus adaptée pour stériliser les lésions tout en tenant compte de l'état général de la patiente.

TRAITEMENT CHIRURGICAL. C'est la base du traitement et plusieurs solutions chirurgicales sont possibles en fonction du stade et du terrain.

- **La colpohystérectomie élargie** avec lymphadénectomie, associant hystérectomie non conservatrice, prélèvements des ganglions iliaques et retirant une collerette vaginale reste la référence dans les stades évolués et chez la patiente en bonne santé.
- **Le geste chirurgical peut être réduit** dans les formes débutantes à une hystérectomie totale avec ovariectomie bilatérale.
- **L'hystérectomie vaginale** présente un intérêt chez les patientes obèses et fragiles ou récusées pour une laparotomie. Cependant, l'exploration abdominale et ganglionnaire est alors incomplète.

RADIOTHÉRAPIE. Elle vient compléter la chirurgie. La curiethérapie vaginale postopératoire permet de réduire le taux de récidives locales dans les formes s'étendant à l'endocol. La radiothérapie externe est indiquée s'il existe des métastases ganglionnaires. Dans les cas inopérables, la radiothérapie sera le seul traitement locorégional.

HORMONOTHÉRAPIE. On peut utiliser des progestatifs comme l'acétate de médroxyprogestérone (*Farlutal*) dans les formes évoluées. Ce traitement est plus efficace dans les formes bien différenciées (grade 1) et hormonosensibles.

CHIMIOTHÉRAPIE. Elle reste actuellement décevante dans le cancer de l'endomètre.

Évolution et pronostic

Le pronostic dépend de l'âge et de l'opérabilité de la patiente, du stade de la maladie (infiltration dans le myomètre) mais aussi :
– *du grade histologique* (le pronostic est plus mauvais dans les tumeurs indifférenciées ou grade III) et du type histologique ;
– *de l'envahissement ganglionnaire* (la survie à 5 ans diminue de moitié) et de la présence d'une cytologie péritonéale positive.

Les récidives peuvent être vaginales et les métastases sont plus souvent pelviennes et hépatiques.

Actuellement, les formes précoces stade I traitées ont un bon pronostic, elles représentent 80 % des cancers de l'endomètre et ont une survie à 5 ans de 80 %.

POINTS CLÉS

1. ▶ C'est le plus fréquent des **cancers gynécologiques** ; il touche surtout la femme ménopausée, hyperoestrogénique.
2. ▶ Tout saignement survenant après la ménopause doit *a priori* être considéré comme relevant d'un **cancer du corps utérin**.
3. ▶ D'évolution loco-régionale pendant longtemps, le **pronostic de ce cancer au stade I** est bon après chirurgie.

Pathologie du col de l'utérus

7

Cancer du col et lésions dysplasiques

Le cancer du col reste un **cancer meurtrier** (10 % des décès féminins par cancer), mais son pronostic est favorable en cas de diagnostic et de traitement précoces. Il atteint essentiellement la femme **non ménopausée** (40-50 ans) et survient le plus souvent sur des **lésions précancéreuses,** d'où l'importance de la **prévention** et du **dépistage**. C'est l'un des seuls cancers où il existe un test de dépistage simple et fiable : le **frottis,** et où l'on connaît un des agents en cause : ***Human Papilloma Virus*** (HPV). Il existe d'importantes variations de l'incidence en fonction des pays ; ainsi, dans les pays en voie de développement, il reste la première cause de mortalité par cancer chez la femme. En France, **cette incidence a régressé de 30 %** grâce au frottis de dépistage et à l'amélioration des conditions socio-économiques mais on observe une augmentation de l'incidence chez les femmes d'âge inférieur à 35 ans. L'évolution de ce cancer non traité est avant tout **locorégionale** (envahissement ganglionnaire et de l'appareil urinaire). Le traitement est codifié en fonction de la **classification.**

Facteurs favorisants

L'absence du cancer du col chez les vierges a attiré l'attention sur le rôle des rapports sexuels dans l'étiologie de ces cancers. La relation entre le comportement sexuel et la survenue d'un cancer du col explique que certaines lésions infectieuses aient été mises en cause.

Facteurs de risque classiques

- **La vie sexuelle précoce** (avant 20 ans), le nombre de partenaires sexuels, la multiparité, le tabagisme, l'absence de surveillance, la mauvaise hygiène génitale.
- **Les infections virales et surtout certains papillomavirus** (HPV ou condylome), dont l'HPV de type 16 et 18. Le génome de ces papillomavirus oncogènes est retrouvé dans 50 à 90 % des cancers du col. Ils sont responsables de dysplasie du col et, en présence de cofacteurs, ils peuvent évoluer vers un cancer. Le typage des HPV associé au frottis est possible et améliore le dépistage.

L'ensemble de ces facteurs (comportement sexuel, tabagisme, manque d'accès aux soins médicaux et à la prévention) rend compte de la fréquence élevée de ce cancer dans les populations socialement défavorisées. Cette population représente un groupe à risque nécessitant une intensification du dépistage.

Histoire naturelle du cancer du col

Il s'agit dans 95 % des cas, d'un **carcinome épidermoïde malpighien,** c'est-à-dire d'une tumeur maligne de l'épithélium du col utérin. Il est précédé de **lésions précancéreuses**, les **dysplasies**, pouvant être dépistées et facilement guéries. Les dysplasies naissent au niveau de la jonction pavimento-cylindrique. Leur classification dépend du degré et de la profondeur des anomalies cellulaires : dysplasies bénignes, moyennes, sévères ou carcinome *in situ*. Il n'existe pas de rupture de la basale donc pas d'invasion du conjonctif. La guérison spontanée est possible mais de moins en moins fréquente à mesure qu'on se rapproche du carcinome *in situ*.

Dysplasie bénigne → moyenne → sévère ou cancer *in situ* → invasif.

Les dysplasies et cancers *in situ* s'observent chez des femmes jeunes, en moyenne dix ans plus tôt que les cancers invasifs. Ils ne se traduisent par aucun symptôme fonctionnel mais peuvent être dépistés par le frottis cervico-vaginal.

Dépistage et frottis cervical

Le frottis cervical est le **seul moyen de dépistage du cancer du col et des dysplasies**, c'est un modèle inégalé coût-efficacité. Il a l'avantage d'être de réalisation simple, peu coûteux, à relecture possible mais il doit toujours concerner la **zone de jonction** (voir les frottis cervico-vaginaux dans le chapitre 4 « Examen clinique et principaux examens complémentaires en gynécologie », page 47).

C'est en 1943 que **Papanicolaou** a présenté la première classification des frottis.

Tableau 7.1 Classification des frottis de Papanicolaou (1943).

Classe I	normaux
Classe II	inflammatoires
Classe III	suspects
Classes IV et V	malins

Depuis, de nombreuses classifications ont été utilisées (OMS, Richart). Actuellement, c'est la classification de Bethesda qui est conseillée. La correspondance de ces trois classifications est illustrée sur le tableau 7.2.

À QUI ET À QUEL RYTHME DOIT-ON RÉALISER CE TEST ? Le dépistage par frottis doit être proposé systématiquement à toutes les femmes ayant ou ayant eu une activité sexuelle et âgées de 25 à 65 ans. Avant 25 ans, chez les femmes ayant une activité sexuelle précoce, une surveillance par frottis peut être débutée plus tôt en fonction des facteurs de risque. Le rythme recommandé doit être d'un frottis tous les 3 ans, s'il existe deux frottis négatifs à un an d'intervalle et en dehors d'antécédents et de facteurs de risque où la surveillance sera plus rapprochée.

COMMENT INTERPRÉTER LE RÉSULTAT DU FROTTIS CERVICO-VAGINAL ? (tableau 7.3). Les faux négatifs varient de 9 à 45 %, ils sont la conséquence de mauvais prélèvements (hémorragique, présence d'une infection), d'une mauvaise fixation, de difficultés de lecture (présence d'un stérilet).

Tableau 7.2 Classifications récentes.

OMS	*Richart*	*Bethesda*
Dysplasie légère	CIN I	Lésion intra-épithéliale de bas grade
Dysplasie moyenne	CIN II	Lésion intra-épithéliale de haut grade
Dysplasie sévère	CIN III	
Carcinome *in situ*		

Tableau 7.3 Interprétation des résultats de frottis cervico-vaginaux.

Cytologie	*Conduite à tenir*
FCV ininterprétables – acellulaires, hémorragiques – mal fixés, mal étalés – très inflammatoires	À refaire dans de bonnes conditions (traitement antiseptique) si frottis inflammatoires
FCV normaux	2 fois à un an d'intervalle en début de la vie génitale, puis tous les 3 ans tant que normal
FCV dystrophiques : atrophique/subatrophique (préménopause, ménopause, contraception)	Traitement trophique local (*Colpotrophine*) ou général (œstrogène)
FCV inflammatoires – ectropion – métaplasie malpighienne : réparation normale du col – infection (mycose, trichomonase, herpès)	Traitement adapté en fonction du terrain (antiseptiques, progestatifs, antibiotiques)
FCV anormaux (condylomes, atypies cellulaires, dysplasies, carcinomes)	Contrôle histologique

Les frottis anormaux, avec présence de cellules dysplasiques ou néoplasiques, conduisent à réaliser une colposcopie et à effectuer, en visualisant la lésion, un nouveau frottis et une biopsie orientés.

Colposcopie et biopsie dirigée

La colposcopie est l'examen du col à l'aide d'une optique binoculaire à fort grossissement et comprend trois temps : l'étude macroscopique du col, puis après application d'acide acétique et enfin après application de lugol (figure 7.1). C'est un bon test de dépistage, mais il nécessite un long apprentissage et ne peut s'appliquer à une large population. Après application d'acide acétique, la zone dysplasique apparaît comme une zone blanche alors que l'épithélium normal n'est pas modifié. Lors du test au lugol ou test de Schiller, les lésions dysplasiques pauvres en glycogène ne se colorent pas, ce sont des zones iodo-négatives. La colposcopie va localiser ainsi la lésion (zones blanches et iodo-négatives), définir ses limites et permettre la biopsie dirigée à l'aide d'une pince appropriée. Le fragment doit comporter du tissu conjonctif et être immédiatement fixé (liquide de Bouin ou *Formol*). Seule la biopsie permet le diagnostic anatomopathologique de certitude.

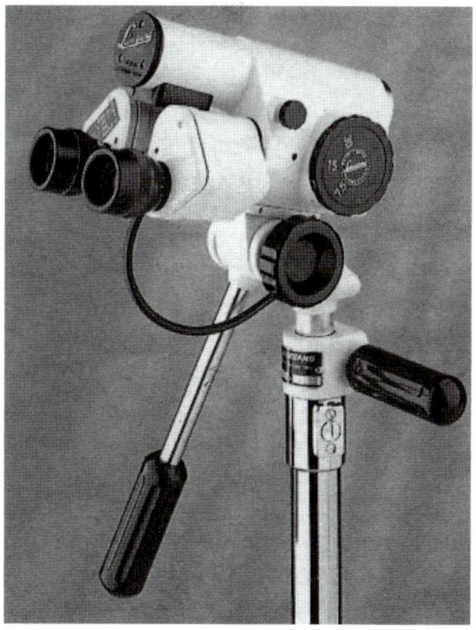

Fig. 7.1 Colposcope.

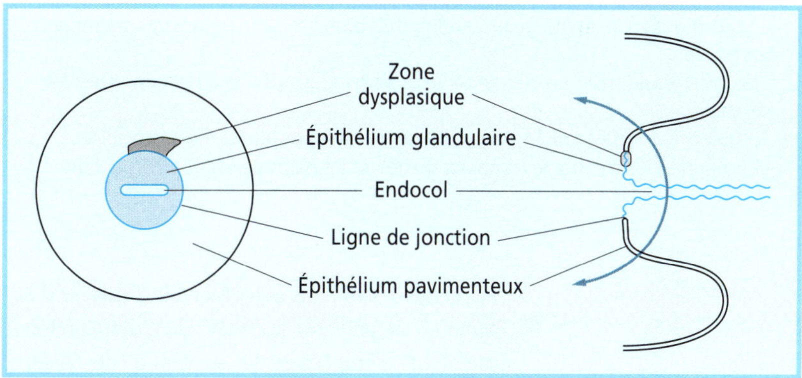

Fig. 7.2 Conisation emportant l'ensemble de la ligne de jonction.

Conduite à tenir devant une lésion dysplasique

La biopsie et la colposcopie vont conduire au diagnostic histologique et guider la conduite à tenir.

En cas de lésion intra-épithéliale de bas grade : la régression est probable et l'on peut réaliser une simple surveillance par frottis et colposcopie tous les 6 mois jusqu'à régression complète de la lésion. Mais le plus souvent, surtout si la dysplasie est liée à un condylome, on réalise une destruction de la lésion, soit par vaporisation laser, soit par électrocoagulation ou soit par cryothérapie (par le froid).

En cas lésion intra-épithéliale de haut grade, la régression peut se faire encore spontanément, mais en raison de l'aggravation possible, on préfère traiter de manière chirurgicale et conservatrice. On réalise en ambulatoire une conisation (figure 7.2). il s'agit du prélèvement d'un cône cervical dont le sommet remonte plus ou moins haut vers l'orifice interne. Cette conisation peut être réalisée au bistouri froid, à l'anse diathermique (courant électrique passant à travers d'une anse métallique) ou au laser. Elle permet un examen anatomopathologique en coupes sériées et permet d'éliminer ainsi la présence d'un cancer invasif ou micro-invasif associé. La surveillance ultérieure est indispensable.

Chez la femme jeune ou désireuse de grossesse, on s'attachera à ne pas trop amputer le col. Chez la femme âgée, on peut discuter une hystérectomie totale si la lésion remonte haut dans l'endocol.

Cette conisation a un rôle diagnostique et thérapeutique si elle passe en zone saine au large de la lésion (> 3 mm). La guérison est alors de 100 % avec une surveillance tous les 6 mois au début.

Actuellement la recherche se porte sur la prévention primaire et des vaccins ont été développés contre certains génotypes viraux ; les HPV

DÉMARCHE INFIRMIÈRE

CONISATION

La conisation peut être pratiquée au bistouri froid sous anesthésie générale en hospitalisation courte (arrivée de la patiente le jour de l'intervention et sortie le lendemain) ou en chirurgie ambulatoire à l'anse diathermique sous anesthésie locale.
- Pas de rasage vulvaire. Une désinfection locale vaginale peut être prescrite les jours précédents.
- Rassurer la patiente et lui expliquer que la conisation est l'ablation du col (cône) dont les suites sont en général très simples.

En cas d'hospitalisation, les soins postopératoires immédiats se résument ainsi :
- Prise des constantes, surveiller étroitement les saignements provenant du vagin et changer régulièrement les garnitures stériles.
- Pratiquer une toilette vulvaire stérile. Dès son réveil, la patiente peut se lever et s'alimenter.
- Si une mèche a été mise en place dans le vagin, vérifier qu'elle est bien sèche sinon prévenir le médecin. Demander la date souhaitée pour son ablation.

À la sortie :
- Prévenir la patiente d'une éventuelle reprise des saignements vers le 8-10e jour (chute d'escarre) obligeant quelquefois à réaliser une hémostase en milieu hospitalier.
- Des pertes vaginales brunâtres peuvent persister jusqu'à cicatrisation complète (un mois).
- Rassurer sur le fait que la conisation ne modifie pas les relations sexuelles.
- Recommander d'éviter les rapports sexuels et les bains pendant environ 1 mois.

oncogènes 16,18 mais aussi 6 et 11. L'intérêt d'un vaccin est de prévenir le cancer du col utérin mais également d'empêcher la survenue de lésions condylomateuses et de prévenir les lésions dysplasiques. Les études préliminaires montrent que le vaccin prévient plus de 90 % des infections virales. De nombreuses questions restent posées avant la commercialisation de ce vaccin qui constituera un progrès majeur de santé publique

Cancer invasif du col

La membrane basale est rompue ; des boyaux de cellules néoplasiques infiltrent le tissu conjonctif avec possibilité d'atteinte des vaisseaux sanguins et lymphatiques.

Signes de découverte

LES MÉTRORRAGIES MINIMES, indolores, répétées, et surtout provoquées lors de rapports sexuels ou lors des touchers vaginaux, sont les signes principaux.

PLUS TARDIVEMENT, on retrouve des métrorragies spontanées, des leucorrhées, des douleurs pelviennes, des troubles urinaires et rectaux.

Mais certains cancers sont totalement silencieux et sont découverts à l'examen gynécologique systématique, au frottis ou à la colposcopie-biopsie.

Examen clinique

L'INTERROGATOIRE détaille la symptomatologie et surtout le terrain.

À L'EXAMEN GYNÉCOLOGIQUE, au spéculum, il peut s'agir :

- **De lésions évidentes**, soit une masse bourgeonnante, en chou-fleur, saignant au contact avec nécrose, soit une forme ulcérée ou infiltrée.
- **De lésions suspectes** infracliniques au frottis et à la colposcopie-biopsie.
- **D'une lésion endocervicale** découverte par un saignement provenant du canal cervical ou une induration globale du col (gros col en barillet).

LE TOUCHER RECTAL ASSOCIÉ AU TOUCHER VAGINAL (toucher bidigital) précise s'il existe une atteinte des paramètres ou de la cloison recto-vaginale.

Frottis et colposcopie

Ils ne sont utiles que pour les lésions suspectes ou infracliniques et conduisent à la biopsie. Pour les cancers évidents, on fait seulement une biopsie en pleine zone tumorale.

Microcolpo-hystéroscopie

Elle permet de mieux visualiser la jonction, quand celle-ci remonte dans l'endocol, grâce à l'introduction d'une optique fine et elle précise l'étendue de la lésion. Mais elle n'est pas de pratique courante.

Bilan d'extension

Il est indispensable pour classer le cancer du col en stades, évaluer son pronostic et définir une stratégie thérapeutique.

Bilan locorégional (figure 7.3)

L'EXAMEN SOUS ANESTHÉSIE GÉNÉRALE est essentiel. On répète l'examen au spéculum et les touchers pelviens. À la fin de cet examen, on réalise un schéma détaillé des lésions : extension vaginale, infiltration des paramètres uni- ou bilatérale, atteinte de la paroi pelvienne voire blocage pelvien.

Explorations générales

L'EXPLORATION DE L'APPAREIL URINAIRE est indispensable.

- **L'urographie intraveineuse est systématique.** Elle précise l'état des uretères, leurs trajets et une éventuelle atteinte du haut appareil urinaire (dilatation pyélocalicielle ou rein muet) qui signe un envahissement des paramètres.
- **La cystoscopie** systématiquement réalisée pendant l'examen sous anesthésie générale précise s'il existe un envahissement vésical.

EXPLORATION DES GANGLIONS. L'envahissement métastatique ganglionnaire est probablement l'élément pronostic le plus important qui conditionne en grande partie les indications thérapeutiques. Le risque de rechute tumorale pelvienne et métastatique est corrélé à l'envahissement ganglionnaire. L'extension ganglionnaire se fait préférentiellement vers les ganglions sous-veineux (iliaque externe). L'atteinte des chaînes iliaques primitives et para-aortico-caves est plus tardive.

Le scanner abdomino-pelvien et la lymphographie sont aussi performants pour apprécier l'état ganglionnaire pelvien. L'absence de signes radiologiques ne permet pas d'éliminer une diffusion métastatique ganglionnaire (50 % de faux négatifs). Ces deux examens permettent de guider d'éventuelles ponctions ganglionnaires.

LE BILAN D'EXTENSION À DISTANCE comprend :

- **La radiographie pulmonaire et la recherche de métastases hépatiques,** qui sont systématiques.
- **Le dosage des marqueurs tumoraux** : l'antigène SCC (*Squamous Cell Carcinoma*) est spécifique mais peu sensible. Il s'élève dans les formes avancées ou métastatiques, il est surtout intéressant dans la surveillance.

Classification

La plus utilisée est celle de la FIGO. Elle est surtout clinique (tableau 7.4).

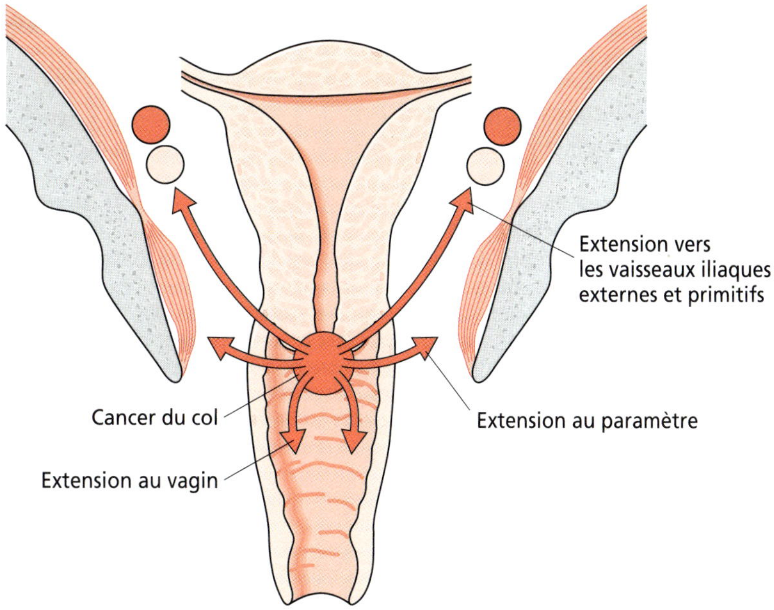

Fig. 7.3 Cancer du col : extension locorégionale.

Tableau 7.4 Cancer invasif du col. Classification de la FIGO.

Stade 0	cancer *in situ* (ou préinvasif)
Stade I	cancer invasif limité au col **IA** : cancer micro-invasif (diagnostic histologique par conisation ; invasion < à 5 mm) **IB** : cancer invasif limité au col
Stade II	atteinte des 2/3 supérieurs du vagin et/ou atteinte des 2/3 internes des paramètres **IIA** : pas d'infiltration du paramètre **IIB** : infiltration du paramètre **IIB proximaux** : infiltration de la partie juxta cervicale des paramètres **IIB distaux** : infiltration de la partie distale du paramètre
Stade III	atteinte du 1/3 inférieurs du vagin et/ou de la paroi pelvienne (sans espace entre la tumeur et la paroi) **IIIA** : 1/3 inférieurs du vagin **IIIB** : atteinte de la paroi
Stade IV	envahissement des organes voisins : vessie, rectum, vulve, ou au-delà du petit bassin

Formes cliniques

CANCER DE L'ENDOCOL OU GLANDULAIRE. Beaucoup moins fréquent (10 %) que le cancer épidermoïde, souvent latent, son dépistage est réalisé par frottis de l'endocol. À un stade avancé, le col est déformé en barillet, globalement augmenté de volume et la pression par le spéculum fait parfois sourdre du sang. L'hystéroscopie ou la microhystéroscopie précise l'extension exacte au corps de l'utérus. La biopsie de l'endocol confirme le diagnostic (curetage à l'aveugle ou guidé par l'hystéroscopie). Le type histologique est l'adénocarcinome. La

PROTOCOLE DE SOINS

CURIETHÉRAPIE ENDOCAVITAIRE EN GYNÉCOLOGIE

La curiethérapie endocavitaire consiste à placer un matériel radioactif dans une cavité naturelle (vagin, utérus) au contact de la tumeur. Elle comporte deux temps :

- d'abord la mise en place, sous anesthésie générale ou locale, de tubes vecteurs (métalliques ou plastiques) ou de moules gynécologiques;
- puis l'introduction des sources (iridium 192, césium 137) dans ces vecteurs.

La malade séjourne en chambre individuelle pendant tout le temps du traitement (3 à 6 jours). Le personnel est protégé des radiations par des paravents plombés mobiles. Les malades sont isolés pendant le temps de pose de la source radioactive. L'accueil est primordial; cette chambre ne doit pas leur paraître une prison. L'infirmier(e) donne des explications claires et rassurantes concernant le traitement et ce qu'il implique quant aux visites autorisées. Elle doit rassurer les patientes qui sont souvent inquiètes de devoir rester seules pendant les séances.

On distingue deux types de curiethérapie :

La curiethérapie vaginale à l'iridium

- ***En préopératoire :*** on procède à un rasage vulvaire et pubien, une injection vaginale et un lavement évacuateur.
- ***En postopératoire et pendant le temps de pose :***
  - la malade doit rester en décubitus dorsal mais peut plier les genoux;
  - une sonde urinaire est laissée à demeure;
  - il faut prévenir les escarres (friction, mobilité réduite);
  - un régime sans résidu et antidiarrhéique systématiques est donné en prévention des troubles digestifs;
  - la toilette génito-urinaire et anale est réalisée fréquemment et rapidement.
- ***Après l'ablation du matériel :***
  - un lavement évacuateur est fait;
  - désinfection vaginale et ovules gynécologiques devront être poursuivis pendant 15 jours.

Les patientes quittent le service le jour même de l'ablation et peuvent reprendre une activité sexuelle normale dans le mois qui suit.

La curiethérapie utéro-vaginale au césium

Elle demande la même préparation et les mêmes soins que la curiethérapie vaginale à l'iridium, seul diffère le matériel. L'applicateur (de Fletcher ou de Louche) est placé dans l'utérus et le vagin et contient les sources de césium, au moyen de gaines souples. On utilise parfois un projecteur de source (curitron ou télégyne), petit appareil mobile, reliant la patiente à l'applicateur. et permettant la circulation des sources, du projecteur vers l'applicateur et inversement. La radioprotection du personnel est alors totale pendant les soins puisque l'accès à la chambre est impossible tant que la source radioactive n'est pas rangée dans le projecteur.

Une certaine discipline s'impose, tant à l'équipe soignante qui doit limiter et donc planifier ses interventions qu'à la famille qui doit réduire ses temps de visite.

sténose de l'orifice cervical peut entraîner une pyométrie ou une hématométrie.

Cancer micro-invasif. La conisation peut révéler un cancer micro-invasif (stade IA), cette méthode conservatrice suffit si la conisation passe en zone saine chez une femme jeune. Chez la femme ne désirant plus de grossesse, l'hystérectomie totale est préférable avec prélèvement ganglionnaire en fonction de la profondeur d'invasion.

Le cancer sur col restant se développe sur un col restant après hystérectomie subtotale (rare aujourd'hui). Sa découverte est souvent tardive et pose des problèmes thérapeutiques (colpectomie totale). Il faut insister sur la nécessité de poursuivre la surveillance des cols restants par des frottis.

Cancer du col et grossesse. Rare, le dépistage doit en être précoce (frottis systématique en début de grossesse chez les femmes non suivies). Le diagnostic est difficile car la grossesse rend délicate l'interprétation des frottis. Le bilan d'extension est gêné par la grossesse. La thérapeutique est à discuter en fonction, du stade, de la date d'aménorrhée et de la patiente. Dans les grossesses jeunes, il vaut mieux interrompre la grossesse pour traiter.

Les formes tardives associent souvent des signes de compression et d'envahissement : douleurs pelviennes et des membres inférieurs par compression nerveuse, anurie ou insuffisance rénale par atteinte urétérale bilatérale, œdème du membre inférieur et phlébite par compression veineuse. Ces formes sont souvent inopérables.

Traitement

Il est essentiellement **radiochirurgical.** Le but est de détruire la tumeur centropelvienne et les adénopathies latéropelviennes. Les adénopathies pelviennes sont d'autant plus fréquentes que le stade est plus élevé (15 % au stade I, 40 % au stade II et 60 % au stade III).

Moyens thérapeutiques

Radiothérapie : le cancer du col est radiosensible, mais les doses nécessaires à la destruction de la tumeur sont proches de celles pouvant entraîner des complications graves au niveau des tissus avoisinants. Plus la tumeur est volumineuse, plus sa stérilisation risque d'être difficile. Deux types d'irradiation sont possibles :

- **Curiethérapie** (figure 7.4) : on place une source radioactive (césium ou iridium) au contact de la tumeur, dans la cavité cervico-utérine et une source dans chaque cul-de-sac vaginal, il s'agit donc d'une curiethérapie utéro-vaginale. La source est placée sous anesthésie générale. Elle délivre 50 à 60 grays en 4 à 5 jours. La dose d'irradiation diminue rapidement avec l'éloignement des sources. Si le dôme vaginal, le col et les para-

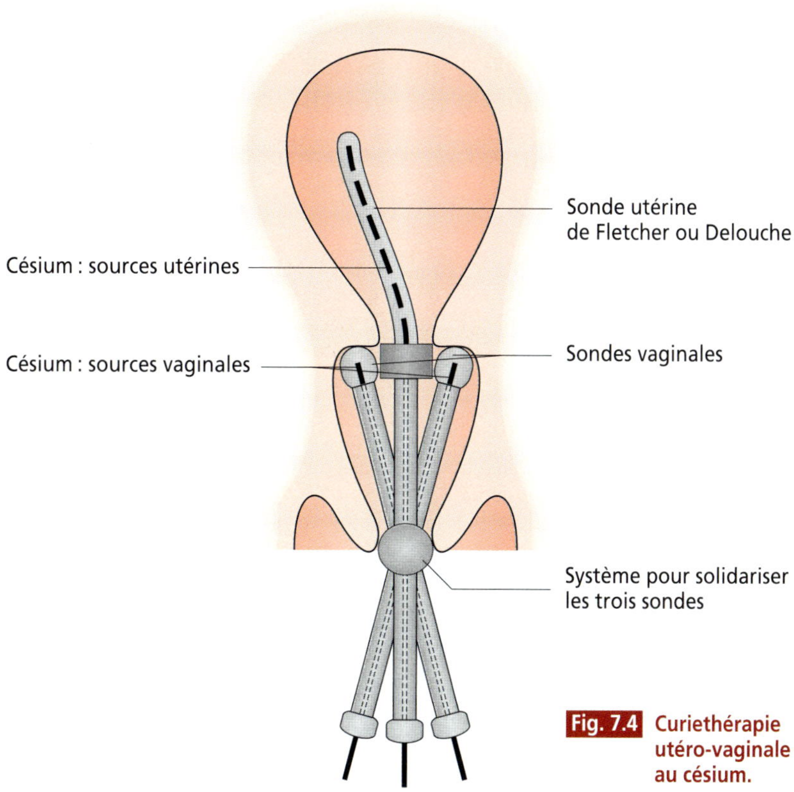

Fig. 7.4 **Curiethérapie utéro-vaginale au césium.**

mètres proximaux sont presque toujours stérilisés, les ganglions latéropelviens ne reçoivent pas une dose tumoricide.

◗ **Radiothérapie externe :** elle consiste à irradier le pelvis et/ou les aires ganglionnaires latéropelviennes et/ou les ganglions lombo-aortiques. La « dose tumeur » est de 45 à 50 grays, délivrée en 6 semaines par accélérateur linéaire (haute énergie). L'irradiation externe délivre le maximum de la dose dans le plan de la tumeur mais elle est efficace sur l'ensemble du pelvis. La dose à administrer, le site d'irradiation et la durée dépendent de l'association ou non à la chirurgie, de l'utilisation d'une curiethérapie, du volume de la tumeur et de l'existence ou non de métastases lymphatiques.

◗ **Complications** : l'association de la curiethérapie, de la chirurgie et de la radiothérapie externe peut entraîner une atteinte plus ou moins grave des parois de la vessie, du rectum ou de l'intestin grêle (cystites ou rectites radiques, fistules recto-vaginales ou vésico-vaginales, grêle radique). Les complications précoces sont à type de diarrhée et de cystite n'obligeant pas à arrêter l'irradiation. Actuellement, ces complications ont notablement régressé depuis l'utilisation des hautes énergies, ce qui entraîne une diminution des doses totales délivrées.

CHIRURGIE : l'intervention de base est la colpohystérectomie élargie avec lymphadénectomie (CHL) ou opération de Wertheim. On réalise l'ablation de l'utérus, des annexes, d'une large collerette vaginale, du tiers interne des paramètres et des ganglions latéropelviens (iliaque externe). La lymphadénectomie lombo-aortique sera réalisée selon les équipes de façon systématique ou si une adénopathie suspecte est palpée. Généralement, la chirurgie a lieu 6 semaines après la curiethérapie.

Actuellement, dans certains stades localement peu étendus, une chirurgie première d'évaluation ganglionnaire peut être réalisée par pelviscopie rétropéritonéale ou cœlioscopie. Lorsque l'examen extemporané montre une métastase ganglionnaire, l'exploration chirurgicale est arrêtée pour proposer une radiothérapie. Sinon, on poursuit l'intervention par une hystérectomie totale élargie par voie basse (intervention de Schauta).

Plus rarement dans des stades avancés, il sera réalisé des dérivations urinaires (urétérostomie, réimplantation vésico-urétérale). Exceptionnellement, en cas de récidives locorégionales centropelviennes, des **pelvectomies** peuvent être réalisées emportant la vessie et/ou le rectum. Cette chirurgie est particulièrement « délabrante ».

◗ **Complications** : l'intervention de Wertheim est une chirurgie lourde, sa mortalité est de 0,5 %. Il existe des *complications non spécifiques* (thrombo-emboliques, infectieuses, décompensations de tare) et des *complications plus spécifiques* comme la **lymphocèle** (épanchement lymphatique sous-péritonéal, enkysté, pouvant entraîner une compression vésicale ou urétérale), les complications urinaires et les œdèmes des membres inférieurs.

CHIMIOTHÉRAPIE : Il existe actuellement des protocoles de radiothérapie-chimiothérapie concomitante. La chimiothérapie venant renforcer l'effet de la radiothérapie. Elle peut être aussi utilisée en traitement palliatif et sur les récidives. Il existe de nombreux essais en cours sur des cancers avancés.

Indications thérapeutiques

Les indications dépendent du stade, de l'état général et du bilan chirurgical. On distingue trois types de traitement.

DÉMARCHE INFIRMIÈRE

PRISE EN CHARGE D'UNE PATIENTE APRÈS INTERVENTION DE WERTHEIM OU CHL

L'intervention consiste à retirer l'utérus, le col, une petite partie du vagin et les ganglions pelviens et quelquefois lombo-aortiques. L'incision est verticale et la cicatrice sera médiane.

Soins préopératoires

Ils ne sont pas différents de ceux d'une hystérectomie par voie abdominale. Une préparation digestive est parfois nécessaire avant l'intervention. L'angoisse de la patiente liée au cancer nécessite de la part du personnel infirmier une écoute particulière.

Soins postopératoires immédiats

Ils sont peu différents d'une hystérectomie par voie abdominale, il existe cependant quelques particularités.

– La sonde urinaire est laissée plus longtemps en place (3 à 5 jours) car il existe souvent une hypotonie vésicale liée au décollement vésical. Au décours de l'ablation de la sonde, l'infirmier(e) doit savoir dépister une rétention urinaire fonctionnelle (fréquence et abondance des mictions, existence d'une dysurie, d'une sensation de pesanteur pelvienne). Il faut inciter la malade à uriner assise plutôt qu'allongée sur le bassin, la vidange vésicale pouvant être incomplète lors d'une miction en décubitus dorsal.

Lorsqu'un globe vésical est constaté par la palpation abdominale, l'infirmier(e) remet en place une sonde urinaire et entreprend une rééducation vésicale par clampage de la sonde. Une autre méthode de rééducation consiste à pratiquer des sondages itératifs jusqu'à ce que la vessie retrouve une contractilité et une sensibilité normale.

– Le retour du transit intestinal est plus long que pour une hystérectomie simple et l'alimentation ne sera reprise qu'après les premiers gaz.

– Les douleurs postopératoires sont fréquentes nécessitant la prescription de morphiniques (pompe à morphine ou PCA).

Complications

Elles sont dominées par les lymphocèles et les fistules urinaires :

– La lymphocèle est un épanchement lymphatique enkysté dans la cavité pelvienne, pouvant entraîner en cas de volume important une compression vésicale ou urétrale. Le drainage aspiratif et bilatéral (par deux drains de Redon), laissé en place jusqu'à tarissement (pas plus de 15 cm^3 dans les flacons), ne permet pas toujours de l'éviter. La malade signale des difficultés à uriner, des douleurs lombaires ou iliaques, une constipation qui imposent un TV, une échographie et une UIV révélant la collection pelvienne.

– Les fistules urinaires surviennent précocement et se manifestent par une perte d'urine dans le vagin. L'UIV permettra le diagnostic.

À la sortie :

– Les rapports sexuels peuvent être repris dès cicatrisation (environ 1 mois). Ils paraîtront peut-être modifiés et des difficultés sont possibles au début (vagin atrophique, muqueuse atrophique, traumatisme psychologique). L'infirmier(e) par son attitude compréhensive peut aider la patiente à exprimer ses craintes, ses appréhensions et elle la rassurera en réitérant les explications données par le médecin. Un traitement local (*Colpotrophine*) sera prescrit devant des troubles liées à une mauvaise trophicité vaginale.

– Recommander d'éviter les bains et les efforts abdominaux pendant un mois (ne pas soulever de charges lourdes).

– Expliquer que la surveillance régulière est nécessaire pour dépister précocement une complication ou une récidive et surtout pour amener la patiente à une vie qualitativement acceptable.

La chirurgie exclusive (conisation ou hystérectomie simple avec ou sans prélèvement ganglionnaire) dans les cancers micro-invasifs.

L'association radiochirurgicale (la plus employée actuellement dans les stades IB, IIA, IIB proximaux). Le protocole classique associe : curiethérapie utéro-vaginale ou radio-chimio concomitante, puis 6 à 8 semaines après, opération de Wertheim. En cas de métastases ganglionnaires, on réalise une radiothérapie complémentaire.

L'irradiation exclusive dans les formes avancées : radiothérapie externe sur le pelvis et les chaînes ganglionnaires associée à une curiethérapie.

Le traitement des récidives est souvent décevant.

Pronostic

Les facteurs pronostics essentiels sont le stade, la taille de la tumeur et l'envahissement ganglionnaire. La survie à 5 ans au stade I est supérieure à 80 %, au stade II de 60 à 50 %, au stade III de 20 à 30 %, au stade IV de 5 à 10 %. L'envahissement ganglionnaire iliaque divise le pronostic de chaque stade par deux.

La surveillance est essentiellement clinique car la plupart des récidives sont pelviennes.

Pathologies bénignes du col

C'est la colposcopie et le frottis cervical associés parfois à la biopsie qui permettent de faire le diagnostic et d'éliminer une lésion précancéreuse ou cancéreuse.

Cervicites

L'exocervicite herpétique (HVS [Herpes simplex hominis] II) présente l'aspect de vésicules coalescentes ou ulcérées. La colpite tigrée à trichomonas est caractéristique à la colposcopie (test au lugol). Les endocervicites microbiennes (*Chlamydiae*, mycoplasmes, gonocoque) associent glaire louche et leucorrhées sales. Le dépistage de ces cervicites est capital car elles sont facteurs de stérilité (*voir* les infections génitales basses dans le Chapitre 11 *Pathologie infectieuse en gynécologie*, page 117).

Ectropion

C'est l'extériorisation de l'épithélium glandulaire qui vient alors recouvrir l'exocol. L'ectropion cicatrise en général spontanément, ce phénomène s'appelle encore métaplasie malpighienne. Rarement lorsqu'il entraîne des leucorrhées abondantes ou des infections basses, on peut le réduire par vaporisation laser ou électrocoagulation.

Polypes et fibromes cervicaux

(Voir chapitre 6 « Pathologie du corps utérin ».)

Kystes de Naboth

Ces kystes translucides correspondent à l'obturation de l'orifice des glandes de l'épithélium glandulaire. Abstention thérapeutique.

POINTS CLÉS

1. ▶ **Cancer de la femme non ménopausée** se développant sur des lésions pré-cancéreuses (dysplasie du col) en rapport avec une infection par le « Human Papilloma Virus » (HPV).
2. ▶ La prévention repose sur le **dépistage systématique** par frottis entre 25 et 65 ans.

Pathologie ovarienne

8

Les tumeurs de l'ovaire représentent un des problèmes les plus difficiles de la pathologie gynécologique tant sur le plan du diagnostic, de l'histologie, de l'évolution, que du traitement. La difficulté réside, tout d'abord, à différencier les **kystes fonctionnels** des **kystes organiques,** puis de différencier, dans les kystes organiques, les **kystes organiques bénins** des **kystes organiques malins**. Tout kyste ovarien organique impose son ablation chirurgicale et l'examen anatomopathologique de la totalité de la pièce d'exérèse. La grande majorité des kystes ovariens sont d'origine fonctionnelle, spontanément résolutifs, autorisant un traitement conservateur.

Différents types de kystes

Kystes fonctionnels

Ce sont les plus fréquents des formations kystiques de l'ovaire (90 %). Un kyste fonctionnel est un follicule ou un corps jaune (kystes lutéaux) ayant subi une transformation kystique sous l'influence d'une perturbation hormonale. Les causes sont classiques (microprogestatifs, inducteurs de l'ovulation, début de grossesse simple ou multiple, môle hydatiforme) mais la physiopathologie reste mystérieuse.

Le plus souvent uniloculaires, translucides, d'aspect blanc bleuâtre, ils contiennent un liquide clair ou citrin. La taille de ces kystes est en général inférieure à 5 cm et ils disparaissent habituellement après les règles ou après traitement bloquant l'ovulation (contraception normodosée).

LE KYSTE DU CORPS JAUNE FONCTIONNEL HÉMORRAGIQUE est la complication la plus souvent rencontrée.

Endométriose ovarienne

L'ovaire est une localisation fréquente de l'endométriose. **L'endométriome** ou kyste endométriosique est le plus souvent uniloculaire, d'aspect homogène hypoéchogène à l'échographie (figure 8.1). Sa coque est épaisse et son contenu liquidien est caractéristique « **chocolat ou goudron** ». Ce kyste, contenant du sang menstruel, entraîne des douleurs pelviennes exacerbées au cours des règles et d'importantes lésions adhérentielles, sources de stérilité.

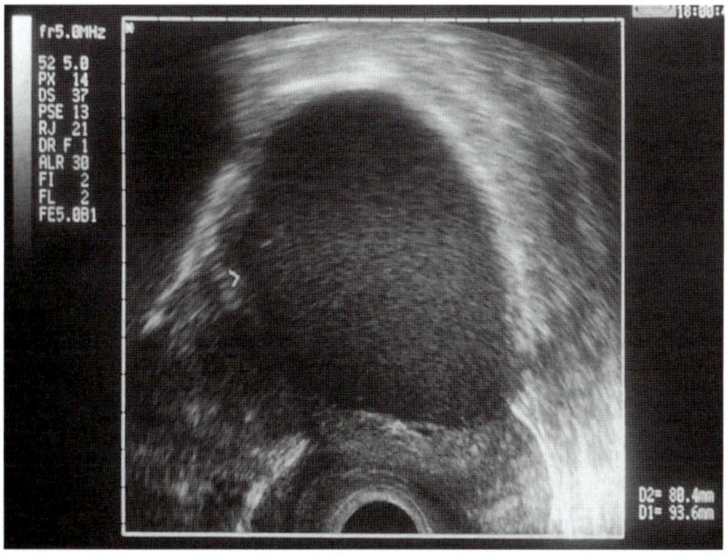

Fig. 8.1 Kyste endométriosique à l'échographie.

Kystes organiques

Tumeurs épithéliales communes (ou du revêtement)

Elles représentent les deux tiers des tumeurs organiques de l'ovaire et plus de 85 % des tumeurs malignes.

TUMEURS BÉNIGNES

- **Kystes séreux** (cystadénomes séreux ou papillaires). Ce sont les plus fréquents (50 % des tumeurs organiques), leur liquide est clair, « eau de roche » et leur paroi régulière.

◗ **Kystes mucineux** (cystadénomes mucineux). Leur contenu est épais et visqueux, et le plus souvent multiloculaire.

◗ **Kystes endométrioïdes** (cystadénomes endométrioïdes). Leur aspect est proche du tissu endométrial et leur contenu est volontiers hémorragique.

TUMEURS MALIGNES

◗ **Les cystadénocarcinomes séreux** représentent 40 % des cancers de l'ovaire. Ils sont fréquemment multiloculaires avec des zones nécrotico-hémorragiques et souvent des végétations endo- ou exophytiques, se greffant sur le péritoine et déterminant une ascite.

◗ **Les cystadénocarcinomes mucineux, les cystadénocarcinomes endométrioïdes** (un cancer de l'endomètre est associé dans 20 % des cas) et **les carcinomes indifférenciés** de mauvais pronostic.

TUMEURS FRONTIÈRES OU « BORDERLINE ». Elles correspondent à des tumeurs intermédiaires entre les lésions morphologiquement bénignes et les tumeurs à la limite de la malignité. Leur diagnostic anatomopahologique est difficile, nécessitant de multiples coupes sur la pièce opératoire. Leur pronostic est incertain. Il existe des tumeurs frontières séreuses, mucineuses et endométrioïdes.

Tumeurs endocrines

Ce sont des tumeurs du mésenchyme et des cordons sexuels. Rares (6 % des kystes ovariens), elles ont toujours un degré de différenciation dans le sens ovarien (**tumeur de la granulosa** ou **fibrothécome**) ou dans le sens testiculaire (**tumeur de Sertoli-Leydig**). Elles peuvent être sécrétantes et s'accompagner de signes d'hyperœstrogénie (granulosa) ou de virilisation (tumeurs de Sertoli-Leydig). Certaines de ces tumeurs sont à faible potentiel de malignité, de bon pronostic, mais quelques formes peu différenciées ont une évolution défavorable.

Tumeurs germinales

Elles représentent 10 à 15 % des tumeurs ovariennes et sont développées à partir des cellules germinales issues de la gonade embryonnaire.

DYSGERMINOMES OU SÉMINOMES. Ce sont des tumeurs malignes de pronostic relativement bon car très radiosensibles.

DYSEMBRYOMES OU TÉRATOMES

◗ **Bénins : les kystes dermoïdes** représentent 95 % des tumeurs germinales. Solido-liquides, leur contenu est caractéristique : un liquide gras épais, avec parfois des poils, des dents…

◗ **Malins : le chorio-carcinome** est extrêmement rare et sécrète de l'HCG. Le *tératome immature ou tératocarcinome*, solido-liquide, secrète de l'alpha-fœto-protéine (AFP).

Tumeurs secondaires

Dans 80 % des cas, il s'agit de métastases ovariennes d'origine gastro-intestinale. La **tumeur de Krükenberg** est la plus connue, la tumeur primitive est un cancer de l'estomac.

Kyste ovarien bénin non compliqué

Circonstances de découverte

Il s'agit le plus souvent d'une femme en période d'activité génitale présentant des signes peu spécifiques (douleurs pelviennes, troubles des règles) ou pour laquelle on découvre de façon fortuite une masse annexielle à l'échographie.

PLUS RAREMENT, il peut s'agir d'une augmentation de volume de l'abdomen, de troubles vésicaux (dysurie) et rectaux (constipation, ténesme).

Examen clinique

Rarement, on note une voussure abdominale à l'inspection. Au toucher vaginal, on peut retrouver une **tumeur pelvienne**, correspondant à une masse latéro-utérine, arrondie, indolore, souple, indépendante de l'utérus, séparée de l'utérus par un sillon et mobilisable séparément. Les mouvements imprimés à l'utérus par la main vaginale ne sont pas transmis à la masse pathologique palpée par la main abdominale.

DANS CERTAINES CIRCONSTANCES (obésité, patiente pusillanime, petit kyste), le diagnostic est difficile. Aussi l'examen clinique ne permet pas toujours d'établir le diagnostic, et au moindre doute il convient d'avoir recours au maître examen en matière de pathologie annexielle : **l'échographie.**

Examens complémentaires

Cette étape est indispensable pour établir le diagnostic de kyste ovarien et pour répondre aux deux questions essentielles : **faut-il opérer, c'est-**

à-dire s'agit-il d'un kyste fonctionnel ou organique ? et comment opérer (cœlioscopie ou laparotomie), c'est-à-dire s'agit-il d'un cancer ?

Échographie

C'est l'examen incontournable pour le diagnostic des kystes ovariens. Elle sera réalisée à la suite de l'examen clinique, par voie abdominale mais surtout par voie vaginale. L'échographie précisera la taille du kyste, son volume, sa position, l'épaisseur et l'aspect des parois, le nombre de cloisons (uniloculaires ou multiloculaires), l'échogénicité du contenu (anéchogènes, hypoéchogènes ou hyperéchogènes), le caractère homogène ou hétérogène du kyste.

Au terme de cette analyse, on peut suspecter la nature de la lésion.

LES KYSTES UNILOCULAIRES ANÉCHOGÈNES OU HYPOÉCHOGÈNES, homogènes, à parois fines et à contours nets sont plus souvent des kystes fonctionnels ou organiques bénins (figure 8.2).

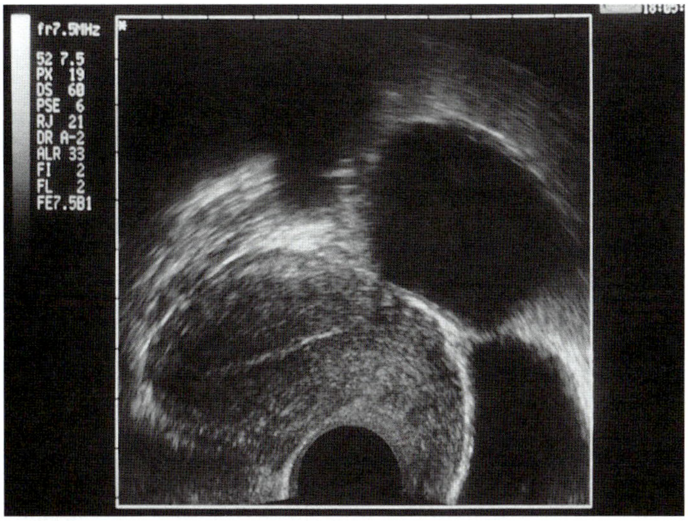

Fig. 8.2 Kyste fonctionnel ou organique bénin.

LES KYSTES MULTILOCULAIRES, HYPERÉCHOGÈNES OU HÉTÉROGÈNES (hypoéchogènes et hyperéchogènes) à parois épaisses avec présence de végétations intra- et exokystiques peuvent faire suspecter un cancer (surtout s'il existe une ascite associée) (figure 8.3) ou un kyste dermoïde (fragments de dents et de cartilage hyperéchogènes).

Si l'échographie est très pertinente pour le diagnostic de malignité, elle l'est un peu moins pour le diagnostic de kyste fonctionnel, d'où l'intérêt des ponctions échoguidées.

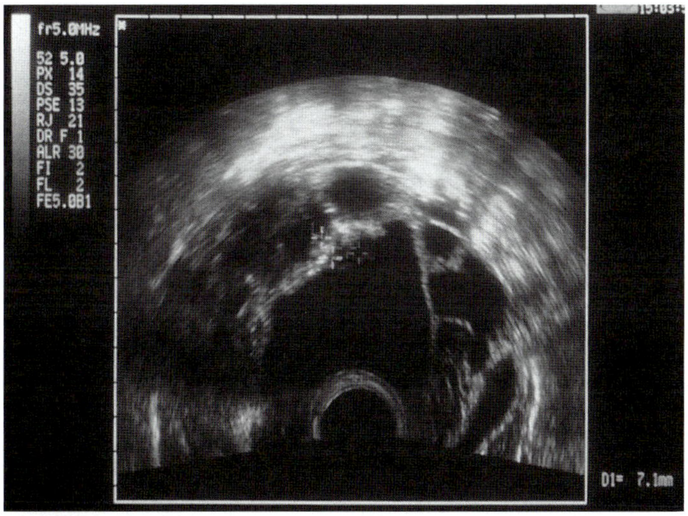

Fig. 8.3 Kyste multiloculaire à parois épaisses.

Ponctions échoguidées

Dans les kystes uniloculaires anéchogènes inférieurs à 5 cm, on peut réaliser une ponction échoguidée, sous anesthésie locale. Le liquide de ponction est soigneusement examiné : aspect et couleur, cytologie, marqueurs intrakystiques (E_2 et CA 125), afin de déterminer s'il s'agit d'un kyste organique séreux ou d'un kyste fonctionnel.

Autres examens complémentaires

Ils sont de peu d'utilité si on suspecte un kyste organique bénin et ils ne doivent donc en principe pas être réalisés.

LA RADIOGRAPHIE DE L'ABDOMEN peut montrer l'existence de calcifications (dents ou formations osseuses) évocatrices d'un kyste dermoïde (figure 8.4).

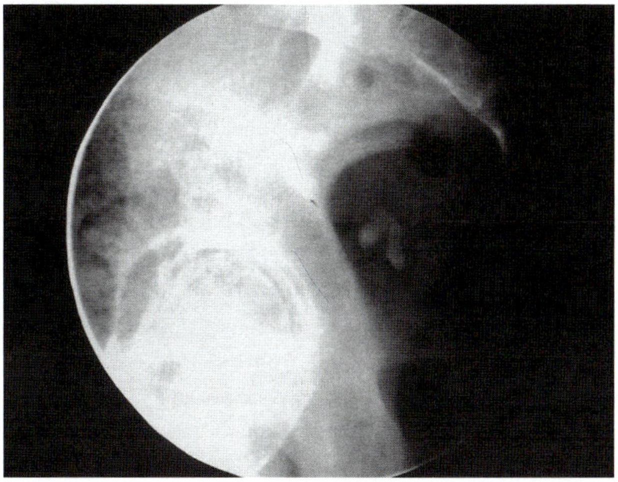

Fig. 8.4 Radiographie du pelvis sans préparation. Calcifications évoquant des ébauches dentaires.

L'HYSTÉROSALPINGOGRAPHIE ne fait généralement plus partie des examens diagnostiques du kyste ovarien mais elle peut donner des images indirectes.

L'UIV ne sera réalisée que s'il s'agit d'un kyste de taille importante, fixé ou inclus dans le ligament large en raison des difficultés opératoires. Le retentissement sur le haut appareil urinaire peut être apprécié à l'échographie.

LE SCANNER ET L'IRM sont de peu d'utilité et n'apportent que rarement d'élément supplémentaire au diagnostic échographique.

Complications

Elles peuvent être révélatrices d'un kyste ovarien ou survenir dans le contexte d'antécédent de kyste ovarien connu ce qui facilite le diagnostic.

TORSION. C'est la complication aiguë la plus fréquente. Le tableau est caractéristique : le début est brutal (l'horaire est le plus souvent précisé) amenant la patiente à consulter en urgence à l'hôpital dans un tableau d'**urgence opératoire**, associant une violente douleur abdomino-pelvienne, non soulagée par le repos ou les antalgiques courants. Il existe souvent des signes d'irritation péritonéale (nausées et vomissements).

- **À l'examen clinique,** on retrouve un léger fébricule (38°), une douleur provoquée basse à la palpation abdominale avec souvent une défense. Le toucher vaginal, bien que difficile, permet de percevoir une masse latéro-utérine, très douloureuse et fixée.
- **L'échographie pelvienne** pratiquée immédiatement permet de confirmer la présence d'un kyste ovarien, associé quelquefois à des remaniements intrakystiques (hémorragiques, plages échogènes ischémiques).
- **L'intervention en urgence** s'impose et on réalise le plus souvent une cœlioscopie. Dans un premier temps, on déroule les tours de spires et l'on conserve l'annexe si elle reprend une bonne coloration. Par contre, lorsque l'annexe présente une ischémie définitive (diagnostic tardif), on réalise alors une annexectomie percœlioscopique.

HÉMORRAGIES ET RUPTURES. Elles réalisent un tableau d'épanchement intrapéritonéal avec défense abdominale, touchers pelviens douloureux et parfois signes de choc et d'anémie. Le plus souvent, il s'agit d'un kyste du corps jaune fonctionnel hémorragique. Il est souvent rencontré après traitement d'hyperstimulation par les gonadotrophines ou en début de grossesse. Le diagnostic différentiel du kyste hémorragique en début de grossesse se pose avec une GEU rompue. La cœlioscopie rectifie le diagnostic et permet la coagulation du vaisseau qui saigne à la surface de l'ovaire.

COMPRESSIONS. Elles sont rares et correspondent à des localisations particulières : kystes enclavés dans le Douglas ou kystes inclus dans le ligament

DÉGÉNÉRESCENCE. Elle reste la complication la plus redoutable mais l'histoire naturelle des cancers ovariens reste mal définie. En effet, il n'existe pas d'arguments formels en faveur d'une filiation avec une tumeur bénigne.

INFECTION. Elle peut se voir de façon exceptionnelle avec un kyste dermoïde. Ainsi, une péritonite chimique peut apparaître, après rupture intrapéritonéale d'un kyste dermoïde lors d'un traitement chirurgical (cœlioscopique), s'il reste du sébum, poils... après lavage. Une couverture antibiothérapique s'impose.

Les abcès ovariens peuvent se voir après ponction de kyste (geste septique), ou après infection ascendante au cours d'une salpingite.

COMPLICATIONS PENDANT LA GROSSESSE. Pendant la grossesse, les kystes de l'ovaire peuvent se compliquer (torsion, rupture) nécessitant une intervention chirurgicale. Le kyste peut classiquement prédisposer aux présentations vicieuces, mais, en réalité, il donne rarement de complications obstétricales et on se contente de les surveiller à l'échographie.

Traitement

La difficulté principale est de **ne pas méconnaître un cancer primitif ovarien**. Idéalement, on traite :

UN KYSTE FONCTIONNEL par mise au repos des ovaires ou ponction.

UN KYSTE ORGANIQUE BÉNIN par cœlioscopie (kystectomie, voire ovariectomie).

UN CANCER se traite par laparotomie (hystérectomie totale avec annexectomie bilatérale et omentectomie).

Conduite à tenir devant un kyste ovarien (figure 8.5)

Si on découvre un kyste anéchogène pur, de taille inférieure à 5 cm, chez une femme jeune.

Dans un premier temps, on met les ovaires au repos par une **association œstroprogestative normodosée** et on contrôle par échographie trois mois plus tard, après les règles.

- **Si le kyste a disparu,** il était fonctionnel.
- **Si le kyste persiste,** on peut proposer une *ponction échoguidée*.

À LA PONCTION

- **Si le liquide est citrin,** avec une cytologie et des marqueurs intrakystiques en faveur d'un kyste fonctionnel, on contrôle par échographie, après les prochaines règles, la disparition du kyste.
- **Si le kyste récidive** après ponction ou si le liquide présente d'emblée des caractères d'organicité (liquide eau de roche, taux intrakystique des marqueurs et cytologie de kyste organique). On réalise une cœlioscopie.

Pour tous les autres kystes

Pour tous les autres kystes sauf ceux présentant des signes échographiques de malignité (végétations intra- et/ou exokystiques, ascite, anses agglutinées), on réalise une cœlioscopie.

La cœlioscopie doit être minutieuse et débute par une exploration de la cavité abdomino-pelvienne, des coupoles diaphragmatiques, de l'ovaire controlatéral et on prélève du liquide péritonéal adressé en anatomopathologie. Puis on examine le kyste et on vérifie l'absence de végétations au niveau de ses parois interne et externe. Si l'ensemble des constatations est en faveur d'un kyste organique bénin, on réalise le plus souvent une kystectomie chez la femme jeune désireuse de grossesse ou une ovariectomie chez la femme âgée. Si l'exploration opératoire ou si l'examen anatomopathologique définitif confirme un cancer ovarien, il faut compléter le geste chirurgical par laparotomie.

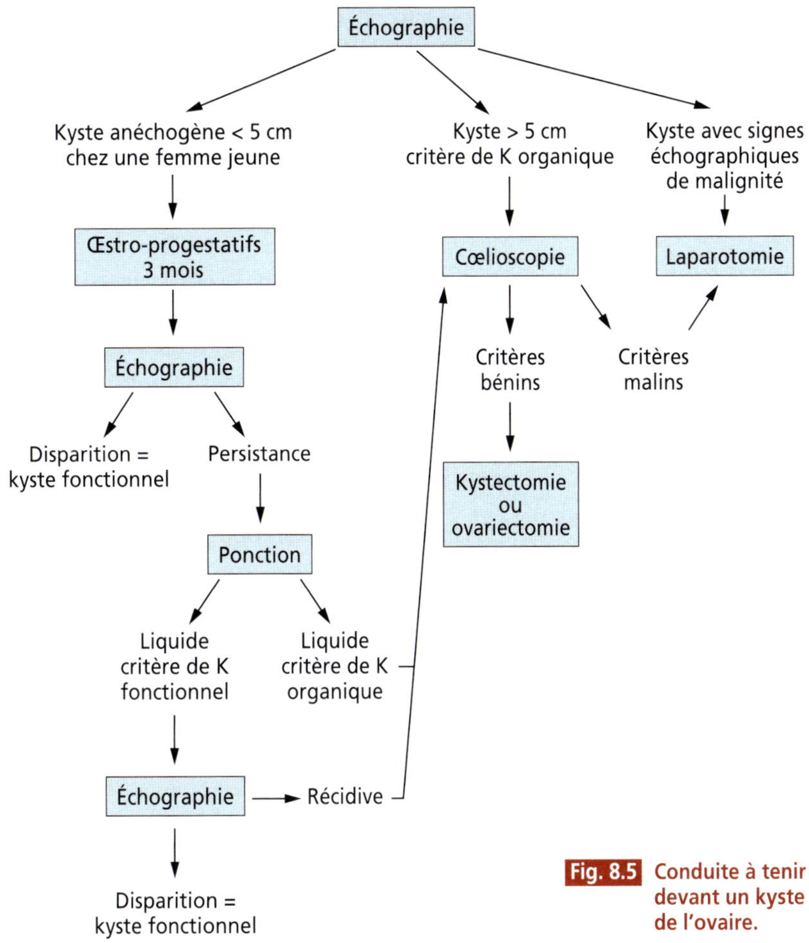

Fig. 8.5 Conduite à tenir devant un kyste de l'ovaire.

Autres cas

Pour tous les cas où la cœlioscopie s'annonce difficile (taille > 8 cm, gros kystes dermoïdes) et pour tous les kystes présentant des signes échographiques de malignité surtout chez la femme ménopausée, la laparotomie sera proposée d'emblée. L'exploration sera identique à celle menée par cœlioscopie.

Cancer de l'ovaire

Le cancer de l'ovaire reste l'une des plus graves tumeurs malignes marqué par son mauvais pronostic puisque la survie à 5 ans tous stades confondus varie entre 15 et 35 %. Il occupe le septième rang des cancers féminins. Son incidence augmente régulièrement pour atteindre en France un chiffre d'environ 12/100 000 en France. La particularité de ce cancer est son évolution locorégionale pelvienne, amenant à parler de « maladie péritonéale ». Le diagnostic est souvent fait à un stade avancé et explique son pronostic redoutable.

La chirurgie reste le traitement essentiel du cancer de l'ovaire. L'apparition à la fin des années 1970 de nouvelles drogues, comme les sels de platine, associées à l'introduction de nouveaux protocoles de polychimiothérapie a permis une réelle évolution dans le taux des réponses cliniques après chirurgie d'exérèse initiale.

Facteurs favorisants

L'étude épidémiologique est décevante dans les cancers de l'ovaire. On peut noter des facteurs hormonaux (l'infécondité), des facteurs génétiques et familiaux car il existe des entités rares de syndromes héréditaires : les syndromes familiaux de cancer de l'ovaire associés ou non à d'autres cancers (sein, colon), des facteurs liés à l'environnement (industrialisation) ou à des facteurs physiques (le talc, l'amiante, les radiations ionisantes).

Classification anatomopathologique

Les tumeurs épithéliales communes représentent les deux tiers des tumeurs de l'ovaire mais surtout 80 à 90 % des lésions malignes. Elles se développent à partir du revêtement de surface.

La classification des tumeurs épithéliales fait appel à plusieurs critères, notamment le type cellulaire, le degré de malignité, le degré de différenciation cellulaire (grade histologique).

Mode d'extension des cancers ovariens

LA VOIE INTRAPÉRITONÉALE réalise la voie de dissémination la plus précoce et la plus fréquente des cellules néoplasiques d'origine ovarienne, avant la dissémination lymphatique ou hématogène (rares métastases à distance). Les cellules cancéreuses, desquamées souvent en amas, vont se greffer sur les parois du péritoine pariétal ou sur le péritoine des viscères (trompes, utérus, intestin) de la cavité abdominale. Ces greffes constituent la carcinose péritonéale ; elles vont entraver la résorption lymphatique physiologique au niveau des coupoles diaphragmatiques et augmenter la sécrétion du péritoine sain adjacent aboutissant à la constitution d'ascite.

Diagnostic

Circonstances de découverte

La tranche d'âge la plus souvent concernée se situe entre 50 et 70 ans. Le développement intrapelvien de ces tumeurs explique que la symptomatologie soit peu spécifique et tardive, et que 70 % des tumeurs soient diagnostiquées à un stade avancé (stade III ou IV) de mauvais pronostic. Il peut s'agir de troubles digestifs, de douleurs pelviennes, de troubles des règles (métrorragies), d'une augmentation de volume de l'abdomen, d'une ascite (intérêt de la ponction à visée cytologique), d'une altération de l'état général. Devant ces signes, il faut avoir le réflexe de pratiquer un examen gynécologique et une échographie pelvienne à la recherche d'une tumeur pelvienne.

Parfois, la découverte de la tumeur est réalisée lors d'un examen gynécologique ou d'une échographie systématique. Enfin, il peut s'agir d'une surprise opératoire ou histologique lors de l'exploration d'une tumeur ovarienne en apparence bénigne. C'est en particulier dans ces circonstances que peuvent être dépistés des cancers ovariens localisés à un stade précoce.

Examen clinique

L'examen gynécologique n'est pas toujours contributif (patientes âgées et obèses). Classiquement, on peut percevoir au toucher vaginal une **masse pelvienne**, unie ou bilatérale, mobile ou fixée et de consistance dure, irrégulière et polylobée. **L'ascite** est parfois associée, mais la nature ovarienne de la masse est quelquefois difficile à préciser.

Examens complémentaires

ÉCHOGRAPHIE ABDOMINO-PELVIENNE. C'est le maître examen dans le diagnostic des cancers de l'ovaire (figure 8.6). Elle permet de préciser l'origine ovarienne de la masse perçue cliniquement associée à des signes de malignité (masse volumineuse hétérogène avec présence de végétations externes). Elle précise l'extension de la maladie : envahissement de l'ovaire controlatéral, métastases hépatiques et ascite.

MARQUEURS SÉRIQUES. **Le CA 125** est actuellement le seul marqueur sérique dont le dosage présente un réel intérêt clinique. Malheureusement, il n'est pas spécifique du cancer de l'ovaire mais des taux très élevés sont parfois très évocateurs. Son taux est fortement corrélé à l'évolution de la maladie.

AUTRES EXAMENS COMPLÉMENTAIRES. Ils sont de peu d'intérêt pour évaluer le stade ou l'extension de la maladie. En effet, la classification et l'extension des cancers de l'ovaire sont toujours réalisées en peropératoire et aucun examen complémentaire ne peut remplacer la chirurgie dans ce domaine.

Le scanner abdomino-pelvien et l'imagerie par résonance magnétique (IRM) sont moins performant que l'échographie pour explorer les ovaires et le foie.

Dans les tumeurs évoluées, il est par contre utile de réaliser une UIV et un lavement baryté afin de vérifier l'absence d'envahissement des uretères et du rectum. Enfin, un bilan anesthésique complet doit clore le bilan préthérapeutique car le premier temps du traitement est une chirurgie agressive de réduction maximale associée à une réanimation postopératoire souvent importante.

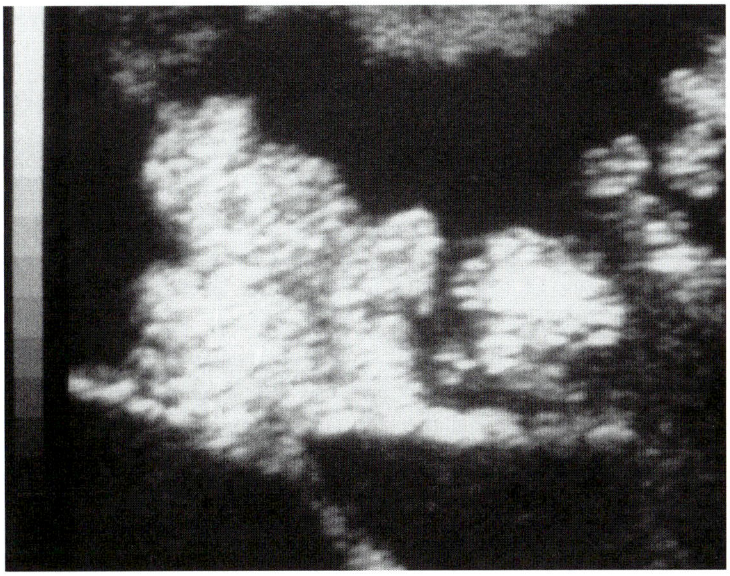

Fig. 8.6 Échographie pelvienne d'un cancer de l'ovaire avec végétations métastatiques péritonéales et ascite.

Traitement

Les médicaments utilisés par les chimiothérapeutes sont de plus en plus efficaces et agressifs, mais cette efficacité est directement corrélée à la qualité de la chirurgie d'exérèse initiale. Ainsi les exigences des chimiothérapeutes vis-à-vis des chirurgiens ne cessent d'augmenter, nécessitant des équipes de référence habituées et formées à la chirurgie carcinologique, capables de réaliser des exérèses aussi complètes que possible et des résections viscérales à la demande, entourées d'un service d'anesthésie et de réanimation performant.

Le cancer de l'ovaire constitue donc un bel exemple de la nécessaire pluridisciplinarité, en matière de stratégie thérapeutique carcinologique, mais dont la chirurgie est le traitement de base.

Le traitement habituel débute donc par une **chirurgie initiale** suivie d'une **chimiothérapie** (6 cures). À la fin de la chimiothérapie, un bilan de réévaluation est pratiqué, éventuellement par **chirurgie de « *second look* »**. En cas de lésions persistantes, un deuxième traitement adjuvant est proposé.

Principe de la chirurgie d'exérèse initiale

L'objectif de cette chirurgie est triple :

OBJECTIF DIAGNOSTIQUE. Seule la chirurgie permet d'affirmer le diagnostic.

OBJECTIF PRONOSTIQUE. L'exploration minutieuse et systématique de la cavité abdomino-pelvienne permet de préciser l'extension des lésions et de classer les malades en différents stades, dans la classification de la Fédération internationale de gynécologie et d'obstétrique (FIGO, 1985).

Stade I	Tumeur limitée aux ovaires
Stade II	Tumeur atteignant un ou deux ovaires avec extension au pelvis
Stade III	Tumeur atteignant un ou deux ovaires avec implants péritonéaux au-delà du pelvis (intestin, épiploon) et/ou adénopathies inguinales ou rétropéritonéales
Stade IV	Tumeur atteignant un ou deux ovaires avec métastases à distance.

OBJECTIF THÉRAPEUTIQUE. L'exérèse maximale peut, par elle-même, dans les formes localisées, entraîner la guérison.

La voie d'abord est généralement une incision médiane. L'exérèse complète doit emporter beaucoup plus que le seul ovaire tumoral parce que l'on sait la grande fréquence des autres localisations génitales microscopiques. L'opération standard dans le traitement des cancers de l'ovaire est **l'hystérectomie totale avec annexectomie bilatérale associée à une omentectomie** (ablation de l'épiploon) de principe, des biopsies péritonéales multiples et une éventuelle lymphadénectomie pelvienne et lombo-aortique. Dans les formes évoluées, des résections à la demande (digestives, splénectomies...) sont réalisées.

En fin d'intervention, on doit préciser la totalité des lésions et de la masse tumorale dont l'exérèse a été réalisée et faire l'inventaire des lésions résiduelles éventuelles. Lorsque l'exérèse n'a pas été complète, le pronostic est alors réservé.

Chimiothérapie

Rapidement après la chirurgie, on débute une polychimiothérapie à base de sels de platine. Cette polychimiothérapie contient un dérivé du platine (*Cisplatine* ou carboplatine) associé le plus souvent à un alkylan (cyclophosphamide = *Endoxan*) ou au *Taxol*, dérivé de l'if. L'efficacité de cette polychimiothérapie est dose-dépendante. Les cures sont répétées toutes les 3 à 4 semaines, pendant 6 mois. À la fin de ce traitement, un bilan de réévaluation est réalisé.

Radiothérapie

Elle est de moins en moins utilisée après la chirurgie de première intention car le cancer de l'ovaire est une maladie péritonéale et il importe d'irradier à la fois l'abdomen et le pelvis, ce qui expose à de nombreux effets secondaires (irradiation digestive). Cependant l'irradiation externe conserve des indications en cas de lésions résiduelles ou de récidives pelviennes.

Bilan de réévaluation

Ce bilan comprend généralement un examen clinique, un dosage du CA 125, une échographie et un scanner. On réalise une « chirurgie de *second look* » afin de confirmer qu'il ne persiste pas des lésions microscopiques. S'il persiste des lésions de faible diamètre (< 1 cm), on peut proposer une chimiothérapie intrapéritonéale, une radiothérapie externe, une nouvelle chimiothérapie ou une chimiothérapie intensive avec autogreffe de moelle.

Traitement conservateur dans le cancer de l'ovaire

La découverte d'une tumeur ovarienne maligne, chez une femme jeune désireuse de maternité, pose parfois le problème de la conservation temporaire de l'utérus et de l'annexe controlatérale. L'annexectomie unilatérale n'est alors possible que s'il s'agit d'une tumeur de stade I intrakystique limitée à un seul ovaire, bien différenciée avec des prélèvements biopsiques ne montrant aucune dissémination. Ce n'est que si l'ensemble de ces conditions est rempli qu'un traitement conservateur peut être réalisé.

La surveillance de ces patientes ayant bénéficié d'un traitement conservateur doit être d'une extrême rigueur. Cette surveillance associe un examen clinique, une échographie pelvienne, un dosage des marqueurs tumoraux et une cœlioscopie de deuxième regard.

Pronostic et évolution

Les facteurs classiques de mauvais pronostic sont : le volume tumoral résiduel important à la fin de la chirurgie initiale, le stade initial élevé, l'indifférenciation tumorale, la rémission incomplète sous chimiothérapie, l'âge (> 70 ans) et le mauvais état général de la patiente.

La surveillance s'impose car les récidives sont fréquentes, mais il faut savoir qu'aucun traitement n'est vraiment efficace actuellement sur ces récidives. Un bilan, tous les 6 mois pendant 5 ans, est réalisé, incluant examen clinique, dosage du CA 125 et échographie auquel on peut adjoindre un scanner annuel.

Plus de 70 % des diagnostics sont faits à un stade III ou IV, pour lesquels le taux de survie est respectivement de 20 % et 5 % à 5 ans. Pour les stades I, ce taux de survie est de 70 % et de 50 % pour les stades II. Ceci souligne le fait que des efforts doivent être menés pour un diagnostic plus précoce.

POINTS CLÉS

1. ▶ **Cancer fréquent**, de pronostic redoutable, de diagnostic difficile, évoluant rapidement vers une diffusion péritonéale mortelle.
2. ▶ La **chirurgie** précoce, associée à la **polychimiothérapie**, représente la seule chance de survie.
3. ▶ Il touche la femme entre **50 et 70 ans**.

Pathologie vulvo-vaginale et malformations génitales

9

Pathologie vulvo-vaginale

La pathologie vulvaire a la particularité de nécessiter l'association active de deux spécialités, la dermatologie et la gynécologie. La patiente consulte essentiellement pour se plaindre de symptômes qu'il y a lieu de bien connaître afin d'orienter le diagnostic. Les lésions asymptomatiques sont rares; mais parmi elles, peuvent se trouver les lésions précancéreuses et certains cancers.

Les deux symptômes les plus fréquents sont le **prurit** (envie de se gratter) et la sensation douloureuse de **brûlures vulvaires** (sensation de cuisson) qu'il faut bien différencier lors de l'interrogatoire. Les **vulvodynies** s'installent souvent dans un contexte dépressif et correspondent à des brûlures chroniques et la vulve ne présente à l'examen qu'une inflammation modérée. Les rapports sexuels aggravent souvent les brûlures, on parle alors de **dyspareunie** d'intromission. Enfin des **hémorragies** peuvent révéler un cancer de la vulve.

L'examen comprendra :

- **Un interrogatoire détaillé** (antécédents de diabète, notion d'allergie cutanée, rapports sexuels, incontinence urinaire, notion de ménopause…).
- **Un examen soigneux de la région vulvo-vaginale.** L'utilisation d'un colposcope à fort grossissement permet d'affiner cet examen (vulvoscopie) notamment dans les lésions condylomateuses après l'application locale d'acide acétique.
- **Un examen gynécologique** associant un examen des téguments (bouche et ongles) et un examen général (thorax, cou).
- Un éventuel examen du partenaire.
- **Des prélèvements bactériologiques** en cas de suspicion d'infection et le recours à la biopsie sous anesthésie locale essentielle pour différencier une lésion bénigne d'une lésion maligne.

Les différents types de lésions seront présentés en fonction de leur aspect. Les infections vulvo-vaginales ne seront pas détaillées ici (voir Chapitre 11 « Pathologie infectieuse en gynécologie », page 117).

Lésions rouges

Elles sont dues à une vasodilatation capillaire.

Vulvites infectieuses (voir Chapitre 11 « Pathologie infectieuse en gynécologie », page 117).

Les vulvites à *Candida* (la vulve est rouge recouverte d'un enduit blanchâtre), à trichomonas, à gonoccoques, les vulvites à *Gardnerella* (malodorantes). L'oxyure peut être en cause chez la fillette. La phtyriase (morpion) et la gale sont responsables d'un prurit cutané et nocturne.

Psoriasis vulvaire. Il se reconnaît par ses desquamations blanchâtres et ses localisations aux membres (coudes, genoux).

L'eczéma de contact par sensibilisation à un réactogène chimique (détergents, produits de beauté, pommades ou ovules vaginaux…). La cause étant supprimée, ces eczémas de contact sont calmés par des bains de siège antiseptiques.

Lésions de folliculites. Favorisées par une mauvaise hygiène, elles prennent l'aspect de pustules (infection) centrées par un poil. Le traitement comprend un savon bactéricide et une pommade antibiotique (*Néomycine*).

Maladie de Paget. Localisation d'un adénocarcinome des glandes apocrines. Elle associe un prurit à des lésions rouges et des îlots blancs squameux. La biopsie fait le diagnostic et le traitement de choix est l'exérèse large et profonde avec greffe.

Lésions blanches ou leucoplasies

Elles sont liées à la kératinisation (aspect blanc et épais de la peau), à la diminution de la vascularisation, à la dépigmentation par perte des mélanocytes cutanées.

Lichen scléro-atrophique ou dystrophie vulvaire. C'est la dermatose chronique vulvaire la plus fréquente. Elle apparaît dans la périménopause associée à un prurit, à des lésions de grattage et à une dyspareunie orificielle avec parfois fissuration. Les petites lèvres sont d'aspect blanchâtre, atrophiques ou accolées conduisant à une sténose orificielle vulvo-vaginale. La biopsie est essentielle et permet habituellement le diagnostic. L'évolution peut se faire de sa forme atrophique vers la dystrophie hyperplasique et plus rarement le cancer épidermoïde invasif de la vulve.

Le traitement repose sur la corticothérapie locale puissante de 3 mois, comme les dermocorticoïdes de classe I : *Dermoval* et *Diprolène* avec parfois un traitement d'entretien pour éviter les rechutes.

Dépigmentations. Le vitiligo est une maladie héréditaire, dans laquelle les mélanocytes sont progressivement détruits. La lésion se développe chez une femme jeune, elle est blanche à bord net sans prurit associé. Il n'y a pas de traitement.

L'albinisme partiel peut atteindre la région vulvaire. Les poils sont blancs dans la surface atteinte et on retrouve d'autres lésions sur les bras et le front.

Intertrigo. Il s'agit d'une femme obèse avec manque d'hygiène présentant des lésions blanches et de nombreux débris squameux et gras dans les plis. On préconise des bains antiseptiques (*Solubacter*, *Septivon*, *Bétadine*), puis on rince et on sèche (sèche-cheveux).

Lésions noires

Elles sont liées à une augmentation de la production de mélanine dans l'épiderme ou à son passage dans le derme.

Nævus : ils sont bruns, asymptomatiques et doivent être surveillés voire enlevés car ils peuvent se transformer en mélanome.

Mélanome malin : il représente 5 % des cancers de la vulve. Son diagnostic est évoqué devant une lésion noire étendue en surface et en profondeur. Tout mélanome doit être enlevé chirurgicalement d'urgence. Le pronostic est très réservé au-delà de 1,5 mm d'invasion en profondeur.

Ulcérations

Elles doivent faire évoquer l'herpès, la syphilis (voir Chapitre 11 « Pathologie infectieuse en gynécologie », pages 120-121) et le cancer de la vulve (traité dans les tumeurs de la vulve).

Aphtes vulvaires et maladie de Behçet. Il s'agit d'ulcérations douloureuses uniques ou multiples dont le fond est nécrotique (cause inconnue). Le diagnostic est souvent facilité par la présence de lésions buccales ou aphtose bipolaire. Dans de rares cas, cette aphtose peut évoluer vers la grande aphtose systémique ou maladie de Behçet associant aphtes vulvaires, buccaux et uvéite. La complication la plus grave est la cécité. Le traitement est décevant et repose sur les bains de siège antiseptiques, la colchicine voire la thalidomine dans les formes sévères.

Érosions postbulleuses. Les éruptions bulleuses peuvent se voir au niveau de la vulve. Il peut s'agir de phénomènes aigus d'origine physique (brûlures, radiodermites), chimique (caustique), immunologique (érythème polymorphe, toxidermie bulleuse) ou de lésions chroniques, soit congénitales (épidermolyses bulleuses), soit acquises autoimmunes (pemphigus vulgaire, pemphigoïde cicatricielle).

Ulcérations vulvaires chroniques. La maladie de Crohn et le lymphogranulome vénérien (maladie de Nicolas Favre) sont très rares.

Tumeurs vulvaires

Elles sont un motif fréquent de consultation car elles sont rapidement perçues par la femme au cours de sa toilette.

Condylomes acuminés ou « crêtes de coq » ou végétations vénériennes.

C'est une maladie sexuellement transmissible dont l'agent viral en cause est le papillomavirus humain (HPV 6-11). Le plus souvent, il s'agit de végétations acuminées ou papillaires, rugueuses, rosées (tumeur en « chou fleur ») (figure 9.1). Leur siège est souvent multiple (vulve, vagin, col, anus). Le frottis ou la biopsie sont parfois nécessaires. Il faudra rechercher une dysplasie du col ou de la vulve associée et une autre maladie sexuellement transmissible (gonocoque, syphilis, HIV…). Ces lésions ont tendance à récidiver notamment au cours de la grossesse mais le recours à une césarienne est exceptionnel. Le partenaire devra toujours être examiné et traité s'il présente des lésions.

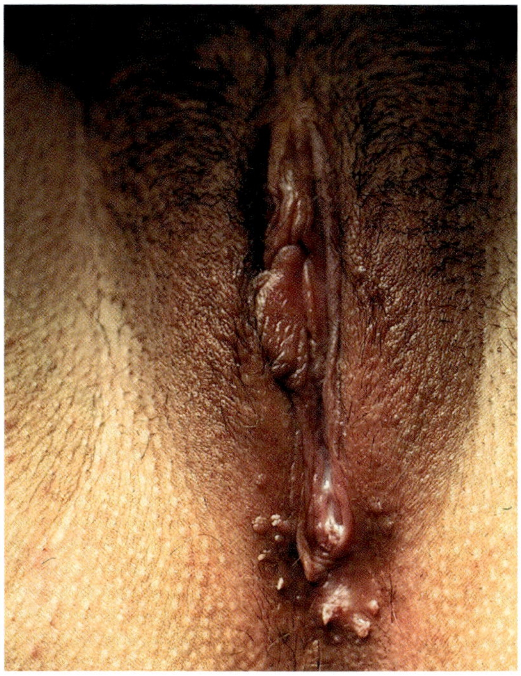

Fig. 9.1 **Condylome vulvaire.**

Le traitement est local :

– par application d'acide trichloroacétique, de *Podophyllin* ou d'*Efudix* ;

– par destruction : électrocoagulation ou vaporisation laser CO_2 ou cryothérapie.

La recherche se porte actuellement sur la prévention primaire par la mise en place d'un vaccin.

PAPULLOSE BOWENOÏDE ou dysplasie vulvaire. C'est une affection virale de la femme jeune (environ 30 ans) due aux papillomavirus. Ces lésions n'ont pas l'aspect de crêtes de coq car elles sont volontiers pigmentées. La biopsie peut retrouver un certain degré d'atypies cellulaires classées en néoplasies intra-épithéliales vulvaires (VIN), et il peut apparaître des atypies majeures allant jusqu'au carcinome *in situ* (ou VIN 3), induites par des papillomavirus à potentiel oncogène (HPV 16, 18…). La transformation en cancer invasif est exceptionnelle. Tous les moyens de destruction peuvent être utilisés mais le laser semble le plus efficace. L'excision est réservée aux formes avec atypies majeures.

MALADIE DE BOWEN ou carcinome *in situ* de la vulve (ou VIN 3). Elle est révélée en période périménopausique par un prurit modérée qui fait découvrir une lésion leucoplasique blanche de la vulve. La maladie de Bowen reste très longtemps au stade de carcinome *in situ*. Mais elle peut devenir rouge, indurée et s'étendre, faisant craindre l'évolution constante vers un carcinome invasif. Elle doit être détruite, de préférence chirurgicalement, pour obtenir un examen histologique complet.

CANCER DE LA VULVE. Il se présente le plus souvent sous la forme d'une lésion rouge mais peut prendre l'aspect d'une lésion blanche (leucoplasie), ulcérée ou pigmentée. Le cancer invasif se développe chez une femme âgée (70 ans) qui souffre de prurit depuis longtemps et qui présente un lichen scléro-atrophique négligé pendant des années.

À cette forme classique s'oppose, plus rarement, le cancer *in situ* (VIN 3 ou néoplasies intra-épithéliales de la vulve) développé chez une femme plus jeune dont la vulve présente une **maladie de Bowen** voire exceptionnellement une **papullose Bowenoïde**. L'intégration du génome de certains virus du groupe des papillomavirus (HPV) dans les cellules épithéliales marque le départ de la transformation cancéreuse.

▶ **Quels que soient l'aspect et le terrain sur lequel se développent ces lésions, la biopsie sera réalisée au moindre doute.** L'incidence annuelle de ce cancer est faible : 1 pour 100 000 femmes mais les formes étendues ont encore un pronostic redoutable.

▶ **Sur le plan thérapeutique,** dans les cancers développés sur lichen, on a encore recours à la vulvectomie totale avec lymphadénectomie bilatérale. Cependant, la tendance actuelle est de renoncer à la vulvectomie totale et de pratiquer une exérèse large à la demande, surtout dans les cancers développés sur maladie de Bowen. La fermeture de la plaie n'est pas toujours aisée et le recours à la transposition de lambeaux myo-cutanés permet de résoudre ces problèmes. En ce qui concerne les ganglions, la tendance là aussi est de réduire le traumatisme chirurgical et on se contente le plus souvent dans les formes latérales d'un curage des ganglions inguinaux homolatéraux. La radiothérapie des aires inguinales peut être réalisée mais elle est souvent mal supportée (œdèmes des membres inférieurs) et retarde la cicatrisation. La chimiothérapie est peu efficace.

BARTHOLINITE. C'est une infection de la glande de Bartholin.

▶ **La bartholinite aiguë est caractéristique.** C'est une tuméfaction de la partie postéro-inférieure de

DÉMARCHE INFIRMIÈRE

PRISE EN CHARGE D'UNE BARTHOLINITE AIGUË

Préparation de la patiente

– Rassurer la patiente sur le fait qu'il s'agit d'une lésion bénigne et que le traitement chirurgical va la soulager.
– Vérifier que la patiente est bien à jeun depuis 6 heures.
– Appliquer éventuellement de la glace sur la région vulvaire. Sur prescription médicale, la patiente peut être perfusée en vue d'une sédation antalgique par voie générale.

Prescription d'examens complémentaires

– L'association avec une maladie sexuellement transmissible doit être recherchée afin d'orienter l'antibiothérapie. Faire un examen bactériologique du pus qui s'extériose au vestibule et un prélèvement urétral et endocervical pour rechercher *Chlamydiae trachomatis*, gonocoques et mycoplasmes.
– Ordonnance du prélèvement au laboratoire : prélèvement bactériologique vaginal, urétral et endocervical à la recherche de germes banals, *Chlamydiae*, gonocoques et mycoplasmes.
– Le prélèvement doit être adressé le plus rapidement possible au laboratoire.
– Prévoir un bilan préopératoire, une NFS, les sérologies *Chlamydiae,* HIV et TPHA.

Traitement

Il dépend essentiellement du stade de la maladie :
• ***Au stade présuppuratif,*** le traitement est d'abord médical. Il doit être efficace sur les bacilles gram négatifs, les entérobactéries et les anaérobies souvent associées.
Ordonnance sur prescription médicale :
– *Noroxine* 400 mg 1 comp. deux fois par jour;
– *Flagyl* 500 mg 2 comp. par jour;
– *Nifluril* 1 suppositoire deux fois par jour;
– *Maalox* 1 cuillère à soupe à distance des repas.
Chez la femme enceinte :
– *Augmentin* 500 mg 1 comp. trois fois par jour;
– *Dafalgan* 1 comp. trois fois par jour.
Le traitement doit être court. S'il n'y a pas de régression de la symptomatologie en 3 à 4 jours, il faut laisser évoluer vers l'abcédation.
• ***Au stade d'abcédation.*** Le traitement est essentiellement chirurgical. C'est une urgence chirurgicale.
– La patiente est adressée au chirurgien-gynécologue qui pratiquera au bloc opératoire l'incision et le drainage de l'abcès collecté avec marsupialisation de la glande (permettant de ramener le fond du kyste à la surface).
Dans les formes chroniques et kystiques, l'exérèse de la glande (et de son collet) sera réalisée à distance de tout épisode infectieux.

Soins postopératoires

– Le traitement médical sera adapté à l'antibiogramme, il est systématique chez les sujets immunitairement faibles et en cas de MST.
– Toilette intime stérile à réaliser deux fois par jour (mise sur le bassin, eau stérile à température ambiante, savon moussant, coton ou compresses stériles).
– Se renseigner auprès du chirurgien, si une lame de drainage a été mis en place au cours de l'intervention pour savoir quand la mobiliser ou la retirer.
– Recommander d'éviter les bains et les rapports sexuels pendant 3 semaines.

la grande lèvre qui entraîne une douleur unilatérale avec irradiation inguino-crurale. À l'examen, la grande lèvre, rouge, chaude œdématiée est refoulée en dehors par une tuméfaction douloureuse. L'évolution se fera vers la fistulisation spontanée (prélever pour examen bactériologique).

▸ **Dans sa forme chronique ou kystique,** l'examen recherche une tuméfaction de la partie postéro-inférieure de la grande lèvre en palpant celle-ci entre pouce et index. Cette masse n'est pas douloureuse.

Varices vulvaires. Fréquentes pendant la grossesse, c'est un cordon veineux sinueux, indolore, dépressible qui disparaît après l'accouchement.

Pathologie vaginale

Les vaginites seront traitées au chapitre des infections basses (voir Chapitre 11 « Pathologie infectieuse en gynécologie », page 117).

LES KYSTES DU VAGIN sont des lésions bénignes, révélées par une dyspareunie ou par une tuméfaction perceptible au cours de la toilette intime.

ADÉNOSE VAGINALE ET ADÉNOCARCINOME DU VAGIN. Le vagin est normalement recouvert d'un épithélium malpighien. L'adénose est la présence dans le vagin d'un épithélium de type glandulaire ressemblant à l'épithélium endocervical. Cette ectopie cervicovaginale étendue de la muqueuse cylindrique, rare autrefois, est devenue fréquente chez des patientes dont les mères ont pris du *Distilbène* (DES) pendant la grossesse. Cet œstrogène a été prescrit en France entre 1950 et 1970 dans les menaces de fausses couches et a été interdit par la suite devant l'apparition de ses effets secondaires.

Le signe fonctionnel majeur est la leucorrhée abondante. L'adénose vaginale se présente comme un gros ectropion. Il s'agit d'une zone rouge étendue jusqu'aux parois vaginales. L'aspect colposcopique est typique. L'adénose a tendance à guérir spontanément mais les dysplasies associées sont fréquentes. Le traitement ne doit pas être agressif, on peut proposer des traitements progestatifs locaux et généraux, des ovules antiseptiques, plus rarement le laser (dans les lésions dysplasiques).

Le risque d'adénocarcinome à cellules claires du vagin, chez les femmes exposées au DES, est rare (1/100 000) mais justifie pleinement la surveillance de ces adénoses car le pronostic de ce cancer est souvent réservé. Il se manifeste chez la femme jeune par des métrorragies et une tumeur bourgeonnante rouge polypoïde qu'il faut biopsier. Le traitement associe la chirurgie (colpectomie totale) et la radiothérapie mais reste décevant.

L'exposition au DES peut aussi être responsable de béance du col, de diaphragmes vaginaux, d'insuffisance de glaire, d'anomalies utérines (utérus hypoplasique avec aspect en T) et d'anomalies tubaires (atrophie). Les conséquences en sont une plus grande fréquence de stérilité primaire, d'avortements spontanés, d'accouchements prématurés et de grossesses extra-utérines.

Malformations vulvo-vaginales

Ces anomalies ne sont pas exceptionnelles et il faut savoir penser aux malformations chez une femme qui consulte pour un trouble des règles, des algies pelviennes, une stérilité primaire ou secondaire ou une anomalie de l'appareil urinaire.

Rappel embryonnaire

Les ovaires se développeront à partir des cordons sexuels et présentent ainsi une origine embryologique différente des autres organes. Les canaux de Müller entrent en contact au niveau de la ligne médiane. Ils cheminent vers le sinus uro-génital et la cloison d'accolement des deux canaux se dirige vers le bas pour former le col. Puis la cavité utérine se forme par résorption à partir de l'isthme de ce qui reste de la cloison d'accolement. Ils formeront les trompes, l'utérus et les deux tiers supérieurs du vagin. Les anomalies de développement de ces canaux conduisent à des aplasies de ces organes et des anomalies d'accolement ou de résorption de la cloison utérine (symétriques ou asymétriques). Les anomalies de développement du sinus uro-génital donnant naissance au tiers inférieur du vagin et au vestibule s'associent à des anomalies du segment urétrovésical.

Anomalies des organes génitaux externes

Rares, elles doivent être recherchées à la naissance.

COALESCENCE DES PETITES LÈVRES. Elle correspond à l'accolement des petites lèvres. Cette pathologie doit être dépistée à la naissance et traitée en les séparant par une sonde cannelée.

Imperforation de l'hymen. Recherchée à la naissance comme l'imperforation anale, elle se traduit à l'âge adulte par une aménorrhée douloureuse liée à l'hématocolpos (rétention du sang des règles dans le vagin). La chirurgie consiste à réaliser des incisions radiaires pour effacer ces hymens anormaux.

Malformations du vagin

Cloisons transversales. Leur siège est variable au-dessus de l'hymen ou au tiers supérieur du vagin.

- **Diaphragmes perméables.** Ils peuvent être asymptomatiques ou entraînant des complications lors d'un accouchement, gênant la mise en place de tampons périodiques ou interdisant les rapports sexuels, source de dyspareunie.
- **Diaphragmes imperméables.** Ils entraînent une aménorrhée primaire douloureuse avec hématocolpos.

Leur traitement chirurgical nécessite une plastie vaginale.

Cloisons longitudinales. Elles divisent la cavité vaginale en deux (totales ou partielles). Elles peuvent être découvertes lors d'une dyspareunie, d'une complication obstétricale ou d'un examen gynécologique systématique. Elles sont souvent associées à une anomalie utérine (utérus bicorne bicervical, utérus cloisonné) ou urinaire.

- **L'hémivagin borgne** constitue une des variantes de cette malformation. Il existe le plus souvent un utérus bicorne-bicervical associé à une cloison vaginale délimitant d'un côté, un hémivagin perméable, fonctionnel et de l'autre côté, un hémivagin imperforé, dans lequel se développe une rétention menstruelle à la puberté. L'aplasie rénale homolatérale à la rétention est constante. Le traitement des cloisons vaginales consiste à les réséquer chirurgicalement.

Aplasie vaginale totale. Elle est liée à l'absence de développement de la partie mullérienne du vagin. Il s'agit le plus souvent d'une jeune fille qui consulte pour une aménorrhée primaire avec des caractères sexuels secondaires normaux (développement normal des seins, de la pilosité et de la vulve) témoignant d'une imprégnation hormonale. Le toucher vaginal confirme l'absence de vagin. Les ovaires sont normaux. En ce qui concerne l'utérus, il est le plus souvent aplasique comme dans le **syndrome de Rokitansky-Kuster-Hauser** mais il peut être plus rarement normal, et même fonctionnel avec hématométrie (rétention du sang des règles dans l'utérus). Les anomalies urinaires associées sont fréquentes (aplasie rénale, rein ectopique pelvien…). En l'absence d'utérus, le traitement chirurgical sera réalisé selon le désir de la patiente et consistera essentiellement à permettre les rapports sexuels en créant un néovagin (dilatation instrumentale, plasties intestinales…). En présence d'un utérus, la chirurgie sera réalisée le plus tôt possible pour restituer la filière utéro-vaginale.

Malformations utérines

La fréquence des malformations utérines est de 2 %. Leur classification selon Musset nécessite que soient précisées : la morphologie interne et externe de l'utérus et les anomalies rénales associées (agénésie ou ectopie). L'hystérographie, l'hystéroscopie, la cœlioscopie et l'UIV permettent classiquement leur identification mais actuellement l'échographie peut se substituer à un ou plusieurs de ces examens (figure 9.2).

Aplasies utérines. Déjà abordées au chapitre des anomalies vaginales, elles correspondent au non-développement d'un ou des deux canaux de Müller.

- **L'aplasie bilatérale incomplète** réalise le syndrome de Rokitansky déjà décrit. La cœlioscopie permet de visualiser les cornes rudimentaires représentées par deux nodules pleins réunis par une repli péritonéal.
- **Aplasie unilatérale complète ou utérus unicorne vrai.** Il est le plus souvent asymptomatique. L'hystérographie et la cœlioscopie confirment la présence d'une seule corne et cavité utérine et l'absence de toute ébauche utérine controlatérale associée à une annexe développée de façon variable. L'UIV montre une agénésie ou une ectopie rénale du côté de l'aplasie utérine.
- **Aplasie utérine incomplète ou utérus pseudo-unicorne.** La cœlioscopie est indispensable pour le distinguer de l'unicorne vrai. Elle montre une corne utérine normale et la présence d'un nodule utérin rudimentaire associé à une annexe normale. Il n'y a pas de communication entre les deux cornes mais, lorsque la corne rudimentaire est fonctionnelle et creusée d'une cavité, il peut y

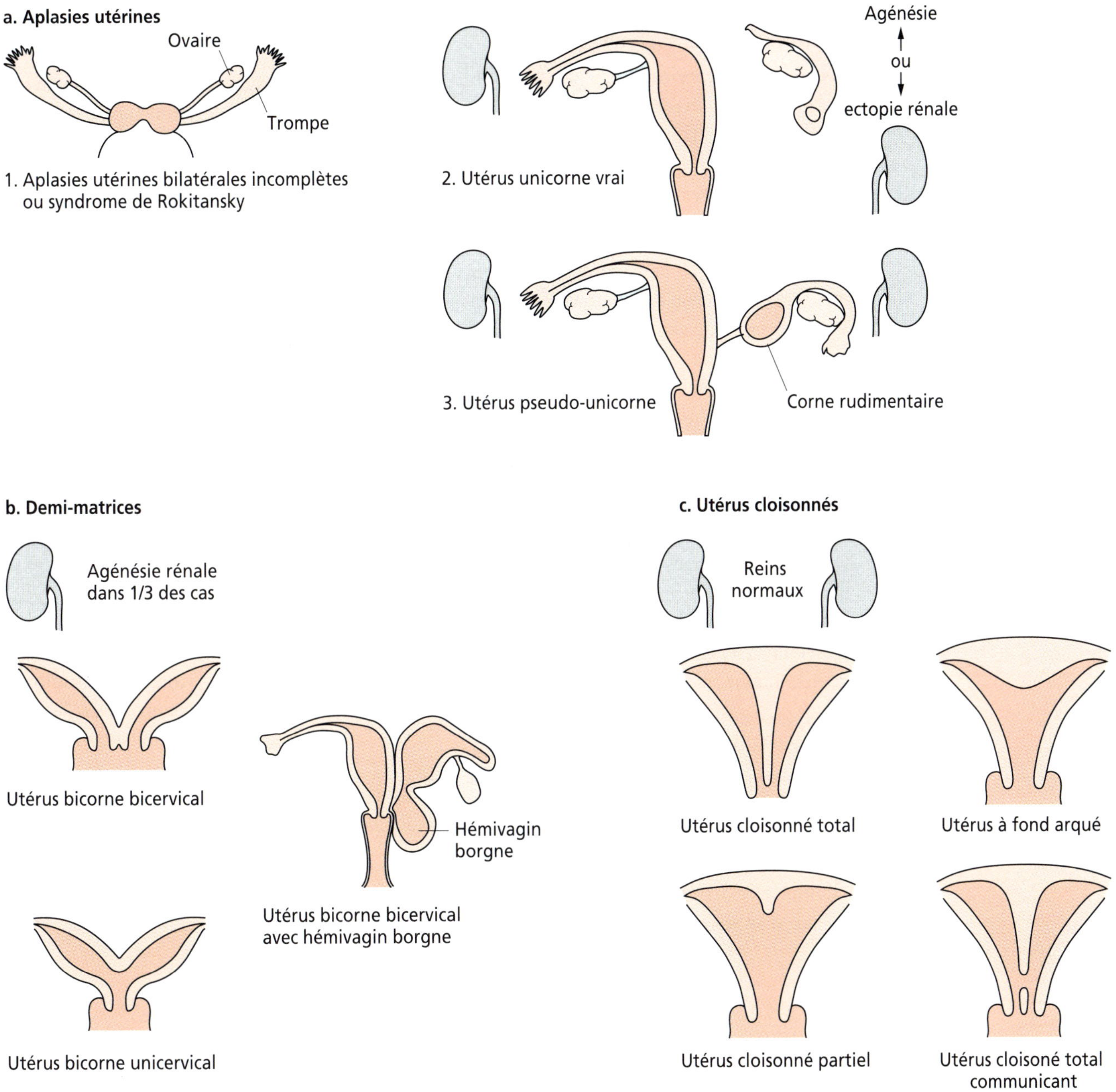

Fig. 9.2 **Les malformations utérines.**

avoir développement d'une grossesse par migration transpéritonéale d'un œuf ou d'un spermatozoïde. Cette grossesse peut aboutir à la rupture intrapéritonéale cataclysmique de la corne comme dans une GEU rompue.

Ces cornes rudimentaires doivent donc être extirpées chirurgicalement. Par contre l'avenir obstétrical de ces utérus unicornes est bon avec toutefois des présentations du siège et des accouchements prématurés plus fréquents.

HÉMI-UTÉRUS OU DEMI-MATRICES. Elles correspondent à un défaut d'accolement des canaux de Müller.

▸ **Utérus bicorne bicervical.** Les deux cols s'abouchent soit au fond d'un vagin unique, soit chacun dans un hémivagin, du fait de la présence d'une cloison longitudinale du vagin (l'un des deux cols peut s'aboucher dans un vagin borgne, *cf.* hémivagin borgne). L'hystérosalpingographie permet, en injectant les deux orifices cervicaux, de retrouver deux cavités corporéales coudées à angle droit et formant en divergeant un angle obtus.

- **Utérus bicorne unicervical.** Un seul col s'abouche dans le vagin et l'hystérographie permet de distinguer la présence d'un seul ou deux isthmes associés à deux cornes. Les cornes utérines peuvent être asymétriques. Le pronostic obstétrical de ces utérus bicorne est bon en général.

Utérus cloisonnés. C'est la malformation la plus fréquente. Elle est liée à un défaut de la résorption de la cloison d'union des canaux de Müller. L'UIV est normale et ne doit donc pas être réalisée. L'utérus est extérieurement normal et, selon la longueur de la cloison sagittale, on distingue l'utérus cloisonné total (du col au fond utérin), l'utérus cloisonné subtotal (de l'isthme au fond utérin) et l'utérus à fond arqué (cloison du fond utérin). L'hystérographie ne permet pas toujours de distinguer les utérus cloisonnés des utérus bicornes. Actuellement, on préfère réaliser une échographie vessie pleine qui montrera une incisure en V entre les deux hémimatrices en cas d'utérus bicorne. La cœlioscopie est donc réservée aux cas douteux.

Ces utérus cloisonnés seront opérés uniquement en cas d'antécédents de fausses couches précoces ou avant une technique de procréation médicalement assistée. Autrefois, ces utérus cloisonnés étaient opérés selon des techniques chirurgicales lourdes, actuellement on peut réaliser la résection de la cloison utérine, par hystéroscopie sous contrôle de la vue à l'aide d'un résecteur, ou à l'aide de ciseaux cœlioscopiques introduits dans la cavité utérine sous contrôle échographique.

Utérus communicants. Ils sont rares et peuvent apparaître sur un utérus cloisonné ou sur un utérus bicorne bicervical avec hémivagin borgne (la communication permet un drainage partiel de la rétention menstruelle). L'hystérographie permet de visualiser la communication.

Hypoplasie utérine. Elle est caractérisée par un utérus de petite taille et l'isthme peut être béant ou étroit. Elle est diagnostiquée le plus souvent au cours d'un bilan de stérilité, d'avortements à répétition ou après exposition *in utero* au DES (*Distilbène*). Il n'existe pas de traitement de cette pathologie mais on doit éviter une grossesse multiple sur ces petits utérus.

Anomalies des ovaires et des trompes

Anomalies des ovaires. Il peut s'agir d'une aplasie ovarienne plus ou moins complète, entraînant une aménorrhée primaire comme dans le syndrome de Turner, d'une aplasie unilatérale utérine associée à une absence de trompes et du rein controlatéral ou d'une ectopie ovarienne (ovaire lombaire, iliaque ou inguinal).

Anomalies des trompes. Il peut s'agir d'une absence de trompes associée à une anomalie utérine et à une absence d'ovaires.

Pathologie mammaire

10

Conduite de l'examen clinique

La pathologie du sein est extrêmement fréquente, dans 8 à 9 cas sur 10, il s'agit d'une pathologie bénigne. Cependant, le diagnostic de cancer doit être évoqué à chaque consultation. L'examen clinique parfaitement conduit et la demande d'examens complémentaires (mammographie, échographie, cytologie) adaptés à chaque situation permettent de différencier le type de pathologie mammaire et d'éviter de passer trop fréquemment à côté d'un authentique cancer.

Interrogatoire

Il doit préciser : l'âge, l'existence de mastodynies ou d'écoulement galactophorique, les facteurs de risques de cancer mammaire, les antécédents personnels (traitements hormonaux, allaitement, chirurgie mammaire…) et familiaux (cancer du sein, de l'endomètre…), l'allure évolutive de la tumeur (date d'apparition, augmentation de volume, variabilité en fonction du cycle).

Inspection

Elle doit être rigoureuse, sur une femme torse nu avec une lumière frisante. Le sein est examiné dans différentes positions : patiente debout puis allongée, bras baissés puis levés.

On recherche :

– des signes inflammatoires marqués par une rougeur, un œdème cutané, un aspect en peau d'orange ;

– une petite rétraction cutanée visible à jour frisant (la rétraction du mamelon est plus inquiétante si elle est récente et unilatérale) ;

– une lésion eczématiforme du mamelon.

Enfin, l'inspection note toutes les lésions cutanées pouvant éventuellement gêner l'interprétation des examens complémentaires comme un mamelon surnuméraire ou un nævus.

Palpation

Elle se pratique sur la patiente en position assise ou allongée, les bras relevés derrière la nuque, les mains de l'examinateur bien à plat sur le sein, en palpant quadrant par quadrant et en cherchant à coincer un nodule sur le grill costal (figure 10.1).

EN PRÉSENCE D'UNE TUMEUR, on appréciera :

- **Sa localisation** exacte dans l'un des quadrants du sein.

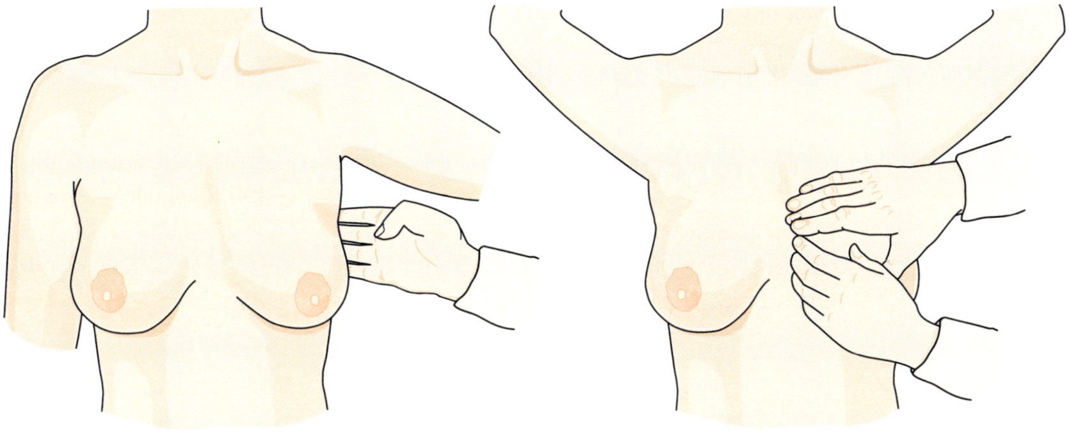

Fig. 10.1
Examen clinique.

a. Palpation du creux axillaire à la recherche d'adénopathies.

b. Palpation du sein quadrant par quadrant.

Sa taille, sa consistance, son aspect régulier ou non.

Son adhérence au plan profond du grand pectoral par la manœuvre de Tillaux (adduction contrariée du bras). En cas d'envahissement musculaire, la tumeur est mobile en l'absence de contraction musculaire puis devient fixe lors de la contraction.

Son adhérence par rapport à la peau ou au mamelon.

Par pression, on recherche un écoulement mamelonnaire uni- ou bilatéral, uni- ou plurigalactophorique.

Examen des aires ganglionnaires

L'examen des creux axillaires et sus-claviculaires est systématique, à la recherche d'adénopathies. Pour le creux axillaire, l'examen se fait sur la malade assise, en laissant tomber l'épaule de façon à relâcher l'aponévrose du creux axillaire. L'examen du creux sus-claviculaire se fait sur la malade assise, en se mettant derrière elle, les doigts posés dans son creux sus-claviculaire, en demandant à la patiente de tousser.

Au moindre doute, on peut être amené à prescrire des examens complémentaires : mammographie, échographie, cytoponction voire biopsie.

Examens complémentaires

Mammographie

C'est l'examen indispensable en pathologie mammaire mais sa performance diminue chez la femme jeune aux seins très denses. Elle est toujours bilatérale et comprend au moins trois clichés de chaque sein : face, profil, et prolongement axillaire. En cas de besoin, on peut compléter l'examen en faisant des clichés centrés ou avec compression pour détecter des foyers très fins. La mammographie permet aussi le repérage de certaines lésions non palpables par pose d'un harpon pour guider le chirurgien.

On recherche des opacités (zones blanches), des clartés, des calcifications, des signaux fibreux (désorganisations architecturales de la trame conjonctive ou des asymétries de densité des deux seins). Chaque lésion sera analysée selon sa localisation, son aspect, sa taille, la régularité de ses bords.

Échographie

Elle est pratiquée avec une sonde linéaire à haute fréquence (7 à 10 MHz) en systématisant et en orientant les coupes. On recherche dans l'ensemble du sein des images anormales dont on précisera le caractère liquidien ou solide et dont on note différents critères évoquant une lésion bénigne ou maligne.

Cytoponction

C'est un examen fondamental qui n'a de valeur que positif. Sa réalisation pourra se faire simplement devant toute lésion palpable ou sous contrôle échographique ou mammographique en cas de lésion non palpable. Après ponction à l'aiguille de la lésion sans anesthésie locale, on pratique une analyse cytologique du « suc » monté par capillarité dans l'aiguille.

Biopsie

Elle aussi n'a de valeur que positive. Elle consiste à prélever une carotte de tissu à l'aide d'un tru-cut (« drill-biopsique »), sous anesthésie locale.

En cas de doute persistant, on pourra être conduit à pratiquer une tumorectomie, qui seule permettra un diagnostic de certitude.

Pathologie mammaire bénigne

Elle est très fréquente et le plus souvent hormonodépendante. Elle pose toujours le problème du diagnostic différentiel avec un authentique cancer.

Circonstances de découverte

Il peut s'agir de **douleurs mammaires (mastodynies)**, le plus souvent bilatérales, prémenstruelles, disparaissant avec les règles, de la découverte d'une **masse** ou d'un **écoulement mamelonnaire** par la patiente elle-même ou lors d'un examen systématique. Parfois c'est la mammographie ou l'échographie qui mettra en évidence une lésion bénigne. On incrimine souvent un excès relatif d'œstrogène au niveau de la glande mammaire dans la genèse de la pathologie bénigne. Il faut donc rechercher chez la patiente un traitement hormonal, un syndrome prémenstruel ou l'apparition d'une préménopause.

Examen clinique

Le plus souvent, l'inspection est normale. La palpation peut retrouver un ou plusieurs nodules classiquement bien limités, mobiles, à contours réguliers, sans adhérence profonde ou superficielle, sans aucune adénopathie axillaire. Ce nodule peut être dur en cas **d'adénofibrome** par exemple, ou rénitent en cas de **kyste**. Ces nodules peuvent être multiples chez les femmes aux seins très denses où la fibrose est importante. Cet aspect évoque une **mastose fibrokystique**, en règle bilatérale associée à une mastodynie importante.

La recherche d'un écoulement à la pression du mamelon est systématique. Il faut noter son caractère uni- ou bilatéral, son caractère uni- ou pluriorificiel et son aspect séreux, sanglant ou lactescent. L'étude cytologique peut être pratiquée sur cet écoulement.

Mammographie

Elle montre classiquement

- **Des opacités et des clartés rondes**, bien limitées, à bords réguliers, parfois associées à un liseré clair périphérique sans modification cutanée (figure 10.2).

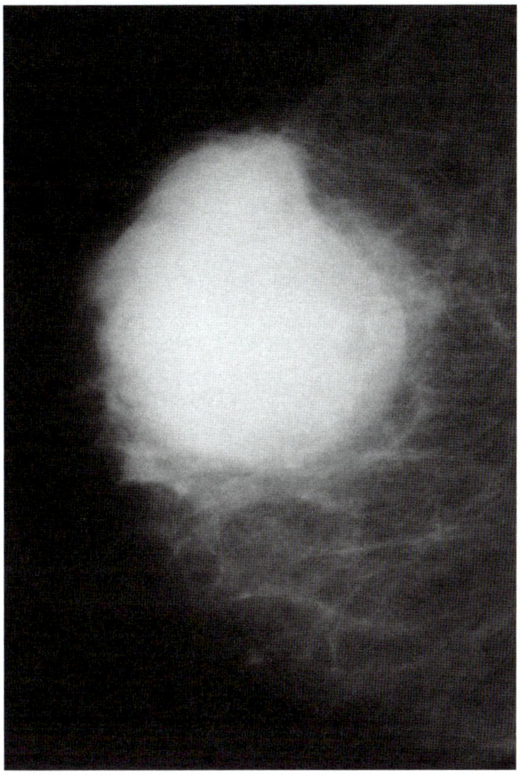

Fig. 10.2 Mammographie : opacité bénigne.

- **Des macro- et des microcalcifications** d'aspect non péjoratif (rondes, régulières, à centre clair, dispersées dans le sein).

Il faut se souvenir qu'aucun de ces critères n'est formel. En cas d'écoulement mammaire, on réalise une galactographie par cathétérisme rétrograde du galactophore d'où provient l'écoulement.

Échographie

Elle permet de faire le diagnostic différentiel entre une tumeur liquidienne et une tumeur solide. **Les images de kystes** sont arrondies, anéchogènes, à bords fins, associées à un renforcement postérieur (figure 10.3).

Les tumeurs solides bénignes sont hypoéchogènes, à grand axe parallèle par rapport à la peau, à bords réguliers et associées à un cône d'absorption (figure 10.4).

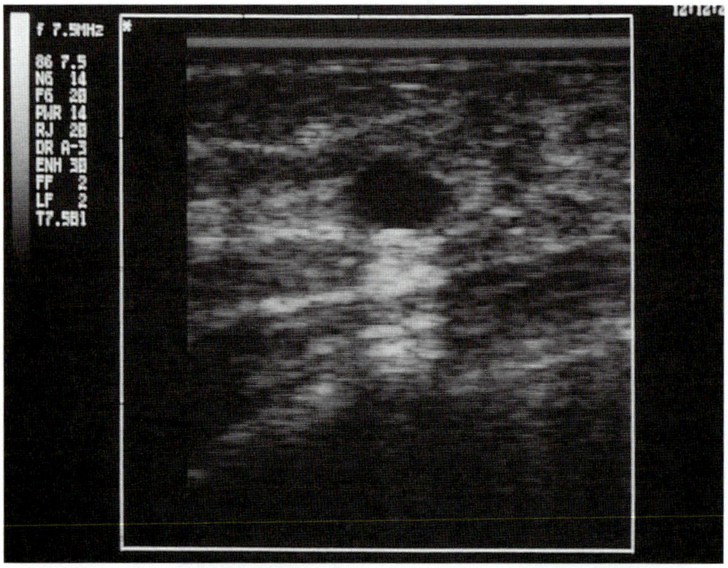

Fig. 10.3 Échographie mammaire : image bénigne (kyste).

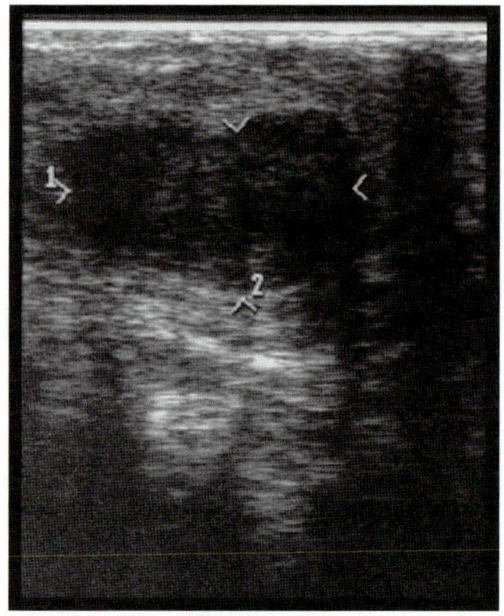

Fig. 10.4 Échographie mammaire : image bénigne (fibro-adénome).

Cytoponction ou biopsie

Ces prélèvements sont parfois guidés par l'échographie ou la mammographie, et peuvent permettre de confirmer la nature bénigne de la lésion. Ils n'ont de valeur que positifs et le diagnostic absolu reviendra toujours à la biopsie exérèse avec examen anatomopathologique extemporané en cas de doute.

Formes cliniques

Adénofibrome

Il est très fréquent chez les femmes jeunes. Cliniquement, il s'agit d'une tumeur solide, bien régulière, mobile, ferme, pouvant devenir douloureuse en période prémenstruelle. L'adénofibrome peut être unique ou multiple, parfois volumineux (fibroadénome géant). À la mammographie, il représente une opacité ovalaire, bien homogène, à bords nets et réguliers, souvent entourée d'un petit liseré clair parfois calcifié. À l'échographie, on retrouve une image hypoéchogène homogène, à bords nets et à grand axe parallèle à celui de la peau. Le traitement médical repose sur les progestatifs. Le traitement chirurgical n'est discuté qu'en cas de grosse lésion hyperalgique ou en cas de doute diagnostique.

Tumeur phyllode

Peu fréquente, il s'agit habituellement d'une tumeur volumineuse, ronde ou ovalaire, d'évolution rapide. Sa consistance est ferme. La peau en regard est normale. Cette tumeur peut récidiver après l'exérèse et évoluer vers une transformation sarcomateuse maligne. Histologiquement, elle contient une prolifération épithéliale conjonctive donnant classiquement une architecture en feuille. À la mammographie, il s'agit d'une tumeur dense, à contours réguliers, polycyclique, souvent de grande taille. Échographiquement, la tumeur est bien limitée, avec une structure interne hétérogène. Le traitement sera toujours chirurgical avec vérification anatomopathologique extemporanée. Une surveillance clinique et radiologique s'impose pour dépister une récidive.

Lipome

Cliniquement, il s'agit d'une tumeur molle, bien limitée, contenant des cellules adipeuses. La mammographie et l'échographie évoquent une lésion bénigne.

Cystéatonécrose

Il s'agit de l'enkystement d'un tissu mammaire adipeux traumatisé. Cliniquement, il s'agit d'une masse bien limitée, superficielle, pouvant parfois adhérer à la peau, faisant habituellement suite à un traumatisme et pouvant en imposer pour un authentique cancer. À la mammographie, c'est une image radiotransparente finement cerclée donnant un aspect en bulle de savon. À l'échographie, on note une image peu échogène, ovalaire, à bords réguliers. D'évolution toujours bénigne, la lésion peut régresser spontanément. Parfois, une intervention peut être justifiée pour des problèmes esthétiques ou diagnostiques.

Kyste

Il s'agit cliniquement d'un nodule régulier, mobile, sensible et rénitent. À la mammographie, on retrouve une opacité arrondie avec parfois des calcifications arciformes et fines. La cytoponction ramène un liquide citrin qui affaisse le kyste et l'échographie confirme ce caractère liquidien. La ponction sous échographie affaisse le kyste et permet une étude cytologique. La chirurgie n'est indiquée qu'en cas de doute sur la nature histologique.

Maladie fibro-kystique

Encore appelée mastose ou dystrophie kystique ou maladie de Reclus, elle est cliniquement responsable de mastodynies prémenstruelles. Elle touche les deux seins avec des lésions nodulaires de taille variable, correspondant à des kystes séparés par des zones de fibrose donnant au palper une sensation granuleuse. La mammographie retrouve des seins denses avec des formations kystiques et des macro- et microcalcifications. La mastose fibrokystique est considérée par certains comme une lésion précancéreuse et il faut être très vigilant dans la surveillance, surtout s'il apparaît des microcalcifications groupées en amas. Le traitement médical consiste à donner en deuxième partie de cycle des progestatifs par voie générale ou par voie percutanée (*Progestogel*). Les biopsies sont indiquées à chaque fois qu'un doute survient.

Ectasie canalaire

Il s'agit d'une dilatation des canaux galactophores de la région périaréolaire avec rétention de débris cellulaires et gras, associée à une fibrose et souvent une inflammation. Cette affection a été également appelée « mastite à plasmocytes, comédomastite, mastite oblitérante ». Cliniquement, il existe une tumeur rétro-aréolaire, une rétraction du mamelon et un écoulement sanglant ou jaunâtre, épais comme du pus. Le diagnostic de cancer est porté à tort une fois sur deux. Les éléments en faveur de la bénignité sont la longue évolution et les épisodes inflammatoires qui régressent spontanément. Les épisodes inflammatoires se caractérisent par une tumeur devenant douloureuse avec œdème et rougeur de la peau et pouvant conduire à un abcès se fistulisant à la peau. En pratique, le diagnostic est histologique et le traitement est le plus souvent chirurgical après échec des traitements anti-inflammatoires. On pratique une incision péri-aréolaire et l'on enlève le tissu mammaire et les canaux galactophoriques sous-jacents, atteints par la maladie.

Papillome intracanalaire

Il est habituellement découvert par un écoulement mamelonnaire le plus souvent unigalactophorique, parfois sanglant. La palpation est le plus souvent normale et peut amplifier l'écoulement sur lequel une cytologie sera faite.

La mammographie est le plus souvent normale. La galactographie, par cathétérisme rétrograde du galactophore qui coule, doit être systématique et permet de voir l'image de lacune, voire d'amputation associée à une dilatation. L'exérèse enlève tout l'arbre galactophorique repéré par la galactographie (pyramydectomie) et permet d'éliminer un cancer associé.

Abcès du sein

L'abcès du sein est une infection aiguë du sein, que l'on observe le plus souvent chez la femme en période de lactation. Le germe en cause retrouvé est le plus souvent le staphylocoque doré. C'est à la suite de gerçures ou de crevasses du mamelon négligées ou mal traitées que l'infection va déterminer :

- **Soit une lymphangite** (infection des lymphatiques) du sein.
- **Soit une galactophorite** (infection du canal galactophore) déterminant une issue de pus à la pression du mamelon.

Si un traitement médical bien conduit est institué, les stades infectieux précédents vont évoluer vers

DÉMARCHE INFIRMIÈRE

DRAINAGE D'UN ABCÈS DU SEIN

AU RETOUR DU BLOC

- Vérifier les prescriptions médicamenteuses (antalgiques, antibiotiques).
- Prendre les constantes et surtout la température toutes les 3 heures.
- La lame de *Silastic* sort en général par une contre-incision, protégée par un pansement type américain occlusif. Il faut surveiller ce pansement en notant son aspect souillé, la quantité et la qualité des sécrétions en particulier si hémorragique.

SOINS DE PANSEMENT

- Une asepsie rigoureuse est indispensable. Des soins de lavages, drainages répétés, peuvent être prescrits. La cicatrice et l'incision sont soigneusement désinfectées (*Bétadine*). La lame est mobilisée progressivement vers J 2-J 3 puis retirée quand le pansement est bien sec et la guérison est alors totale.

CONSEILS

- L'allaitement doit être interrompu (soutien-gorge serré, restriction hydrique...).
- Les bains sont déconseillés pendant 15 jours, les douches sont autorisées mais la cicatrice doit être bien séchée après chaque douche.

la sédation. On utilise, pour stopper l'infection, des pansements alcoolisés et antiphlogistiques, des antalgiques associés aux antibiotiques.

L'infection peut évoluer vers la collection purulente, marquée par une douleur pulsatile intense entraînant l'insomnie et une fièvre à 40 °C. Localement, on retrouve une tumeur douloureuse, chaude, fluctuante, de taille variable avec œdème et rougeur de la peau en regard. Ces signes traduisent la collection purulente dont le seul traitement est chirurgical. Il faut inciser, pour évacuer le pus et effondrer les logettes puis on draine quelques jours avec une lame.

La prévention, en période d'allaitement, consiste à empêcher l'apparition des crevasses du mamelon par une asepsie rigoureuse, un nettoyage avant et après chaque tétée et une vidange parfaite de la glande.

Cancer du sein

Le cancer du sein est l'affection maligne la plus fréquente chez la femme. L'incidence dans les sociétés occidentales est estimée à 80 pour 100 000 femmes par an et continue d'augmenter d'autant plus que le niveau de vie est élevé (maximum aux États-Unis et dans les pays occidentaux). En ce qui concerne la mortalité, les statistiques de l'INSERM en France placent le cancer du sein au premier rang des décès par cancer chez la femme, soit 19 % des décès par cancer. C'est un cancer hormono-dépendant (œstrogéno-dépendant), touchant surtout la tranche d'âge entre 45 et 75 ans. Il faut insister sur l'importance de reconnaître précocement ce cancer par le dépistage mammographique, car, malgré un traitement radiochirurgical et médical bien conduit, le pronostic reste encore réservé dans les stades avancés.

Facteurs de risque

La probabilité d'avoir un cancer du sein augmente avec certains facteurs.

ANTÉCÉDENTS FAMILIAUX DE CANCER DU SEIN ++. Globalement, le risque de survenue d'un cancer du sein est augmenté de 2 à 3 fois chez les patientes ayant des antécédents familiaux du premier degré (mère ou sœur) de néoplasie mammaire. Ce risque est d'autant plus élevé que l'antécédent familial est survenu avant la ménopause et a été bilatéral.

ANTÉCÉDENTS PERSONNELS. L'antécédent personnel de cancer du sein traité augmente le risque d'un cancer controlatéral, ainsi que les antécédents personnels de maladie fibrokystique avec atypies.

ACTIVITÉ GÉNITALE (PLUS GRANDE EXPOSITION AUX ŒSTROGÈNES). Une vie génitale longue augmente le risque (puberté précoce, ménopause tardive) ainsi que l'âge tardif de la première grossesse menée à terme (plus la première grossesse survient tard, plus le risque augmente).

TRAITEMENTS HORMONAUX

- **Rôle de la contraception orale** : les études concernant l'utilisation d'œstroprogestatifs normodosés n'ont pas démontré d'augmentation globale du risque de cancer.
- **Rôle du traitement substitutif de la ménopause** : le traitement substitutif annule l'effet protecteur des ménopauses précoces. La plupart des études ne mettent pas en évidence d'augmentation du risque sous œstrogènes, sauf peut-être dans certains sous-groupes comme les états fibrokystiques s'accompagnant d'atypies.

- **L'obésité, les régimes riches en graisse, l'alcoolisme** provoquent une augmentation du risque en postménopause.

Les irradiations thoraciques à larges doses augmentent le risque.

Anatomopathologie des cancers du sein

Nous proposons celle adoptée par l'Organisation mondiale de la santé (OMS) en 1981. Au total, 98 % des cancers du sein se développent à partir de l'épithélium des canaux galactophores (cancers galactophoriques) ou des lobules (cancers lobulaires). Ce sont donc des adénocarcinomes. On les distingue des sarcomes qui se développent à partir des structures du tissu de soutien.

Carcinome in situ

Il s'agit d'une prolifération épithéliale maligne située dans les canaux galactophores ou les lobules qui **n'envahit pas la membrane basale et est le plus souvent non palpable.**

Carcinome intracanalaire non infiltrant ou *in situ* : peu fréquent, volontiers diffus et bilatéral, il est surtout découvert lors d'une mammographie par des **microcalcifications suspectes**, sans tumeur palpable. Parfois, il est de découverte fortuite sur pièce opératoire, plus rarement lors d'un écoulement sanglant du mamelon ou d'une maladie de Paget. Ces microcalcifications correspondent à la nécrose centrale du tissu cancéreux qui obstrue le canal galactophore et se calcifie. Histologiquement, la forme à nécrose axiale ou **comédo-carcinome** est la plus péjorative.

Épithélioma lobulaire *in situ* : sa fréquence est très faible (2 %). Il est très souvent multicentrique et bilatéral. Le diagnostic est souvent fortuit, lors de l'ablation d'une pièce opératoire pour une lésion *a priori* bénigne.

Carcinome infiltrant

Le carcinome canalaire infiltrant. C'est la forme la plus fréquente (70 % des cas). L'âge moyen est de 53 ans. Prédominant dans les quadrants supéro-externes, il s'agit le plus souvent d'une tumeur stellaire, parfois arrondie. Microscopiquement, son degré de différenciation est un élément pronostic important. Le carcinome canalaire infiltrant peut être aussi associé à une composante intracanalaire ou *in situ* prédominante.

Le carcinome lobulaire infiltrant. Représentant 5 % des cancers mammaires, il est découvert lors de l'apparition d'un placard tumoral bien limité, tant cliniquement que radiologiquement. Transformation du carcinome lobulaire *in situ*, il est donc comme lui souvent multicentrique et bilatéral.

Autres formes

Carcinome mucineux : cancer de la femme âgée. Il s'agit d'une tumeur bien limitée, translucide et molle. Histologiquement, on note la présence de mucus.

Carcinome médullaire : macroscopiquement, il s'agit d'une tumeur à contours nets, molle, ressemblant à un ganglion. Il est classiquement de bon pronostic.

Plus rares : le carcinome papillaire, le carcinome tubuleux, le carcinome adénoïde kystique, l'adénome sécrétant juvénile, le carcinome apocrine, le carcinome métaplasique.

Cancers inflammatoires

Peu différents des autres adénocarcinomes sur le plan histologique, il s'agit d'une forme clinique particulière avec d'importants phénomènes inflammatoires. Ils peuvent conduire à la mastite carcinomateuse : infiltration massive des lymphatiques du derme par le cancer avec un sein chaud, tendu, douloureux et une peau œdématiée, rouge, en peau d'orange, associée à une volumineuse masse diffuse. Leur pronostic est mauvais.

Maladie de Paget du mamelon

Macroscopiquement, il s'agit d'un aspect eczématiforme du mamelon qui peut s'étendre à l'aréole. Histologiquement, on retrouve de grandes cellules peu colorées dans l'épiderme associée à un carcinome intracanalaire sous-jacent.

Sarcomes

Ils sont identiques à ceux des autres localisations. Ils naissent directement du tissu conjonctif mammaire. Les plus fréquents sont les fibrosarcomes de mauvais pronostic. Les angiosarcomes sont rares mais hautement malins.

Histoire naturelle des cancers du sein

Il faut en moyenne 10 ans pour qu'une tumeur atteigne 1 à 2 cm, cet intervalle permet de réaliser un dépistage précoce du cancer du sein. L'extension se fait localement en surface vers la peau et en profondeur vers le tissu conjonctif et le grand pectoral. La dissémination métastatique se fait **par voie lymphatique et hématogène**, le risque est d'autant plus important que la tumeur initiale est de grande taille. La dissémination lymphatique se fait le plus souvent par la **chaîne axillaire**, plus rarement par la **chaîne mammaire interne** (surtout lésions du quadrant interne ou central). L'envahissement sus-claviculaire (ganglion de Troisier) est plus tardif. Les métastases à distance atteignent préférentiellement le foie, les os, le poumon et les plèvres, voire les ovaires et le cerveau. Des micrométastases existent souvent lors de la découverte du cancer, ce qui explique leurs manifestations parfois plusieurs années après la découverte de la tumeur initiale et de son traitement.

Examen clinique

LES CIRCONSTANCES DE LA DÉCOUVERTE : le plus souvent, il s'agit d'un nodule découvert par la patiente elle-même lors de l'autopalpation ou lors d'un examen clinique systématique. Parfois, il peut s'agir d'une consultation pour mastodynie ou pour la découverte d'une adénopathie axillaire. Enfin, la découverte peut être fortuite lors d'une mammographie de dépistage systématique.

L'INTERROGATOIRE précise les facteurs de risque et l'évolutivité : âge de la patiente, date d'apparition des troubles, notion de signes inflammatoires et antécédents personnels gynécologiques. Il précise surtout les antécédents sénologiques personnels et les antécédents familiaux de cancer du sein.

L'INSPECTION est faite avec un éclairage à jour frisant et en modifiant les positions du sein, à la recherche d'une petite rétraction cutanée, d'une déformation du sein par la tumeur, d'une modification cutanée à type de peau d'orange, d'une inflammation, d'une rétraction du mamelon ou d'un aspect eczématiforme.

LA PALPATION est réalisée quadrant par quadrant et retrouve classiquement une tumeur indolore, dure, mal limitée et unilatérale. On en précise sa localisation, généralement le quadrant supéro-externe, sa taille, sa mobilité avec recherche d'adhérences cutanées et au grand pectoral (par la manœuvre de Tillaux). Le reste de la glande sera minutieusement examiné, de même que le sein controlatéral.

- **L'écoulement mamelonnaire** détecté par pression du sein est d'autant plus suspect qu'il est unilatéral, uniorificiel, sérosanglant. L'étude cytologique de cet écoulement est indispensable, il n'a de valeur que positif.
- **L'examen du creux axillaire** recherche des adénopathies dont on note la taille, la fermeté, la mobilité. Un schéma pourra être pratiqué.

L'EXAMEN GÉNÉRAL recherche des localisations secondaires (osseuses, hépatiques, cutanées…), sans oublier l'examen du creux sus-claviculaire.

Parfois, l'aspect clinique est trompeur en raison du grand polymorphisme des cancers du sein et justifie toujours des examens complémentaires.

Examens complémentaires

Mammographie

Elle montre classiquement une **opacité stellaire**, dense, homogène, à contours hérissés de spicules denses, entourée parfois d'un halo clair de graisse péritumorale. Il peut s'y associer des microcalcifications plus facilement visibles sur spot (figure 10.5). La peau, en regard de la tumeur, est épaissie.

À CÔTÉ DE CETTE IMAGE TYPIQUE, les cancers peuvent prendre l'aspect :

- **D'une opacité aux contours flous.**
- **D'amas de microcalcifications** groupées, très polymorphes, branchées, vermiculaires ou en dernières lettres de l'alphabet (X, Y, Z) (figure 10.6).
- **D'un signal fibreux** : surdensité, rupture architecturale ou asymétrie par rapport au sein opposé.

Dans le cas de lésion non palpable, le repérage par stéréotaxie (mammographique) est possible pour guider une cytoponction, une biopsie ou la mise en place d'un harpon avant tumorectomie.

LA GALACTOGRAPHIE par cathétérisme rétrograde est utilisée dans les écoulements uniorificiels et peut révéler des lacunes intragalactophoriques.

Échographie

Elle montre une image hypoéchogène à bords flous, avec rupture architecturale, dont le grand axe n'est pas parallèle au plan cutané, associée à un cône d'ombre postérieur (figure 10.7). Elle permet de guider la cytoponction et la tumorectomie (pose d'un harpon) des tumeurs non palpables, lorsqu'elles sont visibles en échographie.

Cytoponction

Elle est réalisée à l'aiguille, sans anesthésie. Elle permet une étude cytologique du matériel monté par capillarité. Elle n'a de valeur que positive, autrement dit une ponction négative n'élimine pas le diagnostic de cancer.

Biopsie ou drill biopsique

Elle est réalisée sous anesthésie locale, à l'aide d'un *tru-cut*. Elle ramène un morceau tissulaire et n'a aussi de valeur que positive.

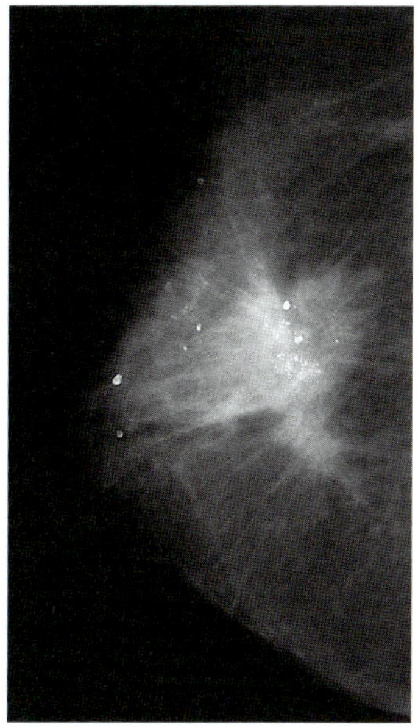

Fig. 10.5 Mammographie : opacité et microcalcifications malignes. ▶

Fig. 10.6 Classification des calcifications. ▼

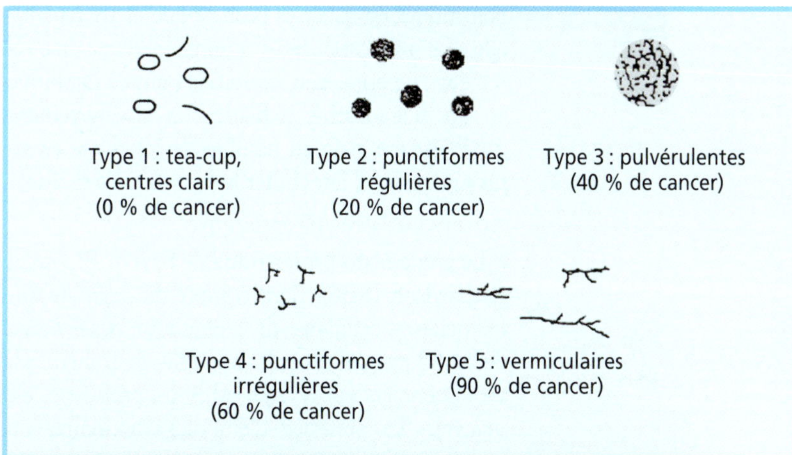

Bilan d'extension

En cas de forte suspicion de cancer (cytologie ou biopsie positive), un bilan d'extension complet sera réalisé, à la recherche de métastases.

- **Radiographie de thorax, échographie hépatique et examen gynécologique** (sans oublier la biopsie d'endomètre : cancer utérin associé).
- **Éventuellement scintigraphie osseuse et scanner cérébral en fonction de facteurs de mauvais pronostic** (envahissement ganglionnaire, taille de la tumeur…).
- **D'autres examens** peuvent être envisagés en fonction de la clinique.

Le dosage des marqueurs CA 15,3 et ACE n'a pas de valeur diagnostique ni pronostique, mais reste une aide précieuse pour la surveillance ultérieure (prédiction d'une récidive ou d'une réponse au traitement).

Évaluation du stade et des facteurs de pronostic

Une classification clinique TNM peut être proposée, au terme de l'examen. Elle dépend de l'étude de la tumeur (T = taille de la tumeur), des ganglions (N = présence de ganglions), des résultats du bilan d'extension (M = métastases) et de son évolutivité (PEV) (tableau 10.1).

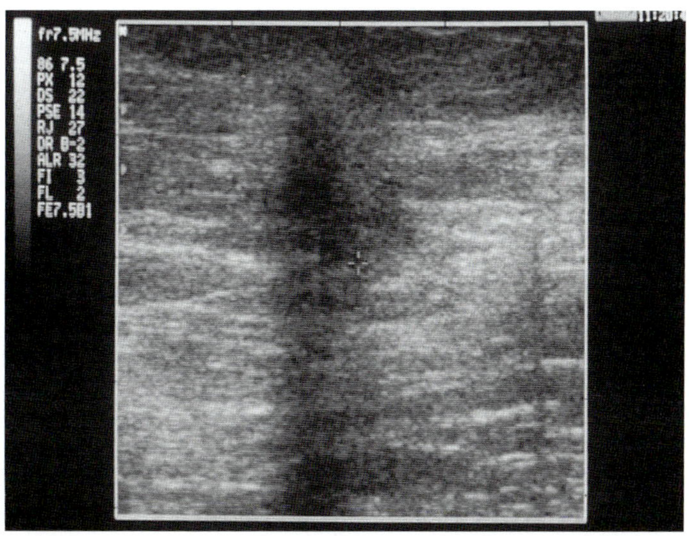

Fig. 10.7 Image hypoéchogène avec cone d'ombre et bords irréguliers évoquant un cancer du sein à l'échographie.

Tableau 10.1 Cancer du sein. Classification TNM.

Tumeur primitive	*Adénopathies régionales*
T_X : aucune information sur la tumeur T_0 : pas de tumeur palpable T_S : carcinome *in situ* T_1 : tumeur de moins de 2 cm T_2 : tumeur de 2 à 5 cm T_3 : tumeur de plus de 5 cm T_4 : tumeur étendue à la paroi thoracique ou à la peau quelle que soit sa taille	N_X : aucune information sur les adénopathies N_0 : pas d'adénopathies régionales N_1 : adénopathie homolatérale mobile N_2 : adénopathie homolatérale fixée N_3 : adénopathie mammaire interne homolatérale
Métastases à distances	***Évolutivité (poussée évolutive)***
M_X : aucune information sur les métastases M_0 : pas de métastases M_1 : métastases à distance (y compris adénopathie sus-claviculaire)	PEV_0 : absence de poussée évolutive PEV_1 : doublement de la tumeur en 6 mois PEV_2 : inflammation localisée (la moitié du sein) PEV_3 : inflammation diffuse du sein

Son intérêt est à la fois pronostique et thérapeutique. Le pronostic est d'autant meilleur que la tumeur est petite, sans notion de poussée évolutive et sans adénopathie axillaire (un envahissement ganglionnaire avec un nombre de ganglions envahis supérieur à 3 fait chuter le pronostic de moitié).

Autres facteurs de pronostic

▶ **Le grade histo-pronostique de Scarff, Bloom et Richardson (SBR)** tient compte du degré de différenciation cellulaire, de la régularité des noyaux, de la fréquence des mitoses. Plus la tumeur est indifférenciée (SBR III), plus le pronostic est mauvais. La présence d'emboles vasculaires ou lymphatiques péritumoraux est de mauvais pronostic.

▶ **Les récepteurs hormonaux** intratumoraux aux œstrogènes (RE) et à la progestérone (RP) témoignent de l'hormonosensibilité de la tumeur. L'intérêt est double : pronostique et thérapeutique. La présence de récepteurs hormonaux est associée à une forte probabilité de réponse à une hormonothérapie et à un pronostic favorable.

▶ **L'âge :** après la ménopause, on assiste à une diminution statistique des métastases à distance. Les cancers du sein chez la femme jeune sont plus souvent agressifs.

▶ **Les nouveaux facteurs de pronostic :** certains marqueurs ont été évalués puis abandonnés en pratique courante comme le cathépsine D, la cytométrie de flux (étude des phases cellulaires et du nombre de chromosomes), les oncogènes, la protéine PS_2... La surexpression de HER2 sur la tumeur est actuellement systématiquement réalisé, un traitement par **Trastuzumab (Herceptin)** peut alors être indiqué.

Traitement

Le traitement ne peut être que **multidisciplinaire** (chirurgiens, radiothérapeutes et chimiothérapeutes). On distingue le traitement locorégional (chirurgie et radiothérapie) et le traitement général (hormonothérapie et chimiothérapie)

Modalités thérapeutiques locorégionales

Chirurgie

Longtemps considérée comme la seule thérapeutique, la chirurgie mammaire est devenue de moins en moins mutilante.

Chirurgie conservatrice

▶ **La tumorectomie** : si un doute persiste, seule la tumorectomie sous anesthésie générale avec examen histologique permettra de trancher. Cette tumorectomie est à la fois diagnostique et thérapeutique. L'intervention passe au large de la tumeur (1-2 cm). Un examen extemporané de la pièce opératoire confiée à l'anatomopathologiste est possible pendant l'intervention. Il permettra de confirmer le diagnostic, de vérifier que la coupe de section passe en zone saine, de confirmer l'indication d'un curage axillaire ou d'une éventuelle mastectomie si nécessaire, chez une

DÉMARCHE INFIRMIÈRE

APRÈS TUMORECTOMIE SIMPLE

Au retour du bloc

- Comportement classique après retour d'un bloc opératoire (prendre connaissance du geste chirurgical, rassurer la patiente, prise des constantes, suivre les prescriptions médicamenteuses...).
- Surveillance du Redon (vérifier le vide) et du pansement (saignements secondaires possibles).
- Reprise le soir même d'une alimentation légère. Arrêt de la perfusion le soir même ou le lendemain de l'intervention.

Soins postopératoires

- Le pansement doit rester propre, légèrement compressif. Il est généralement refait à J 3 et on réalise alors un pansement plus léger avant de laisser rapidement la cicatrice à l'air libre. Au cours de la réfection du pansement, la patiente peut voir sa cicatrice si elle le désire.
- Le Redon sera enlevé quand il ne donnera plus (< à 15 cm^3) après mise en débit libre 24 heures.
- Il faut dire à la patiente que le chirurgien lui communiquera les résultats dès qu'il les connaîtra, en donnant un délai plutôt qu'une date précise (la réponse anatomopathologique pouvant être différée).

Conseils donnés à la sortie

- Recommander de prendre des douches et d'éviter les bains pendant 3 semaines (bien sécher la cicatrice au sèche-cheveux).
- Masser la cicatrice afin d'éviter un aspect rétractile.
- Port de soutien-gorge en coton à armatures et à larges bretelles.

femme informée du risque. En cas de lésion non palpable, on pourra repérer préalablement la zone suspecte par la pose d'un harpon sous échographie ou mammographie.

- **La quadrantectomie** consiste à retirer la totalité d'un quadrant du sein.

La chirurgie conservatrice est indiquée pour les tumeurs inférieures à 3-4 cm, unifocales, sans atteinte de la plaque aréolo-mamelonnaire, avec limites en tissu sain. La radiothérapie est systématiquement associée.

La chirurgie radicale : la mastectomie. La mastectomie de type **Patey** est la plus utilisée : c'est l'ablation du sein et des ganglions axillaires mais avec conservation des muscles pectoraux et de leur innervation (figure 10.8). L'intervention de **Halsted** très « délabrante » est actuellement abandonnée, elle était associée en plus à l'ablation des muscles pectoraux.

La chirurgie radicale est indiquée dans les tumeurs volumineuses dont l'exérèse en tissu sain ne permettrait pas un résultat esthétique acceptable ; dans les tumeurs centrales avec atteinte de la plaque aréolo-mamelonnaire ; dans les tumeurs multicentriques ou bifocales et dans la maladie de Paget.

Reconstruction du sein. Le souci de la qualité de vie des malades a conduit au développement des indications de la chirurgie reconstructive. Cette chirurgie réparatrice peut avoir lieu dans le même temps que la mastectomie (reconstruction mammaire immédiate) ou être différée.

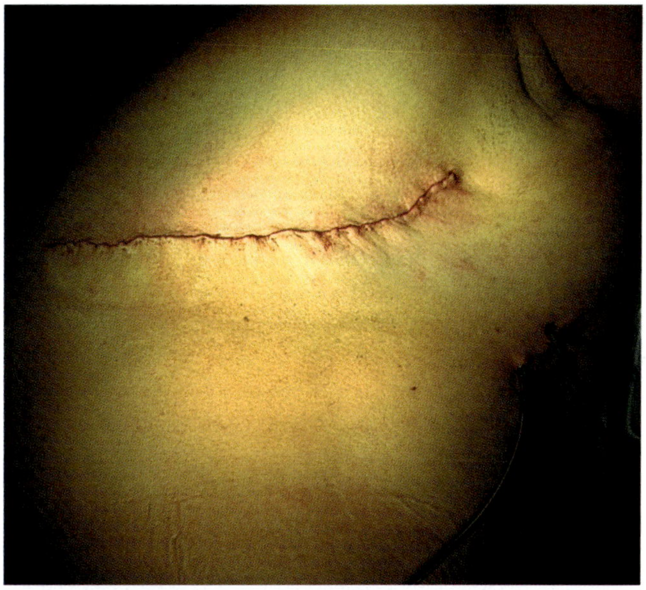

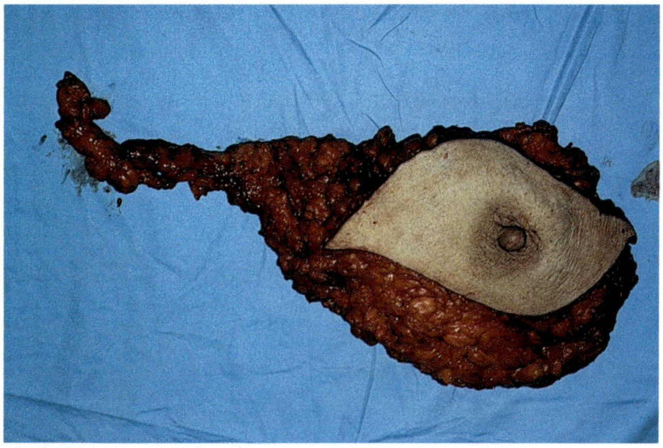

Fig. 10.8 Mastectomie.

On distingue surtout deux types de reconstruction : mise en place d'une prothèse rétropectorale gonflée au sérum physiologique ou apport d'un lambeau musculo-cutané (lambeau de grand dorsal ou lambeau de grand droit). Ces interventions esthétiques ont considérablement modifié le confort psychologique des patientes.

CURAGE AXILLAIRE. Il a surtout un but pronostique. Il est systématique quel que soit le type de chirurgie sauf dans le cancer *in situ*. On s'efforcera de respecter le nerf du grand dentelé et du grand dorsal. Il doit ramener au moins 10 ganglions. Ce temps est essentiel pour la conduite à tenir ultérieure et le pronostic.

Le curage mammaire interne chirurgical est une indication rare. On lui préfère actuellement la radiothérapie.

Radiothérapie

Elle vient consolider le traitement chirurgical et prévenir les récidives locales. On utilise principalement le cobalt ou des accélérateurs de particules.

EN CAS DE TRAITEMENT CONSERVATEUR, on associe une irradiation sur la glande restante afin d'obtenir un contrôle local équivalent à la mastectomie. Elle est délivrée, 3 à 4 semaines après la chirurgie, avec une dose totale d'environ 50 grays habituellement en 5 à 6 semaines. Une curiethérapie locale (mise en place de tubes vecteurs en peropératoire dans le site de tumorectomie) peut être réalisée en cas de tumeurs volumineuses traitées par chirurgie conservatrice.

APRÈS MASTECTOMIE, on associe une irradiation de la paroi s'il existe des facteurs de récidives locales.

ON PEUT ASSOCIER UNE IRRADIATION AXILLAIRE ET SUS-CLAVICULAIRE en cas d'envahissement ganglionnaire.

ON ASSOCIE UNE IRRADIATION DE LA CHAÎNE MAMMAIRE INTERNE en cas d'envahissement ganglionnaire ou de tumeur de siège central ou des quadrants internes.

Modalités du traitement général adjuvant

Chimiothérapie

LE TYPE DE CHIMIOTHÉRAPIE ADJUVANTE ET SON INDICATION varient selon les équipes. Le but de la chimiothérapie adjuvante est de détruire d'éventuelles micrométastases à distance après la chirurgie. En raison de sa toxicité, il n'est prescrit qu'aux femmes à risque élevé de métastases à distance (femmes avec envahissement ganglionnaire ou non ménopausées avec mauvais facteurs de pronostic). Il s'agit habituellement d'une polychimiothérapie avec une **anthracycline** (exemple : protocole type FEC : 5 *FU* (5 *Fluoro-uracile*, *Farmorubicine* (épirubicine), *Endoxan* (cyclophosphamide), administrée après la chirurgie toutes les 3 à 4 semaines pour un total de 6 cycles. La toxicité immédiate est importante — alopécie, neutropénie, thrombopénie, vomissements... — et nécessite une surveillance rigoureuse notamment au niveau de la fonction cardiaque (toxicité cardiaque des **anthracyclines**). Plus récemment, de nouveaux protocoles associant les **taxanes** sont apparus comme le TAC ou le TEC (*Taxotere*) en association à la doxorubicine (*Adriblastine*) ou à la épirubicine (*Farmorubicine*) et la cyclophosphamide (*Endoxan*). Enfin lorsque les tumeurs ont une surexpression de HER2, un traitement par **trastuzumab** (*Herceptin*) peut être instauré après les protocoles classiques pour améliorer les résultats de la chimiothérapie. Comme pour les **anthracyclines**, la toxicité cardiaque de l'*Herceptin* nécessite une surveillance rigoureuse de la fonction cardiaque.

LA CHIMIOTHÉRAPIE EST AUSSI UTILISÉE EN PREMIÈRE INTENTION (CHIMIOTHÉRAPIE NÉO-ADJUVANTE) avant la chirurgie, en cas de poussée évolutive ou de tumeurs volumineuses avec envahissement ganglionnaire. Elle peut aussi être utilisée en **périopératoire**, au moment de l'acte chirurgical pour prévenir les emboles métastatiques.

ENFIN LA CHIMIOTHÉRAPIE EST PRESCRITE COMME TRAITEMENT PALLIATIF dans les formes avec métastases à distance.

Dans les traitements de longue durée (> à 2 cycles), la répétition des injections nécessitent la mise en place de cathéters centraux profonds avec chambre à cathéter implantable (voir B. HOERNI, A. MORTUREUX, G. KANTOR, *Cancérologie – Hémopathies*, Nouveaux Cahiers de l'Infirmière n° 19).

Hormonothérapie

Elle a pour but de diminuer l'action des œstrogènes en cas de récepteurs hormonaux positifs. Chez la femme non ménopausée, on réalise une castration définitive par ovariectomie chirurgicale, radio-

PRISE EN CHARGE D'UNE PATIENTE DEVANT SUBIR UNE MASTECTOMIE PLUS CURAGE AXILLAIRE

En préopératoire

L'annonce de la mammectomie signe le diagnostic de cancer du sein et implique un travail de deuil corporel. Si le premier contact entre l'infirmier(e) et la patiente est administratif, il doit surtout mettre l'accent sur les possibilités d'écoute du personnel :

– prévoir les rendez-vous d'examen du bilan d'extension et prélever les marqueurs tumoraux;

– la veille de l'intervention, pratiquer un rasage soigneux de l'aisselle; s'il existe une ulcération, elle sera si besoin détergée et recouverte d'un pansement occlusif;

– demander à la patiente d'enlever ses bagues et bracelets, en plus de tout autre bijou; retirer le vernis à ongles;

– permettre l'expression des craintes de la patiente et la rassurer sur le geste chirurgical.

En postopératoire immédiat

– Comportement classique après retour d'un bloc opératoire (prendre connaissance du geste chirurgical, rassurer la patiente, prise des constantes, suivre les prescriptions médicamenteuses...). Détecter si la patiente souffre et la soulager en exécutant les prescriptions d'antalgiques.

– La malade est installée en décubitus dorsal, le bras du côté opéré en légère abduction, surélevé par un coussin mousse ou un oreiller.

– Au niveau de l'aisselle, un pansement (type pansement américain) applique les téguments au plan profond et assure une compression modérée. Ce pansement compressif est appliqué avec des bandes élastiques adhésives qui prennent appui en arrière dans le dos et en avant sur le thorax recouvrant la cicatrice de mammectomie. Le pansement doit rester compressif et propre. Il faut permettre à la patiente de toucher son pansement si elle le désire.

– Surveiller la coloration des doigts (la cyanose peut être le témoin d'un pansement trop compressif).

– Le drainage est en général assuré par deux drains de Redons aspiratifs : l'un antérieur pariétal et l'autre au niveau du creux axillaire. Ces deux drains sont surveillés et changés régulièrement suivant le niveau atteint. Les quantités recueillies seront notées sur la pancarte. L'apparition de complications précoces telles que hématome ou écoulement hémorragique par les drains sera à signaler au chirurgien.

– La perfusion est installée au bras controlatéral et elle est habituellement retirée dans les 24 heures. Elle peut servir à passer la chimiothérapie périopératoire suivant les prescriptions.

– Reprise le soir même d'une alimentation légère si la patiente n'est pas nauséeuse.

Soins postopératoires

– Le pansement est refait entre le 3e et le 5e jour s'il est resté propre. Il restera légèrement compressif pour éviter l'hématome de paroi et les lymphocèles. C'est un moment éprouvant pour une femme de découvrir sa mutilation. La patiente sera encouragée à regarder sa cicatrice avec un miroir (épreuve du miroir), mais ce geste ne lui est jamais imposé. Souvent elle détournera son regard au moment du pansement, refusant de voir sa cicatrice. L'infirmier(e) tient compte de ses réactions, explique la démarche du soin et essaye de trouver les mots réconfortants et encourageants. En cas de fils non résorbables, ils sont retirés au 10e jour.

– Les drains seront gardés tant que persiste un écoulement. Le drain pariétal est retiré le premier vers J 3 (après mise en débit libre). Celui du creux axillaire est retiré entre J 5 et J 7 (après mise en débit libre).

– La patiente sera levée le lendemain. Une mobilisation précoce permet à l'opérée de faire elle-même une toilette, aidée au besoin par l'aide-soignante. On insistera sur la kinésithérapie précoce (dès le lendemain) qui consistera à réaliser des mouvements d'abduction active et passive répétée plusieurs fois par jour jusqu'à que la patiente puisse sans difficulté mettre la main sur la tête ou se peigner.

– La tension psychologique déjà grande chez cette patiente mutilée et accrue par l'attente des résultats anatomo-pathologiques (résultats des ganglions) dont dépend le traitement adjuvant. Il faut dire à la patiente que le chirurgien lui communiquera les résultats dès qu'il les connaîtra, en donnant plutôt un délai qu'une date précise (la réponse anatomopathologique pouvant être différée). La radiothérapie est souvent mieux acceptée qu'une chimiothérapie, la maladie paraissant moins grave pour la patiente.

– L'infirmier(e) doit réapprendre à la patiente à vivre avec son corps qui a changé au travers de son propre regard et de ses paroles. Il/elle doit permettre à la patiente d'exprimer ses craintes, ses joies, ses déceptions par rapport à ce qu'elle vit.

Complications

– Le lymphœdème ou « gros bras » est extrêmement rare actuellement grâce à la kinésithérapie préventive. Le recours au drainage lymphatique et aux médicaments anti-œdémateux permet en général la guérison.

– La lymphocèle axillaire est une collection de lymphe dans le creux axillaire qui, lorsqu'elle ne cède pas spontanément, devient gênante et douloureuse et doit être ponctionnée aseptiquement.

– La perte de sensibilité de la face interne du bras (du côté du curage) est fréquente. Elle peut récupérer après plusieurs mois.

Conseils donnés à la sortie

La sortie a lieu entre J 8 et J 10. L'équipe soignante doit faciliter le retour à domicile par un ensemble d'informations :

– L'assistante sociale peut aider à la recherche d'une maison de convalescence ou d'une aide à domicile.

– La kinésithérapie doit être poursuivie et une ordonnance est prescrite dans ce sens.

– En cas de traitement complémentaire, expliquer son déroulement et prendre les rendez-vous en accord avec la patiente.

– Recommander de prendre des douches et d'éviter les bains pendant 3 semaines (bien sécher la cicatrice au sèche-cheveux). Recommander de masser la cicatrice afin qu'elle conserve une bonne souplesse.

– Ne pas oublier la prescription d'une prothèse mammaire externe avec un soutien-gorge prothétique pour conserver une silhouette acceptable en attendant une éventuelle reconstruction mammaire. Donner la liste des magasins spécialisés.

– Donner la liste d'associations susceptibles d'aider la patiente (« vivre comme avant »...).

– Informer la patiente des principales précautions à prendre car l'ablation des ganglions du bras le rend plus fragile vis-à-vis des agressions extérieures avec un risque d'œdèmes ou d'infections. Ne pas exposer trop longtemps le bras au soleil, éviter de porter des bagues ou bracelets, ne pas faire du jardinage ou du bricolage sans porter des gants, ne pas porter de charges lourdes du côté atteint, pas de prise de sang, de perfusion, de prise de tension artérielle ou d'acupuncture du côté opéré. Bien soigner les ongles et les mains. Vérifier la vaccination antitétanique. Si le bras devient chaud, douloureux et rouge, il faut consulter immédiatement le médecin.

– Insister sur l'importance de la surveillance qui devra être régulière et assidue pour dépister à temps une rechute.

thérapique, ou surtout actuellement médicale par castration temporaire avec les **analogues de la LHRH** (*Zoladex*). Une injection par mois d'un implant sous-cutanée.

Les médicaments anti-œstrogènes agissent en compétition avec les œstrogènes au niveau des récepteurs hormonaux. Le **tamoxifène** (*Nolvadex*), 20 mg par jour, est très utilisé, surtout en préménopause. Il apporte une amélioration de la survie non négligeable, mais son utilisation nécessite une surveillance rigoureuse de l'endomètre.

En postménopause, si les récepteurs hormonaux sont positifs, les médicaments les plus utilisés sont les **inhibiteurs de l'aromatase** (*Arimidex*, *Aromasine* et *Femara*). Ces médicaments sont des **inhibiteurs puissants de l'aromatase** et diminuent ainsi le taux circulant d'estradiol exerçant un effet bénéfique chez la femme atteinte d'un cancer du sein.

Indications du traitement adjuvant

Les indications sont principalement la présence de métastases ganglionnaires histologiquement confirmées, mais les études actuelles élargissent les indications aux formes de mauvais pronostic.

LA CHIMIOTHÉRAPIE ADJUVANTE est indiquée en fonction des facteurs de pronostics : taille importante de la tumeur, envahissement ganglionnaire, absence de récepteurs hormonaux, tumeur indifférenciée (SBR III). Elle est proposée systématiquement chez les femmes de moins de 70 ans lorsque le risque de métastase n'est pas négligeable.

S'IL EXISTE DES RÉCEPTEURS HORMONAUX POSITIFS :

- **Chez les femmes non ménopausées,** on réalise une castration ovarienne (le plus souvent médicale) ou un traitement par Tamoxifène.
- **Chez les femmes ménopausées,** un **inhibiteur de l'aromatase** est prescrit.

Cas particuliers

EN CAS DE TUMEUR AVEC MÉTASTASES, c'est le traitement général qui sera le plus important et il associera hormonothérapie et chimiothérapie. Le traitement local sera variable, conservateur ou non en fonction de la taille tumorale. Les localisations secondaires pourront bénéficier d'un traitement spécifique (irradiations locales pour les métastases osseuses, chirurgie d'une métastase unique hépatique...).

EN CAS DE POUSSÉE ÉVOLUTIVE, une chimiothérapie première s'impose associée à une radiothérapie.

LE TRAITEMENT DES CANCERS IN SITU pose le problème de leurs multifocalités possibles. Habituellement, on propose une mastectomie, car le risque de récidive n'est pas négligeable. Une chirurgie conservatrice associée à une radiothérapie du reste de la glande est possible dans les cancers *in situ* limités.

LE CANCER CHEZ L'HOMME est une affection rare mais avec envahissement lymphatique précoce. La mastectomie-curage est la règle.

LE CANCER DE LA FEMME ENCEINTE, dont le diagnostic est souvent difficile au début et d'évolution redoutable du fait du retard au diagnostic.

Surveillance

Elle sera longue et recherchera un cancer controlatéral, une récidive locorégionale ou des métastases à distance. Les patientes sont revues tous les 3 mois pendant la première année, puis tous les 6 mois. On surveillera cliniquement les cicatrices du sein opéré, le sein opposé, les aires ganglionnaires et on pratiquera un examen gynécologique.

Des mammographies seront faites régulièrement, de même que des échographies mammaires et hépatiques, des radiographies thoraciques, des dosages biologiques (ACE, CA 15-3). Au moindre doute clinique, une scintigraphie osseuse ou un scanner cérébral seront pratiqués.

Dépistage du cancer du sein

L'intérêt d'un dépistage est de pouvoir faire des diagnostics précoces, de réaliser un traitement conservateur et de réduire les métastases à distance. Les essais randomisés ont montré que la mortalité par cancer du sein peut être réduite de 30 % par le dépistage mammographique chez les femmes de plus de 50 ans. Il n'existe pas de prévention primaire du cancer du sein et il s'agit là d'une prévention secondaire qui vise à détecter la maladie au début de son évolution, en réalisant un dépistage dans une population en bonne santé.

Le dépistage sur prescription individuelle est un acte volontaire, comprenant un examen clinique et une mammographie (3 clichés) à partir de 50 ans à renouveler tous les deux ans. Dans la population à risque, le rythme peut être annuel.

Le dépistage de masse est un dépistage systématique. La mammographie est le test de choix à partir de 50 ans. Une seule incidence mammographique (oblique externe) peut être suffisante, mais deux incidences augmentent la sensibilité. L'intervalle entre les vagues de dépistage est de 2 à 3 ans (intervalle entre deux tests de dépistage). Ce test permet de faire le partage entre des personnes apparemment en bonne santé mais qui sont atteintes d'un authentique cancer ou d'une lésion précancéreuse, et celles qui en sont probablement exemptes. Les femmes, pour lesquelles les résultats sont douteux ou positifs, doivent subir des examens diagnostiques pour vérification. En France, plusieurs départements ont débuté ce type de dépistage avec des résultats encourageants.

Le depistage des familles à risque de prédisposition génétique au cancer du sein
L'identification des gènes BRCA1 et BRCA2 en 1994 et 1995 a marqué une avancé considérable dans la compréhension des formes familiales de cancer du sein et de l'ovaire. Les femmes porteuses de la mutation ont un risque de l'ordre de 40 à 85 % de développer un cancer du sein avant 70 ans, alors que ce risque est de l'ordre de 10 % dans la population générale. Par ailleurs, elles ont un risque de l'ordre de 10 à 63 % de développer un cancer de l'ovaire avant 70 ans, alors que ce risque est de l'ordre d'1 % dans la population générale. Ces tests génétiques ne s'adressent qu'aux patientes présentant des antécédents familiaux sévères (au moins deux antécédents du premier degré) et bien documentées. Une consultation génétique est indispensable avant de réaliser les prélèvements. Les enjeux principaux sont de rassurer les apparantées non prédisposées, et pour les apparantées prédisposées de mettre en route une surveillance mammaire dès l'âge de 30 ans (voir une mammectomie bilatérale prophylactique), et de recommander une chirurgie ovarienne prophylactique à 40 ou 50 ans en fonction du contexte.

POINTS CLÉS

1. ▶ **Tumeur hormono-dépendante** dont l'incidence est en augmentation, touchant la femme entre 45 et 75 ans, le cancer du sein est le plus fréquent des cancers féminins et est responsable de 19 % des décès par cancer.
2. ▶ Le dépistage précoce par la **mammographie** permet d'espérer un meilleur pronostic.

Pathologie infectieuse en gynécologie

11

Infections génitales basses

C'est un des motifs de consultation les plus fréquents en gynécologie. Les infections génitales basses concernent uniquement le col (**cervicite**), le vagin (**vaginite**) ou la vulve (**vulvite**). Elles peuvent être associées à des infections génitales hautes : **endométrites** (infection de l'utérus) ou **salpingites** (infection des trompes) ou à une infection urinaire.

LA LEUCORRHÉE se définit par un écoulement génital physiologique ou pathologique non sanglant provenant du col, du vagin ou de la vulve. La muqueuse vaginale est formée de plusieurs couches de cellules constituant un rempart naturel de défense, renforcé par l'acidité vaginale (pH entre 4 et 4,5). Cette acidité est due à la transformation du glycogène des cellules vaginales en acide lactique par les bacilles de Döderlein, saprophytes du vagin. Les sécrétions vaginales physiologiques sont augmentées par l'inflammation et l'infection, elles contiennent des cellules superficielles desquamées.

LA GLAIRE CERVICALE est sécrétée par la muqueuse endocervicale. La quantité de glaire varie avec le cycle (sous l'influence des œstrogènes — maximale au moment de l'ovulation) et l'aspect du col (l'ectropion s'accompagne d'une hypersécrétion de glaire). Elle joue un rôle d'obstacle bactéricide à la montée des germes. Les systèmes glandulaires de Bartholin et de Skene ont un rôle physiologique quasi inexistant mais constituent un réservoir de germes important. Le système immunitaire humoral et tissulaire (IgA) intervient également avec production locale de lysozymes et neuraminidase.

Équilibre bactériologique

L'équilibre de cet écosystème est fragile. La cavité vaginale permet le développement des germes anaérobies et aérobies. La flore vaginale normale est constituée par le bacille de Döderlein associé à des germes variés en petit nombre : *Staphylococcus epidermidis*, corynebactéries, *E. coli*, Gram négatifs. Toute vaginite s'accompagne d'une disparition plus ou moins complète de la flore normale.

LES CAUSES DÉCLENCHANTES sont nombreuses.

- **L'infection est souvent favorisée par une perturbation du climat hormonal, spontanée ou iatrogène** (œstroprogestatifs).
- **La menstruation** (tampons), **la ménopause, la grossesse** (hyperacidité).
- **Les contaminations sexuelles et la mauvaise hygiène génitale** : contamination par des germes cutanés ou digestifs, irrigations vaginales, savons acides.
- **Les explorations gynécologiques, les traitements antibiotiques ou corticoïdes** et les tares : cancer, diabète.

Examen clinique

Les signes révélateurs sont avant tout des **leucorrhées** odorantes et abondantes, pouvant être associées à des brûlures, un prurit, une irritation urétrale, des troubles mictionnels ou une dyspareunie superficielle. L'interrogatoire précise la date de début et les circonstances d'apparition (après rapports, notion de grossesse, prise d'antibiotiques…).

L'examen clinique doit être pratiqué en dehors des règles et en l'absence de toilette interne depuis 24 heures au moins. L'aspect de la vulve et du périnée est soigneusement noté (inflammation, lésions de grattage, vésicules, atrophie vulvo-vaginale postménopausique).

L'EXAMEN AU SPÉCULUM (introduit sans savon) précise les caractères de l'écoulement, l'aspect de la muqueuse vaginale et du col. Cet examen est essentiel à la recherche du germe en cause et permet de réaliser un premier prélèvement vaginal (cul-de-sac

PHARMACOLOGIE

TRAITEMENT DES VAGINITES À *TRICHOMONAS*

Voie locale	*Voie générale*
MÉTRONIDAZOLE (*Flagyl ovules*) 1 ovule le soir pendant une semaine	TINIDAZOLE (*Fasigyne 500*) 4 comp. en une seule prise à renouveler 8 jours plus tard ou Autres : *Flagyl*, *Secnol*, *Tiberal* en comprimés

Toilette vaginale avec un savon acide (*Cytéal*) et rapports protégés.
Il faut associer le traitement du partenaire, prévenir les nausées, ne pas associer d'alcool au traitement général et réaliser un contrôle après traitement en cas de récidive.

TRAITEMENT DES VAGINITES MYCOSIQUES

Voie locale ++	*Voie générale*
ÉCONAZOLE (*Gynopevaryl* LP 150 mg ovules), 1 ovule le soir renouvelable au 3e et au 6e jour associé à du *Pevaryl* crème ou lait dermique sur les extensions vulvaires, périanales et les plis pendant 10 jours. En cas de récidive, traitement par ovules de BUTOCONAZOLE (*Gynomyk*), 1 ovule pendant 3 jours consécutifs à renouveler 10 jours plus tard. Autres antifongiques locaux : *Fazol G*, *Fongarex*, *Gynodaktarin*, *Gynomyk*, *Lomexin*, *Monazol*, *Terlomexin*. Associés à antibactériens : *Amphocycline*, *Polygynax* ou à antitrichomonas : *Tergynan* ou à antibiotiques et corticoïdes : *Mycolog* Ne pas interrompre le traitement pendant les règles.	Surtout si suspicion de localisation digestive (diarrhée associée); amphotéricine B (*Fungizone*), 6 à 8 comp. par jour (soit 1,5 à 2 g) pendant 3 semaines. En prévention, au cours de tout traitement antibiotique, on peut prescrire par voie générale : l'amphotéricine B (*Fungizone*) Autres : *Mycostatine*, *Triflucan*

Il faut associer des mesures d'hygiène : éviter les douches vaginales, pas de tampons vaginaux, éviter les vêtements serrés, préférer les sous-vêtements en coton, pilule à climat œstrogénique.
Toilette intime avec un savon surgras à pH neutre ou alcalin ou avec *Hydralin*, voire bains de siège (eau bicarbonatée 1 à 2 cuillères à soupe pour 5 L d'eau). Rechercher un diabète et une autre localisation (ongles, bouche, pieds).
Traiter le partenaire par *Pevaryl* spray en cas de balanite et préconiser des rapports protégés.

postérieur) qui sera examiné au microscope en extemporané par le médecin lui-même. Deux lames sont réalisées : l'une avec du sérum physiologique, l'autre avec de la potasse à 5 %. Elles permettent la recherche de polynucléaires altérés, de *Trichomonas*, d'une mycose, de *Gardnerella vaginalis*.

AU TOUCHER VAGINAL, on recherchera une complication : une endométrite ou une salpingite.

Au terme de l'examen clinique et extemporané, on a le plus souvent une orientation diagnostique.

Prélèvements bactériologiques

Ils sont systématiques en cas de doute diagnostique. Les prélèvements réalisés avant toute toilette sont dirigés (vagin, endocol et urètre) et adaptés en fonction du germe. Les techniques de prélèvement sont multiples (écouvillon, microcurette, cytobrush…) et dépendent encore du germe recherché. Ces prélèvements sont adressés rapidement au laboratoire.

Il faut différencier les sécrétions physiologiques des leucorrhées pathologiques. À l'examen extemporané, les sécrétions physiologiques sont sans polynucléaires et sans germes pathogènes.

Conduite à tenir suivant l'étiologie

Vulvo-vaginites à *Trichomonas*

Elles représentent environ 25 % des vulvo-vaginites. C'est un protozoaire flagellé à transmission vénérienne, l'urétrite du partenaire est souvent asymptomatique. Elles sont favorisées par l'alcalinisation du milieu (hypo-œstrogénie, savon de Marseille). Le *Trichomonas* ne franchit pas le col et n'est pas responsable d'infection génitale haute. Les signes fonctionnels sont à type de prurit, de brûlure, de dyspareunie et de troubles urinaires. La leucorrhée est verdâtre, irritante, spumeuse, bulleuse, abondante, d'odeur âcre de « plâtre frais » avec un pH alcalin. À l'examen, la muqueuse vaginale est rouge, violacée. Le col après lugol est parsemé d'un piqueté hémorragique (colpite ponctuée). L'examen direct au sérum physiologique permet de visualiser les protozoaires se déplaçant grâce à leurs flagelles.

Vulvo-vaginites mycosiques

Surtout représentées par le *Candida albicans*, 15 à 25 % des vulvo-vaginites. Les facteurs favorisants sont nombreux : grossesse, œstroprogestatifs, antibiothérapie par voie générale, diabète, savons acides. La transmission est intestinale, plus rarement vénérienne. Les signes fonctionnels sont un prurit intense à recrudescence nocturne, voire une sensation de cuisson, une dyspareunie fréquente et des troubles mictionnels. La leucorrhée est blanchâtre, grumeleuse, type « lait caillé », à pH acide. À l'examen, il s'agit d'une vulvo-vaginite érythémateuse débordant sur le périnée, voire un grand intertrigo (zone rouge suintante) s'étendant de la vulve aux sillons génito-cruraux et à la région périanale. La muqueuse vaginale, rouge et sèche, est recouverte d'un enduit blanchâtre pultacé. À l'examen direct à la potasse, on retrouve des filaments mycéliens, en « tiges de bambous ». La culture sur milieu de Sabouraud est parfois nécessaire après prélèvement bactériologique.

Vulvo-vaginites et cervicites à gonocoques

La leucorrhée est peu symptomatique, d'aspect jaunâtre, purulente et banale associée à une dysurie. La contamination est toujours sexuelle avec notion de contage 2 à 7 jours, auparavant associée à une urétrite chez le partenaire. Le risque est la salpingite souvent associée. À la période d'état, il s'agit d'une vulvite œdématiée avec écoulement de pus franc au niveau endocervical, des glandes de Skene et de l'urètre. Le diagnostic est bactériologique : prélèvement au laboratoire de préférence ou sur milieu de transport adressé rapidement car le germe est fragile. Les prélèvements doivent être multiples (col, méat urétral, glandes de Skene voire anus). Le *Neisseria gonorrhoeæ* est un germe diplocoque, Gram négatif, intra- et extracellulaire. C'est une maladie à déclaration obligatoire. En raison de l'apparition de souches productrices de pénicillases, le traitement classique par pénicilline n'est plus à recommander. Le traitement minute présente l'avantage de sa simplicité, mais on note 7 à 10 % d'échecs.

Vulvo-vaginites à *Chlamydiae* et mycoplasmes

Il s'agit d'une maladie sexuellement transmissible (MST) en recrudescence dont la forme asymptomatique est la plus fréquente, souvent associée à un *Trichomonas* et à une urétrite chez le partenaire. Elle peut s'associer à une infection haute et, en l'absence de traitement, elle est source de stérilité. Les signes fonctionnels sont représentés par des leucorrhées, une urétrite et des métrorragies. Le diagnostic est bactériologique par immunofluorescence après prélèvements à la microcurette ou au cyto-brush (vagin, col, urètre) sur milieux spéciaux. Les germes sont intracellulaires : *Mycoplasma urealyticum*, *Chlamydiae trachomatis*. Le sérodiagnostic ne sera réalisé qu'en cas de suspicion d'annexite chez une femme en âge de procréer. Le traitement doit être débuté sans attendre les résultats et il repose sur les cyclines, les macrolides ou les quinolones.

PHARMACOLOGIE

TRAITEMENT DES INFECTIONS BASSES À GONOCOQUES

Voie générale : traitement minute	***Voie générale : traitement normal***
SPIRAMICYNE (*Rovamycine*) 12 comp. en une seule prise. CEFTRIAXONE (*Rocephine*) 1 injection 250 mg en IM (utilisable chez la femme enceinte). SPECTINOMYCINE (*Trobicine*) 1 injection 2 à 4 g en IM (patients peu dociles ou en cas d'allergie aux céphalosporines).	SPIRAMICYNE (*Rovamycine*) 4 comp. à 500 mg pendant 4 jours. DOXYCYCLINE (*Vibramycine*) 5 comp. à 100 mg *per os* le premier jour, 2 comp. par jour pendant 12 jours. AMOXICLLINE + ACIDE CLAVULANIQUE (*Augmentin*), 2 g par jour pendant 4 jours.

On doit associer systématiquement au traitement minute, un traitement par doxycycline *(Vibramycine)*, 1 comp. à 100 mg *per os* 2 fois par jour ou érythromycine *(Érythrocine 1000)*, 2 sachets par jour pendant 15 jours, en raison de la fréquence des infections associées à *Chlamydiae*. Il faut réaliser un BW, 20 jours après le contage et trois mois après, à la recherche d'une infection syphilitique associée et réaliser un contrôle de la guérison 8 jours après traitement.

Il faut associer le traitement du partenaire et préconiser l'arrêt des rapports sexuels pendant le traitement.

TRAITEMENT DES INFECTIONS BASSES À *CHLAMYDIAE* ET MYCOPLASMES

Voie locale	***Voie générale ++***
Amphocycline 1 comprimé intravaginal pendant 10 jours.	DOXYCYCLINE (*Vibramycine N* 100 mg) 2 comp. le soir (attention à la photosensibilisation); ou MYNOCYCLINE (*Mynocine* 100 mg) 1 comp. le soir ou *Rulid* 1 comp. matin et soir; ou OFLAXINE (*Oflocet* 100 mg), 2 comp./j. pendant 15 jours. Chez la femme enceinte, ces médicaments sont contre-indiqués, on utilise l'ÉRYTHROMYCINE (*Érythrocine* 1 000), 2 sachets par jour ou la SPIRAMICYNE (*Rovamycine*), 4 comp./j. pendant 15 jours.

Il faut associer le traitement du partenaire et préconiser des rapports sexuels protégés pendant le traitement. Contrôle 4 semaines après traitement.

Vulvo-vaginites à *Gardnerella vaginalis*

Leur rôle pathogène est discuté et ces infections sont souvent associées aux germes anaérobies. Classiquement, c'est la « **malodeur vaginale** ». Les leucorrhées sont blanches, grisâtres, bulleuses,

PHARMACOLOGIE

TRAITEMENT DES VAGINITES À *GARDNERELLA VAGINALIS*

Voie locale	Voie générale
MÉTRONIDAZOLE (*Flagyl ovules*), 1 ovule le soir pendant une semaine.	TINIDAZOLE (*Fasigyne* 500), 4 comp. en une seule prise à *renouveler* 8 jours plus tard.
Il faut associer le traitement du partenaire.	

TRAITEMENT DES INFECTIONS BASSES À GERMES BANALS

Voie locale	Voie générale
Amphocycline ou *Polygynax* ou *Tergynan*, un ovule ou une capsule par jour pendant 10 jours.	Traiter selon l'antibiogramme.
Il faut associer le traitement du partenaire.	

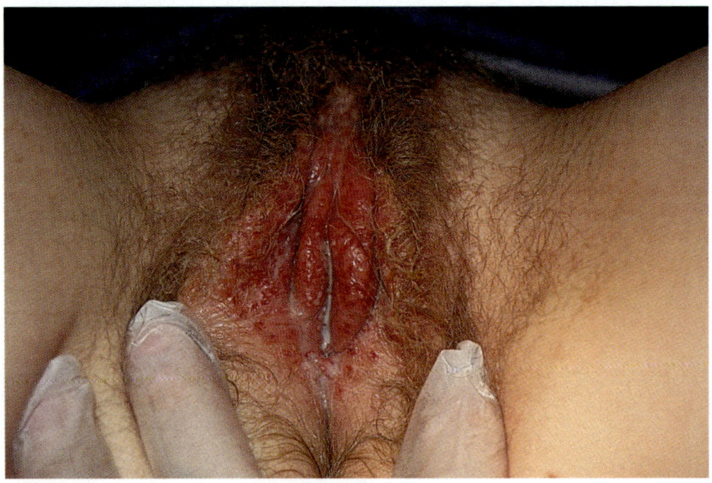

Fig. 11.1 Primo-infection herpétique.

fluides, sans signes inflammatoires. À l'examen direct à la potasse : on note une odeur de poisson pourri, des cellules vaginales en amas recouvertes de bactéries et il existe des *clue cells*. Ce sont des bacilles Gram négatifs.

Vulvo-vaginites à germes banals

La leucorrhée est jaunâtre, purulente, épaisse, quelquefois identique au gonocoque. Les prélèvements bactériologiques feront le diagnostic du germe en cause : colibacille, staphylocoque, streptocoque, *Proteus*, *Klebsiella pseudomonas*, *Haemophilus*. Saprophytes du vagin, ils deviennent pathogènes au cours d'une circonstance favorisante. À l'examen direct, s'il existe encore du bacille de Döderlein, ce n'est pas une infection, par contre, s'il existe des polynucléaires altérés sans bacille de Döderlein, c'est une infection.

Condylomes vulvaires

Cette MST sera traitée dans le Chapitre 9 « Pathologie vulvo-vaginale et malformations génitales », page 93.

Ulcérations vaginales

Herpès vulvaire

C'est la plus fréquente des lésions vulvaires et il s'agit le plus souvent du sous-type HVS-2 et parfois HSV-1 (20 %). L'herpès se manifeste plus particulièrement chez les femmes enceintes et les sujets immunodéprimés.

LA PRIMO-INFECTION apparaît 2 à 7 jours après un rapport. Elle se manifeste par une vulve œdématiée, rouge, parsemée de vésicules groupées en bouquet ou de petites ulcérations bordées de rouge avec sensation de cuisson et prurit (figure 11.1). L'examen au spéculum est souvent impossible, mais peut montrer des ulcérations sur les parois vaginales ou sur le col. Il s'associe souvent à de la fièvre, des adénopathies inguinales et des vésicules sur le périnée et les fesses.

LES RÉCIDIVES sont fréquentes : déclenchées par les règles, un choc ou une contrariété. Le tableau clinique est moins prononcé. La patiente se plaint de brûlures et de cuisson avec présence de vésicules ou d'érosions.

LE DIAGNOSTIC est réalisé par des prélèvements spéciaux (prélèvement cytologique, culture du virus et immunofluorescence), adressés rapidement au laboratoire car le virus est fragile. Les sérologies sont de peu d'utilité pour le diagnostic. C'est une maladie sexuellement transmissible qui implique la recherche d'une syphilis ou d'une gonoccocie.

LE TRAITEMENT est essentiellement symptomatique (prescrire des antalgiques *per os*), antiseptique et antiviral par aciclovir (*Zovirax* pommade localement et *Zovirax* 5 comp./j. ou *Zelitrex* 1 comp. 2/j. pendant 10 jours lors de la primo-infection et 5 jours lors des récurrences).

Zona vulvaire

Son diagnostic repose sur la présence de vésicules sur une hémivulve et la région périnéale homolatérale. Il faut rechercher une hémopathie ou un cancer.

Syphilis

Rare actuellement, depuis l'antibiothérapie, elle risque d'être méconnue et de conduire à des localisations viscérales graves. Chez la femme enceinte, elle peut être transmise au fœtus (syphilis congénitale). Elle se manifeste par des ulcérations vulvaires dans la syphilis primaire et secondaire.

LE CHANCRE PRIMAIRE apparaît après 15 à 20 jours d'incubation. Il s'agit d'une exulcération, unique, ferme, indolore associée à des adénopathies inguinales. Il faut y penser alors systématiquement, faire les prélèvements (recherche du tréponème sur fond noir) et les sérologies (l'immunofluorescence ou FTA se positive dès le 10e jour, l'hémagglutination TPHA au 15e jour, puis réaction cardiolipique ou VDRL). À ce stade, la maladie est contagieuse et le traitement par pénicilline — *Biclinocilline* 1 M d'UI IM par jour ou *Extencilline* 2,4 M d'UI par jour pendant 15 jours — assure la guérison et la négativation des sérologies. En cas d'allergie, le traitement est assuré par cycline ou érythromycine.

LES LÉSIONS SYPHILITIQUES SECONDAIRES apparaissent six à huit semaines plus tard, si le chancre primaire a été méconnu. C'est une période hautement contagieuse par ses localisations muqueuses. L'examen de la bouche et de la vulve peut montrer des plaques muqueuses souples accompagnées d'une micropolyadénopathie et de manifestations cutanées (roséole, alopécie). Le traitement par la pénicilline exige une posologie plus forte.

Cas particuliers

Vaginites de la femme enceinte

La leucorrhée peut être physiologique. Les vaginites constituent un risque d'infection ascendante amniotique et fœtale en cas d'ouverture de l'œuf. L'acidité vaginale favorise la survenue de mycoses (traitement local). Les germes banals sont fréquents : le **streptocoque** β est un hôte fréquent (présent chez 25 % des femmes), il doit être diagnostiqué et traité en cas de rupture des membranes et pendant l'accouchement par antibiothérapie générale (*Clamoxyl*) en raison du risque infexieux néonatal. Les vaginites non spécifiques peuvent être traitées par *Polygynax*, 1 ovule par jour pendant 5 jours.

En cas de suspicion de **vulvo-vaginite herpétique**, il faut prévoir une césarienne s'il existe des signes cliniques d'herpès en poussée, ou des prélèvements positifs moins de 8 jours avant l'accouchement en cas de récurrence et moins de 15 jours en cas de primo-infection (surtout s'il existe une rupture prématurée de la poche des eaux). La femme et l'enfant sont traités par aciclovir (*Zovirax*).

Vaginites de la petite fille

L'examen est difficile, on a souvent recours au toucher rectal pour exprimer les pertes contenues dans le vagin, et au spéculum de vierge ou l'otoscope pour l'examen vaginal. Ce peut être une leucorrhée glaireuse, non infectée, par imprégnation œstrogénique physiologique deux ans avant la puberté. En cas d'infection, les germes banals (*E. coli*, staphylocoque) sont souvent en cause. Il faut penser au corps étranger (l'échographie facilite le diagnostic), à une oxyure (scotch test) et à une mycose (rare). En présence de gonocoque, il faut penser aux sévices sexuels.

Vaginites de la femme ménopausée

Tout écoulement purulent (pyométrie) doit faire penser au cancer du col ou de l'utérus et conduire à des prélèvements cytologiques et biopsiques. L'atrophie vulvo-vaginale, liée à l'hypo-œstrogénie, favorise l'infection. La muqueuse vaginale est pâle et fragile, le vagin est étriqué, l'orifice cervical est sténosé. Le traitement infectieux peut être associé à un traitement substitutif de la ménopause ou œstrogénique local.

AU TOTAL : les leucorrhées sont banales mais leur pronostic pas si anodin (stérilité, cancer, morbidité périnatale). Il faut faire comprendre le caractère astreignant du traitement à la patiente et traiter le partenaire. Les réinfestations et les associations sont fréquentes, nécessitant une recherche de facteurs favorisants (sérologies HIV et syphilitique). Un contrôle est souhaitable 15 jours après traitement associé à un frottis cervico-vaginal pour dépister une dysplasie du col. Ces infections basses sont une contre-indication à toute manœuvre endo-utérine (stérilet, interruption volontaire de grossesse (IVG), hystérosalpingographie…).

Infections génitales hautes

Après une période de recrudescence, les salpingites aiguës semblent stables, car la mobilisation des moyens destinés à lutter contre le Sida bénéficie à la prévention des autres maladies sexuellement transmissibles ou MST. En France, peu d'études épidémiologiques sont disponibles, on estime entre 100 000 et 200 000 le nombre de nouveaux cas par an. C'est une infection de la femme jeune, nulligeste, de 20 à 30 ans (50 % ont moins de 25 ans), dont le diagnostic est souvent difficile et dont les séquelles sont graves. Environ 20 à 30 % de ces femmes restent stériles. Le risque de grossesse extra-utérine est multiplié par dix et les douleurs pelviennes chroniques sont fréquentes. Il est donc important de réaliser un diagnostic précoce et précis ainsi que d'instaurer un traitement correct.

Physiopathologie

La salpingite se définit classiquement comme étant l'infection aiguë, subaiguë ou chronique des trompes de Fallope. Cette définition paraît trop restrictive, il vaut mieux parler d'infection des voies génitales supérieures ou d'infection utéro-annexielle. En effet, l'infection se fait habituellement de façon ascendante, les germes migrent de la glaire (infections cervico-vaginales basses) vers l'endomètre (**endométrite**), puis atteignent les trompes (**salpingites**).

La multiplicité des partenaires et le stérilet sont des facteurs de risque classiques. Parfois l'infection survient dans le post-partum après une endométrite (révision utérine sans asepsie, rétention placentaire ou de membranes). L'infection peut être iatrogène, chez une patiente présentant une vulvo-vaginite ou par réveil d'une infection ancienne, et peut se voir :

– lors du post-abortum (infections génitales hautes dans 2 % des IVG) ;

– lors de la pose d'un stérilet, d'un curetage, d'une biopsie d'endomètre ou d'une hytérosalpingographie.

Clinique

Elle reste la base du diagnostic, malheureusement elle est souvent trompeuse et n'est donc pas souvent suffisante pour affirmer le diagnostic et instaurer un traitement antibiotique lourd et prolongé.

Forme typique

Il s'agit d'une femme jeune, en période d'activité sexuelle. Elle consulte le plus souvent pour des **douleurs pelviennes et hypogastriques,** voire de l'hypochondre droit (périhépatite), associées à des **leucorrhées sales**. Ces douleurs sont vives, bilatérales, augmentées par les rapports et la marche, apparues depuis quelques jours progressivement. **La fièvre** est modérée : 38-39 °C.

Interrogatoire

Il est minutieux, précisant : la parité, la date des dernières règles, les antécédents de salpingite et d'endométrite, la notion d'une manœuvre endo-utérine récente, les habitudes sexuelles (nombre de partenaires), le mode de contraception (stérilet), la présence de signes péritonéaux (nausées, vomissements) et de signes urinaires (pollakiurie, dysurie) ou rectaux.

Examen clinique

La palpation abdominale peut retrouver une défense hypogastrique.

À l'examen gynécologique :

L'INSPECTION DE LA VULVE peut montrer un écoulement leuccorrhéique. L'examen du méat urétral et des glandes de Skene, après avoir massé la face inférieure de l'urètre avec l'index, peut faire sourdre une goutte de pus qui sera prélevée. Cette urétrite évoque la gonococcie.

L'EXAMEN AU SPÉCULUM montre un vagin rouge inflammatoire associé à des leucorrhées sales, une cervicite ou à une glaire louche voire purulente. Une glaire propre élimine pratiquement le diagnostic. Des prélèvements vaginaux et de l'endocol sont systématiques. S'il existe un stérilet, celui-ci sera retiré et mis en culture.

LE TOUCHER VAGINAL, combiné au palper abdominal, révèle une douleur vive, bilatérale à la mobilisation de l'utérus (endométrite) et au palper des annexes. Un empâtement ou une tuméfaction, uni- ou bilatéral, au niveau des culs-de-sac vaginaux peut être observé.

Formes atypiques

Elles sont fréquentes (50 %) et posent des problèmes diagnostiques variés.

En fonction de la symptomatologie

LES FORMES ATTÉNUÉES, les plus fréquentes, se résumant à 1 ou 2 signes cliniques. La fièvre peut ne pas exister (*Chlamydiae*). La douleur peut être unilatérale et il n'est pas rare de constater des modifications du cycle.

LES ENDOMÉTRITES peuvent être isolées ou associées à une salpingite. Elles sont fréquentes dans le post-partum et le post-abortum. En plus des sécrétions louches ou purulentes, des métrorragies existent dans 40 % des cas. La clinique est marquée par un utérus un peu gros et douloureux à la mobilisation.

LES FORMES SILENCIEUSES, totalement asymptomatiques, sont fréquentes, soit du fait d'un traitement antibiotique prescrit de principe, soit du fait du germe (*Chlamydiae*). Seule la cœlioscopie permet de rectifier le diagnostic.

LES FORMES PSEUDO-OCCLUSIVES liées à l'agglutination d'anses au contact d'un abcès.

En fonction de la période d'activité génitale

CHEZ L'ADOLESCENTE, le diagnostic est souvent porté avec retard. Si les douleurs prédominent à droite, la cœlioscopie redressera le diagnostic avec une appendicite aiguë.

LES SALPINGITES DU POST-PARTUM évoluent fréquemment sur un mode subaigu. Elles peuvent ne se manifester que quelques semaines après l'accouchement par de vagues douleurs et des métrorragies qui font souvent suite à une endométrite des suites de couches (délivrance artificielle, révision utérine).

Germes en cause

La majorité des salpingites sont d'origine vénérienne (MST). Le gonocoque est en cause dans 15 à 20 % des cas et le *Chlamydia* dans 30 à 50 %. Le plus souvent, l'infection est polymicrobienne et l'isolement des germes pathogènes est malaisé, ce qui explique les difficultés du traitement.

LE GONOCOQUE, diplocoque Gram négatif, est une MST, qui envahit le vagin puis la muqueuse endocervicale. Les salpingites à gonocoque s'accompagnent souvent volontiers d'une symptomatologie plus marquée : température supérieure à 38 °C et phénomènes algiques importants d'apparition brutale.

LE CHLAMYDIA TRACHOMATIS, germe intracellulaire, se propage aussi par voie vaginale. Les salpingites à *Chlamydiae* ont souvent une symptomatologie peu bruyante : pas de fièvre, douleurs pelviennes peu intenses parfois associées à des douleurs de l'hypochondre droit irradiant à l'épaule qui traduisent la périhépatite du **syndrome de Fitz-Hugh et Curtis**. Cette périhépatite peut faire évoquer une cholécystite mais les tests hépatiques et l'échographie hépatique sont normaux.

LES INFECTIONS À PYOGÈNES : ces germes qui appartiennent à la flore cervico-vaginale (commensaux) deviennent pathogènes du fait d'un déséquilibre hormonal, d'une immuno-dépression, de la présence simultanée d'un micro-organisme, d'un geste médical. Tout devra être mis en œuvre pour trouver l'agent bactérien et prescrire un traitement antibiotique adapté. Il peut s'agir :

- **D'anaérobies strictes** (*Bacteroides*, *Peptococcus*).
- **D'aérobies et aéro-anaérobies** facultatifs :

– cocci Gram positif : *Staphylococcus*, *Streptococcus*, *Enterococcus* ;

– bacille Gram négatif : entérobactéries (*Klebsiella*, *E. coli*, *Proteus*), *Pseudomonas*, *Serratia*.

LE MYCOPLASMA HOMINIS (TYPE I) ET UREALYTICUM sont à considérer comme des germes commensaux de la sphère génitale. Ils peuvent être responsables de salpingites.

LES SALPINGITES TUBERCULEUSES peuvent se rencontrer encore et doivent être envisagées, *a fortiori* en l'absence de vaccination et chez les migrantes de pays sous-développés. L'évolution est souvent traînante. Il faut rechercher la présence d'une image pulmonaire associée et pratiquer une IDR. Mais c'est surtout la cœlioscopie qui permet le diagnostic en objectivant des lésions nodulaires caséeuses ou des abcès tubaires pleins de caséum. Ces lésions sont prélevées à la recherche de BK.

Examens complémentaires

Bilan inflammatoire sanguin

La numération formule sanguine, la vitesse de sédimentation et la C-reactive protein (CRP) seront réalisées mais la normalité de ces examens n'élimine pas le diagnostic de salpingite. Ils présentent surtout un intérêt dans la surveillance de l'efficacité du traitement. De plus, il n'existe pas de corrélation entre la sévérité de l'atteinte infectieuse et les altérations biologiques. L'hyperleucocytose (> 10 000) est absente dans 50 % des salpingites. La VS s'élève après 2 à 3 jours et devient supérieure à 15 à la première heure. La CRP serait le critère le plus intéressant (> 20).

Prélèvements bactériologiques

Les prélèvements doivent être réalisés avant toute toilette vaginale et traitement anti-infectieux local ou général. Plusieurs écouvillonnages sont nécessaires pour rechercher le gonocoque, le *Chlamydia* et les germes aérobies et anaérobies. Ils doivent porter sur les culs-de-sac vaginaux, l'endocol et l'urètre. Il faut utiliser les milieux adaptés, respecter les délais d'acheminement au laboratoire et mentionner les différents germes recherchés sur le bon d'examen. Le *Chlamydia*, pathogène le plus fréquemment en cause, est difficile à isoler car de développement intracellulaire. Les prélèvements doivent donc être réalisés avec un écouvillon en plastique, une cyto-brush ou une curette ophtalmique pour être le plus cellulaire possible. La mise en évidence du *Chlamydia* peut alors être réalisée selon deux techniques : les cultures cellulaires ou la détection d'antigène par immunofluorescence. Mais la mise en évidence du DNA du *Chlamydia* après amplification par réaction de polymérisation en chaîne (PCR) sera la méthode de référence dans le futur.

Les résultats bactériologiques des prélèvements n'ont qu'une valeur d'orientation, les germes isolés n'étant pas obligatoirement en cause dans l'infection haute.

Des prélèvements bactériologiques peuvent aussi être réalisés par aspiration du liquide du cul-de-sac de Douglas en ponctionnant le cul-de-sac vaginal postérieur, c'est la **culdocentèse.** L'examen du partenaire et le prélèvement bactériologique urétral sont très utiles en cas de gonococcie ou d'urétrite à *Chlamydiae*.

Autres prélèvements biologiques

L'ECBU est réalisé à titre systématique et les hémocultures en cas de frissons ou de fièvre supérieure à 38,5 °C. Les sérologies de la syphilis, de l'hépatite B et de l'infection VIH seront proposées.

LA SÉROLOGIE À CHLAMYDIA (mise en évidence des anticorps) sera couplée aux cultures et renouvelée à 15 jours d'intervalle. Les résultats de la sérologie doivent être interprétés avec précaution. Le titrage des Ig G est le plus pratiqué, un taux supérieur au 1/64 est considéré comme significatif mais peut correspondre à une cicatrice sérologique (infection ancienne). Une séroconversion, c'est-à-dire la constatation d'un taux d'anticorps très élevé (1/256 ou 1/512) ou l'élévation de plus de deux de dilution à 15 jours d'intervalle par le même laboratoire, est évocatrice d'une infection en cours d'évolution. Au total, la sérologie est surtout intéressante pour surveiller l'efficacité d'un traitement et ne peut pas se substituer aux prélèvements classiques.

Échographie pelvienne

Cet examen ne permet pas de faire le diagnostic mais peut apporter quelques signes peu spécifiques comme un épanchement du cul-de-sac de Douglas. Par ailleurs, l'échographie peut mettre en évidence une complication : pyosalpinx, abcès de l'ovaire ou du Douglas. Elle permet également d'éliminer d'autres pathologies : kyste de l'ovaire.

Cœlioscopie

Elle n'est pas systématique mais son intérêt en cas de suspicion clinique de salpingite n'est plus à démontrer, c'est le seul moyen de poser le diagnostic de salpingite aiguë ou chronique. Au total, 65 % des salpingites à *Chlamydiae* ne sont diagnostiquées qu'au moyen de la cœlioscopie.

Avantages

LA CŒLIOSCOPIE PERMET DONC LE DIAGNOSTIC et va montrer :

- **Des trompes rouges, œdématiées, congestives.** Le pavillon peut laisser sourdre du pus, ou bien être le siège d'une rétraction (phimosis partiel ou complet).

Le péritoine pelvien inflammatoire peut être recouvert d'un exsudat fibrineux (« fausses membranes »).

- **Des adhérences pelviennes fréquentes** au niveau annexiel et dans le Douglas.
- **Un liquide louche,** plus ou moins purulent dans le Douglas.

PAR AILLEURS, il n'est pas rare de retrouver des adhérences hépato-diaphragmatiques caractéristiques du **syndrome de Fitz-Hugh et Curtis**.

- **Au stade de complication**, la laparoscopie peut mettre en évidence un pyosalpinx bilatéral, un abcès ovarien ou du Douglas. Parfois, l'ensemble du pelvis forme un magma adhérentiel associé à une **pelvi-péritonite**, tout geste chirurgical s'avère alors dangereux et difficile.

LA CŒLIOSCOPIE permet aussi :

- **Des prélèvements bactériologiques** à partir du liquide du Douglas ou des biopsies des adhérences pelviennes. La fréquente négativité des cultures pour les anaérobies et le *Chlamydia* s'explique sans doute par des difficultés techniques. C'est pourquoi, même si les prélèvements sont négatifs, à partir du moment où le tableau clinique et la cœlioscopie sont évocateurs d'une infection pelvienne, il faut poursuivre le traitement médical et cela d'autant plus qu'il existe une amélioration clinique.
- **D'apprécier la gravité des lésions**. Cependant, il n'existe pas de corrélation entre l'intensité des signes cliniques, les lésions pelviennes constatées et le pronostic ultérieur concernant la fertilité.
- **De traiter précocement les lésions pelviennes**. Plusieurs études ont démontré le meilleur pronostic fonctionnel ultérieur quand on traite « à chaud » les lésions pelviennes et leurs complications, par lavage abondant et drainage du pelvis, comparé à un traitement médical seul.

Indications

Deux attitudes se dégagent actuellement.

LA PREMIÈRE consiste à réaliser une cœlioscopie systématique devant toute suspicion de salpingite. Cette attitude permet d'éviter de traiter inutilement des patientes présentant une autre pathologie et d'adapter la thérapeutique.

LA DEUXIÈME attitude consiste à discuter la cœlioscopie cas par cas (situation de doute diagnostic, échec d'une antibiothérapie d'épreuve ou chez une femme désireuse de maternité).

S'il n'existe pas de consensus sur les indications, la plupart des auteurs préconisent d'effectuer la cœlioscopie avant tout traitement médical.

Évolution

Sous traitement bien conduit, l'évolution immédiate est favorable dans la majorité des cas. En 48 heures, les douleurs disparaissent, la température se normalise en 4 jours et la biologie en 15 jours maximum. Le traitement devra être prolongé pour éviter les rechutes et les séquelles.

Complications immédiates

Elles apparaissent le plus souvent en cas de traitement insuffisant ou tardif.

LE PYOSALPINX représente la rétention de pus dans une trompe obturée. Cliniquement, la douleur persiste, la fièvre ne cède pas et le toucher vaginal retrouve une masse latéro-utérine sensible. L'échographie met en évidence une collection hypoéchogène, hétérogène, uni- ou bilatérale, oblongue et souvent rétro-utérine (figure 11.2). La cœlioscopie peut être réalisée après antibiothérapie préalable et on réalise alors, soit une salpingectomie, soit l'ouverture de la trompe à sa partie distale pour effectuer un drainage associé à un lavage abondant. Le pyosalpinx peut aussi être drainé par voie basse en réalisant une colpotomie postérieure.

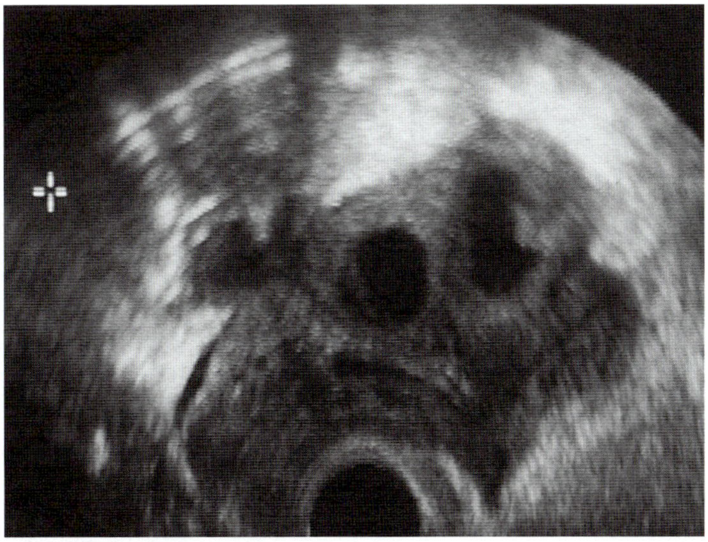

Fig. 11.2 Pyosalpinx à l'échographie : image hypoéchogène évoquant du pus dans la trompe.

NON TRAITÉ, le pyosalpinx peut se compliquer et se rompre dans la cavité pelvienne, conduisant à la **pelvi-péritonite.** Le traitement de cette pelvi-péritonite est d'abord médicamenteux (antibiothérapie) pour n'intervenir que dans un second temps dans un pelvis non inflammatoire.

L'ABCÈS OVARIEN peut aussi compliquer une infection génitale. Le drainage chirurgical permet la guérison de ces abcès.

Complications à distance

LES RECHUTES peuvent toujours survenir, compromettant le pronostic tubaire.

LES SÉQUELLES FONCTIONNELLES sont dominées par :

- **Les algies pelviennes**, souvent cycliques (milieu de cycle), s'expliquent par des adhérences périovariennes qui gênent l'ovulation en créant une dystrophie. Le traitement consiste à bloquer l'ovulation par un traitement œstroprogestatif ou à réaliser une cœlioscopie associée à une adhésiolyse.
- **La stérilité** touche 20 % des femmes ayant eu une salpingite aiguë, soit par oblitération tubaire distale (hydrosalpinx) (figure 11.3), soit par agglutination des franges ou voiles adhérentiels péritonéaux qui gênent le fonctionnement ovarien et la captation de l'ovule par le pavillon (phimosis).
- **Le risque de grossesse extra-utérine** est également augmenté.

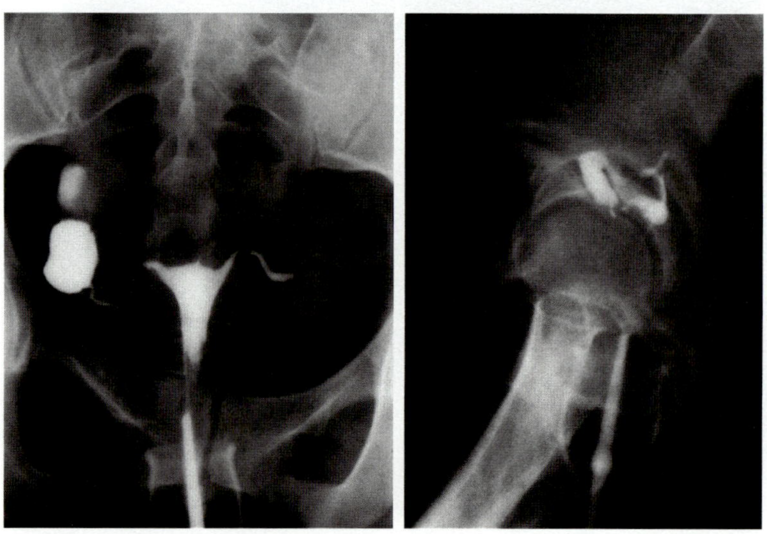

Fig. 11.3 Hydrosalpinx droit à l'hystéro-salpingographie.

Traitement

Les salpingites aiguës sont des urgences thérapeutiques qui nécessitent l'hospitalisation. Le traitement est habituellement médical, il doit débuter le plus tôt possible par une antibiothérapie à large spectre donnée par voie parentérale. Il devra être suffisamment prolongé : trois semaines en moyenne. Le suivi clinique, biologique (VS et NFS) et bactériologique doit être poursuivi plusieurs mois afin de s'assurer de la guérison. L'examen et le traitement du ou des partenaires s'imposent à chaque fois qu'un germe sexuellement transmissible est suspecté.

Moyens thérapeutiques

Repos

Cette mesure simple, associée à de la glace sur le ventre, est indispensable en début de traitement car elle permet de diminuer les douleurs pelviennes.

Antibiothérapie

L'antibiothérapie à large spectre devra posséder une bonne diffusion dans les tissus pelviens. Le traitement d'attaque devra être débuté par voie parentérale, en hospitalisation. Après 2 à 4 jours, en fonction de l'évolution clinique, le relais sera pris par voie orale pendant trois semaines.

PRINCIPAUX ANTIBIOTIQUES UTILISABLES

- **Les dérivés de la pénicilline** comme l'ampicilline ou l'amoxicilline en association avec un inhibiteur de la bêta-lactamase (*Augmentin*, *Anacim*) sont principalement utilisés. Leur spectre couvre la plupart des anaérobies, aréobies et le gonocoque. Par contre, ils ne sont pas actifs vis-à-vis du *Chlamydia trachomatis* et on note depuis quelques années une augmentation des résistances vis-à-vis de *E. coli*. Ces antibiotiques sont responsables d'un certain nombre d'allergies cutanées imposant l'arrêt du traitement, et ils entraînent aussi de fréquents troubles digestifs à type de nausées, vomissements et diarrhées.

Les céphalosporines de 2e génération cefotoxine (*Mefoxin*) ou mieux encore de 3e génération comme la céfotaxime (*Claforan*), et par voie orale Céfixime (*Oroken*) peuvent être utilisées. Elles sont actives vis-à-vis de la plupart des aérobies mais sont inactives sur le streptocoque D, le *Chlamydia trachomatis* et la plupart des anaérobies. Elles ne peuvent donc être prescrites qu'en association.

PHARMACOLOGIE

ANTIBIOTIQUES

Antibiotiques	*Posologies et voies d'administration*	*Durées*	*Remarques*
AMOXICILLINE-ACIDE CLAVULANIQUE (*Augmentin*) + CYCLINE : Doxycycline (*Vibramycine*) ou Mynocycline (*Mynocine*) On ajoute un aminoside en cas d'*E. coli* résistant.	3-6 g/jour IV puis 2-3 g/jour *per os* 200 mg/jour *per os* (2 comp./j.)	4-6 jours 5-10 jours 21 jours	Traitement de première intention. Voie orale d'emblée dans les formes ambulatoires. Voie IV dans les formes aiguës hospitalisées.
AMOXICILLINE-ACIDE CLAVULANIQUE (*Augmentin*) + OFLOXACINE (*Oflocet*)	3-6 g/jour IV puis 2-3 g/jour *per os* 400 mg/jour *per os* (2 comp./j.)	4-6 jours 5-10 jours 21 jours	Traitement efficace mais coûteux.
CÉPHALOSPORINES (2e et 3e générations) : *Claforan, Oroken, Apacef* + MÉTRONIDAZOLE (*Flagyl*) + CYCLINE : Doxycycline (*Vibramycine*) ou Mynocycline (*Mynocine*)	2-3 g/jour IV puis *Oroken per os* 400 mg/jour (2 comp./j.) 0,5 g x 2/jour IV puis 1 à 2 g *per os* 200 mg/jour *per os* (2 comp./j.)	4-6 jours 5-10 jours 4-6 jours 10 jours 21 jours	

- **Le métronidazole** (*Flagyl*), prescrit uniquement en association, est actif sur la plupart des anaérobies. Il peut être responsable de troubles digestifs, de céphalées et de vertiges.
- **Les aminosides** (*Gentamicine*, *Nétromicine*) sont moins utilisés qu'auparavant, où ils figuraient dans une triple antibiothérapie (ampicilline, aminoside et métronidazole). Ils possèdent une remarquable vitesse de bactéricidie.
- **Les cyclines** (*Vibramycine*) et **les macrolides** (*Érythrocine*) constituent les molécules de référence vis-à-vis du *Chlamydia trachomatis* et des mycoplasmes mais leur diffusion tissulaire est médiocre. Ils sont responsables de fréquents troubles digestifs et les cyclines peuvent entraîner des phénomènes de photosensibilisation.
- **Les fluoroquinolones.** Leur pharmacocinétique et leur excellente diffusion tissulaire autorisent leur utilisation indifféremment par voie orale ou parentérale. Ils possèdent une bonne activité vis-à-vis de nombreux aérobies et leur efficacité vis-à-vis du *Chlamydia trachomatis* paraît supérieure aux cyclines. Leur utilisation n'est préconisée qu'en association pour couvrir les anaérobies et pour éviter l'émergence de résistances. Parmi les produits disponibles, on retiendra la péfloxacine (*Péflacine*) et l'ofloxacine (*Oflocet*).

EN PRATIQUE

Les schémas thérapeutiques sont très nombreux, on peut retenir trois protocoles en cas de salpingite non compliquée (voir Fiche pharmaceutique *Antibiotiques*).

En cas de salpingite compliquée, l'antibiothérapie parentérale sera poursuivie au moins 7 jours après le drainage cœliochirurgical.

Anti-inflammatoires

Ils ont pour but de diminuer l'inflammation qui accompagne l'infection et l'on aura surtout recours aux anti-inflammatoires non stéroïdiens. Ils ne sont à prescrire que dans les salpingites aiguës. L'intérêt éventuel des corticoïdes est mal connu.

Traitement cœlio-chirurgical

Lors de la cœlioscopie, il peut-être réalisé un traitement précoce des lésions pelviennes (adhésiolyse extensive, drainage d'un pyosalpinx ou d'un abcès du Douglas), complété par un lavage abondant et un drainage de la cavité pelvienne. Les abcès du cul-de-sac de Douglas peuvent être traités par colpotomie postérieure et drainage.

Prévention

PRIMAIRE (consiste à éviter de contracter la maladie) : modifier le comportement sexuel, usage du préservatif, campagne d'information, respect des gestes d'asepsie lors des IVG, curetage, hystérosalpingographie… Éviter le stérilet chez la nullipare.

SECONDAIRE (consiste à empêcher qu'une infection basse se transforme en infection haute) : traitement précoce des cervicites ou vaginites, examen des partenaires, campagne de dépistage dans les populations à risque.

TERTIAIRE (consiste à éviter les séquelles des salpingites) : traitement antibiotique le plus précoce possible et le mieux adapté.

POINTS CLÉS

1. ▶ **Infection génitale** fréquente entre 20 et 30 ans, de diagnostic difficile, la salpingite est responsable en particulier de stérilité et de grossesse extra-utérine.
2. ▶ **L'infection par voie ascendante** est d'origine vénérienne : *Chlamydia* et gonocoques sont en cause dans plus de la moitié des cas.
3. ▶ Le traitement prolongé fait appel à une **association d'antibiotiques** à large spectre.

Prolapsus génitaux et incontinence urinaire 12

Le prolapsus génital est l'apanage de la station debout. C'est une affection fréquente de la femme ménopausée. Cette pathologie correspond à la saillie, permanente ou à l'effort dans la lumière vaginale, à l'orifice vulvaire ou hors de celui-ci, de tout ou une partie des viscères pelviens. Elle est source d'une gêne fonctionnelle qui peut être invalidante, surtout lorsqu'il s'y associe une incontinence urinaire d'effort. Pour procurer une meilleure qualité de vie, le traitement doit être adapté à l'aspect anatomoclinique du prolapsus dont la variété anatomoclinique est grande. Une analyse méthodique et minutieuse des signes subjectifs, objectifs et du terrain s'impose.

Physiopathologie

Les prolapsus génitaux sont dus à une détérioration des systèmes de soutènement et de suspension des viscères pelviens.

Système de soutènement (antérieur). Le diaphragme musculo-aponévrotique pelvien est surtout assuré par les muscles **releveurs de l'anus** et le **noyau fibreux central** du périnée. Ces muscles sont en connexion, par l'aponévrose pelvienne avec les trois viscères (utérus, vessie et rectum) du petit bassin, aussi leur dégradation compromet-elle le soutènement de ces derniers.

Système de suspension (postérieur). Le système de suspension du dôme vaginal et du col utérin est assuré par une condensation fibreuse qui amarre le col utérin : **les lames sacro-recto-génito-pubiennes**, la partie postérieure mieux individualisée correspond aux **ligaments utéro-sacrés** et latéralement aux **ligaments cardinaux**.

Système d'orientation. Il est assuré par les **ligaments ronds** latéralement et par les utéro-sacrés en arrière.

Mécanisme de la détérioration

Normalement, au repos le col utérin et le col vésical sont à la même hauteur. À l'effort, le col vésical et le col utérin restent dans le pelvis grâce aux deux systèmes d'amarrage antérieur et postérieur. Le prolapsus résulte de la défaillance à divers degrés des structures pelvipérinéales de soutien et de suspension.

L'insuffisance des moyens de soutien se traduit au cours de l'élévation des pressions abdominales par l'extériorisation des viscères intrapelviens (effort de toux, selles). **L'insuffisance des moyens de suspension** est la résultante de la distension des utéro-sacrés souvent associée à un allongement hypertrophique du col.

La position de l'utérus est variable, le plus souvent en antéversion (120°), la paroi antérieure de l'utérus s'appuie alors sur la face postérieure de la vessie. **En rétroversion**, le col regarde en haut, le fond utérin s'appuie sur le rectum et le risque de prolapsus est plus important. On parle de rétroversion pathologique ; lorsque la rétroversion est fixée, il s'y associe une rétraction des utéro-sacrés. Cette pathologie se rencontre au cours des processus cicatriciels post-infectieux ou endométriosiques. Lors du toucher vaginal, la tentative de réduction de la rétroversion est impossible et douloureuse.

Facteurs favorisants

ILS PEUVENT ÊTRE CONGÉNITAUX, osseux ou tissulaires, expliquant le prolapsus des nullipares.

ILS SONT ACQUIS, le plus souvent comme dans :

- **Les traumatismes obstétricaux** par déchirure des muscles releveurs et périnéaux. Les accouchements longs et difficiles (gros enfant) ou anormalement rapides, les accouchements par manœuvres endo-utérines ou par forceps sont les plus agressifs.
- **Les traumatismes chirurgicaux** : hystérectomie totale, exentérations pelviennes, ventro-fixation utérine ouvrant le cul-de-sac de Douglas.
- **Les facteurs tissulaires** : involution postménopausique, atrophie musculaire et aponévrotique par carence nutritionnelle, amaigrissement et hypoactivité.

Examen

Interrogatoire

LES ANTÉCÉDENTS médicaux (bronchite chronique, maladies neurologiques, diurétiques…), chirurgicaux et gynéco-obstétricaux renseignent sur l'étiologie et sur l'orientation thérapeutique.

LES SIGNES FONCTIONNELS motivant la consultation sont très variés, non proportionnels au degré du prolapsus et essentiels à l'établissement du diagnostic et du traitement.

- **La tumeur vulvaire** est le symptôme le plus souvent invoqué. C'est une sensation de boule à la vulve, majorée en fin de journée, par les efforts physiques, la toux et diminuée par le repos et le décubitus. Il convient de préciser la date d'apparition, le mode de survenue, l'évolution, le retentissement sur la miction (dysurie ou incontinence), sur la défécation (dyschésie; la patiente devant réduire sa rectocèle pour émettre les selles), sur la sexualité (dyspareunie d'intromission).

LES SAIGNEMENTS ET LES LEUCORRHÉES sont rares et traduisent le plus souvent une érosion ou une ulcération surinfectée par atrophie de la muqueuse extériorisée. Elles doivent faire rechercher une pathologie maligne utérine ou cervicale associée.

LES DOULEURS LOMBAIRES ET PELVIENNES (tiraillements lombaires, une pesanteur pelvienne ou une sensation de perte d'organe).

LES SIGNES URINAIRES sont associés au prolapsus dans 70 % à 80 % des cas.

- **L'incontinence urinaire d'effort (IUE)** est évoquée, en cas de fuite d'urines, provoquée lors d'un effort de poussée abdominale. Son évolution se fait habituellement vers l'aggravation mais elle peut disparaître et être remplacée par une difficulté à émettre les urines (dysurie) par « effet pelote » du prolapsus extériorisé.

L'incontinence urinaire est classée en trois degrés.

Degré I	IUE à la toux, à l'éternuement, au rire
Degré II	IUE au port de charges lourdes, à la marche rapide, au changement de position
Degré III	IUE au moindre effort, à la station debout

L'incontinence urinaire d'effort est le plus souvent isolée « pure » mais peut être associée à une insuffisance sphinctérienne ou à un éréthisme vésical, c'est l'interrogatoire et le bilan urodynamique qui permettent le diagnostic.

- **Le dysfonctionnement vésico-urétral ou éréthisme vésical** est évoqué devant :

– *une pollakiurie diurne* (> 6 fois par jour) et/ou nocturne (> 1 fois par nuit) ;

– *des besoins urgents* : l'envie d'uriner est pressante mais la patiente peut se retenir ;

– *des mictions impérieuses* : la patiente est incapable de se retenir et la vessie peut se vider en dehors de tout contexte infectieux.

Ces troubles connaissent des *variations périodiques* (saisonnières, sensibilité au froid), *rythmiques* (prémenstruelles), *circonstancielles* (contrariété, au contact de l'eau froide). L'évolution est capricieuse, faite d'aggravations entrecoupées d'améliorations. L'importance de tous ces signes fonctionnels sera soigneusement notée en raison de leur incidence sur la décision thérapeutique.

PARFOIS LE PROLAPSUS EST UNE DÉCOUVERTE À L'EXAMEN GYNÉCOLOGIQUE SYSTÉMATIQUE.

Examen clinique

L'examen se conduit toujours de la même façon avec un certain degré de réplétion vésicale. L'appréciation du prolapsus est meilleure en position gynécologique accentuée (la patiente saisit ses deux cuisses près des creux poplités, tout en les écartant et elle exerce un effort de poussée) ou debout jambes écartées. Chaque élément anatomique doit être qualifié et quantifié.

Inspection

Examen du périnée et de la vulve au repos

On recherche un périnée cicatriciel (déchirure, épisiotomie) ou une béance vulvaire. On note la trophicité des tissus et leurs lubrifications (comme une atrophie vulvo-vaginale source de dyspareunie).

L'EXTÉRIORISATION DES PAROIS VAGINALES ET/OU DU COL UTÉRIN est recherchée.

- **La colpocèle antérieure** se définit par le bombement ou le déroulement de la paroi vaginale antérieure, dont on distingue :

– une partie antérieure striée transversalement, correspondant au col vésical et à l'*urétrocèle* ;

– une partie postérieure lisse correspondant à la face postérieure de la vessie, c'est la *cystocèle*.

- **L'hystérocèle** correspond à l'extériorisation de l'utérus, la **trachélocèle** à celle du col utérin après hystérectomie subtotale.

LA COLPOCÈLE POSTÉRIEURE CORRESPOND au bombement ou déroulement de la paroi vaginale postérieure. Il est souvent difficile de dire si elle correspond à une rectocèle (extériorisation de la face antérieure du rectum) ou à une élytrocèle (extériorisation du péritoine du cul-de-sac de Douglas).

Un élément prolabé prédominant peut faire bouchon par son volume et empêcher les autres de s'extérioriser, c'est « l'effet pelote ». Un examen au spéculum s'impose alors.

Examen au spéculum et à l'effort

Il faut utiliser un spéculum à valves démontables de Collin. Le spéculum une fois démonté, on réalise l'épreuve des valves et on introduit une seule valve en réduisant le prolapsus.

LA MANŒUVRE DE LA VALVE ANTÉRIEURE refoule la paroi vaginale antérieure et démasque, à la poussée, le bombement du Douglas ou du rectum.

LA MANŒUVRE DE LA VALVE POSTÉRIEURE refoule la paroi vaginale postérieure et démasque, à la poussée, le bombement et le déroulement de la paroi vaginale antérieure. Elle permet de mettre en évidence une IUE masquée parfois par « l'effet pelote ».

L'HYSTÉROMÉTRIE appréciera également s'il existe un *allongement hypertrophique intravaginal du col* ainsi que la taille de la cavité utérine. La traction ferme sur le col utérin à l'aide d'une pince de Pozzi, tout en retirant le spéculum permet, lors d'un effort de poussée d'apprécier l'*hystéroptose* et la descente du col souvent masquée par une cystocèle importante.

Touchers pelviens

COMBINÉS AU PALPER ABDOMINAL, ils permettent :

- **De repérer le col utérin,** sa longueur et sa position.
- **D'apprécier le volume utérin** (utérus polymyomateux), sa mobilité et sa situation le plus souvent rétroversée et de contrôler l'état des annexes (kyste ovarien associé).
- **D'apprécier la tonicité du noyau fibreux central du périnée, des releveurs de l'anus** dont la contraction est testée lors d'un effort de retenue (cotée de 0 à 5) par deux doigts placés en crochet et dirigés vers la paroi pelvienne.
- **D'effectuer la manœuvre de Bonney**. Ce test consiste à replacer le col dans l'enceinte manométrique abdominale. Le test est positif, si à l'aide de deux doigts, placés dans le vagin, de part et d'autre de l'urètre (sans le comprimer), en les rapprochant du pubis, on stoppe la fuite des urines à l'effort. Lorsque le test est positif, il s'agit le plus souvent d'une IUE qui répondra bien au traitement chirurgical. Actuellement, sa valeur diagnostique et thérapeutique est discutée.
- **De différencier la rectocèle de l'élytrocèle,** en combinant le toucher vaginal au toucher rectal.

Au terme de l'examen : on dresse l'identité du prolapsus

Tout prolapsus (cystocèle, rectocèle, hystéroptose, élytrocèle, urétrocèle) pour être clairement décrit doit être gradé de 1 à 3 (figure 12.1).

Puis, on cote l'incontinence urinaire (degrés 1, 2, 3) et les releveurs de l'anus (cotés de 1 à 5).

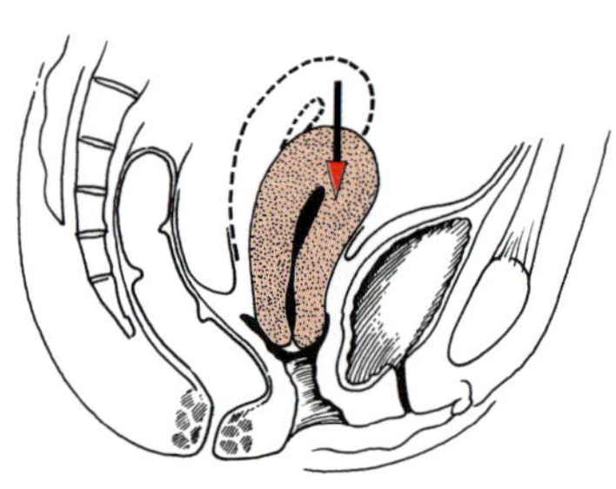

Prolapsus du 1er degré

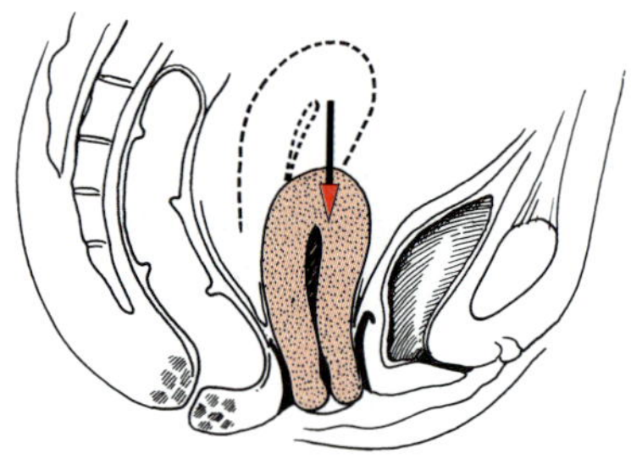

Prolapsus du 2e degré

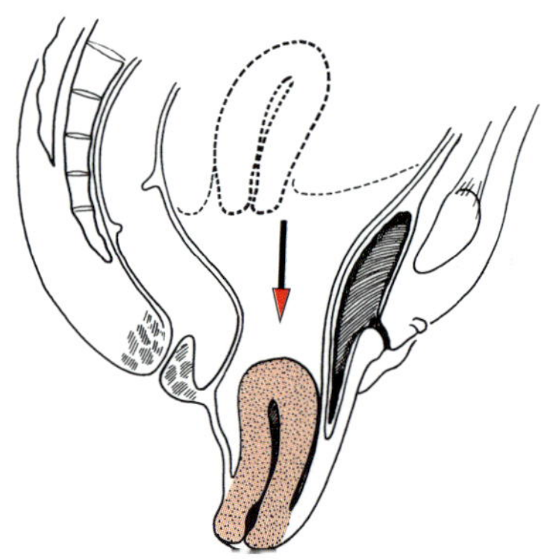

Prolapsus du 3e degré

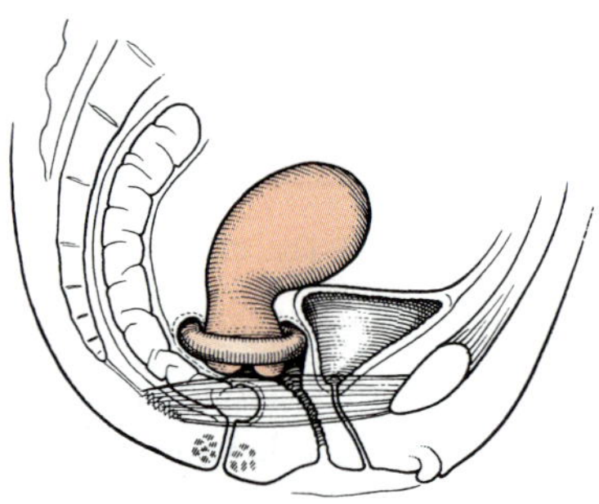

Cure du prolapsus par pessaire

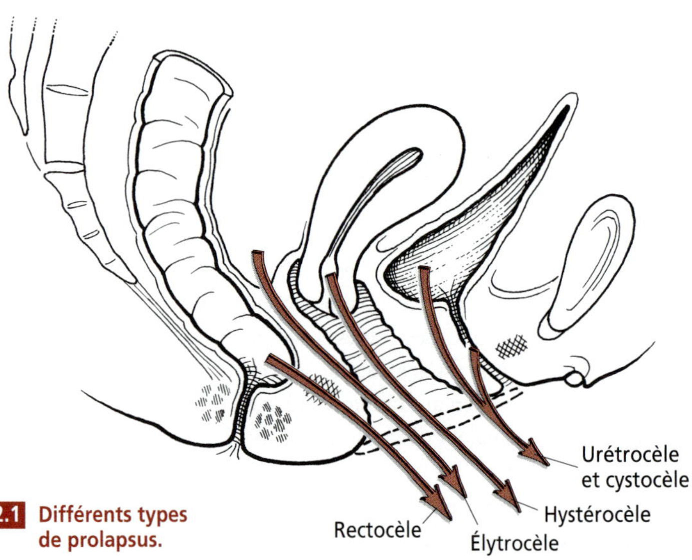

Fig. 12.1 Différents types de prolapsus.

Degré 1	le viscère est intravaginal
Degré 2	il affleure la vulve
Degré 3	il s'extériorise au-delà de la fente vulvaire

Le désir de la patiente et l'importance de l'infirmité sont pris en compte et à la fin de l'examen, il faut savoir :

- **Si la patiente désire se faire opérer.**
- **Si elle souhaite une grossesse,** conserver des menstruations, sa perméabilité vaginale et des relations sexuelles.
- **Quels sont l'importance de la gêne, l'âge physiologique et les problèmes médicaux** de la patiente.

Examens complémentaires

Examens gynécologiques

Les frottis du col à la recherche d'une transformation néoplasique sont systématiques surtout lorsqu'il existe des zones d'ulcération dues au frottement d'un prolapsus extériorisé.

L'échographie pelvienne permet de vérifier la présence d'une pathologie utérine ou annexielle associées.

Examens urinaires

L'examen cytobactériologique des urines (ECBU) est pratiqué en cas de troubles mictionnels.

L'urographie intraveineuse (UIV) est de moins en moins réalisée sauf si l'on suspecte un retentissement sur le haut appareil dans le prolapsus total.

Le colpocystogramme. C'est le seul examen radiologique dynamique spécifique du prolapsus ; il consiste après opacification des viscères pelviens (méat urétral, urètre, vagin, utérus, canal anal) à comparer les clichés de profil strict en effort de retenue, aux clichés en effort de poussée sur un même calque. Il renseigne sur le type d'incontinence et permet le diagnostic d'élytrocèle. Il faut le réserver aux récidives et il est abandonné au profit de l'examen urodynamique.

L'examen urodynamique. Il est systématique et permet une meilleure compréhension des méca-

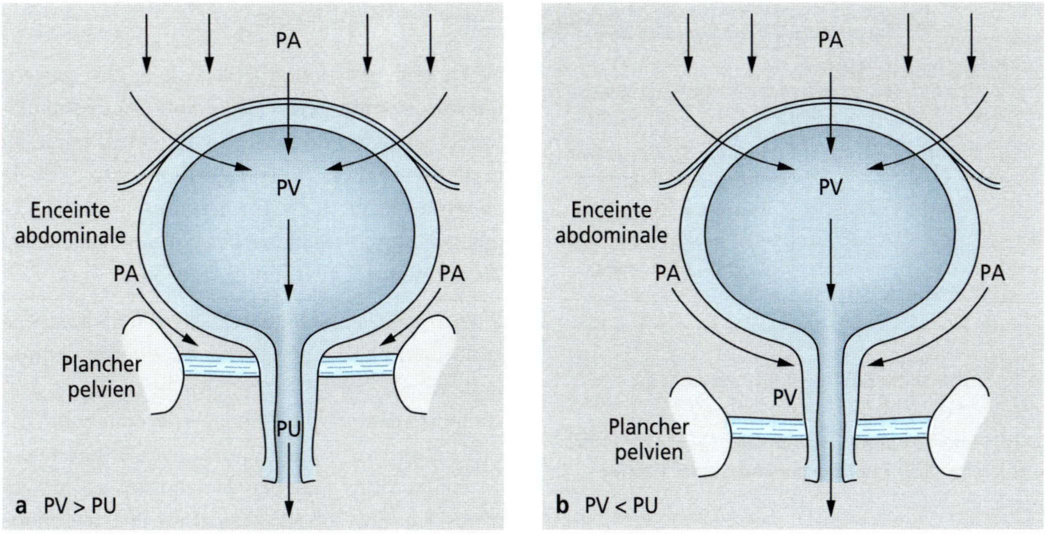

Fig. 12.2 a. Incontinence urinaire d'effort; absence ou défaut de transmission. PV : pression vésicale, PU : pression urétrale, PA : pression abdominale. b. Continence avec bonne transmission.

nismes de la continence et de l'incontinence. L'examen urodynamique est d'autant plus indiqué que l'examen clinique n'arrive pas à mettre en évidence une incontinence urinaire patente. Il comporte plusieurs temps : la débimétrie, la cystomanométrie, la sphinctérométrie statique et dynamique.

Le rapport pression urétrale transmise sur la pression vésicale inductrice détermine le taux de transmission (figure 12.2). La sphinctérométrie dynamique fait le diagnostic d'un éventuel **défaut de transmission vésico-urétral** pathognomonique de l'incontinence urinaire d'effort pure et permet donc le diagnostic des incontinences masquées et/ou potentielles (présente une fois sur deux en l'absence d'IUE) qui risquerait en postopératoire de se révéler.

À la fin de l'épreuve urodynamique, trois types d'incontinence sont retrouvés : l'instabilité vésicale, l'insuffisance sphinctérienne, l'incontinence urinaire pure par défaut de transmission. Ces trois types d'incontinence peuvent être associés, c'est l'incontinence urinaire mixte.

Traitement

Il dépend de la gêne fonctionnelle :

NE PAS OPÉRER TROP TÔT (cette pathologie ne met pas le pronostic vital en jeu).

ÉVALUER L'ÂGE PHYSIOLOGIQUE ET L'ÉTAT GÉNÉRAL DE LA PATIENTE.

ÊTRE BIEN CONSCIENT QUE LE PROLAPSUS VA S'AGGRAVER s'il n'est pas corrigé.

Traitement médical et fonctionnel

Il s'applique principalement à la fuite urinaire et concerne surtout l'instabilité vésicale et l'insuffisance sphinctérienne.

Les objectifs du traitement dépendent de l'étiologie :

- diminuer la pression vésicale si elle est excessive ;
- augmenter la pression urétrale si elle est insuffisante ;
- chercher et traiter une cause favorisante : trophicité, problème infectieux urinaire ou vaginal.

Traitements médicamenteux

Réduction de la pression vésicale

LES PARASYMPATHOLITIQUES OU ANTICHOLINERGIQUES (ce sont les plus utilisés). L'atropine est le représentant de ce groupe mais non utilisée dans cette indication en raison de ses effets secondaires.

PHARMACOLOGIE

ANTICHOLINERGIQUES ANTISPASMODIQUES

OXYBUTYNINE *Ditropan*	comp. à 5 mg	1 comp. 3 fois par jour, antispasmodique
TOLTERODINE *Détrusitol*	comp. à 2 mg et 1 mg	2 comp. 2 fois par jour, antispasmodique
ANTISPASMODIQUES uniquement *Flavoxate* *Urispas*	comp. à 200 mg	3 comp. en 3 prises

ACTION
Diminution de l'activité contractile du détrusor (muscle vésical).

INDICATIONS
Instabilité vésicale, impériosité urinaire, avec ou sans fuite en cas de vessie instable (à l'exclusion de l'IUE), énurésie par immaturité vésicale.

CONTRE-INDICATIONS
Glaucome à angle fermé, insuffisance cardiaque ou coronarienne, hyperthyroïdie, myasthénie, bronchite chronique, dysurie par obstacle.

EFFETS SECONDAIRES
Sécheresse de la bouche, constipation, troubles visuels.

SURVEILLANCE
Recherche de surdosage (mydriase, paralysie de l'accommodation, tarissement des sécrétions, agitation, tachycardie, confusion allant jusqu'au délire, à la dépression respiratoire) impliquant alors l'arrêt du traitement; également surveillance cardiaque et respiratoire.

LES MYORELAXANTS ET LES ANTISPASMODIQUES agissant sur le muscle lisse : *Dantrolène*, *Urispas* (antagoniste du calcium).

Augmentation du tonus du col vésical

LES ALPHASTIMULANTS (effet thérapeutique discutable). Le chef de file est la noradrénaline mais non utilisée dans cette indication en raison de ses effets secondaires. On peut citer : *Gutron*, *Déno-ral*, *Néosynéphryne*, *Ephédrine*. Les effets secondaires sont : nervosité, tremblements, céphalées, élévation tensionnelle.

Effets mixtes ou particuliers

LES ANTIDÉPRESSEURS TRICYCLIQUES grâce à leur action anticholinergique centrale et périphérique agissant en antispasmodiques. On peut citer : *Tofranil* (50 mg 3 fois/j.), *Laroxyl*.

LES ŒSTROGÈNES permettent une potentialisation des récepteurs alpha par leur action trophique sur le vagin et la vessie. Ils sont d'un grand secours contre les troubles fonctionnels (dyspareunie, cystalgie...). Ils constituent de toute façon une excellente préparation à l'intervention chirurgicale et il ne faut donc pas hésiter à les prescrire. On peut citer : *Ovestin*, *Colpormon*, *Colpotrophine*.

Physiothérapie

Ce traitement fonctionnel associe le plus souvent une rééducation périnéale et une électrostimulation du plancher périnéal. Ce traitement nécessite la motivation et la participation active de la patiente ce qui n'est pas toujours possible. Les objectifs sont d'améliorer chacun des éléments de la continence. Quels sont les moyens ?

PRISE DE CONSCIENCE CORPORELLE. Elle fait appel à la mise en place d'un agenda mictionnel permettant l'étude des mictions, des boissons et d'un comportement pathologique. Elle comprend des explications anatomophysiologiques, des exercices de contractions musculaires agonistes et antagonistes. **Le biofeedback vésical** est une technique sophistiquée nécessitant la réalisation d'une cystomanométrie. Le but est d'apprendre à reconnaître la contraction vésicale, à la prévoir, puis à l'inhiber par une contraction volontaire du plancher pelvien. Si besoin, une aide spécifique au moyen de la psychothérapie sera mise en place.

KINÉSITHÉRAPIE (INTÉRÊT PRÉPONDÉRANT EN SUITES DE COUCHES). Elle fait appel à des exercices de contraction des muscles releveurs actifs ou contre résistance (contraction des muscles du périnée comme si on voulait retenir un gaz).

ÉLECTROSTIMULATION FONCTIONNELLE. Il s'agit d'une stimulation musculaire par un courant impulsionnel à l'aide de sondes vaginales munies d'électrodes. Le muscle partiellement dénervé sera stimulé pour préserver sa trophicité.

Concernant le prolapsus, la physiothérapie ne peut être qu'un traitement adjuvant ou réservé aux prolapsus débutants.

Concernant l'incontinence urinaire, la physiothérapie s'applique surtout à l'instabilité vésicale et à l'insuffisance sphinctérienne. On peut aussi obtenir de bons résultats dans l'IUE pure et sa prescription en préopératoire ou postopératoire permet d'optimiser la chirurgie.

Pessaire

C'est un anneau souple en caoutchouc placé dans le vagin qui permet de réintégrer le prolasus. Il nécessite des soins d'hygiène stricts quotidiens et une surveillance médicale régulière. Son indication est devenue, du fait des progrès de l'anesthésie et de la chirurgie, très exceptionnelle. Sa prescription temporaire peut être un test thérapeutique et, par le confort apporté, encourage à l'intervention.

Traitement chirurgical

Les techniques chirurgicales concernant le prolapsus et l'incontinence urinaire sont multiples et peuvent être pratiquées par voie basse ou voie haute, nous n'aborderons ici que les principales.

Traitement chirurgical du prolapsus

Interventions supprimant la perméabilité vaginale

Elles doivent toujours être soigneusement discutées car un renoncement sexuel est souvent mal accepté, même à un âge avancé. Ces interventions présentent surtout l'intérêt, chez les patientes très âgées et fragiles, d'être simples, rapides et de pouvoir être pratiquées sous anesthésie locorégionale. Intervention voie basse **type Lefort** (cloisonnement vaginal) ou **type Labarth.**

Interventions conservant la perméabilité vaginale

Elles répondent à deux principes :

SOUTENIR, par voie périnéo-vaginale et cela en trois temps :

- **Temps antérieur : colpopérinéorraphie antérieure (cure de cystocèle),** colporraphie antérieure après refoulement de la vessie (réalisation d'une bourse refoulant le sac vésical).
- **Temps moyen : hystérectomie vaginale** (avec croisement antérieur des ligaments utéro-sacrés) ou **amputation du col** si l'on conserve l'utérus.
- **Temps postérieur : myorraphie des releveurs de l'anus** remis en tension, ce qui corrige le délabrement du coin périnéal.

Ces trois temps sont le plus souvent associés, et lorsque qu'on y associe une simple amputation du col, ce sont les interventions *types Manchester, Musset ou Shirodkar*. Actuellement, on préfère réaliser l'hystérectomie dans le même temps, chaque fois que cela est possible (connue sous le nom de *« triple intervention »*).

SUSPENDRE, par voie abdominale : hystéropexie postérieure (ou promonto-fixation), qui consiste à fixer l'isthme utérin (si on conserve l'utérus) ou le col (après hystérectomie subtotale) par une bandelette synthétique, au promontoire du sacrum.

On peut aussi suspendre, par voie basse, la tranche vaginale (après hystérectomie voie basse) au petit ligament sacro-sciatique ; c'est la **spino-fixation du vagin ou intervention de Richter.**

Actuellement, beaucoup d'interventions chirurgicales par voie haute cœlioscopique ou par voie basse consistent à la mise en place de prothèse de Prolène (Gynémesh, Prolift…)

Traitement chirurgical de l'incontinence urinaire

Le traitement de l'incontinence urinaire d'effort par défaut de transmission est essentiellement chirurgical. Plusieurs voies d'abord peuvent être utilisées.

Par voie basse

L'INTERVENTION DE MARION-KELLY consiste à soutenir la région cervico-urétrale en pratiquant une plicature sous-urétro-cervicale.

L'INTERVENTION DE MOUCHEL consiste à réaliser un soutènement sous-urétral par une bandelette de Goretex.

Par voie haute

L'INTERVENTION DE BURCH OU DE MARSHALL-MARCHETTI consiste à suspendre les faces antérolatérales du vagin au ligament de Cooper homolatéral après abord de l'espace de Retzius (figure 12.3).

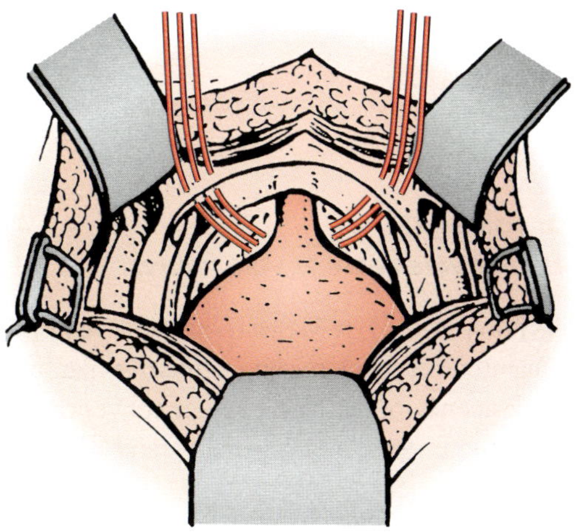

Fig. 12.3 Cervicocystopexie antérieure Burch ou Marshall-Marchetti.

DÉMARCHE INFIRMIÈRE

PRISE EN CHARGE D'UNE PATIENTE DEVANT BÉNÉFICIER D'UNE CURE D'INCONTINENCE URINAIRE

En préopératoire

Préparation identique à toute intervention gynécologique.

Préparation du champ opératoire : douche antiseptique la veille au soir, rasage de toute la paroi abdominale, du pubis et de la vulve.

Récupérer les examens préopératoires et notamment le bilan urodynamique et l'examen cytobactériologique des urines (si celui-ci n'a pas été réalisé, pratiquer une bandelette urinaire).

Soins postopératoires

- Se renseigner sur le geste chirurgical pratiqué.
- En cas de cure de prolapsus associé avec hystérectomie voie haute ou voie basse, la prise en charge est identique à celle de toute hystérectomie.
- En cas de réfection du périnée postérieur (myorraphie des releveurs), les garnitures stériles sont changées fréquemment et on pratique des toilettes vulvaires stériles avec du coton à usage unique et un savon désinfectant en prenant soin d'aller toujours du mont de Vénus vers l'anus et jamais dans l'autre sens.
- La sonde urinaire est laissé en place en fonction des prescriptions médicales mais en général elle est retirée après 48 heures. Il s'agit d'un bon compromis entre l'ablation précoce (J 1) entraînant plus de rétention urinaire, obligeant à des sondages itératifs et l'ablation tardive (J 3-4) source d'infection urinaire. Après l'ablation de la sonde urinaire, la première miction est étroitement surveillée (couleur et volume) et le résidu postmictionnel est évalué par échographie ou sondage postmictionnel à la monosonde rigide. Le résidu est considéré comme pathologique quand il est supérieur à 100 mL et il doit être recontrôlé jusqu'au jour de la sortie. La présence de plainte fonctionnelle et d'un globe vésical lié à une rétention vésicale partielle ou complète peut conduire à des sondages itératifs voire, devant des difficultés importantes, à un nouveau sondage urétral à demeure à la sonde de Foley pour 48 heures. Ce nouveau sondage doit être accompagné d'une rééducation vésicale par clampage de la sonde, la patiente devant alors exprimer son désir de miction avant déclampage.

La suite des soins opératoires dans la cure d'incontinence urinaire dépend de la voie d'abord et reste peu différente de ceux d'une hystérectomie.

Conseils à la sortie :

- éviter les rapports sexuels et les efforts abdominaux pendant un mois;
- éviter de prendre des bains mais les douches sont possibles;
- conseiller de bien boire et de réaliser un calendrier mictionnel en essayant d'espacer les mictions;
- prévoir un éventuel ECBU de contrôle.

Par voie mixte (associe voie basse et voie haute)

L'intervention type Goebell-Stoeckel consiste à maintenir la région cervico-urétrale par une fronde aponévrotique placée sous le col vésical par voie basse et fixée à la gaine du grand droit par voie haute.

L'intervention de Bologna consiste à soutenir le col vésical tout en corrigeant la cystocèle à l'aide de deux lambeaux vaginaux pédiculisés et fixés à la paroi antérieure de l'abdomen.

L'intervention de Stamey ou de Raz consiste à soutenir le col vésical par l'intermédiaire du vagin, à l'aide de deux fils noués à l'aponévrose abdominale antérieure.

L'intervention TVT (*Tension free Vaginal Tape*) consiste à soutenir le col vésical à l'aide d'une bandelette prothétique en prolène passée par voie basse et resortant près du pubis à l'aide de deux aiguilles. L'intérêt de cette méthode réside dans le fait qu'elle peut être réalisée sous rachianesthésie ou anesthésie locale. Cette technique a pris un essor considérable. Actuellement beaucoup de chirurgiens pratiquent une variante de cette technique qui consiste à sortir la bandelette par le trou obturateur.

Voie cœlioscopique

Plus récemment, la cœlioscopie opératoire permet de réaliser des hystérectomies ou de préparer l'hystérectomie voie basse dans les pelvis adhérentiels ou en cas de pathologie annexielle associée. La chirurgie du prolapsus (promonto-fixation) et de l'incontinence urinaire (Burch) sont aussi possible par cœlioscopie seule.

Indications du traitement

Dans le prolapsus, les indications opératoires vont dépendre de l'âge, de l'état général et/ou d'une obésité associée. On opérera les prolapsus importants de la femme jeune et de la femme âgée si l'état général le permet. Dans les prolapsus modérés, il faut être prudent et il vaut mieux retarder une intervention qui laissera parfois des séquelles fonctionnelles.

Si l'intervention est possible, on tient compte encore pour la voie d'abord et la technique : de la variété du prolapsus et de son degré, de pathologies pelviennes associées (fibromes, kystes, antécédents infectieux pelviens, endométriose pelvienne…), de l'existence d'une incontinence urinaire, du désir de conservation utérine et de perméabilité vaginale.

Dans l'incontinence urinaire, seule l'incontinence urinaire d'effort pure par défaut de transmission doit bénéficier d'un traitement chirurgical.

Le traitement de l'IUE pure est avant tout chirurgical. Il n'existe pas de traitement médical de l'IUE; cependant une œstrogénothérapie et une rééducation périnéale, associées à une électrostimulation, permettent de différer le geste chirurgical chez les patientes jeunes. Ce traitement peut aussi être prescrit en postopératoire pour optimiser le traitement chirurgical. L'indication opératoire dépend essentiellement de la gêne fonctionnelle. La voie haute sera préférée chez les patientes jeunes (colpopexie rétropubienne : Burch). La voie basse ou mixte sera préférée chez les patientes âgées, obèses ou en mauvais état général.

Dans l'instabilité vésicale isolée (caractérisée par des contractions du détrusor anarchiques non inhibées). Les modalités thérapeutiques sont :

– le *traitement médical* par anticholinergiques et antispasmodiques ;

– le *calendrier mictionnel* et la *physiothérapie* (kinésithérapie).

Dans l'insuffisance sphinctérienne isolée (caractérisée par une pression maximale de clôture de l'urètre trop faible pour l'âge). Les modalités thérapeutiques sont :

– le *traitement médical* par des alphastimulants en dehors des contre-indications et l'électrostimulation ;

– *parfois même une chirurgie* par une technique dysuriante ou sphincter artificiel.

Si la patiente présente un prolapsus avec incontinence d'urine d'effort, le but de l'intervention consiste à combiner la cure de prolapsus à la cure de l'incontinence en adoptant de préférence la même voie d'abord pour les deux pathologies.

Endométriose

13

L'endométriose est caractérisée par la localisation atypique, hors de la cavité utérine, d'un tissu possédant les caractères morphologiques et fonctionnels du tissu endométrial. L'endométriose peut se voir à l'intérieur du muscle utérin réalisant l'**adénomyose** ou à l'intérieur du pelvis se localisant sur le péritoine, les ovaires ou les trompes et réalisant l'**endométriose externe** (figure 13.1).

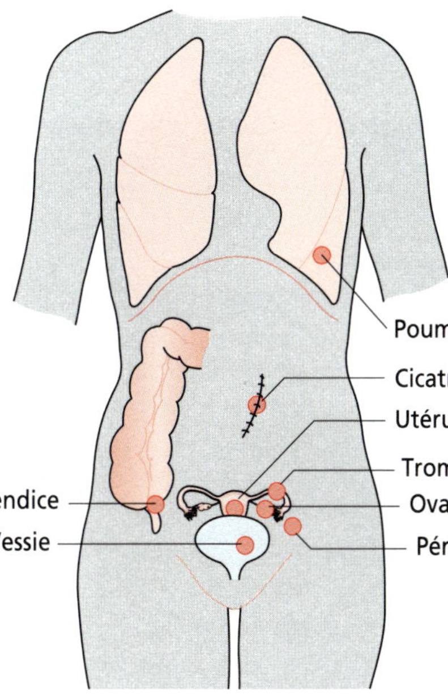

Fig. 13.1 Différentes localisations de l'endométriose.

Épidémiologie et étiologie

LA FRÉQUENCE DE LA MALADIE est d'environ 2 % dans la population générale. Cette fréquence est difficile à estimer et reste variable en fonction des populations étudiées. Chez les patientes présentant une stérilité inexpliquée, on retrouve 30 à 40 % de lésions endométriosiques.

SUR LE PLAN ÉTIOLOGIQUE, l'adénomyose s'explique par la pénétration d'îlots de muqueuse utérine dans l'épaisseur du muscle utérin. Cette pénétration peut être favorisée par les traumatismes que constituent les grossesses, les révisions utérines, les curetages, les césariennes.

L'ENDOMÉTRIOSE EXTERNE désigne toutes les autres greffes de muqueuse utérine en dehors du muscle utérin. Les mécanismes de cette maladie sont très mal connus et plusieurs hypothèses existent (facteurs familiaux et génétiques, stimuli hormonaux ou infectieux, déficit immunitaire). Parallèlement à ces théories, il existe plusieurs facteurs étiologiques favorisant la dissémination de fragments d'endomètre :

- **Soit par un reflux menstruel** par les trompes provenant d'un obstacle à l'écoulement des règles : malformations génitales ou sténoses cervicales secondaires, par exemple après une conisation du col utérin.
- **Soit par des métastases lymphatiques ou vasculaires** expliquant certaines localisations

exceptionnelles comme les endométrioses ombilicales, de l'appareil digestif, de l'appareil urinaire ou des poumons.

L'évolution du tissu endométriosique est sous dépendance hormonale, en effet, la muqueuse utérine possède des récepteurs hormonaux. L'endométriose se développe sous l'influence des œstrogènes et se rencontre pendant la période d'activité génitale. Elle disparaît pendant la grossesse ou avec la ménopause.

Adénomyose

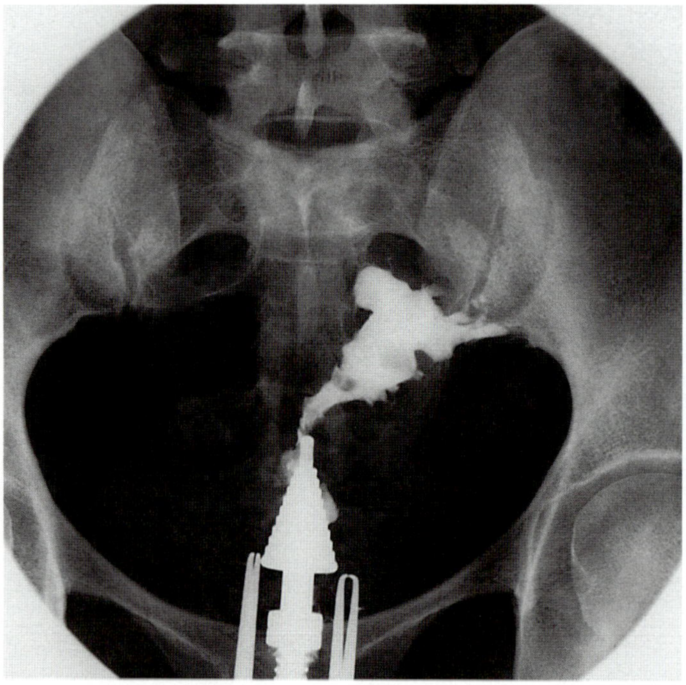

Fig. 13.2 HSG d'une adénomyose.

L'adénomyose ou endométriose interne se caractérise par la présence de foyers d'endomètre à l'intérieur du myomètre. Elle se rencontre surtout après 35 ans, chez des femmes qui ont eu plusieurs grossesses et chez qui on retrouve fréquemment des antécédents de curetage.

Examen clinique

L'adénomyose est parfois muette sur le plan clinique et diagnostiquée sur une pièce d'hystérectomie pratiquée pour un autre motif. À côté de ces formes latentes, il existe des formes symptomatiques que l'interrogatoire et l'examen clinique doivent faire évoquer.

L'INTERROGATOIRE retrouve le plus souvent :

- Des **douleurs pelviennes** rythmées par les règles. Ce sont des **dysménorrhées tardives et secondaires** (du 2e et 3e jour des règles, survenant chez des femmes qui ne souffraient pas pendant leurs règles lorsqu'elles étaient plus jeunes).
- Des **hémorragies utérines** sont très fréquentes, il s'agit habituellement de ménométrorragies s'accompagnant souvent de caillots et d'aggravation progressive au cours de la période menstruelle.

PARFOIS L'EXAMEN GYNÉCOLOGIQUE EST STRICTEMENT NORMAL, quelquefois on retrouve un utérus dur, globalement augmenté de volume, souvent douloureux en période prémenstruelle. Enfin, on peut retrouver des signes d'endométriose externe fréquemment associés.

Examens paracliniques

Hystérographie

C'est l'examen essentiel qui permet d'affirmer le diagnostic. Il existe :

DES SIGNES DIRECTS, classiques, pathognomoniques de la maladie. Ce sont les diverticules qui se traduisent radiologiquement par la pénétration de l'endomètre à l'intérieur du myomètre (figure 13.2). On retrouve des images d'addition, arrondies, à pédicules étroits (en forme de « massue » ou de « clous de tapissier ») ou isolées au niveau du fond et des cornes.

DES SIGNES INDIRECTS

- **Ectasie** correspondant à une hypertrophie globale de la cavité utérine ou d'une corne, avec rigidité segmentaire traduisant la fibrose anatomique.
- **Rigidité des trompes dont la partie initiale est verticale.** Elle réalise l'aspect de « tuba erecta » ou en « cornes de taureau » si les deux cornes utérines

sont atteintes, ou un aspect en « lampe d'Aladin » si une seule corne utérine est atteinte.

Hystéroscopie

L'hystéroscopie, réalisée dans le cadre d'un bilan de ménométrorragies, permet le diagnostic d'adénomyose en visualisant directement, au niveau de la paroi utérine, les orifices des diverticules endométriosiques d'où s'échappe un écoulement sanglant.

Endométriose externe

L'endométriose externe touche des femmes un peu plus jeunes, entre 20 et 30 ans, qui consultent pour des algies pelviennes ou une stérilité.

Examen clinique

L'INTERROGATOIRE retrouve la notion d'algies pelviennes, soit permanentes, soit intermittentes, et aboutissant au classique tableau de **dysménorrhée secondaire et tardive**. Il s'y associe souvent la notion de **dyspareunie profonde, de stérilité et de ménométrorragies.**

L'ENDOMÉTRIOSE EXTERNE peut être totalement latente et découverte lors de la cœlioscopie réalisée pour stérilité ou pour exploration d'une masse annexielle. On distingue surtout deux types d'endométriose externe : l'endométriose ovarienne et l'endométriose tubo-péritonéale. Ces deux formes donnent des signes cliniques différents, mais elles peuvent être associées.

- **En cas d'endométriose ovarienne,** il existe le plus souvent un kyste endométriosique ou **endométriome** qui se traduit au toucher vaginal par une masse ovarienne uni- ou bilatérale.
- **L'endométriose tubo-péritonéale** peut se traduire au toucher vaginal par des indurations importantes au niveau des ligaments utéro-sacrés du cul-de-sac de Douglas ou de la cloison recto-vaginale. Ces indurations sont souvent douloureuses en période prémenstruelle.

Examens paracliniques

Hystérographie

L'hystérographie va aider au diagnostic. Il existe :

DES SIGNES DIRECTS qui s'observent essentiellement au niveau des trompes et qui réalisent sur la portion proximale de la trompe l'aspect classique de diverticule en « boule de gui ». La perméabilité tubaire peut être conservée mais parfois il existe une obturation tubaire avec des dilatations localisées à type d'hydrosalpinx.

DES SIGNES INDIRECTS traduisant le plus souvent des phénomènes de fibrose cicatricielle au niveau des utéro-sacrés et se traduisant par des modifications de la position de l'utérus. On peut ainsi noter une rétroversion fixée de l'utérus. Des noyaux d'endométriose peuvent déformer l'axe entre le col et le corps utérin réalisant l'image classique « en baïonnette ».

Échographie

L'échographie est de peu d'intérêt dans l'endométriose péritonéale. Dans l'endométriose ovarienne, c'est un examen essentiel puisque l'échographie permet de visualiser une image latéro-utérine hypoéchogène (à contenu finement échogène), homogène, aux contours bien réguliers et arrondis.

Cœlioscopie

Seule la cœlioscopie permet le **diagnostic d'endométriose externe** en visualisant directement les lésions et en offrant la possibilité de les biopsier. Ces lésions d'endométriose apparaissent comme des **nodules bleutés ou noirâtres**, saignant au contact, ou comme des lésions fibreuses, rétractiles, réparties sur l'ensemble du péritoine pelvien, sur les trompes, sur les utéro-sacrés, sur les ovaires ou le tube digestif. Dans quelques cas, il s'agit d'une endométriose externe très sévère, extensive, associée à de nombreuses adhérences pelviennes pouvant conduire à un pelvis bloqué, inexplorable, et pouvant faire évoquer une salpingite. La biopsie de ces granulations péritonéales permettra un diagnostic anatomopathologique. Enfin, quelquefois, l'atteinte ovarienne est isolée et il existe un kyste endométriosique dont la ponction ou la rupture accidentelle permet l'issue d'un liquide caractéristique, d'aspect brunâtre « **pus chocolat** ».

LA CŒLIOSCOPIE A UN TRIPLE RÔLE dans l'exploration des lésions d'endométriose externe :

- **Rôle diagnostique** par la réalisation de biopsies.
- **Rôle pronostique** en réalisant un bilan précis des lésions et en permettant de classer la maladie (score AFS) suivant la gravité des lésions.
- **Rôle thérapeutique** car elle permet de traiter d'emblée toutes les lésions péritonéales ou ovariennes.

Autres localisations

Il existe d'autres sièges plus rares de l'endométriose ce qui explique la diversité des signes fonctionnels et cliniques.

L'ENDOMÉTRIOSE DU COL est le plus souvent découverte lors de l'examen au spéculum en période menstruelle ou postmenstruelle, elle se manifeste cliniquement par des hémorragies parfois associées à des douleurs. Le diagnostic est réalisé à l'examen du col par la présence de nodules bleutés ou violacés saignant au contact et sensibles au toucher. Généralement ces lésions sont iatrogènes, correspondant à des gestes locaux (conisation, laser…) réalisées juste avant les règles. Le traitement par électrocoagulation est possible.

L'ENDOMÉTRIOSE DU PÉRINÉE ET DES CICATRICES D'ÉPISIOTOMIES. L'endométriose peut se greffer sur une cicatrice d'épisiotomie, une déchirure obstétricale ou une cicatrice de chirurgie voie basse. Il s'agit d'une tuméfaction bleutée, douloureuse devenant plus sensible et plus volumineuse lors des règles.

LES LOCALISATIONS EXTRAGÉNITALES sont très rares :

- **Intestinale** pouvant être responsable de rectorragies.
- **Urinaire.** La localisation vésicale survenant après une césarienne peut conduire à des hématuries. L'endométriose péritonéale étendue peut enserrer les uretères et donner lieu à une hydronéphrose.
- **Pulmonaire** donnant lieu à des hémoptysies.
- **Pariétale** sur une cicatrice abdominale (césarienne, hystérectomie).

Endométriose et stérilité

On estime que 30 à 50 % des femmes porteuses d'une endométriose sont hypofertiles. En cas d'endométriose sévère, la stérilité peut être due, soit à une obturation tubaire, soit à des adhérences étendues fixant les trompes et altérant la captation ovocytaire, soit à des altérations de la fonction ovarienne provoquées par l'existence de volumineux endométriomes ou d'une dystrophie ovarienne.

Évolution

Spontanément, la maladie soumise aux stimuli œstrogéniques en période d'activité génitale a tendance à s'aggraver. Cependant, l'aggravation des lésions n'est pas la règle et on peut assister à leur régression faisant place à une cicatrice fibreuse sur le péritoine. Dans deux situations, on peut obtenir une guérison spontanée, la première est la grossesse et la deuxième est la ménopause. Ces deux événements représentent le fondement des thérapeutiques hormonales modernes de traitement.

Traitement

Principes du traitement

Traitement médical

La base du traitement médical est de s'opposer aux sécrétions ovariennes. Le but est d'obtenir une véritable atrophie du tissu endométrial. Plusieurs types de traitements sont actuellement disponibles.

DANAZOL. Le danazol (*Danatrol*) a été un des premiers traitements utilisés dans l'endométriose. Il s'agit d'un dérivé de la testostérone (androgène) et c'est un antigonadotrope puissant. En dehors de son coût, il présente de nombreux effets secondaires : prise de poids, acné, hirsutisme, crampes, nervosité qui font qu'il est de moins en moins employé à l'heure actuelle.

PROGESTATIFS. Les progestatifs seuls, à forte dose, sont très employés et restent la principale thérapeutique. Ils agissent par leurs effets antigonadotropes et anti-œstrogéniques. Administrés de manière continue, ils entraînent une aménorrhée avec anovulation. Les inconvénients de ces progestatifs sont une prise de poids fréquente et des signes de virilisation inconstants. Les principaux progestatifs employés sont les dérivés de la 19-nortestostérone (*Norluten*, *Primolutnor*, *Orgamétril*), la *Surgestone* et le *Farlutal*.

AGONISTES DE LA LHRH. Administrés de façon continue, à raison d'une injection par mois, les analogues agonistes de la LHRH entraînent un blocage hypophysaire avec un effondrement au niveau ovarien du taux d'œstradiol. Il s'agit d'une véritable « castration médicale » réalisant un état de pseudoménopause dont la caractéristique est d'être parfaitement réversible dès l'arrêt du traitement. Les inconvénients de ce traitement sont représentés par leur prix élevé et par leurs effets secondaires : bouffées de chaleur, sécheresse vaginale. Les principaux agonistes de la LHRH administrés dans le cadre de l'endométriose sont la triptoréline (*Décapeptyl LP*) et la leuproreline (*Enantone*).

ŒSTROPROGESTATIFS. Les œstroprogestatifs peuvent être donnés après un traitement d'attaque par progestatifs ou analogues de la LHRH.

Traitement chirurgical

EN PRÉSENCE D'UNE ADÉNOMYOSE symptomatique, il peut être réalisé une hystérectomie totale avec conservation des annexes par voie haute ou voie basse.

LES KYSTES ENDOMÉTRIOSIQUES peuvent être traités :

- **Par simple ponction évacuatrice** sous contrôle échographique transvaginal.
- **Par kystectomie ou ovariectomie** par voie cœlioscopique ou par laparotomie.

EN CAS D'ENDOMÉTRIOSE PELVIENNE EXTERNE

- **Dans de rares cas d'endométriose sévère,** on peut réaliser un traitement chirurgical radical. Il consiste à effectuer une hystérectomie en associant une résection du maximum de lésions péritonéales et en supprimant toute sécrétion ovarienne par annexectomie bilatérale.
- **Le traitement conservateur** réalisé le plus souvent par cœlioscopie consiste à enlever l'ensemble des noyaux endométriosiques tout en conservant au maximum la fertilité ultérieure. La destruction des nodules d'endométriose peut être réalisée par excision aux ciseaux, par électrocoagulation ou par vaporisation laser.

Indications

Le traitement médical doit toujours être tenté, un traitement progestatif (en continu ou du 5e au 25e jour du cycle) et les analogues de la LHRH permettent quelquefois d'atteindre la ménopause. En cas d'échec ou de récidive, le traitement chirurgical conservateur sera réalisé. En cas de stérilité tubaire, la FIV est une bonne indication surtout s'il existe des lésions tubaires. Plus rarement, dans le cadre d'endométriose sévère, on aura recours à la chirurgie radicale (hystérectomie totale avec annexectomie bilatérale).

Régulation des naissances 14

Contraception

Introduction

La libéralisation de la contraception et les progrès dans ce domaine ont permis de séparer la sexualité, phénomène spécifique à l'être humain, de la génitalité, c'est-à-dire le fait de se reproduire, qui existe dans toutes les espèces animales supérieures.

Le meilleur moyen de lutter contre les grossesses non désirées et les interruptions volontaires de grossesse (IVG) qui peuvent en découler est d'informer et de conseiller correctement en matière de contraception. Le conseil en contraception est une prescription médicale, mais il doit tenir compte des souhaits de la personne qui la demande. Ce souhait peut être influencé par un certain nombre de facteurs comme l'environnement et la religion. Un certain nombre de critères permettent de juger une contraception et donc d'orienter le choix. Il s'agit de l'efficacité, de l'innocuité, de l'acceptabilité et de la réversibilité. L'efficacité est exprimée en **indice de Pearl**, c'est la mesure conventionnelle pour rendre compte du nombre de grossesses accidentelles. Ainsi un indice de Pearl égal à 2 signifie que dans un groupe de 100 femmes soumises pendant un an à un même contraceptif, on a vu survenir 2 grossesses.

Méthodes

Contraception orale

La contraception orale est actuellement la méthode la plus utilisée en France. Pendant de longues années, un certain nombre d'accidents lui ont été imputés à tort : apparition de cancer, apparition de troubles dans la fécondité. Actuellement, avec un recul de plusieurs dizaines d'années, on peut affirmer qu'une contraception orale correctement prescrite présente une très bonne innocuité. En outre, elle représente le moyen de contraception le plus efficace et permet d'éviter ainsi bon nombre de grossesses non désirées et d'IVG. Il peut s'agir d'une association d'œstroprogestatifs ou de progestatifs purs.

Œstroprogestatifs de synthèse

L'œstrogène utilisé est toujours l'éthinylœstradiol. Il est associé à des progestatifs différents. Ils permettent de bloquer l'ovulation et dans certains cas de bloquer la fonction endocrine de l'ovaire. Ainsi, chez certaines femmes, surtout lorsque le taux d'éthinylœstradiol administré est faible, il peut persister une petite fonction endocrine ovarienne, pouvant parfois être à l'origine d'une hyperœstrogénie relative.

Œstroprogestatifs combinés

- **Les œstroprogestatifs combinés monophasiques** : tous les comprimés de la plaquette ont la même composition en œstrogène et en progestatif.

– *Les œstroprogestatifs combinés monophasiques normodosés* : le taux d'éthinylœstradiol est de 50 gamma et permet donc de bloquer l'ovulation et la fonction endocrine de l'ovaire. Dans certains cas, ce taux d'œstrogène élevé peut être responsable d'effets secondaires (céphalées, jambes lourdes, nausées).

– *Les œstroprogestatifs combinés monophasiques minidosés* : il s'agit de comprimés combinés avec un taux d'éthinylœstradiol de 35 à 20 gamma. C'est dans ces cas que la fonction endocrine de l'ovaire peut, chez certaines femmes, être incomplètement bloquée.

- **Les œstroprogestatifs combinés biphasiques ou triphasiques** : le dosage d'œstrogène, de progestatif, ou des deux augmentent après 7 et/ou 14 jours de traitement (biphasique ou triphasique). Ceci permet de rapprocher le plus de l'imprégnation physiologique et *a priori* de diminuer les hémorragies distillantes.

Œstroprogestatifs antiandrogéniques : le progestatif est remplacé par l'acétate de cyprotérone qui, grâce à son effet antiandrogénique, peut être intéressant dans certaines acnés, en particulier chez l'adolescente.

Œstroprogestatifs séquentiels : le progestatif n'est introduit qu'après une période de 7 à 15 jours où l'œstrogène est délivré seul.

Contraception progestative

Progestatifs macrodosés : ils ne sont pas à proprement parler des contraceptifs (*Orgamétril*, *Surgestone*, *Lutényl*, *Lutéran*), mais ils bloquent l'ovulation et la fonction endocrine de l'ovaire et sont particulièrement intéressants quand il existe une pathologie utérine ou mammaire liée à une insuffisance lutéale. Ils peuvent être donnés en continu et donc entraîner une aménorrhée, ou en discontinu avec persistance des menstruations.

Progestatifs injectables : c'est l'administration d'un progestatif retard à dose élevée. Il s'agit du *Dépo-prodasone* injecté trimestriellement en IM ou du *Noristérat* toutes les 8 semaines. Il s'agit d'une contraception d'exception à réserver à des cas particuliers (pathologie psychiatrique…).

Progestatifs microdosés : ils comportent des doses faibles de progestatifs bloquant imparfaitement l'ovulation et la fonction endocrine de l'ovaire. L'effet contraceptif est obtenu par une action sur la glaire cervicale, en la rendant impénétrable par les spermatozoïdes. Il s'agit donc d'une contraception prise par voie générale mais d'action locale au niveau du col. Elle peut dans certains cas être à l'origine de saignements distillants (*spotting*). Cette contraception est particulièrement intéressante car il n'existe aucune contre-indication en dehors des insuffisances rénales chroniques dialysées, en raison d'exceptionnels risques d'aggravation de l'anémie.

Utilisation

Les pilules œstro-progestatives doivent être débutées la première fois le premier jour des règles afin d'obtenir une efficacité dès le premier cycle d'utilisation. Les plaquettes contiennent 21 comprimés avec nécessité d'arrêt de la prise des comprimés pendant une semaine entre chaque plaquette. Environ un à trois jours après la prise du dernier comprimé de la plaquette, les menstruations apparaissent (hémorragies de privation). Ces menstruations sont habituellement moins abondantes que les règles habituelles, ce qui a été à l'origine de l'utilisation des œstroprogestatifs dans le traitement des dysménorrhées. La deuxième plaquette doit être débutée une semaine après la fin de la première, même en cas de persistance de saignements en rapport avec la fin des menstruations. Un oubli de quelques heures diminue peu en général l'effet contraceptif. Le nombre d'heures toléré est fonction du dosage des comprimés et dépend donc de chaque type d'œstroprogestatifs. Si l'oubli dépasse le délai toléré, il faut continuer la prise de l'œstroprogestatif, tout en utilisant un autre type de contraception fortement œstrogénique pendant le cycle en cours, une ovulation pouvant survenir à cause de l'oubli (une contraception locale peut aussi être débutée). Si l'oubli ne dépasse pas 24 heures, on peut reprendre le comprimé oublié immédiatement et prendre le suivant à l'horaire habituelle.

Les progestatifs macrodosés sont prescrits soit en continu, soit en discontinu du 5e au 25e jour du cycle permettant un maintien de la menstruation en diminuant peu l'efficacité contraceptive.

Les progestatifs microdosés doivent être pris à heure régulière car leur délai d'action est de l'ordre de 24 heures. Le délai maximum d'oubli toléré est de 2 heures. N'ayant pas d'action sur l'ovulation, ils peuvent être débutés à n'importe quel moment du cycle. Leur efficacité est obtenue après trois jours de prise régulière. Ils n'entraînent pas d'aménorrhée, ni de perturbation menstruelle, et doivent être utilisés en continu, c'est-à-dire jusqu'à y compris pendant la période de menstruations. Leur prescription impose donc des explications détaillées Ceci en a souvent fait une contraception orale de deuxième intention malgré son innocuité.

Efficacité

L'indice de Pearl est inférieur à 0,5 % (proche de 0 %) avec les œstroprogestatifs classiques et avec les minipilules à condition qu'il n'y ait pas d'oubli ou d'intéractions médicamenteuses. Il est proche de 0,5 % avec les progestatifs macrodosés et les progestatifs retards injectables. Avec les pilules séquentielles et les progestatifs microdosés, l'indice de Pearl varie autour de 1 %.

Les contre-indications et les populations à risque d'accidents vasculaires

Les contre-indications des œstroprogestatifs sont essentiellement représentées par :

- **Les antécédents certains de thrombose veineuse ou artérielle et les affections exposant aux thromboses** (cardiopathies thrombogènes, cardiopathies décompensées, hémoglobinopathies et drépanocytose…).
- **L'hypertension artérielle et le diabète insulino-dépendant** non contrôlés.
- Les hyperlipémies, les hypercholestérolémies et les affections hépatiques évolutives et les antécédents d'ictères cholestasique et gravidique.
- **La grossesse, les cancers hormono-dépendants** (sein-endomètre) **et les tumeurs hypohysaires, porphyries, connectivites** (lupus).

PAR AILLEURS, EN DEHORS DE CES CONTRE-INDICATIONS, IL EXISTE UNE POPULATION À RISQUE D'ACCIDENTS VASCULAIRES. Une vigilance accrue est alors indispensable et le prescripteur doit tenir compte de ces antécédents pour le choix du type de contraception. Ce sont les patientes qui ont des antécédents familiaux d'hyperlipémie, de diabète ou d'accidents vasculaires juvéniles, d'obésité, de prise de poids excessive ou d'hypertension pendant la grossesse, de maladies associées à une dyslipémie (goutte, hypothyroïdie…), de consommation excessive de tabac.

Surveillance des femmes sous contraception orale

La femme qui demande une contraception orale n'est pas une malade. La contraception donc doit être raisonnable et modulable en fonction des antécédents.

LORS DE LA PREMIÈRE CONSULTATION, grâce à l'interrogatoire et à l'examen clinique général et gynécologique, on recherchera des antécédents personnels ou des facteurs de risque pouvant conduire à une contre-indication. Le frottis sera systématiquement réalisé. Une ordonnance d'examens biologiques sera prescrite incluant : glycémie à jeun et/ou postprandiale, cholestérolémie et triglycéridémie (chez les patientes à risque dosage des HDL et VLDL).

UN CONTRÔLE CLINIQUE ET BIOLOGIQUE est souhaitable à 3 mois. Puis tous les ans sur le plan clinique et tous les deux ans sur le plan biologique.

AU COURS D'UNE HOSPITALISATION POUR INTERVENTION CHIRURGICALE, il est nécessaire de prévenir le chirurgien de la prise d'une contraception. Cette contraception peut être arrêtée en cas de chirurgie à risque thromboembolique potentiel.

Interactions médicamenteuses

Certains médicaments inducteurs enzymatiques peuvent supprimer l'action contraceptive des œstrogènes comme : la *Rifampicine*, les anticonvulsivants (*Hydantoïne*, *Phénobarbital*) et les barbituriques. Il faut donc modifier les traitements des femmes épileptiques avant la prescription d'une pilule.

Les benzodiazépines (*Valium*) et la *Dépakine* ne modifient pas l'action contraceptive.

Pilule du lendemain

Une demande de contraception en urgence est parfois demandée après un rapport non protégé en période ovulatoire (accidents de préservatif, oubli de pilule). On peut prescrire alors, dans les 72 heures après le rapport, 2 comprimés d'un œstroprogestatif normodosé à renouveler 12 heures après (exemple : *Stédiril*). On observe des nausées et vomissements chez la moitié des femmes (prescrire en même temps un antiémétique, exemple : *Primpéran*). Une contraception d'urgence (*Norlevo*) comprenant uniquement un progestatif (lévonorgestrel) est actuellement en vente en pharmacie. Les effets secondaires sont moins importants avec une efficacité de 85 %. *Méthode* : 1 comprimé de *Norlevo* le plus tôt possible après le rapport fécondant, et au plus tard 72 heures après celui-ci. Le deuxième comprimé devra être pris 12 heures au plus tôt et 24 heures au plus tard après le premier comprimé.

Des dispositions légales très innovantes ont été mises en place par les lois de décembre 2000 et du 4 juillet 2001 pour que les adolescentes puissent se procurer facilement le *Norlevo*. Il s'agit de la délivrance de la contraception d'urgence par *Norlevo* sans prescription médicale. Cette mesure a été associée à deux autres mesures pour favoriser l'utilisation de la contraception d'urgence par les adolescentes :

– délivrance gratuite du *Norlevo* par les infirmières scolaires dans les collèges et lycées en cas d'urgence. Décret d'application de janvier 2002 fixant les lieux où le *Norlevo* peut être délivré : « un local respectant la confidentialité ». Un entretien doit précéder la délivrance du *Norlevo* où l'infirmière doit apprécier le bien fondé de la demande de l'élève et où elle doit lui indiquer les structures existantes pour se procurer de tels médicaments (pharmacie, centre de planification ou d'éducation familiale) et lui proposer d'entrer en contact avec un médecin ;

– délivrance gratuite du *Norlevo* dans les pharmacies pour les mineures. Celles-ci n'ont à justifier ni de leur identité, ni de leur âge. Les pharmaciens doivent les informer sur le *Norlevo*, les inciter à consulter un médecin pour une contraception régulière et leur remettre un petit livret explicatif sur le *Norlevo*.

Dispositifs intra-utérins

Ils sont utilisés dans environ 10 % des cas en France. Ils ont l'avantage de pouvoir être laissés en place pendant une période de trois à cinq ans, selon le dispositif intra-utérin (DIU) utilisé. Ils sont plus souvent utilisés chez les multipares.

Ils contiennent soit du Cuivre (*Gynelle 375*, *Multiload Cu 375*, *Nova T*, *TT 380*, *UT 380*), soit de la progestérone (*Mirena*, le plus souvent sa mise en place donne une absence de règles).

LEUR UTILISATION COMPORTE UN CERTAIN NOMBRE DE RISQUES ET DE COMPLICATIONS que le prescripteur se doit de signaler avant la mise en place du DIU.

- **Le risque de grossesse intra-utérine** est de l'ordre de 1 %.
- **Le risque de grossesse extra-utérine** est estimé en France aux alentours de 1 %. Parmi les femmes qui ont une grossesse extra-utérine, près des deux tiers ont eu un jour un stérilet.
- **Le DIU augmente le risque d'infections génitales sexuellement transmises.**
- **Les autres complications** sont les douleurs, l'expulsion du stérilet, la perforation de l'utérus au cours de la pose, les saignements (*spottings*, métrorragies, ménorragies).

AU TOTAL, le risque de grossesse (intra- ou extra-utérine) ainsi que le risque d'infections génitales sont plus élevés en cas de DIU par rapport à la contraception orale.

Les implants

Il s'agit d'implants à la progestérone (*Implanon*) qui sont placés au niveau du bras à l'aide d'un trocart sous anesthésie locale. L'efficacité est bonne et reste efficace au moins 3 ans.

Contraception locale

PRÉSERVATIFS. Les préservatifs masculins sont un bon moyen de contraception (lorsqu'ils sont bien utilisés) ainsi qu'une protection efficace contre les maladies sexuellement transmissibles (Sida, hépatite, *Chlamydiae*…). Leur efficacité contraceptive est toutefois inférieure à celle de la contraception par voie orale.

OVULES ET GELS SPERMICIDES. Ce sont des moyens efficaces (indice de Pearl de l'ordre de 1 %) et ils ont une action antiseptique vaginale.

DIAPHRAGMES EN LATEX ENDUITS DE CRÈME SPERMICIDE. Ils peuvent être introduits dans le vagin avant le rapport. Leur utilisation est parfois difficile et leur efficacité réduite. Ils sont actuellement peu utilisés en France.

Méthodes dites « naturelles »

COÏT INTERROMPU. Il est peu efficace et ne devrait pas être proposé comme moyen de contraception. Le taux d'échec est d'environ 17 %.

MÉTHODE « BILLINGS ». Aussi appelée méthode « naturelle », elle consiste à éviter les rapports sexuels en période d'ovulation. Celle-ci est repérée par la modification de production et d'aspect de la glaire cervicale ainsi que par la courbe de température. Son utilisation nécessite la régularité du cycle menstruel. Sa fiabilité n'est toutefois pas excellente en raison de la possibilité à tout moment de la survenue d'une ovulation.

Indications

Adolescentes

La quasi-totalité des grossesses survenant chez des adolescentes sont des grossesses non désirées, avec un taux élevé d'IVG. Cependant, il y a un décalage de minimum un an entre l'âge des premiers rapports sexuels (à 15-16 ans en moyenne) et l'âge de la première utilisation d'un moyen de contraception (17-18 ans en moyenne). Plusieurs obstacles existent à l'information des jeunes et à l'utilisation des moyens contraceptifs par les jeunes. Le jeune peut ne pas oser en parler à un médecin de famille car il ignore l'existence du secret professionnel et peut avoir peur que les parents soient informés de sa démarche. Les filles redoutent l'examen gynécologique qui, en plus, à leur âge, ne représente aucun intérêt médical. Elles redoutent aussi le plus souvent la prise de sang qui peut être au début évitée en prescrivant des contraceptifs minidosés voire des microprogestatifs. Tout ceci s'ajoute à la crainte non justifiée de la contraception orale qui a la réputation d'être dangereuse et à l'origine d'un surpoids. De plus, le prix de la consultation médicale ainsi que l'achat du moyen de contraception sont généralement élevés pour le budget d'un jeune. Enfin l'établissement d'une feuille de Sécurité sociale a pour conséquence d'informer les parents de la démarche du jeune, ce qui n'est parfois pas souhaité par celui-ci.

Tout ceci plaide d'une part en faveur d'une information la plus étendue possible auprès des jeunes, sur l'importance et la nécessité de l'utilisation d'un moyen contraceptif efficace dès le premier rapport sexuel. Mais il plaide aussi en faveur de la poursuite de l'organisation de centres accessibles aux jeunes avec un personnel disponible et à leur écoute, leur permettant d'obtenir leur moyen de contraception de façon gratuite, anonyme, sans aucun examen clinique ni prise de sang, avec le respect total du secret professionnel.

Le meilleur moyen de contraception chez les jeunes est la contraception orale. Les préservatifs, très efficaces contre les maladies sexuellement transmissibles, ne sont pas d'assez bons moyens de contraception à ces âges surtout en raison des erreurs et des difficultés pour les utiliser correctemment et fréquemment. **Le seul moyen pour éviter une grossesse ainsi que les maladies sexuellement transmissibles est donc d'associer le contraceptif oral aux préservatifs.** Les contraceptifs oraux le plus souvent prescrits chez les jeunes sont les pilules œstro-progestatives minidosées. Toutefois, les microprogestatifs semblent aussi être de bons moyens de contraception à ces âges en raison de leur action essentiellement locale et sans interférence sur la maturation de l'axe hypotalamo-hypophyso-gonadique.

Entre 20 et 40 ans

Le stérilet est contre-indiqué si la femme souhaite encore des grossesses, afin d'éviter les infections des trompes qui peuvent être source de stérilité. La contraception la plus souvent prescrite est une contraception œstro-progestative. En cas de contre-indication aux œstrogènes ou aux progestatifs normodosés, le recours aux microprogestatifs est quasiment toujours possible.

Chez certaines patientes atteintes d'une pathologie psychiatrique les empêchant de prendre en charge leur contraception de façon régulière, une contraception hormonale par injection intramusculaire de progestatifs à longue durée d'action (trois mois) ou mieux, la pose d'un dispositif intra-utérin, peut être indiquée.

Par ailleurs, chez les femmes qui ne souhaitent plus de grossesse et qui souhaitent une contraception par dispositif intra-utérin, l'utilisation de celui-ci comme moyen de contraception est possible après une information de la femme sur les complications potentielles (grossesse intra-utérine, grossesse extra-utérine, infections).

Chez les femmes de plus de 40 ans

Chez les femmes de plus de 40 ans, une hyperœstrogénie apparaît de façon quasi constante. Le choix se porte donc généralement entre les progestatifs normodosés, les microprogestatifs, et le dispositif intra-utérin.

Conclusion

L'information et le conseil en matière de contraception font partie des éléments essentiels de santé publique. Le choix doit être le plus adapté à la demande du couple, tout en tenant compte des contre-indications médicales. Il doit par ailleurs se porter le plus souvent possible vers les produits remboursés, qui le plus souvent ne sont pas moins efficaces que d'autres produits non remboursés, ceci malgré certain arguments de « marketing » avancés par les firmes produisant les produits non remboursés. Par ailleurs, cette information et ces conseils doivent commencer très tôt, dès l'adolescence, afin d'atteindre au mieux ces objectifs.

Stérilisation

Les deux méthodes de stérilisation « irréversibles » sont la ligature des canaux déférents ou vasectomie chez l'homme, et la ligature des trompes chez la femme.

Stérilisation tubaire

La législation sur la « stérilisation à visée contraceptive » a été modifié par la Loi N° 2001-588 du 4 juillet 2001. Cette loi a permis que cet acte assimilé auparavant comme une mutilation soit enfin reconnu comme une méthode chirurgicale contraceptive. Le texte précise :

La ligature des trompes ou des canaux déférents à visée contraceptive ne peut être pratiquée sur une personne mineure. Elle ne peut être pratiquée que si la personne majeure intéressée a exprimé une volonté libre, motivée et délibérée en considération d'une information claire et complète sur ses conséquences.

« Cet acte chirurgical ne peut être pratiqué que dans un établissement de santé et après une consultation auprès d'un médecin.

« Ce médecin doit au cours de la première consultation :

« – informer la personne des risques médicaux qu'elle encourt et des conséquences de l'intervention ;

« – lui remettre un dossier d'information écrit.

« Il ne peut être procédé à l'intervention qu'à l'issue d'un délai de réflexion de quatre mois après la première consultation médicale et après une confirmation écrite par la personne concernée de sa volonté de subir une intervention.

« Un médecin n'est jamais tenu de pratiquer cet acte à visée contraceptive mais il doit informer l'intéressée de son refus dès la première consultation. »

Indications

La stérilisation tubaire est bien sûr à privilégier lorsque la survenue d'une grossesse, risque de mettre en jeu la vie de la femme (risque de rupture utérine en raison d'un segment inférieur très fragilisé, cardiopathies graves, insuffisances rénales sévères) et qu'aucun autre moyen de contraception n'est possible. Mais la loi permet aussi actuellement à toutes les patientes de faire cette demande de façon volontaire. Pour chaque couple, une longue discussion sera nécessaire, prenant en compte l'âge, le nombre d'enfants, les contre-indications aux autres méthodes contraceptives. Au cours de l'entretien, on expliquera les méthodes, les conséquences et les échecs de la stérilisation (1 %). Il sera toujours donné un délai de réflexion de 4 mois avant l'intervention et une feuille de consentement éclairé sera signée par la patiente, le chirurgien et l'anesthésiste.

Techniques chirurgicales

Elle nécessite une intervention chirurgicale (cœlioscopie) sous anesthésie générale. Elle comporte donc un risque opératoire et anesthésique sans pour autant que son efficacité soit plus élevée que la contraception orale (indice de Pearl de l'ordre de 1 %).

LES VOIES D'ABORD SONT NOMBREUSES (figure 14.1).

- **La laparotomie type Pfannenstiel** est souvent utilisée lorsqu'une intervention est déjà prévue comme une césarienne et que la stérilisation a été discutée avec la femme en préopératoire. L'incision périombilicale ou sous-ombilicale peut être aussi réalisée en suites de couches.
- **Actuellement, la cœlioscopie ou la voie hystéroscopique** sont le plus souvent préférées car l'hospitalisation est brève.

LA LIGATURE DE TROMPES peut être réalisée : par fils, électrorésection, pose de clips ou pose d'anneaux (de Yoon). Par la voie hystéroscopique, mise en place d'un dispositif obturant les trompes.

LES CONSÉQUENCES de la stérilisation sur la vie sexuelle sont nombreuses. La complication la plus

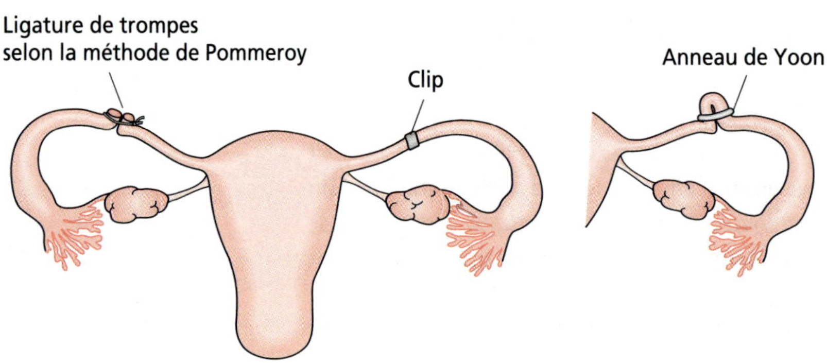

Fig. 14.1 Stérilisation tubaire.

fréquente est la réapparition du désir de grossesse même chez des femmes qui lors de la demande de ligature étaient affirmatives et très sûres d'elles. Le regret peut se traduire par une demande de reperméabilisation tubaire, nécessitant une deuxième intervention chirurgicale sous anesthésie générale, avec des résultats inconstants ou par la réalisation d'une fécondation *in vitro* au coût élevé.

Vasectomie

Elle consiste, chez l'homme, à sectionner et à lier les deux déférents. Contrairement à la ligature tubaire, la vasectomie est un geste rapide et peut se réaliser sous anesthésie locale sans hospitalisation tout comme la reperméabilisation des déférents. Le sperme peut être conservé en banque avant la vasectomie ce qui permet d'envisager une nouvelle grossesse. Les échecs de la vasectomie sont de 0,5 % environ. Les troubles sexuels et psychologiques ne sont pas négligeables chez les hommes stérilisés.

Il s'agit là aussi d'une mutilation et la confusion entre fécondité et virilité chez beaucoup d'hommes fait que ce geste est rarement pratiqué en France.

Interruption volontaire de grossesse

La mortalité et la morbidité maternelles, autrefois très importantes au cours de l'avortement clandestin, ont été notablement réduites depuis que la législation a autorisé et médicalisé l'interruption de la grossesse en France avant 10 semaines de grossesse. Depuis que cette loi a été promulguée, l'avortement à fait l'objet de progrès médicaux réduisant les complications et substituant le monopole du curetage utérin sous anesthésie générale à des techniques instrumentales et médicamenteuses moins agressives et ambulatoires. L'IVG reste cependant un geste qui n'est pas dénué de complications et certains retentissements psychologiques peuvent en témoigner. Enfin, notre société se voit désormais confrontée au problème de la prévention efficace des grossesses non désirées, tout particulièrement chez les jeunes.

Législation et techniques d'IVG

Loi francaise

L'avortement a été légalisé selon certaines conditions depuis les lois du 17 janvier 1975 (dite Veil) du 31 décembre 1979 (dite Pelletier) et du 4 juillet 2001 suspendant ainsi les effets de l'article 317 du Code pénal français qui interdisait cet acte.

L'interruption volontaire de grossesse (IVG) est autorisée lorsqu'elle est demandée par une femme majeure s'estimant en état de détresse, avant la douzième semaine de grossesse, soit la quatorzième semaine d'aménorrhée. L'état de détresse est une notion subjective laissée à la libre interprétation de la femme. Elle n'a pas besoin de l'avis de son mari, si elle est mariée.

Pour les patientes mineures, le médecin doit s'efforcer dans l'intérêt de celles-ci, de favoriser le dialogue avec au moins l'un des parents, ou du représentant légal (tutelle, juge pour enfants) afin d'obtenir leur consentement à l'IVG. Si la jeune femme mineure désire garder le secret ou si le consentement n'est pas obtenu, l'IVG peut être pratiquée à la demande de l'intéressée qui doit se faire accompagner dans sa démarche par la personne majeure de son choix. Pour les patientes étrangères et les réfugiées politiques, une justification de résidence en France n'est pas exigée.

L'IVG chirurgicale doit être réalisée par un médecin exerçant dans un établissement hospitalier public ou privé agréé et non au cabinet du médecin.

La circulaire du 26 novembre 2006 autorise la pratique des IVG médicamenteuses en ville par des médecins ayant passé une convention avec un établissement de santé. Il s'agit d'une mesure visant à améliorer les conditions de réalisation des IVG médicamenteuses.

L'IVG est remboursée par la Sécurité sociale. Elle est strictement tarifiée.

Les femmes sans couverture sociale, ou qui rencontrent des difficultés financières, peuvent bénéficier de la prise en charge des frais (en partie ou en totalité) au titre de l'aide médicale de l'État. Une assistante sociale de l'établissement où sera pratiquée l'IVG pourra apporter une aide pour les démarches nécessaires.

Procédure légale

Consultation initiale

Le médecin sollicité est en droit de refuser la demande (clause de conscience) mais il doit en informer la patiente et la diriger vers un autre médecin, ou vers un établissement pratiquant les IVG. Tout médecin est habilité à faire la consultation initiale mais il doit :

PRATIQUER UN EXAMEN GYNÉCOLOGIQUE COMPLET pour confirmer la grossesse et préciser l'âge gestationnel au besoin en s'aidant d'examens complémentaires.

Les antécédents médicaux, chirurgicaux et gynéco-obstétricaux sont détaillés. Il faut insister sur tous les éléments permettant de définir la date de fécondation : date des dernières règles normales et leurs caractères, la durée du cycle menstruel spontané, la méthode contraceptive utilisée et les motifs de son interruption récente.

Le toucher vaginal apprécie la position et le volume utérin en le comparant à la date d'aménorrhée. Si l'utérus est trop gros, on évoque une erreur de terme (grossesse plus âgée), mais aussi une grossesse multiple, une grossesse môlaire ou un utérus fibromateux. Si l'utérus est plus petit, il faut penser à l'absence de grossesse, à une grossesse plus jeune ou arrêtée voire à une grossesse extra-utérine.

La loi n'impose aucun examen particulier. S'il y a un doute sur l'existence de la grossesse, le dosage d'HCG plasmatique peut être utile mais n'apporte aucun renseignement sur l'évolutivité et la localisation de cette grossesse. Le seul examen utile reste l'échographie, par voie abdominale ou mieux encore par voie vaginale. Le diagnostic de grossesse n'est formel qu'en présence d'un sac ovulaire intra-utérin avec un embryon présentant une activité cardiaque.

INFORMER CLAIREMENT ET D'UNE FAÇON ADAPTÉE LA PATIENTE SUR LES MÉTHODES D'INTERRUPTION DE GROSSESSE, sans occulter les risques potentiels liées à la pratique de l'IVG.

LA RENSEIGNER SUR LES AVANTAGES ET AIDES SOCIALES auxquelles elle a droit si elle garde sa grossesse.

RÉDIGER UN CERTIFICAT attestant que la patiente demande une IVG et qu'elle se trouve dans les délais légaux.

REMETTRE À LA PATIENTE LE DOSSIER GUIDE ÉDITÉ PAR LA DDASS (Direction départementale des affaires sanitaires et sociales) et l'adresser en consultation dans un centre d'IVG agréé.

Seconde consultation médicale

L'IVG ne peut avoir lieu qu'après un délai de réflexion de 8 jours à la suite de la première demande. Ce délai peut être réduit à deux jours (procédure d'urgence) si le terme de douze semaines risque d'être dépassé. Si la femme persiste dans sa demande, elle la confirme par écrit lors de la deuxième consultation. Le médecin précise la technique et l'anesthésie employées et leurs risques potentiels. Par ailleurs, il explique et prévoit la contraception ultérieure et vérifie que la femme possède une carte de groupe. Outre l'aspect médical et technique, le versant psycho-affectif et social de la patiente doit être pris en compte. C'est même l'élément le plus important de cette consultation où se déroulent des événements importants dans l'histoire de la patiente. À l'occasion ou préalablement à la deuxième consultation médicale, un entretien d'information, de soutien et d'écoute, doit pouvoir être proposé systématiquement et réalisé pour les femmes qui souhaiteraient en bénéficier. Cet entretien est gratuit et peut se dérouler dans un centre de planification familial. Le but de cet entretien est de permettre à la femme de s'exprimer librement avec une personne formée qui écoutera, apportera les informations nécessaires sur toutes les possibilités qui s'offrent à elle et l'aidera dans le respect de sa décision finale. La réalisation de chaque IVG entraîne une déclaration anonyme par le médecin qui la pratique (feuille statistique), adressée au médecin inspecteur régional dans un délai d'un mois.

Techniques d'interruption de grossesse

La méthode la plus employée, quel que soit l'âge de la grossesse dans les délais prévus par la loi, reste l'aspiration endo-utérine classique. Cependant, avant 7 semaines d'aménorrhée, l'IVG médicamenteuse peut être utilisée.

Méthodes médicamenteuses

Bien que l'aspiration soit une technique fiable et éprouvée, elle nécessite un matériel spécifique et un personnel expérimenté. Les méthodes médicales se permettent d'obtenir des avortements spontanés précoces, c'est-à-dire une hémorragie avec expulsion ovulaire complète sans révision utérine. Ces méthodes ne sont possibles que pour des grossesses jeunes (< 7 semaines d'aménorrhée mais on peut aller jusqu'à 9 SA), mais présentent l'avantage d'être ambulatoires, sans anesthésie et sans geste intra-utérin. En revanche, elles nécessitent un contrôle échographique pour s'assurer de la vacuité utérine. Leur acceptabilité paraît satisfaisante.

LES PROSTAGLANDINES. Elles stimulent le myomètre et les fibres musculaires lisses et provoquent une maturation du col. Les contractions utérines peuvent être douloureuses et l'expulsion ovulaire s'accompagne d'une hémorragie plus abondante que les règles. L'importance des effets secondaires est proportionnelle à la dose et à la durée du traitement. Il existe trois analogues des prostaglandines : le géméprost (*Cervagème*) par voie vaginale et le sulprostone (*Nalador* 500) par voie IM, le misoprostol (*Cytotec*) *per os* ou voie vaginale et le misoprostol (*Gymiso*) *per os*.

Les effets secondaires sont gastro-intestinaux (nausées, vomissements, diarrhée) ou respiratoires (broncho-constriction, crise d'asthme).

LES ANTIPROGESTÉRONES. La progestérone est indispensable au développement et au maintien initial de la grossesse. Le RU 486 ou mifépristone (*Mifégyne*) est une progestérone de synthèse qui agit comme une anti-hormone en se fixant sur les récepteurs de la progestérone et en bloquant ainsi les mécanismes d'action cellulaire de cette hormone. Elle provoque une nécrose déciduale périovulaire avec saignements et une augmentation de la production de prostaglandines par l'endomètre. L'activité antiprogestérone augmente la contractilité du myomètre induite par l'élévation des prostaglandines. Par ailleurs, les prostaglandines ramollissent et dilatent le col et cet effet cervical favorise l'évacuation de l'utérus. Le mécanisme de la mifépristone est donc double, direct par action antiprogestérone et indirect par l'intermédiaire des prostaglandines.

IVG médicamenteuse : le RU associé aux prostaglandines

L'existence d'échecs de la mifépristone seule a fait discuter la possibilité d'une production locale insuffisante de prostaglandines après son administration, d'où l'idée d'associer une prostaglandine. L'association d'une dose unique de 600 mg de mifépristone à des analogues des prostaglandines donne des taux de succès supérieurs à 96 % pour des grossesses de 49 jours d'aménorrhée au maximum. La durée moyenne du saignement est de 8 à 10 jours. Dans 80 % des cas, l'expulsion ovulaire a lieu le jour de l'administration des prostaglandines.

Déroulement de l'IVG médicamenteuse

La première consultation doit avoir lieu avant le 42e jour d'aménorrhée, compte tenu des délais légaux de réflexion. Lors de la deuxième consultation, au plus tard au 49e jour d'aménorrhée, 600 mg de mifépristone (soit trois comprimés à 200 mg) sont ingérés en une seule prise par voie orale en présence du médecin. La signature d'une lettre de consentement par la patiente atteste de ce qu'elle a été totalement informée de la méthode et de ses risques (notamment l'échec conduisant à l'aspiration-curetage). Ce médicament est inscrit sur la liste I et sa délivrance est réservée aux établissements d'hospitalisation publics ou privés satisfaisant aux dispositions de l'article L176 du code de la santé publique, propriétaires d'une pharmacie en application de l'article L577 du même code. La prescription de mifépristone doit impérativement être suivie, 36 à 48 heures plus tard de celle d'un analogue de prostaglandine, le plus souvent le misoprostol (*Cytotec*) s'utilisant *per os* ou par voie vaginale ou actuellement le misoprostol (*Gymiso*), 2 comp. *per os*.

Il est recommandé de ne plus recourir actuellement au sulprostone (*Nalador* 500) dans cette indication, car associé à la *Mifégyne*, de rares accidents cardio-vasculaires graves (infarctus du myocarde, fibrillation ventriculaire) sont survenus chez des femmes de plus de 30 ans fumant plus de 10 cigarettes par jour.

PENDANT L'ADMINISTRATION ET PENDANT LES HEURES QUI SUIVENT L'ADMINISTRATION DE L'ANALOGUE DE LA PROSTAGLANDINE, les patientes doivent rester sous surveillance médicale. L'expulsion de l'œuf se produit dans les heures qui suivent. Par ailleurs, la patiente doit contacter le centre prescripteur ou s'y rendre en cas de phénomène anormal notamment en cas de métrorragies très abondantes. Une consultation de contrôle doit avoir lieu impérativement dans un délai de 8 à 12 jours après la prise de mifépristone pour vérifier (examen clinique et examen échographique) que l'expulsion a été complète. En cas d'échec de la méthode, une aspiration-curetage est réalisée.

PAR MESURE DE PRÉCAUTION ET DANS L'ATTENTE D'UNE EXPÉRIENCE PLUS LARGE, il est recommandé de ne pas recourir à l'IVG médicamenteuse :

- **Chez les fumeuses de plus de 35 ans.** En outre, il est recommandé aux patientes de s'abstenir de tabac dans les jours qui précèdent l'utilisation de prostaglandines, ainsi que le jour même.
- **Chez les femmes ayant des affections et des antécédents cardio-vasculaires** (angine de poitrine, syndrome ou maladie de Raynaud, troubles du rythme, insuffisance cardiaque, hypertension artérielle sévère).
- **Dans le diabète insulino-dépendant, l'asthme instable, l'insuffisance rénale, l'insuffisance hépatique.**

Aspiration endo-utérine classique

Entre 7 et 14 semaines soit au-delà du cinquantième jour de gestation, on a recours à des techniques plus classiques. À cette période, le diagnostic clinique et échographique est évident. L'aspiration requiert presque toujours une dilatation cervicale et une anesthésie locale est nécessaire. Dans la plupart des cas, on utilise un médicament dilatateur du col de l'utérus, soit 48 heures, soit 4 heures avant l'intervention (*RU* ou *Cytotec*). Malgré cela, l'aspiration du premier trimestre est une intervention sûre et la fréquence des incidents diminue avec l'expérience des opérateurs. Pour éviter les complications, il faut un matériel adéquat utilisé correctement pour les différents temps de l'IVG : l'anesthésie, la dilatation et l'aspiration. Dans ces conditions, la pratique actuelle des IVG est sans conséquence sur l'avenir obstétrical des patientes.

Anesthésie

L'ANESTHÉSIE LOCALE est préférée à l'anesthésie générale car elle présente plusieurs avantages :

- **Simplicité,** car elle est réalisée par l'opérateur lui-même.
- **Commodité et économie,** car elle permet une intervention ambulatoire.
- **Innocuité,** car sa morbidité est plus faible.

L'anesthésique utilisé au niveau du col est la lidocaïne (*Xylocaïne* 1 %) sans adrénaline, chez une patiente à jeun et éventuellement prémédiquée par un anxyolytique. Bien que moins confortable pour l'opérateur, cette technique est très bien tolérée par les patientes mais nécessite une approche différente de dialogue et d'explications rassurantes en cours d'intervention.

L'ANESTHÉSIE GÉNÉRALE nécessite une consultation préopératoire par l'anesthésiste et impose une hospitalisation plus longue (6 à 12 heures de surveillance). Elle n'est pas dénuée de risques. Elle peut être discutée devant des impératifs techniques particuliers (dilatation présumée difficile, âge gestationnel avancé associé à la nulliparité; personnalité de la patiente (pusillanimité, vaginisme). L'une des fonctions des consultations préopératoires est alors de prévoir ces obstacles et de faire en sorte qu'une anesthésie générale soit réalisable le cas échéant.

Dilatation

La vessie doit être vide. Après mise en place d'une pince de Pozzi sur la lèvre antérieure du col, les dilatateurs sont introduits par ordre croissant jusqu'à 8 à 9 mm de dilatation. Afin de faciliter cette dilatation, certains utilisent des prostaglandines naturelles ou des analogues des prostaglandines quelques heures avant l'IVG.

Aspiration

Elle est réalisée avec des canules d'aspiration transparentes (canules de Karmann) en plastique à usage unique dont l'extrémité est biseautée. Ces canules sont reliées à une seringue à butée, ou reliées à un aspirateur électrique par un tuyau souple et transparent branché sur un manchon métallique qui sert de raccord entre le tuyau et la canule. Ce manchon métallique est équipé d'une bague coulissante permettant d'ouvrir ou de fermer le système d'aspiration.

Lors de la dépression, on associe des mouvements de va-et-vient dans la cavité utérine qui détachent lentement le trophoblaste. En fin d'aspiration, on contrôle la vacuité utérine par une sensation rugueuse au contact des parois de l'endomètre. On examine les débris ovulaires en vérifiant la présence de fragments embryonnaires. En cas de doute, on associe un contrôle par une échographie voire un examen anatomopathologique en cas de suspicion de môle ou de grossesse extra-utérine.

La durée de la surveillance postopératoire dépend du type d'anesthésie et de l'importance des saignements. En cas d'anesthésie locale, après quelques heures de surveillance, la sortie est autorisée en précisant à la patiente les suites normales auxquelles elle doit s'attendre. Dans tous les cas de douleurs, de fièvre supérieure à 38 °C ou de saignement important, il est conseillé à la patiente de consulter au centre d'IVG.

Traitements complémentaires et contraception

Quel que soit le type d'IVG, dans les suites immédiates, le *Méthergin* IM facilite la rétraction utérine et peut être poursuivi *per os* dans les jours suivants. Une antibiothérapie prophylactique peut couvrir le geste opératoire.

La prévention de l'immunisation Rhésus doit être systématique chez toutes les femmes Rhésus négatif dans les heures qui suivent l'expulsion. La dose standard de 85 μg de gamma-globulines est suffisante pour les IVG.

L'IVG CONSTITUE UN ÉCHEC DE LA CONTRACEPTION et reste un moment privilégié pour entreprendre une prescription efficace. Quelle que soit la technique utilisée, l'ovulation peut survenir 15 à 20 jours après l'expulsion ovulaire. Il est donc nécessaire d'envisager la contraception dès l'IVG et non pas après le retour des règles. Comme pour toute contraception, le choix de la méthode doit tenir compte des contre-indications mais la préférence se fera d'abord vers une contraception orale. Le début de la prise du contraceptif se fera le jour ou le lendemain de l'expulsion ovulaire.

La pose d'un dispositif utérin peut être envisagée à la suite d'une IVG, mais doit rester l'exception.

Consultation de contrôle

Toute IVG doit être contrôlée par une consultation 15 à 20 jours plus tard. C'est le seul moyen de s'assurer que la procédure n'a pas été suivie de complication, et que la grossesse est bien interrompue. Cette consultation permet aussi de s'assurer que la contraception a non seulement été prescrite, mais utilisée et d'évaluer le retentissement psychologique de l'IVG sur la patiente.

Épidémiologie

La loi rend obligatoire l'enregistrement des IVG (par un bulletin) pour permettre le suivi statistique du phénomène. L'analyse est confiée à l'INED et à l'INSERM.

Fréquence et nombre d'IVG

Il est difficile de chiffrer le nombre d'IVG exact en France car le recueil des feuilles statistiques n'est pas optimal. Au total, on dénombrait 170 000 IVG en 1980 et 181 154 en 1991. Ceci correspond à 20 à 25 IVG pour 100 naissances vivantes. Une femme sur deux en âge de procréation aura une IVG dans sa vie. Le lien entre l'IVG et la baisse de natalité n'est pas établi, d'ailleurs cette baisse est apparue déjà 10 ans avant la mise en place de la loi sur l'avortement. Environ 70 % des IVG sont pratiquées dans le secteur public. Ce sont les femmes non mariées et les plus défavorisées sur le plan social qui ont le plus recours à l'IVG. Neuf IVG sur dix ont lieu avant la fin de la 8e semaine et les IVG très précoces, moins de cinq semaines, ont presque doublé : l'IVG médicamenteuse est en pleine progression depuis l'apparition du RU 486. D'une façon globale, l'anesthésie locale a progressé lentement et régulièrement au détriment de l'anesthésie générale.

Complications

La mortalité des IVG du premier trimestre ne dépasse pas 1/100 000 et la fréquence des complications est inférieure à 5 %. La mortalité et la morbidité augmentent légèrement avec l'âge de la grossesse. Elle dépend aussi de l'anesthésie employée, la mortalité et la morbidité sont deux fois plus élevées sous anesthésie générale que sous anesthésie locale. Les trois causes de mortalité les plus fréquentes sont l'infection, l'embolie et les accidents anesthésiques.

Complications immédiates

Accidents anesthésiques

AU COURS DES ANESTHÉSIES GÉNÉRALES, les accidents peuvent être un non-respect des contre-indications anesthésiques, un arrêt cardiaque réflexe ou un choc allergique.

Au cours de l'anesthésie locale à la Xylocaïne, un passage vasculaire peut provoquer des convulsions suivies d'asphyxie, un choc anaphylactique ou un simple collapsus avec bradycardie. Leur prévention nécessite d'aspirer toujours avant d'injecter et de ne jamais administrer des doses trop élevées. Ils sont rares depuis que la dose de 10 cm^3 de *Xylocaïne* à 1 % n'est plus dépassée et se traduisent plus volontiers par de légers incidents : vertiges, bourdonnements d'oreille, somnolence.

Hémorragies

Elles surviennent essentiellement pendant l'intervention et dans l'heure qui suit et restent exceptionnelles avant 8 semaines d'aménorrhée. L'anesthésie locale en diminue le risque. Le *Méthergin* injecté de façon systématique semble diminuer les pertes sanguines mais par contre s'accompagne souvent de nausées et de vomissements.

Perforations

Elles sont plus fréquentes après 10 semaines et sous anesthésie générale. Le diagnostic de perforation n'est pas toujours facile, mais on peut la suspecter lorsque la bougie, lors de la dilatation, ou la sonde, lors de l'aspiration, pénètre trop loin et trop facilement sans rencontrer d'obstacle. L'échographie peut aider au diagnostic dans ce contexte. Dans tous les cas de perforation, il est indispensable de vider l'utérus afin de permettre son hémostase et de prévenir une surinfection possible.
Il faut distinguer :

La perforation faite au cours de la dilatation : la réalisation de l'IVG doit se poursuivre sous contrôle échographique. Une antibiothérapie associée à une surveillance de la température et éventuellement un contrôle échographique pour éliminer un hémopéritoine, constituent la marche à suivre dans cette situation.

La perforation faite au cours de l'aspiration : le risque de perforation intestinale est non négligeable. Ce type de perforation impose une cœlioscopie pour vérifier correctement le tube digestif et voir une plaie digestive ou l'incarcération d'une anse dans le muscle utérin. Les perforations méconnues ou les interventions les jours suivants pour péritonite ont un pronostic beaucoup plus sombre.

Les perforations doivent être distinguées de la fausse route, complication le plus souvent mineure et qui correspond à l'effraction de la paroi du col et de l'isthme lors de la dilatation par la bougie. Celle-ci nécessite le plus souvent la réalisation de l'IVG sous contrôle échographique afin de retrouver le trajet cervical normal.

Déchirures du col

Elles sont rares et sont habituellement bénignes, correspondant à des déchirures partielles, saignant peu et laissant une cicatrice sans importance pour l'avenir gynéco-obstétrical. Un très petit nombre nécessite une suture hémostatique.

Malaise vagal

Il apparaît le plus souvent au cours de la dilatation. Il est facilement prévenu par une prémédication, une anesthésie locale ou plus simplement par une information précise et une attention soutenue aux interrogations de la patiente.

Complications secondaires

Échecs. Ils sont rares et plus fréquents par IVG médicamenteuse. Ils peuvent être le fait d'une insuffisance technique ou d'une malformation utérine. Une aspiration secondaire sous échographie est alors proposée.

Rétentions placentaires et les hématométries. Elles se traduisent par des métrorragies abondantes, un utérus cliniquement non involué et par des images hyperéchogènes à l'échographie. Une aspiration-curetage secondaire se fait sous échographie.

Complications infectieuses. Ces complications septiques peuvent se résumer à une simple réaction fébrile, mais il peut s'agir également d'une endométrite qui peut diffuser aux structures de voisinage (salpingite ou pelvi-péritonite) ou par voie sanguine (septicémie). Une antibiothérapie sera prescrite. L'antibioprophylaxie et l'asepsie rigoureuse permettent la prévention de ce risque.

Retentissement sur la fertilité ultérieure. La fréquence de la stérilité secondaire à une IVG est difficile à apprécier. Ces stérilités sont en général liées à une infection post-abortum susceptible d'entraîner une obturation tubaire bilatérale ou la survenue d'une grossesse extra-utérine. La fréquence des synéchies est sûrement sous-estimée. Ces synéchies sont plus fréquemment observées après curetage qu'après aspiration et surtout lors des curetages secondaires dans un contexte fébrile. Le

DÉMARCHE INFIRMIÈRE

PRISE EN CHARGE D'UNE PATIENTE EN VUE D'UNE INTERRUPTION VOLONTAIRE DE GROSSESSE PAR ASPIRATION SOUS ANESTHÉSIE LOCALE EN AMBULATOIRE

À L'ARRIVÉE DE LA PATIENTE

• ***Accueil de la patiente***

– Vérifier que la patiente est informée du geste chirurgical qu'elle va subir et mettre l'accent sur l'expression des craintes et des angoisses grâce à une attitude d'écoute.

– Outre l'aspect médical et technique, le versant psychoaffectif et social de la patiente doit être pris en compte.

– Vérifier le pouls, la tension artérielle, la température (rechercher un épisode fébrile) et demander à la patiente si elle ne présente pas des pertes vaginales inhabituelles récentes, signes d'une infection génitale basse pouvant contre-indiquer le geste chirurgical de quelques jours après désinfection locale.

• ***Préparation administrative du dossier infirmier***

– Préparer le bulletin d'admission de la patiente (identité, adresse, téléphone, jour, heure, lieu d'arrivée).

– Prendre connaissance du dossier médical (antécédents, allergie, prescriptions médicamenteuses).

– Vérifier que le terme et la localisation de la grossesse sont précisés dans le dossier (date des dernières règles, éventuellement test de grossesse, échographie précisant le terme, l'évolutivité et la localisation de la grossesse). S'assurer ainsi que la patiente se trouve dans les délais légaux.

– S'assurer que les deux consultations médicales obligatoires à 8 jours d'intervalle ont bien été réalisées et que le certificat de demande d'IVG se trouve dans le dossier.

– Vérifier que l'entretien obligatoire prévu par un travailleur social, une psychologue ou une assistante sociale a été réalisé et que l'attestation se trouve dans le dossier.

– Vérifier la carte de groupe sanguin et prévoir une immunoprophylaxie (une dose d'anti-D) chez les femmes Rhésus négatif.

AU COURS DU GESTE CHIRURGICAL

– Réaliser un véritable accompagnement de la patiente au cours du geste chirurgical par un dialogue et des explications rassurantes.

– Une antibiothérapie prophylactique peut être réalisée au cours du geste ainsi qu'une injection d'ocytocique (méthylergométrine *Méthergin*, oxytocine *Syntocinon*).

APRÈS L'INTERRUPTION VOLONTAIRE DE GROSSESSE

– Savoir entourer et réconforter la femme qui passe par une période souvent difficile de culpabilité.

– Proposer si besoin une consultation avec un psychologue ou un psychiatre.

– Surveiller pendant quelques heures les saignements, l'involution utérine, le pouls, la pression artérielle et la température.

– Vérifier que la feuille statistique de déclaration obligatoire et anonyme a été remplie par le médecin et l'adresser à la DDASS.

– Penser à la prévention de l'allo-immunisation Rhésus par une injection d'immunoglobulines anti-D chez les femmes Rhésus négatif.

– Envisager le reprise d'une contraception orale dès le jour de l'IVG, et non aux prochaines règles, en tenant compte des contre-indications.

– Prévoir une consultation de contrôle pour s'assurer que la procédure n'a pas été suivie de complication (infectieuses, psychologiques,...), que la grossesse est bien interrompue et que la contraception est correctement suivie.

diagnostic est hystérographique ou hystéroscopique. L'incidence de la béance cervico-isthmique responsable d'avortements tardifs ultérieurs ou d'accouchements prématurés est encore mal précisée.

ISO-IMMUNISATION. L'iso-immunisation Rhésus secondaire à une IVG ne devrait plus s'observer depuis que l'on prescrit systématiquement une injection de gamma-globulines chez les femmes Rhésus négatif.

COMPLICATIONS PSYCHIATRIQUES ET PSYCHOLOGIQUES. Elles ont une gravité et une symptomatologie très variées. C'est en général un sentiment de culpabilité que l'on observe après IVG. Parallèlement, une grossesse non désirée est source d'agression pour la mère et peut interférer sur la qualité du développement fœtal avec corrélation entre l'attitude négative de la mère par rapport à sa grossesse et la mortalité périnatale. La Fédération internationale pour la planification familiale, reprenant la plupart des études menées dans de nombreux pays, estime que chez les femmes en parfait état physique et mental, l'IVG a peu de conséquences psycho-affectives. Ces complications sont moindres lors de l'IVG médicale où la patiente partage avec le corps médical les gestes qui déclencheront l'avortement. Le seul véritable problème est lié à l'intensité de la douleur parfois mal acceptée.

Des manifestations psychiatriques majeures peuvent s'observer en particulier chez les patientes psychotiques et nécessitent donc une prise en charge psychiatrique préventive.

Conclusion

Plus de 15 ans après la loi française dépénalisant sous certaines conditions l'avortement, l'IVG fait partie de la pratique courante gynécologique. Les risques encourus sont réduits. Dans les prochaines années, la part de l'IVG médicamenteuse et sous anesthésie locale ira sans doute en augmentant et ceci dans un souci de réduire chez la femme les risques d'altération de son intégrité physique et de son avenir gynéco-obstétrical.

Par ailleurs, l'IVG restant un acte toujours affectivement important, sinon grave, dans la vie d'une femme, la prévention de l'IVG reste l'objectif médical absolu et nécessite des campagnes d'information sur la contraception notamment chez les mineures.

Si l'accès aisé et égalitaire à l'IVG est en passe de devenir une réalité dans notre pays, elle restera toujours un échec et une épreuve pour celles qui y recourent.

PHARMACOLOGIE

CONTRACEPTIFS ORAUX HORMONAUX		
METHODES COMBINÉS EP	*Type*	*Noms commerciaux*
Estroprogestatifs : voie orale		
	Minidosés ≤ 0,04 mg d'éthinyl-estradiol : monophasiques	*Belara cp* *Cilest cp* *Cycléane cp* *Harmonet cp* *Jasmine cp* *Ludeal Gé cp* *Méliane cp* *Mélodia cp* *Mercilon cp* *Minesse cp* *Minidril cp* *Minulet cp* *Moneva cp* *Ortho-Novum cp* *Varnoline cp*
	Minidosés ≤ 0,04 mg d'éthinyl-estradiol : biphasiques	*Adepal cp* *Miniphase cp*
	Minidosés ≤ 0,04 mg d'éthinyl-estradiol : triphasiques	*Daily Gé cp* *Phaeva cp* *Triafemi cp* *Tricilest cp* *Triella cp* *Tri-minulet cp* *Trinordiol cp*
	Normodosés 0,05 mg d'éthinyl-estradiol	*Stediril cp*
Estroprogestatifs : voie Transdermique		*Evra disp transdermique*
Estroprogestatifs : voie vaginale		*Nuvaring système de diffusion vaginale*
PROGESTATIFS SEULS		
Microdosés en continu : voie orale		*Cerazette cp* *Microval cp* *Milligynon cp*
Formes injectables		*Dépo-Provera susp inj*
Implants	Sterilet	*Implanon Implant*
CONTRACEPTION D'URGENCE		***Norlevo cp***
CONTRACEPTIFS LOCAUX		
Dispositif intra-utérin au levonorgestrel		*Mirena disp intra-utérin*
Spermicides	Crèmes Ovules, capsules, tampons	*Alpagelle crème* *Pharmatex crème* *Pharmatex*

Stérilité du couple 15

Introduction

La stérilité, terme consacré à tort par l'usage, est l'incapacité d'un couple à débuter ou porter à terme une grossesse. Ce terme, qui préjuge d'un état définitif, est agressif pour les couples. Il devrait être remplacé par celui d'**infécondité** ou d'**hypofécondité** auquel on adjoint le qualificatif de :

– ***primaire***, s'il n'y a jamais eu de gestation reconnue ;

– ***secondaire***, s'il y a déjà eu grossesse, quelles qu'en aient été l'issue et la notion de durée (le temps étant mesuré à partir du moment où le couple désirant un enfant n'a plus aucune contraception).

Ces notions doivent être tempérées par les notions épidémiologiques sur la fertilité naturelle de l'espèce humaine. Le temps nécessaire pour obtenir une conception est en moyenne de 4 cycles, pour des couples âgés de 20 à 25 ans (on dit que la fécondabilité est de 1/4 soit 25 %). La fécondité augmente jusqu'à l'âge de 25 ans, puis reste en plateau pour diminuer par la suite. En pratique, la population est constituée de couples de fécondabilité diverse (plus ou moins féconds) et il est évident que plus le temps d'infécondité s'allonge, plus grande est la probabilité de découvrir un ou plusieurs facteurs de risque de « stérilité » chez l'un ou l'autre des partenaires ou chez les deux.

En pratique, un bilan diagnostique complet est nécessaire lorsqu'un couple désire un enfant après deux ans de rapports sexuels complets, suffisamment fréquents (2 à 3 fois par semaine) et sans contraception (volontaire ou non).

Consultation

L'approche la plus logique est donc une première consultation où le mari et la femme sont présents tous les deux. L'hypofertilité peut être le fait, à des degrés divers, des deux partenaires. Plus la femme est jeune, plus grande est la participation masculine. La découverte d'une anomalie, même majeure, n'est pas toujours suffisante pour expliquer la stérilité. Étant donné la fréquence de l'association de causes multiples, il convient de ne pas arrêter les investigations et de mener une enquête complète avant de traiter les causes.

Interrogatoire du couple

C'est le premier temps de la consultation, il renseigne sur : l'ancienneté de l'infécondité (du couple présent), la fréquence et la qualité des coïts, la contraception antérieurement utilisée et le cadre socioprofessionnel (mariage, divorce).

Examen de l'homme

L'INTERROGATOIRE précisera :

- **L'âge, l'ethnie, la profession** (exposition aux rayons X, chaleur, pesticides, plomb, cadmnium…), **la consommation de tabac et d'alcool.**
- **Les antécédents médicaux :** infections générales, chimiothérapie… et les antécédents chirurgicaux : cure de hernie…
- **Les antécédents uro-génitaux : infectieux** (épididymites, orchite ourlienne…), **l'ectopie testiculaire, le phimosis ainsi que troubles de l'érection ou de l'éjaculation, la conception antérieure.**

L'EXAMEN CLINIQUE comportera :

- **L'aspect général** : hypoandrie, obésité gynoïde…
- **La recherche d'une varicocèle,** spontanément ou après épreuve de Valsalva.
- **La palpation des testicules** : siège, volume, consistance, sensibilité.
- **La palpation des épididymes** (volume, empâtement, nodules) et des déférents.
- **Le toucher rectal** : taille et sensibilité de la prostate.

Examen de la femme

INTERROGATOIRE

- **Les antécédents gynécologiques** (puberté, caractères du cycle, infections génitales), les antécédents obstétricaux éventuels (fausse couche, IVG, accouchements, grossesse extra-utérine) et les antécédents médico-chirurgicaux.

L'EXAMEN CLINIQUE doit être complet, comprenant :

- **Un examen général et un examen gynécologique,** prenant en considération le jour du cycle.
- **L'examen mammaire,** avec notamment recherche d'une galactorrhée.

Au terme de cette première consultation

Quel que soit le résultat de l'examen clinique, il peut être prescrit :

CHEZ LA FEMME :

- **Une courbe de température (ménothermique)** : prise de la température tous les matins au réveil et observance de la période la plus abondante en glaire, si possible.
- **Un rendez-vous est fixé en période préovulatoire** pour vérifier la glaire cervicale et effectuer un **test postcoïtal de Hühner**. Le couple devra donc venir après avoir eu un rapport sexuel.
- **Un bilan hormonal plasmatique** (FSH, LH, œstradiol et androgènes au 2e jour du cycle et progestérone, prolactine au 22e jour).
- **Une hystérosalpingographie.**
- **Des sérologies virales** (HIV, hépatite, toxoplasmose, rubéole).

CHEZ L'HOMME :

- **Un spermocytogramme.**
- **Des sérologies virales** (HIV, hépatite).

Deuxième consultation

Elle permet de vérifier les différents examens prescrits et de s'orienter vers une étiologie

ÉTUDE DE LA FONCTION OVARIENNE

- **La courbe ménothermique.** Elle peut être normale, biphasique, avec un plateau supérieur à J 11 et un décalage net suivant la période de glaire abondante. Elle peut orienter d'emblée vers une cause anovulatoire ou dysovulatoire, parfois déjà soupçonnée sur les troubles des règles.
- **Le bilan hormonal hypothalamo-hypophyso-ovarien.** Il est orienté par le contexte (aménorrhée, insuffisance lutéale…). Les dosages plasmatiques (FSH, LH, œstradiolémie en début de cycle, progestérone, prolactine en seconde moitié de cycle, androgènes plasmatiques) sont les plus couramment utilisés.
- **Une biopsie d'endomètre** peut être réalisée pour juger de la réceptivité utérine.

LA FONCTION CERVICALE

- **La glaire cervicale.** On étudie son abondance, sa cristallisation, sa limpidité, son adhésivité et sa filance avant l'ovulation (9e-13e jour du cycle habituellement), ainsi que l'ouverture du col. Ces éléments cotés de 1 à 3 déterminent le score d'Insler.
- **Le test postcoïtal de Hühner.** C'est l'étude d'un prélèvement de glaire cervicale observé au microscope. Il est positif, témoin d'une bonne compatibilité entre la glaire et le sperme, lorsqu'il existe plus de *cinq* spermatozoïdes mobiles « progressifs » par champ. Il est négatif lorsqu'aucun spermatozoïde mobile n'est vu. Dans ce cas, en fonction des données du spermogramme, on prescrit un test de pénétration croisée *in vitro*.

FONCTION TUBAIRE ET UTÉRINE

- **L'hystérosalpingographie** : elle permet d'analyser la filière génitale interne et de voir des anomalies constitutionnelles ou acquises. Ces anomalies peuvent se trouver au niveau du col (sténose, polype), de la cavité utérine (malformations, fibromes), des trompes (obturation proximale, hydrosalpynx) ou du péritoine (adhérences).
- **La découverte d'une anomalie tubaire ou péritonéale** impose une cœlioscopie ultérieure afin de juger de l'opérabilité. Elle peut être aussi réalisée lorsqu'aucune étiologie n'est retrouvée, ou en l'absence de grossesse malgré un traitement bien conduit. On peut alors retrouver des **adhérences péritubo-ovariennes** non décelées sur l'hystérosalpingographie et surtout, des lésions d'**endométriose** qui s'associent fréquemment avec une infécondité.

L'hystéroscopie est souvent associée à la cœlioscopie pour évaluer l'endomètre et la cavité utérine (pré-FIV, éventuellement).

FONCTION MASCULINE

▸ **Le spermocytogramme** : chez l'homme, c'est l'examen clé, après l'examen clinique. Il est fait après 3 à 4 jours d'abstinence sexuelle, par masturbation, si possible au laboratoire. Les résultats « normaux » (pronostiquant une fécondance normale) sont les suivants :

– *Plasma séminal* : volume compris entre 1,5 mL et 6 mL et pH compris entre 7,2 et 7,9.

– *Caractéristiques d'un spermogramme* :
  – numération : 20 à 200 millions de spz/mL ;
  – mobilité : supérieure à 40 % une heure après émission, supérieure à 40 % 4 heures après ;
  – vitalité : plus de 70 % de formes vivantes 1 heure après, plus de 65 % 4 heures après ;
  – morphologie : moins de 60 % de formes anormales ;
  – absence de cellules inflammatoires et de cellules immatures.

AU TERME DE CES EXAMENS COMPLÉMENTAIRES, la stérilité peut être liée à une des causes suivantes :

▸ **Anomalies ovariennes et hormonales.**

▸ **Causes cervicales, utérines ou tubaires** empêchant la fécondation ou la nidation.

▸ **Absence ou modification en nombre et en qualité des spermatozoïdes.**

Causes de la stérilité

Stérilités masculines

Le spermocytogramme est l'examen essentiel qui guide l'orientation étiologique. Compte tenu de la grande variabilité intra-individuelle, il faut répéter cet examen en cas de résultat « limite ».

Azoospermie

C'est l'absence de spermatozoïdes, responsable d'une stérilité vraie si elle est permanente (retrouvée à deux examens successifs à trois mois d'intervalle). Elle nécessite un bilan afin de préciser le type sécrétoire ou excrétoire et la cause précise :

– dosage de la FSH, LH, prolactine et testostérone ;

– étude de substances sécrétées dans le liquide séminal ;

– et, selon les orientations : une étude cytogénétique (sexe chromatinien par caryotype sanguin), une déférentographie ou une échographie transrectale.

L'AZOOSPERMIE EXCRÉTOIRE. Diagnostiqué sur l'anamnèse, l'examen clinique objective une morphologie normale. Parfois, il met en évidence le niveau de l'obstacle des voies génitales. Les bilans hormonaux et génétique sont normaux. Les marqueurs séminaux et le bilan urologique détermineront le niveau de l'obstacle. L'origine peut être infectieuse, dystrophique, congénitale (sténose épididymo-déférentielle, agénésie des épididymes et/ou des déférents) ou chirurgicale (cure de hernie, vasectomie).

L'AZOOSPERMIE SÉCRÉTOIRE

▸ **L'origine basse, testiculaire, est définitive ;** la FSH est élevée. On peut alors proposer le don de gamètes par l'intermédiaire du CECOS (Centre d'étude et de conservation du sperme), insémination par sperme de donneur. Le plus souvent, l'origine est inconnue et les autres causes sont :

– *l'anorchidie congénitale* (absence de gonades) ;

– *le syndrome de Klinefelter* (homme grand, maigre, avec atrophie testiculaire, gynécomastie, FSH et LH élevées et caryotype 47, XXY) ;

– *des séquelles de cryptorchidie bilatérale* avec un volume testiculaire très faible ;

– *plus rarement des séquelles d'orchite ourlienne* (oreillons) *postpubertaire*.

▸ **L'origine haute hypothalamo-hypophysaire.** C'est l'hypogonadisme hypogonadotrope se traduisant par un infantilisme génital et des taux hormonaux diminués (testostérone surtout, mais aussi FSH et LH). L'hypogonadisme est isolé ou associé à d'autres anomalies (anosmie du syndrome de De Morsier) ou à d'autres déficits hormonaux. Le traitement utilise les gonadotrophines humaines (HMG et HCG) ou la LHRH ; il corrige rarement l'azoospermie.

Oligo-asthénospermies

L'examen pronostic clé pour définir l'attitude thérapeutique est le test de migration-survie ou gradient de Percoll (nombre de spermatozoïdes mobiles fléchants après migration). Les oligo-asthénospermies sont beaucoup plus fréquentes que les azoospermies. Elles regroupent :

▸ **L'oligospermie,** où il existe moins de 20 millions de spermatozoïdes par mL.

▸ **L'asthénospermie,** où le pourcentage de formes mobiles est inférieur à 40 %.

- **La tératospermie** où le taux d'anomalies est supérieur à 60 %.

On retrouve, dans les causes les plus fréquentes :

LA VARICOCÈLE. C'est une cause classiquement fréquente d'infécondité. Conséquence d'un reflux veineux spermatique, la varicocèle peut être traitée chirurgicalement par ligature des veines spermatiques.

LA CRYPTORCHIDIE ET LES TESTICULES OSCILLANTS. La sévérité de l'atteinte spermatique est variable, fréquente malgré la précocité du traitement (attention au risque de dégénérescence maligne des testicules intra-abdominaux).

L'INFECTION GÉNITALE. Elle nécessite des spermocultures répétées et le dosage des marqueurs séminaux pour détecter d'éventuelles anomalies. Qu'il existe ou non des antécédents évocateurs ou des signes actuels d'infection génitale, le diagnostic est porté par l'existence, à l'examen du sperme, de polynucléaires altérés, de spermatozoïdes à flagelles enroulés et d'agglutinats spermatiques. Un traitement antibiotique d'essai doit être tenté mais, souvent long, il n'améliore pas toujours l'insuffisance spermatique.

LES AUTO-IMMUNISATIONS. L'existence d'auto-agglutination spontanée dès l'éjaculation et d'un test de pénétration croisée (glaire témoin) perturbé, impose la prescription d'un bilan immunologique à la recherche d'anticorps antispermatozoïdes dans le sérum sanguin et le plasma séminal. Le traitement est difficile (corticoïdes, insémination artificielle après préparation du sperme, voire FIV).

LES HYPOGONADISMES D'ORIGINE TOXIQUE : prise de médicaments (salazopyrine) ou exposition à des toxiques.

LES HYPOGONADISMES d'origines métaboliques ou endocriniennes : diabète, hypothyroïdie, hypo- ou hypercorticisme, éthylisme.

LES CAUSES DYSGÉNÉTIQUES avec anomalies du caryotype (à prescrire systématiquement dans les oligospermies sévères si l'on veut recourir aux procréations médicalement assistées, PMA).

L'INSUFFISANCE SPERMATIQUE RESTE INEXPLIQUÉE dans 25 % des cas.

Autres étiologies

LES POLYZOOSPERMIES : il existe plus de 200 millions de spz/mL, ou plus de 600 millions de spz/éjaculat. Le traitement repose sur le fractionnement du sperme pour inséminations artificielles.

LES MODIFICATIONS DE L'ÉJACULAT : par excès de volume ou de viscosité.

LES TROUBLES DE L'ÉRECTION OU DE L'ÉJACULATION. Il peut s'agir :

- **D'impuissance ou d'anéjaculation,** relevant d'une consultation spécialisée (psychothérapie, andrologie).
- **D'éjaculation rétrograde** nécessitant le recueil des spermatozoïdes dans les urines pour PMA.

PARFOIS, DES SPERMES OPTIQUEMENT NORMAUX mais dont le test de sélection n'est pas satisfaisant, nécessitent également une PMA (insémination intra-utérine, IIU).

Causes féminines

Causes vulvo-vaginales

CERTAINES MALFORMATIONS sont reconnues à l'examen clinique : agénésie, aplasie totale (syndrome de Rokitansky-Kuster-Hauser) ou partielle du vagin, diaphragmes et cloisons vaginales.

CAUSES D'ORIGINE FONCTIONNELLE : dyspareunie (le vaginisme peut être une cause indirecte d'hypofécondité)

Causes cervicales

ANOMALIES DE LA GLAIRE CERVICALE

- **Insuffisance de la glaire.** Elle peut témoigner d'une insuffisance œstrogénique mais aussi d'une destruction des glandes cervicales, par électrocoagulation ou conisation. La glaire peut être stimulée par des œstrogènes ou par les gonadotrophines.
- **Hostilité de la glaire.** Le test de pénétration croisée est négatif avec la glaire de l'épouse.
- **Infections de la glaire par endocervicite.** Elles bénéficient du traitement antibiotique après prélèvement bactériologique.

LA STÉNOSE DU COL, qui peut être congénitale ou acquise (après électrocoagulation ou intervention chirurgicale, type conisation).

Causes utérines

Elles sont plus souvent à l'origine d'avortement spontané que d'infécondité. Leur diagnostic repose sur l'examen clinique et l'hystérographie (+++). Parfois, l'hystéroscopie est nécessaire dans un but diagnostique et thérapeutique.

Les causes utérines rencontrées sont les suivantes :

Malformations utérines congénitales parfois typiques, comme la prise de *Distilbène* par la mère (utérus hypoplasique).

Sténoses de l'isthme et synéchies utérines.

Léiofibromyomes utérins, plus fréquents chez les femmes de race noire et les anomalies de l'endomètre (polypes, hyperplasie, endométrite).

Causes tubaires

Elles représentent 40 % des causes de stérilité féminine. La prévention de la majeure partie d'entre elles est possible par traitement correct des salpingites.

Les anomalies des trompes. Elles sont diagnostiquées par l'hystérographie et la cœlioscopie au bleu qui permet de porter l'indication thérapeutique (chirurgie ou PMA).

On distingue selon le siège de l'obstruction : les obstructions proximales (cornes) et les sténoses distales (ampullaires et pavillonnaires) qui réalisent l'hydrosalpinx.

Les principales causes en sont :

- **Les lésions acquises** : séquelles infectieuses ou postopératoires (appendicectomie, chirurgie gynécologique), l'endométriose tubaire et péritonéale.
- **Les anomalies tubaires congénitales plus rares** : aplasies, diverticules, diaphragmes tubaires.

Le traitement des stérilités tubaires est encore chirurgical pour les sténoses uniques, distales, récentes, de plus en plus sous cœliochirurgie mais aussi par microchirurgie pour déligature de trompes. Actuellement, on a de plus en plus recours à la PMA (procréation médicalement assistée), en particulier la FIVETE (fécondation *in vitro* et transfert d'embryons).

Causes ovariennes et hormonales

Leur fréquence est d'environ 20 %. La cause essentielle est une anovulation ou une dysovulation, souvent suspectée sur les anomalies des règles et authentifiée par la courbe ménothermique et/ou par les dosages hormonaux.

Origine ovarienne

- **Destruction du tissu ovarien** par endométriose, tumeur ovarienne (kystes bilatéraux) ou après chirurgie.
- **Syndrome des ovaires polykystiques** (dosages hormonaux, aspect typique à l'échographie transvaginale).
- **L'hypoplasie ou dysgénésie ovarienne,** notamment le syndrome de Turner (45 X0) ou le **testicule féminisant** (46 XY, pas d'utérus) avec morphotype féminin. L'étude du caryotype est essentielle.
- **La ménopause précoce** (dosages hormonaux avec FSH élevée et œstradiol bas). Les biopsies ovariennes peuvent confirmer le diagnostic.
- **Le dysfonctionnement ovarien** (LH élevée, FSH perturbée, test au LHRH et réponses inadaptées à HMG/HCG).

Origine hypothalamo-hypophysaire

- **Les hyperprolactinémies,** avec parfois syndrome aménorrhée-galactorrhée, devant faire rechercher un adénome à prolactine ou la prise de neuroleptiques. Le dosage de la prolactine, le test au TRH et le scanner cérébral confirment le diagnostic.
- **Les autres tumeurs hypophysaires** (imposant le scanner cérébral).
- **Le syndrome de Sheehan** ou nécrose hypophysaire ischémique du post-partum.
- **Les causes hypothalamiques** : tumeurs, séquelles infectieuses ou traumatiques.
- **Les causes neuropsychiques** : anorexie mentale, aménorrhée psychogène.

Causes endocriniennes ou générales

Elles sont rares. Leur diagnostic se fait à l'interrogatoire et à l'examen général : hypocorticisme, hypo- ou hyperthyroïdie, hyperplasie congénitale des surrénales, traitement des cancers (chimiothérapie, radiothérapie abdominale).

Stérilités inexpliquées

Malgré un bilan complet, **5 à 10 % des infécondités du couple restent inexpliquées** : on émet l'hypothèse d'un facteur immunologique ou psychogène à découvrir. Deux facteurs interviennent alors dans la conduite thérapeutique : l'âge des patientes et la durée de l'infécondité.

À ces patientes, nous proposons des inductions simples d'ovulation et/ou des IIU (inséminations intra-utérines). En cas d'échec, ou préalablement si l'hypofertilité est déjà longue, on proposera une FIV dite « diagnostique » permettant d'authentifier la fécondation et les premières étapes de la formation des embryons.

Principaux traitements de la stérilité

Les traitements de la stérilité sont nombreux et surtout fonction des éléments du bilan. Chaque couple doit bénéficier d'une thérapeutique s'adressant à l'ensemble des causes pouvant être associées à sa stérilité. Il s'agit donc d'un traitement au « coup par coup ». Par exemple, il est évident qu'un diabète devra être équilibré avant stimulation ovarienne, qu'un fibrome utérin intracavitaire devra être retiré avant de débuter une fécondation *in vitro*, qu'une infection du sperme sera traitée par antibiothérapie avant insémination.

NOUS N'ENVISAGERONS DONC ICI QUE LES GRANDES LIGNES DES TRAITEMENTS DE LA STÉRILITÉ, en schématisant :

- **Les inducteurs de l'ovulation** dans les troubles de l'ovulation.
- **Les inséminations** dans les stérilités masculines et cervicales.
- **La FIVETE** dans les stérilités tubaires.

PHARMACOLOGIE

CITRATE DE CLOMIFÈNE	
CITRATE DE CLOMIFÈNE *Clomid, Pergotime*	Comp. 50 mg. En première cure : un comprimé par jour pendant 5 jours en débutant au 2 e ou 3e jour du cycle. Association possible à l'HMG et l'HCG.

ACTION
Neutralise l'effet inhibiteur des œstrogènes endogènes sur la sécrétion des gonadotrophines hypophysaires. Ceci entraîne une sécrétion des gonadotrophines hypohysaires (FSH, LH).

INDICATIONS
Stérilités par anovulation (dystrophies ovariennes, spanioménorrhées, aménorrhées psychogènes ou idiopathiques).
Insuffisance lutéale.
Régularisation de la date de l'ovulation, exploration de la réponse ovarienne.

CONTRE-INDICATIONS
Grossesse : effet tératogène suspecté. Troubles visuels pendant le traitement.

EFFETS SECONDAIRES
Action anti-œstrogénique entraînant une diminution de la glaire cervicale qui peut justifier l'association d'une œstrogénothérapie (*Colpormon*).
Risque de grossesse multiple (multiplié par 10).
Risque d'hyperstimulation ovarienne.

SURVEILLANCE
Étude de la glaire et courbe de température. Monitorage de l'ovulation (dosage de l'œstradiol plasmatique et échographie pelvienne).

Inducteurs de l'ovulation

Les inducteurs de l'ovulation sont des substances capables de stimuler les fonctions ovariennes et de déclencher une ovulation. On distingue :

- **Les produits agissant au niveau du complexe hypothalamo-hypophysaire,** capables de déclencher une sécrétion de FSH et de LH à partir de l'hypophyse (ce qui suppose l'intégrité de cette glande) : citrate de clomifène, LHRH.
- **Les hormones** agissant directement au niveau de l'ovaire, induisant une maturation folliculaire : HMG, FSH pure.

Une fois la maturation folliculaire obtenue, la stimulation par HMG ou FSH doit être obligatoirement complétée par une action de type LH pour déclencher l'ovulation, cette action est obtenue par les HCG.

Il s'agit de produits de maniement délicat pour lesquels il n'existe pas de posologie standard, les doses devant être adaptées à chaque cas particulier, la marge entre la posologie efficace et la dose susceptible de provoquer des accidents d'hyperstimulation est souvent réduite.

Afin de réduire ces accidents d'hyperstimulation, un monitorage de l'ovulation est le plus souvent associé à la prescription des inducteurs de l'ovulation. Les protocoles de surveillance varient selon les équipes et le type d'induction prescrit. Il repose sur les dosages biologiques de l'œstradiolémie et de la LH et sur la surveillance échographique qui renseigne sur le nombre et la taille des follicules ainsi que sur l'aspect de la muqueuse utérine. Le dosage de l'œstradiolémie peut être débuté vers le 7e jour d'induction. On considère que les follicules sont matures lorsque le taux d'œstradiolémie par follicule est de 250 µg/mL. Pratiquée vers le 9e jour, l'échographie permet de dénombrer les follicules recrutés et de juger de leur maturation. Un follicule est considéré comme mature lorsqu'il mesure plus de 16 mm.

AUTRES ASSOCIATIONS AUX INDUCTEURS DE L'OVULATION

- **La bromocriptine** (*Parlodel*) constitue une entité à part justifiée en cas d'aménorrhée avec hyperprolactémie. Débuter par 1 ou 2 comprimés

PHARMACOLOGIE

GONADOTROPHINES HUMAINES ET RECOMBINANTES

GONADOTROPHINE MÉNOPAUSIQUE HUMAINE ou HMG *Fostimon, Menopur* HORMONE FOLLICULO-STIMULANTE ou FSH *Gonal F* (FSH humaine recombinante) poudre et solvant 75, 450, 105 UI et stylo prérempli 300, 450, 900 UI *Puregon* (FSH humaine recombinante), 50, 75, 100, 150 UI et stylo injecteur prérempli 300, 600, 900 UI Luveris (LH recombinante) à 75 UI	Ampoules injectables en IM ou SC. Rapport FSH/LH ≥ 1 pour les HMG et FSH à 75 UI pour la FSH pure. Pas de posologie standard. Les doses nécessaires pour obtenir une maturation folliculaire sont variables d'un cycle à l'autre. Débuter entre 75 et 150 UI puis adapter en fonction du dosage d'E_2 et de la taille des follicules. Les stylos préremplis permettent aux patientes d'être autonome pour les injections.

ACTION
HMG : mélange de gonadotrophines extraites d'urine de femme ménopausée. Il s'agit donc d'un mélange de FSH et LH agissant directement sur l'ovaire.
FSH : FSH purifiée à partir d'urine de femme ménopausée ou FSH humaine recombinante produite par génie génétique.

INDICATIONS
Anovulations.

CONTRE-INDICATIONS
Grossesse, tumeurs hypophysaires.

EFFETS SECONDAIRES
Réactions allergiques. Risque d'hyperstimulation ovarienne ++. Risque de grossesse multiple.

SURVEILLANCE
Étude de la glaire. Monitorage de l'ovulation obligatoire (dosage de l'œstradiol plasmatique et échographie pelvienne).

PHARMACOLOGIE

GONADOTROPHINES CHORIONIQUES

GONADOTROPHINE CHORIONIQUE « Endo » ou HCG GONADOTROPHINE CHORIONIQUE RECOMBINANTE *Ovitrelle sol.* ini.	Ampoules injectables en IM à 500, 1 500 et 5 000 UI. Utilisée à la dose de 5 000 ou 10 000 UI en une seule injection après maturation folliculaire satisfaisante (monitorage de l'ovulation). Ampoules injectables en SC (équivalent à 6 500 UI).

ACTION
La structure de l'HCG est proche de celle de la LH, elle est utilisée pour déclencher l'ovulation en mimant le pic de LH. Elle entraîne l'ovulation 36 heures après son injection.

INDICATIONS
Déclenchement de l'ovulation après induction de l'ovulation (*Clomid*, HMG, FSH).

CONTRE-INDICATIONS
Tumeurs hypophysaires.

EFFETS SECONDAIRES
Rétention hydrosodée à fortes doses. Risque d'hyperstimulation. Manifestations allergiques.

SURVEILLANCE
Monitorage de l'ovulation obligatoire (dosage de l'œstradiol plasmatique, de la LH et échographie pelvienne).

(soit 2,5 à 5 mg/j.) afin d'éviter les effets secondaires (troubles digestifs, céphalées, hypotension).

Les analogues de la LHRH agonistes (*Décapeptyl*, *Suprefact*, *Synarel*, *Lutrelef*). Ils sont surtout utilisés dans des protocoles de stimulation de FIV. Le principe consiste à tarir les sécrétions gonadotropes de l'hypophyse et à ne débuter la stimulation (HMG) que lorsque ce blocage est objectivé. On peut utiliser des analogues à demi-vie courte et, dans ce cas, la prise est quotidienne. L'HMG est débuté soit dans les premiers jours de la prise d'analogue « protocole court », soit après contrôle de l'hypo-œstrogénie (< 50 pg/mL) à partir du 10e jour « protocole long ». L'ovulation est déclenchée par 10 000 UI d'HCG. La ponction ovocytaire (qui est habituelle avec ce type d'induction) est réalisée environ 35 heures après les HCG.

DÉMARCHE INFIRMIÈRE

PRISE EN CHARGE D'UNE PATIENTE PRÉSENTANT UNE HYPERSTIMULATION OVARIENNE

ACCUEIL DE LA PATIENTE

Expliquer la nécessité du repos en position demi-assise.
Rassurer la patiente : la régression du syndrome d'hyperstimulation se fera spontanément mais nécessite une surveillance. Cette régression sera plus lente en cas de grossesse débutante.

MISE EN PLACE DE LA SURVEILLANCE

Prendre la TA, la fréquence cardiaque et respiratoire : les noter.
Surveiller la diurèse en recueillant les urines.

SELON PRESCRIPTION MÉDICALE

Pose d'une voie veineuse périphérique en vue d'une réanimation hydro-électrolytique.
Traitement symptomatique de la douleur (antalgiques) et anticoagulation (*Fraxiparine*).

BILAN INITIAL

Ionogramme sanguin (natrémie, protidémie), numération formule sanguine, coagulation. Radio du thorax. Répéter les échographies pelviennes, ponction des formations kystiques possibles. En cas d'aggravation (dyspnée, essoufflement, tachycardie ou bradycardie brutales, oligurie), appeler le médecin.

- **Les analogues de la LHRH :** antagonistes (*Cetrotide*, *Orgalutran*) Ils sont utilisés pour prévenir l'ovulation prématurée chez les patientes incluses dans un protocole de stimulation (FSH recombinante par exemple).

L'HYPERSTIMULATION OVARIENNE. La stimulation ovarienne a pour but de recruter plusieurs follicules et de les amener à maturation, mais l'injection d'HCG indispensable au déclenchement de l'ovulation peut entraîner un syndrome d'hyperstimulation. L'augmentation prudente et progressive des doses des inducteurs de l'ovulation ainsi que la surveillance par dosage des œstrogènes et l'échographie pelvienne ont permis de réduire la fréquence de cette complication. Lorsque la réponse dépasse une certaine limite, il vaut mieux interrompre le cycle de stimulation (HMG) ou ne pas injecter l'HCG.

Dans sa forme modérée et sévère, l'hyperstimulation ovarienne est une urgence dans sa prise en charge. Sur le plan clinique, on retrouve une pesanteur et une distension abdominale associées à des troubles digestifs (vomissements, troubles du transit), les dosages d'œstradiol montrent des taux très élevés (> 3 500 pg/mL) et à l'échographie, il existe des gros ovaires porteurs de plus de 10 follicules. Dans l'hyperstimulation sévère, il peut apparaître des épanchements séreux (ascite, hydrothorax, péricardite), des troubles hydro-électrolytiques et des accidents thromboemboliques.

Procréation médicalement assistée (PMA)

Insémination artificielle

Cette méthode consiste à déposer les spermatozoïdes après préparation au plus près du lieu d'émission des ovocytes. L'insémination doit avoir lieu juste avant l'ovulation. On réalise de ce fait simultanément une stimulation de l'ovulation (HMG le plus souvent), un monitorage de l'ovulation (dosage d'E_2 et échographie pelvienne) et un contrôle du pic de LH ou l'injection d'HCG. On distingue :

LES INSÉMINATIONS INTRACERVICALES (IIC) ET INTRA-UTÉRINES (IIU) AVEC SPERME DE CONJOINT. Le sperme préparé est introduit dans le canal endocervical (IIC) ou à l'aide d'un cathéter souple introduit par le col jusque dans la cavité utérine, permettant de déposer les spermatozoïdes mobiles au plus près du site de fécondation (IIU). Les indications sont essentiellement :

- **En cas de sperme normal** : les anomalies du test postcoïtal de Huhner, les troubles de l'éjaculation, l'hypospermie et les stérilités inexpliquées.
- **En cas de sperme anormal** : toutes les anomalies spermatiques permettant de récupérer au minimum après préparation 10^6 spermatozoïdes mobiles.

L'INSÉMINATION INTRACERVICALE OU INTRA-UTÉRINE AVEC SPERME DE DONNEUR (IAD). Les méthodes de congélation ont permis le contrôle biologique des donneurs (IAD) et le maintien du potentiel reproducteur d'hommes exposés à une stérilisation volontaire ou thérapeutique (IAC). Le sperme est conservé dans l'azote liquide et conserve ses qualités à la décongélation. Depuis la création des CECOS (Centre d'étude et de conservation du sperme), l'insémination donneur a permis un changement des mentalités vis-à-vis de la reproduction et de la stérilité masculine. Sur le plan éthique, les CECOS se sont donné un règlement qui réserve le don de sperme au traitement de la stérilité du couple (stérilités masculines : azoospermies…) ou en cas d'anomalie génétique masculine à haut risque de transmission ou en cas de séropositivité HIV masculine. Quelle que soit l'indication, la décision doit être mûrement réfléchie par le couple, le CECOS s'enquiert du bien-fondé de la demande et un entretien avec un psychologue permet de juger si le couple a bien intériorisé ce que représentent le don de sperme, la rupture de filiation paternelle et son attitude face à l'éventuel « secret familial ». Quoi qu'il en soit, dans la législation actuelle, l'enfant IAD est bien celui du couple marié, sans démarche administrative particulière. Pour les couples concubins, la législation attribue l'exclusivité parentale à la mère comme d'ailleurs en conception naturelle.

Fécondation *in vitro* et transfert d'embryon

Depuis la naissance du premier bébé éprouvette en 1978 en Angleterre, la FIVETE connaît un essor considérable. Il s'agit de court-circuiter les trompes bouchées en réalisant au laboratoire une fécondation externe. L'œuf fécondé est ensuite replacé dans l'utérus maternel.

L'INDICATION MAJEURE DE LA FIVETE RESTE DONC LES STÉRILITÉS PAR OBSTRUCTION DES TROMPES. La microchirurgie tubaire n'est plus réservée qu'à quelques cas très favorables. Les autres indications peuvent être :

- **Le traitement des infertilités masculines** (oligoasthénospermies), quelques dizaines de milliers de spermatozoïdes mobiles étant suffisant pour féconder un ou plusieurs ovocytes.
- **L'endométriose et les stérilités immunologiques** par présence d'anticorps antispermatozoïdes dans la glaire ou le sperme.
- **Les stérilités inexpliquées.** En dehors des stérilités tubaires définitives, il faut avoir épuisé les autres thérapeutiques possibles (stimulation de l'ovulation, insémination), en tenant compte de l'âge et de la durée de la stérilité, avant d'avoir recours à la FIVETE qui reste une technique lourde.
- **En cas d'échec inexpliqué** des inséminations avec sperme de donneur ou d'association à une anomalie tubaire, on peut proposer une FIV-donneur.

Les taux de succès de la FIVETE par ponction est stable actuellement et d'environ 20 à 30 %.

LA FÉCONDATION IN VITRO SE DÉROULE EN CINQ ÉTAPES (figure 15.1).

- **L'obtention des ovocytes matures**. La première étape consiste à stimuler la croissance de plusieurs follicules (clomid-HMG, HMG, agonistes-HMG, FSH), puis à déclencher l'ovulation (injection de LH) après s'être assuré de la maturité des follicules par un monitorage comprenant des dosages d'œstradiol et de LH et la mesure échographique des follicules.
- **La ponction des follicules**. Le recueil doit se faire le plus près possible de l'ovulation. La rupture folliculaire survenant dès 37 heures après le stimulus déclenchant, la ponction est programmée en général 36 heures après l'injection d'HCG ou début de la décharge de LH. Actuellement, les ponctions sont réalisées essentiellement par voie vaginale échoguidée. Elles se déroulent au bloc opératoire, le plus souvent sous anesthésie locale en ambulatoire mais l'anesthésie générale est quelquefois nécessaire. La ponction dure environ 10 minutes et l'aspiration du contenu folliculaire est réalisée par aspiration à la seringue ou à l'aide d'une pompe.
- **Le recueil des spermatozoïdes**. Le conjoint vient au laboratoire pour donner son sperme qui subit une préparation pour isoler les spermatozoïdes les plus mobiles.
- **La fécondation et la culture *in vitro***. Le moment de l'insémination *in vitro* se situe le plus souvent quelques heures après le recueil des ovocytes. Puis, le jour suivant, les œufs fécondés et divisés sont soumis à un examen approfondi au microscope pour éliminer les œufs anormaux.
- **Le transfert des embryons**. Deux jours après le recueil des ovocytes, on procède au transfert *in utero* des embryons. Le transfert est réalisé sans anesthésie, en position gynécologique, après pose d'un spéculum, on introduit dans l'utérus un cathéter et les embryons sont expulsés dans la cavité par pression du piston de la seringue. Le nombre d'embryons transférés est variable en fonction de chaque cas, en général 1 à 3 (pour éviter les grossesses multiples). Si plus de 3 ovocytes ont été fécondés, les embryons surnuméraires peuvent être congelés et replacés *in utero* au cours de cycles ultérieurs.

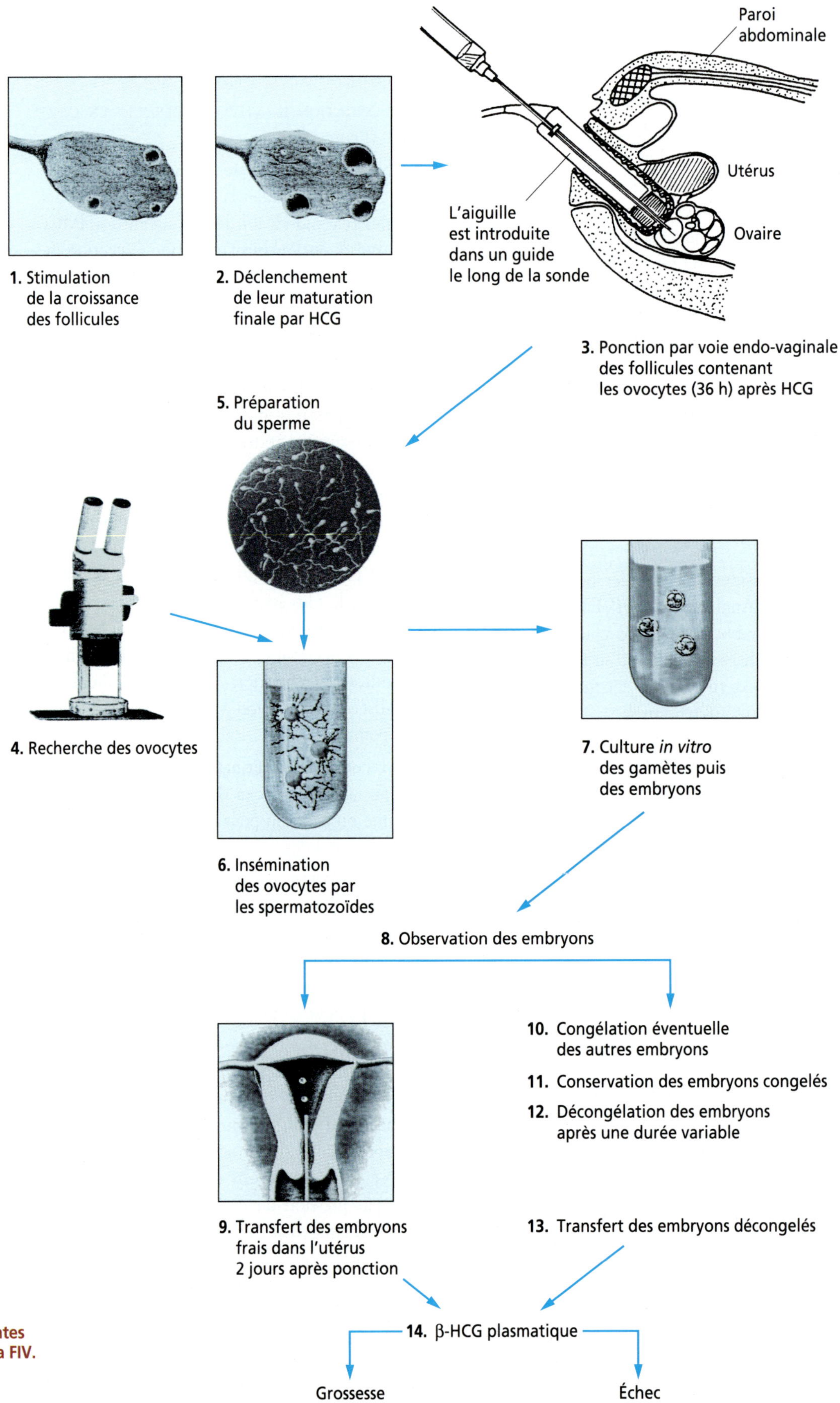

Fig. 15.1 **Les différentes étapes de la FIV.**

Autres méthodes de PMA

La fécondation assistée de l'ovocyte. Ces techniques dérivées de la FIVETE visent à supprimer les enveloppes naturelles de l'ovocyte afin de faciliter *in vitro* sa pénétration par un ou plusieurs spermatozoïdes. **L'injection intracytoplasmique du spermatozoïde ou ICSI** est la technique la plus courante actuellement et les indications masculines sont nombreuses. Elle permet d'injecter un spermatozoïde mobile directement dans l'ovocyte. Un seul spermatozoïde mobile est donc nécessaire. Bon nombre de couples présentant une stérilité masculine et qui autrefois avaient recours à l'insémination donneur peuvent maintenant bénéficier de cette technique. Les prélèvements des spermatozoïdes peuvent aussi se faire par prélèvement épididymaire dans certains cas.

Les dons d'ovocytes. Les dons d'ovocytes s'adressent à des femmes dont les ovaires sont absents (castration chirurgicale) ou non fonctionnels (ménopause précoce, syndrome de Turner). Les ovocytes, pour être donnés, doivent être prélevés après stimulation et ponction comme une FIVETE classique et il faut une synchronisation des cycles de la donneuse et de la receveuse. Après mise en fécondation avec le sperme du mari de la receveuse, les embryons sont transférés *in utero*. Au total, les techniques de dons d'ovocytes sont désormais bien maîtrisées mais les problèmes éthiques ne sont pas résolus.

Diagnostic et surveillance de la grossesse normale

16

Le diagnostic de la grossesse conduit à la déclaration de grossesse qui doit être effectuée avant la fin du troisième mois. Il repose sur l'interrogatoire et l'examen clinique et s'accompagne d'un bilan sanguin.

À partir du 4e mois, un examen obligatoire par mois est prévu pour la surveillance de la grossesse. Celle-ci a pour but de détecter une éventuelle pathologie maternelle ou fœtale. Elle est essentiellement basée sur l'examen clinique et sur l'échographie obstétricale.

Examen préconceptionnel

Il s'agit d'une femme qui consulte en raison d'un désir de grossesse. C'est l'occasion pour faire le point sur les éventuelles précautions à prendre.

Une courbe de température peut être prescrite à ce moment là pour connaître la date de l'ovulation. C'est le moyen le plus précis et le moins coûteux pour déterminer l'âge gestationnel (précision de ± 2 jours) mais elle est rarement réalisée du fait de son caractère astreignant pour le couple. En effet, l'ovulation a lieu au 14e jour après le début des règles et lorsqu'il y a une grossesse, le plateau thermique se poursuit au-delà de 20 jours.

Outre son intérêt dans la détermination de l'âge gestationnel, l'examen préconceptionnel est parfois indispensable afin d'adapter un traitement (antihypertenseurs, antiépileptiques, psychiatrique…) ou d'équilibrer une pathologie (diabète, hyperthyroïdie…) avant la conception.

De plus, il peut être l'occasion de réaliser un examen gynécologique complet avec notamment un frottis cervical, un examen des seins et une auscultation cardiaque. Les sérologies de la rubéole, de la toxoplasmose, de l'hépatite B peuvent être contrôlées. En l'absence d'immunité, la vaccination rubéolique et anti-hépatite peuvent être pratiquées avant la conception. La sérologie HIV est proposée.

Examen vers 8 semaines d'aménorrhée : confirmation de la grossesse

La femme enceinte consulte habituellement la première fois devant un retard de règles de quelques jours, souvent après avoir déjà réalisé un test urinaire de grossesse disponible en pharmacie. On ne parle pas en général en semaine de grossesse mais plutôt en semaine d'aménorrhée, c'est-à-dire par rapport aux dernières règles.

C'est une consultation qui permet de déterminer les groupes à risque pour la surveillance ultérieure. Avant de déclarer la grossesse, il est préférable d'attendre encore 4 semaines pour s'assurer de l'évolutivité de celle ci. Les avortements spontanés précoces étant des complications fréquentes avant 11-12 semaines d'aménorrhée (SA).

Interrogatoire

Certains éléments sont à préciser (sauf si cela a été déjà réalisé à l'occasion de l'examen préconceptionnel) :

Les antécédents familiaux notables, essentiellement les maladies héréditaires, le diabète, l'hypertension artérielle…

L'état de santé du père de l'enfant à naître, l'éventuelle consanguinité.

Les antécédents personnels notables : la taille, le poids avant la grossesse, la consommation de tabac, d'alcool, voire de drogues, les prises médicamenteuses.

Les antécédents médicaux : hypertension artérielle, diabète, pathologie urologique, certains antécédents infectieux (hépatite, listériose, paludisme…), pathologie ostéo-articulaire ou traumatique (scoliose, luxation congénitale de la hanche, fracture du bassin…), allergie.

Les antécédents chirurgicaux et gynécologiques : avortement spontané ou IVG, curetage, grossesse extra-utérine, malformation utérine, chirurgie utérine (myomectomie...), vaginite à streptocoque B, herpès génital...

LES ANTÉCÉDENTS OBSTÉTRICAUX

- **Le déroulement des grossesses précédentes et l'existence de pathologies obstétricales** (hypertension artérielle gravidique, hématome rétroplacentaire, mort fœtale *in utero*, retard de croissance intra-utérin, avortement tardif, menace d'accouchement prématuré, accouchement prématuré...).
- **Le déroulement du travail et de l'accouchement** (voie basse ou césarienne), le terme de l'accouchement, la délivrance, l'état du nouveau-né à la naissance et le déroulement des suites de couches lors des grossesses précédentes.
- **L'état de santé des enfants précédents** (présence de malformation congénitale, retard psychomoteur...).

L'interrogatoire recherchera aussi les signes fonctionnels de la grossesse : tension mammaire, hypersomnie, nausées, voire vomissements, constipation, émotivité, jambes lourdes, pollakiurie. Concernant ces petits maux de la grossesse, la patiente sera informée et rassurée, un traitement symptomatique pourra être prescrit.

Examen physique

L'EXAMEN DES SEINS montre des seins un peu augmentés de volume, avec parfois une accentuation du réseau veineux sous-cutané et de la pigmentation de l'aréole. L'auscultation cardiaque recherche un souffle ou un trouble du rythme. La prise de la tension artérielle est systématique à chaque examen, ainsi que la pesée de la femme. Au spéculum : le col a une coloration lilas et un frottis cervical peut être réalisé.

À 8 SEMAINES D'AMÉNORRHÉE, LE TOUCHER VAGINAL, ASSOCIÉ AU PALPER ABDOMINAL, met en évidence un utérus augmenté de volume, perçu juste au-dessus du pubis (d'environ 8 cm de diamètre), de consistance molle. Le col est long et fermé.

LA DÉTERMINATION DU DÉBUT DE LA GROSSESSE se fait :

- **Idéalement grâce à une courbe de température,** mais en l'absence de courbe de température le début de grossesse est déterminé en ajoutant 14 jours au premier jour des dernières règles.
- **Si la femme ne connaît pas la date de ses dernières règles,** seule l'échographie permettra de déterminer le début de grossesse, avec une précision de ± une semaine.

Le terme théorique de l'accouchement est donné par la date de début de grossesse à laquelle on ajoute 9 mois.

Il est à noter que le β-HCG plasmatique permet le diagnostic certain de grossesse dès le 10e jour de conception, c'est-à-dire avant même le retard de règles. Mais ce dosage ne permet pas de dater la grossesse et il n'est utile que dans les suspicions de grossesse extra-utérine ou de môle. Il n'a pas d'intérêt dans le diagnostic d'une grossesse *a priori* normale.

Conseils hygiéno-diététiques

Des conseils d'hygiène sont donnés aux femmes non immunisées contre la toxoplasmose afin d'éviter une séroconversion pendant la grossesse. Il s'agit essentiellement d'éviter la viande crue, de bien laver les légumes, d'éviter le contact avec les chats et dans tous les cas de ne pas changer les litières.

Des conseils diététiques sont donnés afin d'éviter une prise de poids excessive en insistant chez les femmes présentant un facteur de risque de diabète gestationnel. Il s'agit de limiter les sucres à absorption rapide (sucreries, pâtisseries, yaourts et boissons sucrées...).

La prise d'alcool, de tabac et de toute drogue est fortement déconseillée pendant toute la durée de la grossesse.

Dépistage anténatal

LE RISQUE D'ANOMALIES CHROMOSOMIQUES AUGMENTE AVEC L'ÂGE SURTOUT APRÈS 35 ANS. Un prélèvement de liquide amniotique ou amniocentèse est proposé à toutes les femmes à partir de 38 ans pour le dépistage des anomalies chromosomiques. Il s'agit essentiellement du dépistage de la trisomie 21 ou « mongolisme ». Cette amniocentèse est prise en charge par la Sécurité sociale. Elle peut être aussi réalisée avant 38 ans (surtout entre 35 et 38 ans), sur simple demande de la femme mais sans prise en charge.

POUR LES FEMMES DE MOINS DE 38 ANS, on dispose aussi actuellement d'un test réalisé à partir d'une prise de sang chez la mère, qui permet une évaluation du risque d'anomalies chromosomiques et notamment de trisomie 21. C'est le dosage des marqueurs sériques (bêta-HCG libre, HCG total, AFP [alpha-fœto-protéine], œstriol…) qui vient compléter l'évaluation échographique et notamment la mesure de la clarté nucale. Si le dosage sérique, pratiqué entre 15 et 18 SA, montre l'existence d'un risque élevé (1/250) ou si l'épaisseur de la nuque est supérieure à 3 mm, le test est considéré comme positif et une amniocentèse est proposée pour étudier le caryotype fœtal. Le risque que le fœtus ait réellement une trisomie 21 est cependant faible. Dans le cas où le fœtus présente une trisomie 21, une interruption de grossesse peut être réalisée. Si le risque de trisomie 21 est faible, l'amniocentèse n'est pas justifiée.

Examen vers 12-13 SA : déclaration de la grossesse

C'est le premier examen obligatoire et sans doute le plus important. Les signes fonctionnels gravidiques ont globalement disparu (notamment les nausées et les vomissements). Le diamètre de l'utérus est d'environ 14 cm. La déclaration de la grossesse est faite à l'occasion de cet examen. Elle comporte :

UN EXAMEN CLINIQUE (pesée, prise de la tension artérielle et toucher vaginal).

DES EXAMENS BIOLOGIQUES OBLIGATOIRES

- **Le groupe sanguin, phénotype Rhésus complet et Kell de la femme,** sauf si celle-ci est déjà porteuse d'une carte de groupe sanguin complète (deux déterminations).
- **La recherche des agglutinines irrégulières** (RAI) est demandée dans tous les cas. Si la recherche est positive, l'identification et le titrage des anticorps sont obligatoires.
- **Les sérologies de la toxoplasmose et de la rubéole,** à moins qu'il n'existe une immunité ancienne acquise certaine.
- **La sérologie syphilitique** (TPHA) reste obligatoire à chaque déclaration de grossesse.
- **La recherche d'albuminurie et de la glycosurie** à la bandelette ou sur échantillon urinaire.

La sérologie HIV n'est pas obligatoire. Il est toutefois conseillé de la réaliser, avec l'accord de la femme.

Il est recommandé aux femmes de se renseigner le plus tôt possible dans l'établissement où elles souhaitent accoucher sur les modalités administratives et sur les habitudes du service de maternité (inscription, consultation préanesthésique, cours de préparation à l'accouchement, hospitalisation à domicile possible, affaires à préparer…).

Examens obligatoires

L'EXAMEN CLINIQUE ET LA RECHERCHE D'ALBUMINURIE ET DE LA GLYCOSURIE à la bandelette ou sur échantillon sont à réaliser à chaque consultation. La sérologie de la toxoplasmose chez les femmes non immunisées est réalisée tous les mois. Au 6e mois de grossesse, le dépistage de l'antigène HBS et la numération globulaire sont obligatoires. La recherche des RAI est obligatoirement répétée chez les femmes Rhésus négatif ou précédemment transfusées, aux 6e, 8e et 9e mois. En pratique, les RAI sont même le plus souvent répétés tous les mois chez ces dernières. Une deuxième détermination du groupe sanguin ABO, Rhésus standard au 8e mois si nécessaire.

L'ECBU est demandé devant la moindre symptomatologie urinaire (ECBU sur jet avec examen direct, culture et antibiogramme si 10^6 germes/mL ou plus).

L'ÉCHOGRAPHIE permet de confirmer ou de corriger (avec une précision de ± une semaine) la datation du début de grossesse. Elle permet aussi de dépister déjà à ce terme par échographie endovaginale la plupart des anomalies morphologiques les plus graves, et de détecter d'éventuels signes d'appel d'anomalies chromosomiques (par exemple la nuque épaisse) amenant à réaliser une amniocentèse. Après 24 SA, la correction de l'âge gestationnel par échographie devient impossible.

Au total, trois échographies sont le plus souvent réalisées en cours de la grossesse. La première à 12 SA correspond à l'échographie de datation et de dépistage des anomalies morphologiques graves, la deuxième échographie au 5e mois permet de vérifier la morphologie et la biométrie fœtale, la troisième au 8e mois confirme la bonne croissance fœtale, la présentation et le bien-être fœtal.

PROTOCOLE ADMINISTRATIF

DÉMARCHES ADMINISTRATIVES ET PROTECTION SOCIALE DE LA FEMME ENCEINTE

Déclaration de grossesse

Elle est obligatoire dans les 14 premières semaines de grossesse. Elle conditionne les prestations sociales. Si la femme bénéficie de la Sécurité sociale, elle envoie un volet de l'imprimé (couleur rose) à son centre de Sécurité sociale qui lui renverra alors son carnet de maternité. Les autres volets (couleur bleu) sont à envoyer à la caisse d'allocations familiales correspondant à la résidence habituelle pour l'ouverture des droits à l'allocation jeune enfant (AJE).

L'allocation pour jeune enfant

Elle peut être versée, à partir de 4 mois de grossesse jusqu'à la 3e année de l'enfant, tous les mois à condition que la grossesse ait été déclarée dans les délais légaux, en fonction des conditions de ressources (barèmes plafonnés) et à condition que les examens médicaux obligatoires pendant la grossesse (3e, 6e et 8e mois) et que les certificats de santé de l'enfant (8 jours après la naissance, 8e ou 10e mois, 24e ou 25e mois) soient réalisés.

L'assurance maternité

Elle est accordée à toute femme personnellement assurée, soit dont le mari ou le concubin est assuré social, soit ayant droit d'un assuré social (père, mère, tuteur). L'assuré doit avoir effectué 120 heures de travail dans le mois. La femme doit déclarer sa grossesse et se soumettre aux examens prénatals et postnatals obligatoires. Cette assurance maladie couvre le remboursement des frais d'accouchement et la prise en charge à 100 % d'une hospitalisation en service public ou dans un établissement privé conventionné, dès le premier jour du 6e mois à l'accouchement pour une durée déterminée (12 jours en cas d'accouchement normal et 20 jours en cas de césarienne, plus exonération du forfait journalier). L'hospitalisation de l'enfant est prise en charge à 100 % pendant le premier mois. L'assurance maternité couvre aussi le versement d'indemnités journalières de repos, pour la femme exerçant une profession, à condition qu'il y ait 10 mois d'immatriculation à la date de l'accouchement et une ouverture des droits.

Protection des femmes enceintes au travail

Pendant la grossesse et après l'accouchement ou l'adoption, la femme bénéficie d'une protection contre les licenciements. Elle bénéficie aussi d'une protection contre les changements d'emploi. L'employeur peut décider d'un changement d'affectation d'une salariée enceinte mais sans aucune diminution de rémunération. Ce changement d'affectation prend fin dès que l'état de santé de la femme lui permet de retrouver son emploi initial.

Un certificat médical attestant l'état de grossesse et la date présumée de l'accouchement ainsi que s'il y a lieu l'existence et la durée d'un état pathologique nécessitant une prolongation d'arrêt de travail doit être remis à l'employeur.

Congé de maternité ou d'adoption

La femme a le droit de suspendre son contrat de travail pendant une période dont la durée diffère selon le nombre d'enfants à charge au moment de la naissance (à partir du 3e enfant) ou en cas de grossesse multiple. Le congé prénatal est de 6 semaines avant et 10 semaines après l'accouchement pour le premier et le deuxième enfant. On peut ajouter aux 6 semaines de la période prénatale 14 jours de congés supplémentaires pour « grossesse pathologique » (possible dès le début de la grossesse).

Protection médicale de la grossesse et de la naissance

Elle débute par l'examen prénuptial du père et de la mère comprenant : une consultation médicale et les examens remboursables (sérologies de la rubéole et de la toxoplasmose, groupe sanguin ABO Rhésus standard et recherche d'agglutinines irrégulières).

Puis les examens cliniques et complémentaires obligatoires sont réalisés. Ils sont au nombre de 7 pour une grossesse évoluant jusqu'à son terme. Le premier examen doit avoir lieu avant la fin du troisième mois. Puis à partir de la 16e semaine d'aménorrhée (début du 4e mois de la grossesse), il y a un examen obligatoire par mois jusqu'à l'accouchement. Un examen médical postnatal est obligatoire dans les 8 semaines qui suivent l'accouchement.

Examen du 4e et du 5e mois

Une échographie est réalisée vers 20-22 SA. Elle vérifie la biométrie fœtale (mesure des diamètres et périmètres abdominaux et cérébraux) et recherche essentiellement les anomalies morphologiques fœtales.

En cas de facteur de risque de diabète gestationnel, un test de dépistage est prescrit. Il s'agit d'une glycémie à jeun et 1 heure après l'ingestion de 50 g de glucose ou test de O'Sullivan, fait entre 24 et 28 SA. Ce test peut être prescrit plus précocement (dès 20 SA) en cas de risque élevé de diabète gestationnel. Dans ce cas, sa négativité impose de renouveler l'examen vers 24-26 SA, voire de nouveau vers 30 SA.

Des nouvelles mesures ont été préconisées. Un entretien individuel avec une sage femme doit être proposée pendant la grossesse. Cet examen peut être réalisé à partir du moment où la déclaration de grossesse est réalisée. Il vise à prévenir les pathologies de la grossesse (prématurité, diabète, ...), à faire une évaluation psycho-sociale, à informer et à répondre à l'ensemble des questions que se posent les parturientes.

Examen du 6e mois

La réalisation d'une numération globulaire et la recherche d'antigène HBs sont obligatoires au sixième mois de grossesse. Un traitement martial peut être débuté afin de prévenir une anémie.

L'examen du sixième mois est aussi l'occasion de faire le point sur les facteurs de risque d'accouchement prématuré chez la femme enceinte avec au besoin la prescription du repos et d'un arrêt de travail.

Examen du 7e mois

L'évaluation de la hauteur utérine et la réalisation de la biométrie fœtale par échographie vers 30 SA permettent d'évaluer la croissance fœtale et de dépister une hypotrophie fœtale (mesures des périmètres abdominaux et cérébraux inférieurs aux normes).

PHARMACOLOGIE

MÉDICAMENTS CONTRE-INDIQUÉS PENDANT LA GROSSESSE

Les médicaments responsables de malformations sont peu nombreux. Il convient cependant de n'utiliser que des médicaments strictement nécessaires pendant la grossesse, de toujours s'interroger sur la possibilité d'une grossesse en cours et d'éviter toute automédication.

- Les **antitumoraux** (chimiothérapie) exemples : *Méthotrexate*, *Fluorouracile*, *Imurel*...
- **Vitamine A** (rénitol) utilisé en cosmétologie ou comme « fortifiant ».
- ***Roacutane*** (isotrétinoïne) utilisé dans l'acné.
- ***Tigason*** (étrétinate) et ***Soriatane*** (acitrétine) utilisés dans les affections dermatologiques.
- Le **lithium** (*Neurolithium* et *Téralithe*) utilisé dans les psychoses maniaco-dépressives.
- La ***Dépakine*** (acide valproïque) est un anticonvulsivant.
- Les **cyclines** (*Vibramycine*) et la streptomycine sont des antibiotiques contre-indiqués pendant la grossesse. Préférer les bêta-lactamines et les macrolides.
- Les **hormones** comme certains progestatifs, le *Danatrol* (danazol), les androgènes et le *Distilbène*.
- Le ***Lariam*** (méfloquine) utilisé comme antipaludéen.
- Les **anticoagulants** oraux dérivés de la coumarine (*Coumadine*). Il faut alors utiliser l'héparine.
- Les **antidiabétiques** oraux (à remplacer par l'insuline).
- Les **anti-inflammatoires** : *l'Indocid* ne doit être utilisé que sur une courte période.
- Les **vaccins**. Seuls les vaccins viraux présentent un risque et uniquement les vaccins viraux atténués (vivants) : polio oral, fièvre jaune, rubéole, rougeole et oreillons. Pour le vaccin de la rubéole, la précaution qui consiste à vacciner uniquement les femmes sous contraception reste la règle.

Il convient aussi d'éviter les **irradiations** surtout en début de grossesse.

Au total, même si tous ces médicaments restent contre-indiqués pendant la grossesse, une interruption de grossesse n'est pas systématiquement justifiée. Il convient de discuter au coup par coup en fonction des données de la littérature, du désir de la patiente et de la possibilité d'un diagnostic échographique de la pathologie induite chez l'enfant.

La hauteur utérine s'apprécie globalement ou se mesure par un mètre ruban. La mesure est réalisée entre le bord supérieur du pubis et le fond utérin. Il est à noter qu'il y a souvent une dextrorotation de l'utérus avec un fond utérin généralement dévié à droite.

Les normes de la hauteur utérine sont :

4 mois : 16 cm (utérus à l'ombilic), 5 mois : 20 cm, 6 mois : 24 cm, 7 mois : 28 cm, 8 mois : 30 cm, 9 mois : 32 cm.

Il faut un écart de ± 2-3 cm avec ces normes pour parler d'une anomalie de la hauteur utérine. La mesure est par ailleurs difficile à évaluer chez les obèses. Une diminution de la hauteur utérine peut être due à une diminution de la croissance fœtale (hypotrophie) et/ou à une réduction de la quantité de liquide amniotique (oligoamnios). Une augmentation de la hauteur utérine peut être due à une augmentation de la croissance fœtale (macrosomie) et/ou à une élévation de la quantité de liquide amniotique (hydramnios). Seule l'échographie permettra de préciser le diagnostic sur la courbe de croissance après mesure de la biométrie fœtale (périmètre ombilical et céphalique). Par ailleurs, l'examen fonctionnel du fœtus (mouvements actifs, respiratoires, quantité de liquide amniotique) et le Doppler ombilical et cérébral vont aider à évaluer le retentissement de cette hypotrophie ou macrosomie sur l'enfant.

Examen du 8e mois

En cas de fœtus en présentation du siège, un contrôle de la présentation est effectué à 35 SA. Si le fœtus est toujours en présentation du siège, et en dehors de toute contre-indication, une version par manœuvre externe est tentée pour mettre le fœtus en présentation céphalique. En cas de succès, un contrôle est fait une semaine après avec au besoin une deuxième version. En cas d'échec de version, une radiopelvimétrie est prescrite afin d'évaluer, en complément de l'examen clinique du bassin, la voie d'accouchement.

Des RAI sont demandées au 8e mois, même chez les femmes Rhésus positif.

Examen du 9e mois

Il permet d'évaluer le pronostic de l'accouchement. L'ensemble des paramètres maternels et fœtaux sont pris en compte : examen du bassin (éventuelle radiopelvimétrie), examen du périnée, désir de la patiente, pathologie maternelle associée, présentation du fœtus, hauteur utérine, biométrie fœtale et pathologie fœtale associée. Au terme de l'examen, la voie d'accouchement (voie basse ou césarienne) et son mode (déclenchement naturel ou artificiel du travail) sont décidés.

La femme est ensuite revue régulièrement (toutes les 48 heures environ) à partir de 40-41 SA, si elle n'a pas accouché, afin de surveiller l'état maternel (examen clinique) et fœtal (monitoring du rythme cardiaque fœtal, et échographie). En cas de dépassement du terme, le moindre signe d'alerte (hypertension, protéinurie, diminution des mouvements fœtaux, altération du rythme cardiaque fœtal…) est une indication à déclencher le travail.

Métrorragies pendant la grossesse

17

Métrorragies du premier trimestre

Les métrorragies du premier trimestre de la grossesse sont fréquentes (25 % des grossesses). Schématiquement, il s'agit dans la moitié des cas d'une grossesse intra-utérine évolutive et dans l'autre moitié des cas d'une grossesse intra-utérine interrompue. Mais il faut toujours garder en mémoire la possibilité d'une grossesse extra-utérine (GEU) ou plus rarement d'une môle hydatiforme.

DEVANT UNE FEMME ENCEINTE QUI SAIGNE AU COURS DU PREMIER TRIMESTRE, plusieurs points sont donc à préciser :

– le caractère évolutif ou non de la grossesse ;

– la nature intra- ou extra-utérine de la grossesse ;

– la cause du saignement ;

– la conduite thérapeutique à tenir.

Interrogatoire et examen clinique

Les antécédents (GEU, avortements spontanés ou provoqués, IVG) seront soigneusement notés.

EN CE QUI CONCERNE LA GROSSESSE ACTUELLE, on retiendra :

- **Pour dater la grossesse** : la date des dernières règles, la régularité des cycles, l'existence d'une courbe de température ou d'une échographie précoce.
- **La date du début des métrorragies,** leur caractère spontané ou provoqué, leur abondance, leur aspect.
- **Les signes cliniques associés** : algies pelviennes, fièvre et les signes en faveur d'une grossesse évolutive (tension mammaire, ballonnement abdominal...).
- **Les signes généraux,** surtout ceux en faveur du retentissement d'une hémorragie abondante (pâleur, tachycardie, hypotension).

L'EXAMEN AU SPÉCULUM permet de confirmer l'origine endo-utérine des saignements. Il peut mettre en évidence des lésions cervico-vaginales pouvant être à l'origine des saignements (cervicite, vaginite, polype, cancer). Ces lésions peuvent toutefois être associées aux différentes causes de métrorragie du premier trimestre évoquées plus haut.

LE TOUCHER VAGINAL précise :

– l'état du col utérin qui peut être ouvert ou fermé ;

– l'état du corps utérin : son volume est à confronter avec l'âge de la grossesse ; sa consistance est molle au cours de la grossesse, dure en dehors ;

– l'existence d'une douleur, d'un empâtement, d'une masse latéro-utérine au niveau des culs-de-sac latéraux ;

– l'existence d'un cul-de-sac de Douglas indolore, ou au contraire bombant et douloureux, évoquant un hémopéritoine.

L'EXAMEN ABDOMINAL peut montrer une douleur localisée. Il s'agit rarement d'un tableau d'abdomen aigu nécessitant un traitement chirurgical d'urgence.

Examens paracliniques

Deux examens paracliniques sont parfois nécessaires pour faire le diagnostic étiologique.

Dosage des HCG urinaires ou plasmatiques

Le plus intéressant est le dosage quantitatif des β-HCG. Leur taux est positif 10 jours après la conception. Le taux de β-HCG plasmatique, confronté à l'échographie, peut orienter le diagnostic étiologique. Notamment, un taux supérieur à 2 000 mUI/mL associé à un utérus vide à l'échographie endovaginale est fortement suspect de GEU.

Le suivi de l'évolution du taux de β-HCG plasmatique peut aussi être intéressant dans certains cas de doute diagnostique. Ce taux est généralement multiplié par deux toutes les 48 heures dans le cadre d'une grossesse normalement évolutive. Une évolution faible du taux est en faveur d'une GEU et une diminution est en faveur d'une grossesse arrêtée. Par contre, un taux très élevé est en faveur d'une môle.

Échographie

L'échographie peut être réalisée par voie transabdominale ou mieux encore par voie endovaginale. Elle permet de constater la présence ou non des éléments suivants :

- **Un ou plusieurs sacs gestationnels, un ou plusieurs embryons,** leur topographie et leur activité cardiaque.
- La présence d'un hématome préovulaire.
- **Des signes en faveur d'une môle** (échos diffus en « flocon de neige » remplissant la totalité de la cavité utérine, associés à des lacunes liquidiennes de taille variable correspondant à des vésicules) (figure 17.1).

L'échographie par voie endovaginale permet une visualisation précoce du sac gestationnel (4-5 SA) et de l'embryon avec son activité cardiaque (6 SA).

Au total, la triade clinique, biologique et échographique permet de porter dans la grande majorité des cas un diagnostic étiologique.

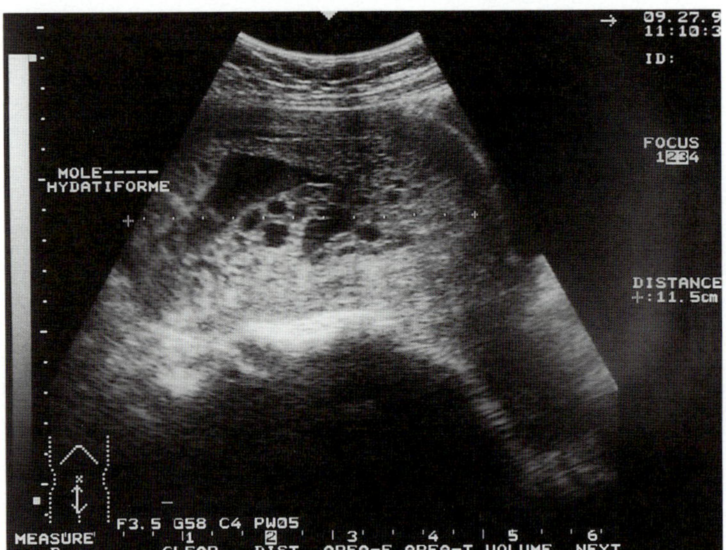

Fig. 17.1 Môle hydatiforme en échographie endovaginale.

Étiologies

Grossesse intra-utérine évolutive

C'est le cas une fois sur deux. L'utérus est augmenté de volume, en rapport avec l'âge de la grossesse. Le col est fermé, l'examen indolore. Le taux de β-HCG plasmatique est en rapport avec l'âge de la grossesse. L'échographie met en évidence une grossesse intra-utérine évolutive, c'est-à-dire un embryon avec activité cardiaque.

Toutefois plusieurs points sont à souligner

- **Il peut s'agir d'une grossesse intra-utérine évolutive mais plus jeune que l'âge présumé de la grossesse.** Dans ce cas, le volume utérin est peu augmenté de volume, le taux de β-HCG est faible et l'échographie ne permet pas encore de voir l'embryon. Il ne faut donc pas conclure hâtivement à une grossesse arrêtée mais plutôt répéter l'échographie quelques jours plus tard.
- **Dans certains cas, il peut s'agir d'une grossesse multiple,** le plus souvent gémellaire, avec arrêt d'évolution d'un des embryons.

Les saignements peuvent être en rapport avec un hématome préovulaire. L'évolution dépend de l'importance du décollement et les échographies doivent être répétées.

Grossesse arrêtée

C'est le cas dans environ 50 % des cas. Il s'agit en général d'un avortement spontané précoce. En effet, les manœuvres abortives sont devenues exceptionnelles depuis la loi sur l'IVG. Dans les dix premières semaines, les avortements spontanés sont dans 50 % des cas d'origine chromosomique.

Signes en faveur d'une grossesse arrêtée

- **Présence d'un petit utérus, d'un col ouvert associée le plus souvent à des métrorragies abondantes** de sang rouge.
- Taux faible ou diminution des β-HCG.
- **Embryon sans activité cardiaque ou la présence de débris ovulaires à l'échographie** signent l'avortement.
- **Œuf clair sans embryon à l'échographie** (à ne pas confondre avec une grossesse jeune où l'on visualise encore uniquement le sac gestationnel. Dans ce cas, l'embryon devient visible 7 à 10 jours après la visualisation du sac).

Le diagnostic différentiel du kyste hémorragique du corps jaune en début de grossesse se pose avec une GEU rompue amenant quelquefois à pratiquer à tort une cœlioscopie. En effet, bien souvent, la symptomatologie du kyste hémorragique du corps jaune est spontanément résolutive.

Grossesse extra-utérine

Sa fréquence est d'environ 1 % des grossesses. Les signes en faveur d'une GEU sont :

- **Les antécédents** de stérilité, d'endométriose, de salpingite, d'IVG, de curetage, de GEU, de chirurgie pelvienne et tubaire, le port d'un stérilet, la prise de microprogestatifs…
- **Un utérus petit pour l'âge de la grossesse** associé à une masse latéro-utérine sensible. Une **douleur nette localisée au cul-de-sac de Douglas** lors du toucher vaginal (« cri du Douglas » témoin d'un hémopéritoine). Des **métrorragies** minimes, noirâtres, sépia, peu abondantes, récidivantes et distillantes.
- **Un utérus vide à l'échographie,** malgré un taux de β-HCG positif (surtout quand ce taux est > à 2 000 mUI/mL) et l'évolution lente des taux de β-HCG.
- **Parfois en échographie l'existence d'un sac gestationnel** avec embryon en position latéro-utérine permet d'affirmer le diagnostic.

Il s'agit d'un diagnostic parfois difficile. Rarement, la GEU est rompue avec hémopéritoine important, voire état de choc nécessitant une **intervention chirurgicale en urgence**. Exceptionnellement, la GEU est associée à une grossesse intra-utérine.

Môle hydatiforme

Sa fréquence est d'environ 1 pour 2 000 grossesses dans les régions industrialisées. Elle est plus élevée dans les régions rurales et dans les pays sous-développés. Il s'agit d'une dégénérescence kystique des villosités placentaires. Les éléments en faveur de la môle sont :

- **Un utérus gros** par rapport à l'âge de la grossesse. La taille de l'utérus peut varier d'un jour à l'autre en fonction des caillots accumulés.
- **Un taux de β-HCG très élevé** par rapport à l'âge de la grossesse.
- **La présence de signes échographiques** (image en flocons de neige) associée le plus souvent à une absence d'embryon et à la présence de kystes ovariens bilatéraux.
- **La radiographie pulmonaire** peut mettre en évidence de rares métastases pulmonaires en cas de transformation en môle invasive.

Conduite thérapeutique

La gravité de l'hémorragie est appréciée rapidement (perfusion, transfusion). La séroprophylaxie par des Ig anti-D est réalisée chez toutes les femmes du groupe Rhésus négatif. En cas de suspicion de manœuvres abortives, une séroprophylaxie et une vaccination antitétanique ainsi qu'une antibiothérapie systématique seront réalisées.

Grossesse évolutive

Le repos, généralement à domicile, constitue le seul traitement de ces métrorragies en début de grossesse. Certains ajoutent des progestatifs (*Utrogestan*) et des antispamodiques. Seules les échographies répétées permettront de juger de l'évolution favorable.

Avortement spontané

Il peut s'agir d'un avortement spontané avec expulsion complète de l'œuf. L'utérus est alors vide à l'échographie. Aucun traitement n'est nécessaire.

Dans le cas de rétention partielle ou totale de l'œuf, on peut généralement attendre l'expulsion spontanée de la rétention trophoblastique en l'absence de saignements importants. Cette expulsion peut être aidée par la prescription de produits ocytociques, entraînant quelques contractions utérines (*Methergin*, prostaglandines). Un curetage est rarement nécessaire.

Grossesse extra-utérine

La localisation de la GEU est le plus souvent tubaire (ampullaire ou isthmique). Plus rarement, elle peut être interstitielle, ovarienne ou abdominale (figure 17.2).

La suspicion et *a fortiori* la certitude d'une GEU nécessitent en général la réalisation d'une cœlioscopie diagnostique et thérapeutique. Il existe deux types de traitement cœliochirurgical :

- **Conservateur** de première intention dès que cela reste possible, la trompe est simplement ouverte et la GEU est aspirée (salpingotomie).

◗ **Radical,** la trompe est retirée et extraite en cœlioscopie (salpingectomie percœlioscopique). La salpingectomie est réalisée quand la trompe est très abîmée ou qu'il existe une probabilité importante de récidive de GEU (antécédents de GEU ou d'infection sévère, GEU rompue…).

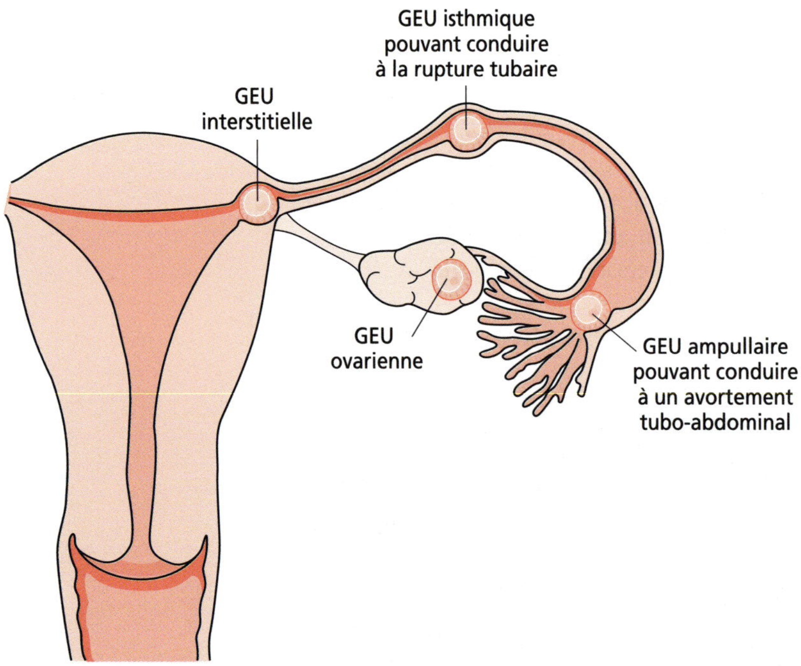

Fig. 17.2 Localisation des grossesses extra-utérines.

DÉMARCHE INFIRMIÈRE

DEVANT UNE HÉMORRAGIE GÉNITALE IMPORTANTE D'ORIGINE UTÉRINE AU PREMIER TRIMESTRE DE LA GROSSESSE

- Évaluer l'importance des saignements (nombre de garnitures, signes de choc) et leurs caractères (mode de début, de durée, couleur…).
- Noter les constantes (pouls, TA, conscience), la date des dernières règles et la régularité des cycles.
- Prélever rapidement un bilan de coagulation, groupe sanguin, Rhésus et un β-HCG plasmatique quantitatif et qualitatif.
- Mettre en place une voie d'abord veineuse pour la réanimation (préparer soit un sérum glucosé, soit un soluté macromoléculaire : *Plasmion* en cas de chute tensionnelle voire une transfusion de culots globulaires sous contrôle médical et après vérification du groupe sanguin).
- Laisser la patiente à jeun en vue d'une intervention.
- L'examen au spéculum confirme l'origine interne du saignement. En cas de fausse couche spontanée, l'œuf en voie d'expulsion peut être récupéré au niveau du col en le saisissant à l'aide d'une pince languette. Le produit d'expulsion est adressé en anatomopathologie.

En cas d'hémopéritoine important avec signes de choc, une intervention chirurgicale en urgence est prévue (grossesse extra-utérine rompue).

Le recours à la laparotomie est de plus en plus rare et réservé aux hémopéritoines aigus survenant lors des ruptures cataclysmiques.

ACTUELLEMENT, CERTAINES ÉQUIPES PROPOSENT UN TRAITEMENT MÉDICAL lorsque les conditions sont favorables (taux faible de β-HCG, petite taille de la GEU, absence de signes de rupture) et que le diagnostic est certain. Ce traitement médical est réalisé avec du *Méthotrexate* agissant comme antimétabolite sur le trophoblaste et injecté soit directement dans la GEU (*Méthotrexate in situ*), soit par voie parentérale (IM). Les patientes sont suivies ensuite régulièrement sur le plan clinique, échographique et biologique jusqu'à négativation des β-HCG.

Môle hydatiforme

LE TRAITEMENT consiste en une aspiration, éventuellement échoguidée, sous perfusion d'ocytocique et sous couverture antibiotique.

LA SURVEILLANCE POSTMOLAIRE EST PRIMORDIALE. Elle est :

◗ **Clinique** : involution de l'utérus, disparition des saignements.

◗ **Échographique** : vérification de l'absence de rétention intra-utérine et de la disparition des kystes ovariens et des images intra-utérines.

◗ **Biologique** : le taux de β-HCG plasmatique est surveillé de façon hebdomadaire jusqu'à négativation ; la patiente est mise ensuite sous contraception orale.

◗ **Radiologique** : la radiographie pulmonaire permet de vérifier la disparition/l'absence des métastases pulmonaires.

L'ÉVOLUTION est le plus souvent favorable sous traitement. Parfois, la persistance de résidus molaires nécessite un deuxième curetage. Dans 10 à 20 % des cas, l'évolution se fait vers une forme invasive de la maladie trophoblastique (prolifération trophoblastique persistante avec invasion du myomètre). 10 à 20 % de ces formes sont métastatiques. Le pourcentage des môles invasives évoluant en tumeur maligne ou chorio-carcinome est du même ordre. Le traitement de ces formes invasives nécessitent un traitement parentéral par *Méthotrexate* (antinéoplasique cytostatique agissant sur le trophoblaste) jusqu'a négativation des β-HCG.

Métrorragies du deuxième et du troisième trimestre

Les métrorragies du 2e et du 3e trimestres peuvent être liées à :

- **Un saignement du col** lié à un ectropion, à une cervicite, à un polype voir à un cancer du col.
- **Un saignement venant de l'endocol** lié à une modification cervicale sous l'effet des contractions utérines.
- **Deux urgences obstétricales** doivent être diagnostiquées ou écartées car elles mettent en danger le pronostic maternel et fœtal : **le placenta prævia et l'hématome rétroplacentaire (HRP).**

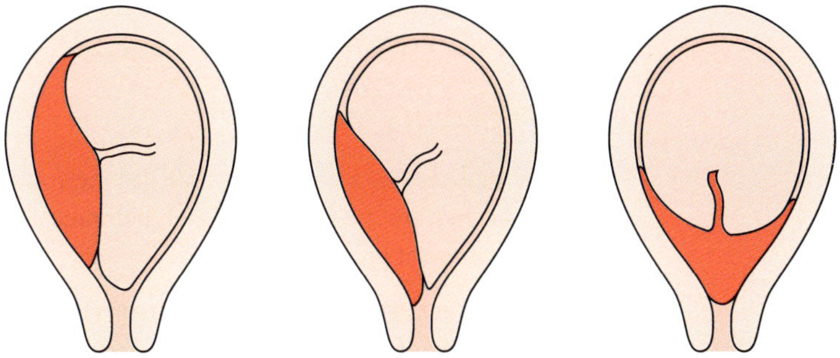

Fig. 17.3 Les différents types de placenta prævia.

Placenta prævia

Le placenta prævia est un placenta inséré en totalité ou en partie sur le segment inférieur. Il est souvent à l'origine de métrorragies surtout au 3e trimestre de la grossesse, mais il peut être asymptomatique.

Variétés anatomiques de l'insertion placentaire (figure 17.3)

LATÉRAL : le bord inférieur du placenta est au niveau du segment inférieur, sans affleurer l'orifice interne du col.

MARGINAL : le bord inférieur du placenta affleure l'orifice interne du col, sans le recouvrir.

RECOUVRANT : le bord inférieur du placenta recouvre complètement l'orifice interne du col. Ce diagnostic est confirmé par une échographie endovaginale. Il rend l'accouchement par les voies naturelles impossible.

Facteurs de risque

LES ANTÉCÉDENTS de curetage, de césarienne ou de myomectomie.

LA MULTIPARITÉ ET LES GROSSESSES MULTIPLES.

Signes cliniques

Dans 20 à 30 % des cas, le placenta prævia est asymptomatique.

Dans les autres cas, la symptomatologie associe :

DES MÉTRORRAGIES DE SANG ROUGE, d'abondance variable. Elles sont liées au décollement partiel marginal du placenta sous l'effet de contractions utérines. Il s'agit le plus souvent de sang d'origine maternel (chambres intervilleuses), mais aussi parfois de sang d'origine fœtale (villosités choriales). Un test de Kleihauer fait sur le sang provenant de l'utérus permet de rechercher les éventuelles hématies fœtales et de suspecter une anémie fœtale.

GÉNÉRALEMENT UN UTÉRUS SOUPLE. Les contractions utérines sont rarement constatées. Elles sont généralement indolores.

Devant l'association de métrorragies avec un utérus souple, le placenta prævia doit être suspecté et le toucher vaginal proscrit en raison des risques d'aggravation brutale de l'hémorragie.

Les présentations transverses, obliques ou sièges, sont plus fréquentes en cas de placenta prævia. La version par manœuvre externe est contre-indiquée en raison des risques d'hémorragie grave.

Examens complémentaires

L'échographie permet de déterminer la localisation placentaire. La position du bord inférieur du placenta par rapport à l'orifice interne est au mieux précisée par une échographie endovaginale. Le fœtus est généralement eutrophique, la quantité de liquide amniotique et l'examen fonctionnel fœtal sont normaux.

La recherche de la protéinurie à la bandelette est normalement négative. Les conditions de l'examen pour la recherche de protéinurie sont importantes car la souillure par les métrorragies peut être à l'origine de faux positifs (orientant vers une pathologie hypertensive).

Conduite à tenir

Les complications sont : la récidive des métrorragies, la rupture prématurée des membranes et l'accouchement prématuré.

EN CAS DE PLACENTA PRÆVIA ASYMPTOMATIQUE, la seule particularité concerne la nécessité de césarienne à terme, si le placenta est recouvrant.

S'IL EXISTE DES MÉTRORRAGIES, l'hospitalisation s'impose, car l'hémorragie même minime peut devenir abondante et mettre la mère et le fœtus en danger. Dans ce cas, on apprécie :

– *l'état hémodynamique maternel, les pertes sanguines et l'abondance des saignements* : pouls, TA, numération globulaire ;

– *l'état fœtal* : échographie et surtout enregistrement du rythme cardiaque fœtal ;

– *la localisation placentaire* par échographie endovaginale.

- **En cas de mauvais état hémodynamique maternel avec persistance des saignements, et en cas de souffrance fœtale aiguë,** une extraction fœtale en urgence s'impose. Celle-ci est généralement réalisée par césarienne, après une réanimation maternelle.
- **En cas de placenta prævia non recouvrant** avec des métrorragies modérées, si l'état maternel et fœtal le permettent.

En début de travail à terme, lorsque la dilatation du col avance très vite, un accouchement par voie basse peut être tenté. Ceci d'autant plus que la rupture artificielle des membranes est souvent à l'origine d'une diminution des métrorragies.

Avant 36 semaines, un traitement associant le repos et un tocolytique (en cas de contractions utérines) est mis en place afin de diminuer les saignements et de prolonger la grossesse. Dans ce cas, une maturation pulmonaire fœtale par corticoïdes est débutée si on est avant 34 SA. Parfois les métrorragies régressent complètement, permettant même une sortie. Dans ce cas, le repos est associé éventuellement à un traitement tocolytique (*Ventoline*, *Salbumol*). En raison des risques de récidive, il est important de préciser à la femme de se présenter à l'hôpital en cas de contractions utérines ou à la moindre hémorragie.

Une prévention de l'immunisation Rhésus D s'impose chez les femmes Rhésus négatif présentant des métrorragies sur placenta prævia en raison du risque de passage d'hématies fœtales dans le sang maternel.

Hématome rétroplacentaire (HRP)

Définition

L'HRP est une urgence obstétricale mettant en jeu le pronostic fœtal et maternel. Il s'agit du décollement prématuré d'un placenta normalement inséré (DPPNI). Un hématome se développe alors dans la zone de clivage entre l'utérus et le placenta. Le caillot ainsi constitué laisse une empreinte sur la face maternelle du placenta (une cupule surmontée d'un infarctus placentaire). L'HRP vient parfois compliquer une pathologie hypertensive liée à la grossesse, mais sa survenue est le plus souvent sans signe précurseur, sur une grossesse d'évolution normale jusqu'alors.

Signes cliniques

L'hématome rétroplacentaire reste surtout un diagnostic clinique. Une hémorragie intra-utérine parfois considérable s'associe aux métrorragies extériorisées. Dans la forme clinique classique, le début est brutal et le tableau clinique associe généralement :

DES MÉTRORRAGIES de sang rouge, parfois abondantes.

DES CONTRACTIONS UTÉRINES DOULOUREUSES, avec un mauvais relâchement utérin (hypertonie), à l'origine de douleurs abdomino-pelviennes et/ou lombaires. La palpation utérine objective cette hypertonie en retrouvant un utérus « de bois », ferme et sans période de relâchement.

D'AUTRES SIGNES comme une HTA ou une protéinurie peuvent être notés.

Examens complémentaires

L'échographie peut parfois objectiver l'hématome rétroplacentaire, sur un placenta normalement inséré. Il existe le plus souvent des retentissements d'une hypertension artérielle associée : un fœtus hypotrophe, une diminution de la quantité de liquide amniotique, un examen fonctionnel fœtal médiocre. Les Doppler des artères utérines, ombilicales et cérébrales peuvent être perturbés. L'enregistrement du rythme cardiaque fœtal retrouve le plus souvent des signes de souffrance fœtale aiguë.

On note déjà parfois une mort fœtale *in utero* au moment de l'admission.

Le bilan biologique sanguin comporte essentiellement un bilan préopératoire et un bilan d'hypertension : une numération globulaire afin d'évaluer l'anémie, une crase complète (plaquettes), un bilan hépatique et rénal. La recherche de la protéinurie se fait d'abord par bandelette, ensuite sur les urines de 24 heures.

Complications

Les complications peuvent être :

MATERNELLES : l'état de choc lié à l'hypovolémie, l'oligo-anurie et les troubles de l'hémostase secondaires à la consommation locale des facteurs de coagulation (CIVD, fibrinolyse).

FŒTALES : la prématurité, l'hypotrophie et la souffrance fœtale aiguë, voire la mort fœtale *in utero*.

Conduite à tenir

L'HRP nécessite une réanimation maternelle en milieu hospitalier et une extraction fœtale par césarienne en urgence. La réanimation maternelle consiste essentiellement en la correction de l'hypovolémie et la prévention et le traitement des troubles de l'hémostase. En cas de mort fœtale *in utero*, si les saignements et l'état hémodynamique maternel le permettent, un accouchement par les voies naturelles peut être tenté. Un traitement anticoagulant dans le post-partum permet d'éviter les complications thromboemboliques, dont le risque est accru après HRP.

Pronostic

Le pronostic maternel est en général bon. Le pronostic fœtal est généralement plus réservé en raison de la prématurité, de l'hypotrophie et de la souffrance fœtale aiguë liée à l'hypoxie. La mortalité fœtale est de 30 à 50 %.

Rupture utérine

C'est une complication rare du troisième trimestre. Elle survient le plus souvent pendant le travail et sur un **utérus cicatriciel** (antécédent de césarienne, myomectomie…). La rupture peut n'intéresser qu'une partie de la paroi utérine (simple déhiscence) ou toute la paroi utérine en respectant parfois le péritoine (rupture sous-séreuse).

LE TABLEAU CLINIQUE associe un ou plusieurs des signes suivants :

- **Une douleur pelvienne basse** (généralement au niveau de l'ancienne cicatrice).
- **Des métrorragies,** souvent de faible abondance.
- **Des anomalies du rythme cardiaque fœtal** en rapport avec une souffrance fœtale.
- **Parfois un état de choc chez la mère** par hémorragie interne.
- **Rarement un contour utérin imprécis** avec l'impression d'un « fœtus sous la peau ».

La rupture utérine peut aussi être asymptomatique et passer inaperçue pendant le travail. Dans ce cas, c'est la révision utérine systématique qui fait le diagnostic en mettant en évidence un défect au niveau de la cicatrice de l'ancienne hystérotomie. En cas de rupture sur la totalité de la paroi utérine, une laparotomie réparatrice est le plus souvent nécessaire.

Rupture d'un vaisseau prævia

La rupture d'un vaisseau prævia ou **hémorragie de Benkiser** est un accident exceptionnel rencontré au cours du travail, lors de la rupture spontanée ou artificielle des membranes. L'insertion des vaisseaux est anormale, c'est une insertion vélamenteuse avec le cordon qui parcourt les membranes devant l'orifice du col. Elle est fréquemment associée aux placentas prævia non recouvrants. Ces vaisseaux se rompent lors de la rupture des membranes, entraînant une hémorragie massive avec une souffrance fœtale suraiguë. La césarienne faite en extrême urgence ne parvient que rarement à sauver le fœtus. Il n'y a pas de retentissement maternel. Lors de la rupture artificielle des membranes, on doit prévenir cet accident en s'assurant, par la pose d'un amnioscope, de l'absence de vaisseaux sur les membranes avant de rompre.

Grossesses pathologiques 18

Infections materno-fœtales et grossesse

Les infections maternelles peuvent atteindre le fœtus par différentes voies.

PRINCIPALES VOIES DE CONTAMINATION MATERNO-FŒTALE

- **Voie hématogène transplacentaire.**
- **Voie transmembraneuse** lorsque les membranes sont intactes et la voie ascendante après rupture de la poche des eaux.
- **Voie lymphatique** (streptocoque B).
- **Au moment de l'accouchement,** lors du passage du fœtus dans les voies génitales maternelles.

L'INFECTION MATERNELLE PEUT S'ACCOMPAGNER DE SIGNES ÉVIDENTS OU FRUSTES D'INFECTION (fièvre, altération de l'état général…). Elle peut aussi être asymptomatique et découverte sur un examen biologique ou devant la répercussion fœtale ou néonatale de l'infection.

Selon le germe en cause, l'importance de la contamination fœtale et le terme de la grossesse, on peut observer :

– un avortement ;

– un accouchement prématuré ;

– une mort fœtale *in utero* ;

– une infection néonatale ;

– une embryopathie ou une fœtopathie.

LA RECHERCHE ET L'IDENTIFICATION DU GERME permettent l'adaptation du traitement lorsqu'une thérapeutique existe, un bilan fœtal et néonatal associés à une surveillance adaptée.

Infections bactériennes

Infections urinaires

LES INFECTIONS URINAIRES SONT FRÉQUENTES pendant la grossesse du fait de l'hypotonie des voies excrétrices et de la stase vésicale. Elles doivent être recherchées devant tout signe fonctionnel urinaire et de façon systématique chez toutes les femmes à risque (antécédent d'infection urinaire, malformation de l'arbre urinaire).

IL S'AGIT LE PLUS SOUVENT D'INFECTIONS URINAIRES BASSES OU CYSTITES. Elles peuvent être asymptomatiques ou se manifester par des brûlures mictionnelles associées à une pollakiurie, fréquente pendant la grossesse. L'examen cytobactériologique des urines avant le début du traitement permet d'identifier le germe, et l'antibiogramme permet d'adapter le traitement. Un examen cytobactériologique des urines 48 heures après l'arrêt du traitement permet de juger de son efficacité par la disparition de la leucocyturie et l'absence de germes.

IL PEUT S'AGIR D'UNE PYÉLONÉPHRITE associant des douleurs lombaires, une fièvre souvent élevée à 39-40 °C et une altération de l'état général. Une hospitalisation est alors nécessaire avec une surveillance maternelle, une antibiothérapie d'abord parentérale puis *per os* et un traitement antipyrétique, associés à la surveillance fœtale. Le risque principal est l'accouchement prématuré ou la fausse couche. Un examen cytobactériologique des urines 48 heures après le début du traitement et un autre 48 heures après l'arrêt du traitement permettent de vérifier son efficacité. Une échographie rénale permet d'évaluer la dilatation des voies excrétrices. Des voies excrétrices dilatées associées à une hématurie sont en faveur d'un obstacle (calcul) surinfecté à traiter chirurgicalement en urgence.

Il est à noter que du fait de la dextro-rotation habituelle de l'utérus pendant la grossesse, les cavités excrétrices droites sont de façon physiologique fréquemment et modérément dilatées. En cas d'infections urinaires récidivantes, un bilan de l'appareil urinaire doit être réalisé après l'accouchement à la recherche d'une malformation des voies urinaires.

Listériose

La listériose est une des maladies infectieuses les plus fréquentes et les plus graves pendant la grossesse. Le germe responsable est un bacille Gram-négatif, le *Listeria monocytogenes*. La contamination maternelle se fait par les animaux ou par l'absorption d'aliments (fromages à pâte crue) ou d'eaux polluées.

La contamination fœtale se fait par voie transplacentaire, par voie génitale ascendante ou au moment de l'accouchement, lors du passage du fœtus dans la filière génitale. Elle peut conduire à une fausse couche précoce ou tardive, une mort fœtale *in utero*, ou un accouchement prématuré d'un enfant infecté avec détresse respiratoire et septicémie d'aggravation parfois rapide pouvant être mortelle ou à l'origine de séquelles cérébrales.

L'épisode infectieux maternel est souvent fruste et prend la forme d'une fièvre pseudo-grippale (38 °C) avec des manifestations méningées, urinaires ou digestives trompeuses. Toute fièvre au cours de la grossesse doit faire évoquer le diagnostic de listériose. Le diagnostic pendant la grossesse repose sur l'isolement du germe par hémocultures devant toute fièvre inexpliquée.

Le traitement antibiotique précoce peut éviter l'atteinte fœtale. Il s'agit de l'amoxicilline (3 g/j.) ou, en cas d'allergie à la pénicilline, l'érythromycine.

À la naissance, des prélèvements périphériques et du sang du cordon sont effectués ainsi que des prélèvements au niveau du placenta. L'examen macroscopique du placenta peut révéler des micro-abcès disséminés caractéristiques.

Chorio-amniotite

La chorio-amniotite est la plus grande cause de fièvre maternelle d'origine bactérienne pendant la grossesse et l'accouchement. Il s'agit de l'infection de la cavité amniotique, le plus souvent par voie ascendante, suite à une rupture des membranes, une infection génitale basse et un col perméable. Toute fièvre doit faire rechercher une rupture des membranes par : l'interrogatoire, l'examen clinique, l'évaluation de la quantité de liquide amniotique à l'échographie et au besoin par des examens de laboratoire (test à la nitrazine : *Amnikator*). Le bilan infectieux maternel doit toujours comporter un prélèvement vaginal et, en cas d'écoulement de liquide amniotique, un examen bactériologique sur prélèvement de liquide.

Les germes les plus souvent en cause sont le streptocoque B et les bacilles Gram-négatifs. Le streptocoque B est responsable de la moitié des infections materno-fœtales et peut donner des infections néonatales gravissimes.

L'antibiothérapie s'impose devant toute rupture des membranes de plus de 12 heures et devant toute chorio-amniotite. Le seul traitement efficace de la chorio-amniotite reste « l'évacuation utérine » (expulsion, accouchement).

Infections virales

Rubéole

Le virus de la rubéole fait partie des agents les plus pathogènes pour l'embryon et le fœtus. C'est typiquement une maladie bénigne de l'enfance. La période de contagion débute pendant la phase d'incubation, ce qui rend la prophylaxie par isolement des sujets atteints inutile. L'immunisation passive par injection d'immunoglobulines spécifiques est possible au moment du contage et avant la virémie, mais l'efficacité est incertaine. De plus, cette situation est rare chez la femme enceinte, car elle est généralement en contact régulier avec le sujet qui l'a contaminé. L'infection maternelle est souvent fruste avec une éruption légère et fugace de 3 jours, un fébricule et parfois des adénopathies cervicales postérieures.

Le diagnostic se fait par une séroconversion chez une personne connue comme séronégative auparavant, ou par l'évolution du taux des anticorps à 3 semaines d'intervalles dosés en parallèle dans le même laboratoire. Les anticorps n'apparaissent que 15 jours après le début de l'infection. Le diagnostic de rubéole congénitale se fait sur un prélèvement de sang fœtal à partir de 22 semaines d'aménorrhée par la recherche d'IgM spécifiques antirubéoliques, associée éventuellement à une recherche directe du virus par mise en culture. En cas de positivité, l'interruption de grossesse peut être proposée.

Les embryopathies et fœtopathies rubéoliques les plus fréquentes sont les suivantes : surdité, cataracte, glaucome, microphtalmie, cécité, malformations cardiaques, microcéphalie, hydrocéphalie, retard mental.

Il n'existe pas de traitement curatif. La prévention passe essentiellement par la vaccination des enfants des deux sexes. Il s'agit d'un vaccin à base de virus vivants atténués. La vaccination est contre-indiquée pendant la grossesse mais ne constitue pas une indication d'interruption de grossesse. Chez l'adulte, une contraception de 3 mois doit donc être prescrite en même temps que la vaccination. Si la femme est séronégative pendant sa grossesse, la vaccination est recommandée dans le post-partum.

La rubéole est une maladie immunisante. Une réinfestation est possible avec augmentation du taux des IgG sans réapparition des IgM. La réinfestation est sans danger pour l'embryon et le fœtus.

Varicelle

La varicelle est rarement une maladie de l'adulte, 95 % des femmes enceintes ayant déjà des anticorps (séroprévalence 95 %). Le risque de varicelle chez la femme enceinte est estimé entre 5 et 7 pour 10 000 grossesses. La réactivation virale au cours de la grossesse sous forme de zona n'est généralement pas associée à des complications fœtales en raison de l'absence de virémie maternelle.

Le diagnostic de varicelle chez la femme enceinte est clinique et biologique (Ig G et Ig M). La morbidité maternelle de la varicelle ne semble pas négligeable, avec notamment des risques de pneumopathies parfois sévères, nécessitant alors un traitement antiviral.

La varicelle au cours de la grossesse peut entraîner une fausse couche précoce ou tardive, une mort fœtale *in utero* ou un accouchement prématuré. L'expression de l'infection chez le fœtus dépend essentiellement du terme :

Avant 20 semaines d'aménorrhée, il s'agit d'une fœtopathie (risque inférieur à 5 %). La fœtopathie varicelleuse comporte essentiellement :

- **Des cicatrices cutanées, des lésions neurologiques, des lésions ophtalmologiques** (cataracte, microphtalmies, chorio-rétinites), des lésions musculo-squelettiques (hypotrophies ou hypoplasies des membres…).
- **Un retard de croissance intra-utérin.**

Après 20 semaines d'aménorrhée, il s'agit surtout d'un zona postnatal ou, en cas d'infection maternelle périnatale, d'une varicelle néonatale. La varicelle néonatale peut être très sévère avec une mortalité et une morbidité importante de 20 à 30 %.

Le diagnostic anténatal de l'atteinte fœtale peut être fait par amniocentèse (PCR). Certains ne réalisent pas de prélèvement pour déterminer l'atteinte fœtale car, dans tous les cas, c'est le suivi échographique qui permet d'évaluer le pronostic fœtal. Un délai d'environ 5 semaines après la varicelle maternelle semble nécessaire pour objectiver l'apparition d'anomalies fœtales à l'échographie. La surveillance échographique mensuelle doit être poursuivie tout le long de la grossesse car, outre la varicelle congénitale, le zona fœtal a aussi été incriminé dans l'apparition des lésions fœtales.

Le traitement antiviral par aciclovir n'est généralement mis en place que dans les pneumopathies maternelles. Son effet sur la varicelle congénitale n'a pas été évalué. La vaccination est possible chez les femmes séronégatives et à risque, sous couvert d'une contraception, par un vaccin vivant atténué. L'injection d'immunoglobulines dans les 4 jours suivant le contage ne semble pas diminuer les risques d'atteinte fœtale.

Cytomégalovirus

L'infection congénitale à cytomégalovirus (CMV) est la plus fréquente des infections intra-utérines virales, avec une incidence de 1 à 2 % des naissances. L'infection maternelle est souvent asymptomatique. Le taux de transmission du CMV pendant la grossesse est d'environ 30 % pour les primo-infections et 5 % en cas de réactivation.

L'atteinte fœtale peut se traduire essentiellement par un retard de croissance parfois sévère, une microcéphalie, des densifications intracérébrales, un retard psychomoteur, une chorio-rétinite, une surdité, une hépato-splénomégalie, une thrombopénie.

Le taux de transmission ne varie pas pendant la grossesse mais l'infection fœtale est plus sévère au premier trimestre. Les atteintes fœtales en cas de récurrence de l'infection chez la mère sont généralement moins graves. Le diagnostic prénatal repose surtout sur le prélèvement du liquide amniotique (PCR). Le pronostic fœtal est donné par le suivi échographique et notamment l'échographie cérébrale fœtale.

IL N'Y A PAS DE THÉRAPEUTIQUE, NI DE VACCIN. L'immunisation passive par injection d'immunoglobulines n'est pas possible, car on ne peut pas déterminer la période de contage.

Hépatite B

Il n'y a pas de preuve de la transmission transplacentaire du virus de l'hépatite B. Le risque essentiel est celui de la transmission materno-fœtale pendant l'accouchement ou de la transmission postnatale. Ce risque justifie l'administration d'un traitement préventif efficace à tout nouveau-né de mère porteuse de l'hépatite B, par injection d'immunoglobulines spécifiques et vaccination dès la naissance.

La détection des patientes HBs positives est réalisée grâce au diagnostic prénatal obligatoire au 6e mois de la grossesse. La vaccination des femmes séronégatives est conseillée, surtout lorsqu'elles appartiennent à un groupe à risque : toxicomanie, antécédent d'autres maladies sexuellement transmissibles, partenaires sexuels multiples, professions exposées (médicale, paramédicale, contact avec des porteurs chroniques d'hépatite B…).

Herpès génital

La prévalence de l'herpès génital est de 1 % pendant la grossesse. Le taux d'infection néonatale est estimé de 1 à 13 pour 100 000 naissances. C'est l'herpès virus de type II qui est responsable de la plupart des infections fœtales ou néonatales.

LES RISQUES IN UTERO SONT RARES (une infection herpétique congénitale avec un retard de croissance *in utero*, une hépatite…). Le risque est surtout lié à une contamination lors de l'accouchement ou dans le post-partum immédiat, la complication la plus importante étant celle de l'encéphalopathie herpétique, de pronostic redoutable. Le traitement par aciclovir des infections herpétiques pendant la grossesse semble limiter la dissémination maternelle du virus.

EN CAS DE POUSSÉE HERPÉTIQUE VULVO-VAGINALE OU CERVICALE RÉCENTE (inférieure à 8 jours) et de rupture de la poche des eaux de moins de 6 heures, une césarienne prophylactique semble diminuer significativement les risques d'herpès néonatal. Lorsque la dernière poussée date de plus de 8 jours ou en cas de rupture de la poche des eaux de plus de 6 heures, la césarienne ne semble pas diminuer ce risque. En cas de primo-infection, la deuxième poussée doit dater de plus de 15 jours pour autoriser l'accouchement par voie basse. En cas de poussée herpétique loin de la vulve (sur la cuisse ou la fesse par exemple), l'accouchement par voie basse est autorisé après pansement occlusif sur la lésion et application de *Bétadine* dans le vagin.

CHEZ LES FEMMES ENCEINTES AVEC ANTÉCÉDENTS D'HERPÈS GÉNITAL, un examen au spéculum à la recherche de lésions herpétiques est systématique à l'entrée en salle de naissance. Dans tous les cas, un prélèvement du col à la recherche d'une sécrétion virale asymptomatique est réalisé, ainsi que le lavage bétadiné du vagin et du nouveau-né. L'administration de collyre à la naissance est systématique.

Parvovirus B 19

Chez la mère, l'infection est souvent discrète, pouvant associer un syndrome pseudo-grippal, un prurit, un rash cutané et des arthralgies.

LE RISQUE D'ATTEINTE FŒTALE EST DE 5 À 9 %. L'atteinte fœtale grave semble plus fréquente avant 20 semaines d'aménorrhée. Elle est détectée par un anasarque secondaire à l'anémie fœtale. Cet anasarque peut être à l'origine de mort fœtale *in utero*, mais peut aussi régresser spontanément.

LE DIAGNOSTIC PRÉNATAL se fait surtout par prélèvement de sang fœtal qui révèle une anémie arégénérative et la présence du virus. La prise en charge thérapeutique s'oriente vers la correction de l'anémie et donc de l'anasarque en cas d'anémie sévère, par transfusion ou exsanguino-transfusion fœtale.

Virus de l'immunodéficience humaine

Environ 25 % des infections à virus de l'immunodéficience humaine (VIH) se produisent chez des femmes en période d'activité génitale. La contamination de l'enfant se fait *in utero*, à l'accouchement ou par le lait maternel. Le taux de transmission périnatale a beaucoup baissé grâce aux progrès dans les thérapeutiques (bi- ou trithérapie). Il est de 7 % fin 1996 (voir M. GAYRAUD, O. LORTHOLARY, *Soins infirmiers aux personnes atteintes de maladies infectieuses et aux personnes atteintes de l'affection par le VIH*, Nouveau Cahier de l'Infirmière n° 17).

Toxoplasmose

La toxoplasmose est une maladie parasitaire habituellement bénigne. Chez la femme enceinte, elle peut entraîner des conséquences graves chez le fœtus et le nouveau-né. La transmission du toxoplasme se fait par le contact avec un chat et surtout ses excréments, la consommation de viande d'animaux parasités, et de fruits ou de légumes souillés par les déjections d'un chat.

LE TRAITEMENT PRÉVENTIF de toute femme enceinte séronégative est donc primordial. Il comporte les conseils suivants :

- **Éviter le contact avec les chats** et surtout ses excréments.
- **Bien cuire les viandes** (bœuf, mouton, porc) avant de les consommer.
- **Bien laver les légumes et fruits** avant de les consommer.

LA TRANSMISSION DU PARASITE DE LA MÈRE AU FŒTUS se fait par voie placentaire. Le risque d'infection fœtale en cas de séroconversion maternelle est d'autant plus grand que la contamination maternelle a été tardive. Inversement, l'atteinte fœtale est d'autant plus sévère que l'infection est précoce durant la grossesse.

LE SÉRODIAGNOSTIC DE TOXOPLASMOSE fait partie de l'examen prénuptial obligatoire depuis 1978 et de l'examen prénatal depuis 1985. Il a pour objectif de surveiller les femmes enceintes séronégatives par un examen mensuel et de détecter les primo-infections. En France, environ 30 % des femmes ne sont pas immunisées pour la toxoplasmose. L'incidence de la toxoplasmose congénitale est de l'ordre d'un pour 1 000 naissances.

La maladie maternelle passe le plus souvent inaperçue. Elle est souvent asymptomatique et peut parfois être traduite par des signes cliniques non spécifiques : épisode fébrile banal accompagné d'adénopathies cervicales surtout occipitales.

LE DIAGNOSTIC se fait sur l'apparition d'anticorps antitoxoplasmiques (IgG et IgM) chez une femme récemment séronégative ou sur l'évolution du taux des anticorps à trois semaines d'intervalles dosés en parallèle dans le même laboratoire. En cas de séroconversion maternelle pendant la grossesse, la femme est mise sous spiramycine à la dose de 9 millions d'unités par 24 heures. Le but de ce traitement est de diminuer le passage placentaire du toxoplasme.

Le diagnostic prénatal de la contamination fœtale repose sur l'analyse du liquide amniotique après amniocentèse avec recherche du génome du toxoplasme par PCR *(polymerase chain reaction)*. La réponse est obtenue en quelques jours. L'inoculation à la souris du culot cellulaire de liquide amniotique est maintenue par prudence et vient généralement confirmer le résultat de la PCR quelques semaines plus tard. La PCR sur liquide amniotique a ainsi remplacé la ponction de sang fœtal dans le diagnostic prénatal de toxoplasmose congénitale.

En cas de séroconversion maternelle pendant la grossesse, la surveillance fœtale se fait par échographie. Les signes les plus fréquemment rencontrés sont la dilatation ventriculaire cérébrale, des zones hyperéchogènes intracérébrales ou intrahépatiques, plus rarement une ascite, des épanchements pleuraux ou péricardiques. Une échographie normale ne permet pas d'exclure une toxoplasmose congénitale, notamment les complications oculaires de la toxoplasmose (la chorio-rétinite) qui ne sont pas détectables. L'échographie a une importance pronostique primordiale car elle évalue le degré d'atteinte fœtale notamment cérébrale. La découverte de lésions cérébrales conduit à discuter une interruption médicale de grossesse. Elle représente 3 % des séroconversions maternelles pendant la grossesse.

EN CAS D'INFECTION MATERNELLE SANS INFECTION FŒTALE, la spiramycine est poursuivie jusqu'à l'accouchement, avec une surveillance échographique fœtale toutes les 4 à 6 semaines. À la naissance, la surveillance sérologique doit être poursuivie chez l'enfant jusqu'à disparition des IgG, seule preuve définitive de l'absence d'infection congénitale.

LORSQUE L'INFECTION FŒTALE EST CONFIRMÉE ET LA GROSSESSE POURSUIVIE, la surveillance échographique doit être plus rapprochée (toutes les 2 à 3 semaines). Le traitement associe des cures de quatre semaines de pyriméthamine (50 mg/j.), de sulfadiazine (3 g/j.) et d'acide folinique, sous surveillance de la numération de la formule sanguine, en alternance avec deux semaines de spiramycine. À la naissance, le traitement spécifique de la toxoplasmose est poursuivi chez le nouveau-né infecté.

LE BILAN NÉONATAL est le même, qu'il y ait eu ou non infection fœtale. Il comporte un examen ophtalmologique et une échographie transfontanellaire du nouveau-né. Les IgG et IgM antitoxoplasmiques sont contrôlés dans le sang du cordon.

Hypertension artérielle et grossesse

Définition

L'hypertension artérielle (HTA) chez la femme enceinte se définit par une pression artérielle supérieure ou égale à 140 mmHg pour la systolique ou 90 mmHg pour la diastolique, retrouvée à deux examens à 4 heures d'intervalle minimum.

On distingue les grossesses survenant chez les femmes déjà hypertendues (**HTA chronique**), des hypertensions liées à la grossesse (**HTA gravidique**). L'HTA gravidique survient après 20 SA et disparaît dans les 6 semaines suivant le post-partum. Lorsque l'HTA est associée à une protéinurie significative (plus de 0,5 g/24 heures), on parle de **toxémie gravidique** ou de **prééclampsie**.

Épidémiologie

L'INCIDENCE DE L'HTA AU COURS DE LA GROSSESSE EST DE 8 À 10 %. Il s'agit d'HTA chronique dans 30 % des cas et d'HTA gravidique ou prééclampsie dans 70 % des cas. L'HTA gravidique et la prééclampsie sont plus fréquentes chez les primipares. Les autres facteurs de risque sont :

- **L'antécédent familial** de troubles hypertensifs liés à la grossesse.
- **L'obésité et la grossesse après 35 ans.**
- **Le changement de procréateur.**

UNE RÉCIDIVE DE L'HTA survient dans environ la moitié des cas. La récidive de la préeclampsie est en revanche rare (< 5 %).

Physiopathologie

La physiopathologie n'est pas encore bien élucidée et l'HTA gravidique est probablement multifactorielle. Elle est liée à une insuffisance placentaire, cette hypoperfusion placentaire et l'augmentation de la pression de perfusion de l'utérus seraient à l'origine de l'HTA maternelle.

Signes cliniques

L'HTA gravidique se caractérise par une instabilité des chiffres tensionnels parfois très importantes, et par une inversion du rythme circadien de la pression artérielle, c'est-à-dire des chiffres tensionnels plus élevés la nuit que le jour. Elle peut être accompagnée de signes fonctionnels qu'il faut savoir rechercher :

- **Céphalées** frontales ou en casque.
- **Troubles visuels** (à type de mouches volantes), **acouphènes** (sifflement d'oreille) et **vertiges**.
- **Nausées, vomissements.**
- **Œdèmes généralisés** (faciès lunaire).

SIGNES CLINIQUES DE GRAVITÉ

- **Pression systolique** supérieure ou égale à 16 mmHg.
- **Pression diastolique** supérieure ou égale à 11 mmHg.
- **Douleur en barre au niveau de l'hypochondre droit ou de l'épigastre,** avec parfois une douleur vive à l'ébranlement du foie. Cette douleur serait due à des hématomes sous-capsulaires du foie, secondaire aux troubles de la coagulation.
- **Apparition d'une oligurie et d'œdèmes** importants.

DÉMARCHE INFIRMIÈRE

PRISE DE LA TENSION ARTÉRIELLE CHEZ LA FEMME ENCEINTE

C'est un acte simple mais qui mérite d'être parfaitement exécuté pendant la grossesse si l'on veut éviter des erreurs.

– La pression artérielle doit être prise avec le bras à la hauteur du cœur, et après une période minimale de 15 minutes de repos, bras nu. Le mieux est de la prendre chez une femme assise avec le bras surélevé à la hauteur du cœur. Ne pas mesurer la tension artérielle immédiatement après le toucher vaginal.

– Le manchon de l'appareil à tension doit couvrir 80 % de la ciconférence du bras, sinon la pression artérielle est surestimée. Chez une femme obèse, il faut utiliser des brassards adaptés aux obèses, sinon prendre la tension à l'avant-bras en auscultant ou en palpant l'artère radiale. Lorsque la tension est prise en palpant l'artère en aval du brassard, la pression artérielle systolique seule peut être déterminée.

– Chez la femme enceinte, la disparition des bruits artériels n'est pas toujours bien perçue. Il faut donc tenir compte du changement brusque du timbre et de l'intensité du bruit artériel pour déterminer la diastolique.

– On considère comme anormale une tension artérielle égale ou supérieure à 14/9. La mesure de la tension artérielle doit être répétée avant de conclure à une hypertension artérielle gravidique. Un enregistrement continu de la TA *(Dynamap)* peut alors être réalisé au repos. Le médecin sera prévenu des chiffres tensionnels élevés afin de prendre les mesures préventives nécessaires (repos, antihypertenseurs...), d'instaurer une surveillance et de prescrire les différents examens complémentaires (bilan biologique d'HTA, échographie obstétricale, rythme cardiaque fœtal...).

L'ÉVALUATION DU BIEN-ÊTRE FŒTAL SE FAIT PAR :

- **Évaluation des mouvements perçus par la mère.**
- **Échographie** qui permet d'évaluer la croissance fœtale, la quantité de liquide amniotique et la vitalité du fœtus. Une hypotrophie (retard de croissance), une quantité de liquide amniotique diminuée ou absente (oligoamnios ou anamnios) et un mauvais examen fonctionnel (diminution ou absence des mouvements fœtaux) sont des signes péjoratifs.
- **La vélocimétrie ombilicale et cérébrale (Doppler).** Une diminution de la diastole au niveau de l'artère ombilicale et une élévation de la diastole au niveau de l'artère cérébrale sont des signes péjoratifs.
- **Le rythme cardiaque fœtal.** L'apparition d'un rythme peu oscillant et sans accélération est péjoratif. L'apparition de ralentissements tardifs (décalés par rapport à la contraction) ou en l'absence de contraction signent une souffrance fœtale aiguë.

Signes biologiques

Une hyperuricémie est souvent associée.

Une protéinurie (supérieure à 0,5 g/24 heures) signe la présence d'une prééclampsie.

SIGNES BIOLOGIQUES DE GRAVITÉ

- **Protéinurie importante** (supérieure à 5 g/24 heures).
- **Thrombopénie,** surtout lorsqu'elle descend en dessous de 100 000/mm^3.
- **Élévation des transaminases.**
- **Signes d'hémolyse intravasculaire** : anémie, élévation de l'haptoglobine, présence de schizocytes (déformation des globules rouges).
- **Signes de CIVD** (coagulation intravasculaire disséminée) ou de **fibrinolyse** : PDF (produit de dégradation de la fibrine) positifs, D dimères positifs, diminution de la fibrinogénémie.

Complications

LE RETARD DE CROISSANCE INTRA-UTÉRIN, défini par une biométrie fœtale inférieure au 10e percentile à l'échographie.

LA SOUFFRANCE FŒTALE AIGUË, dont les anomalies du rythme cardiaque fœtal sont le reflet. Elle nécessite une extraction fœtale en urgence.

DÉMARCHE INFIRMIÈRE

DEVANT UNE CRISE D'ÉCLAMPSIE

- Prévenir en urgence l'obstétricien et l'anésthésiste-réanimateur.
- Préparer une ampoule de *Valium* ou une ampoule de *Rivotril* pour une injection IV lente.
- S'assurer que la trousse d'urgence est à portée de main en cas de nécessité d'intubation avec ventilation au masque.
- La patiente doit être en position allongée, en prévenant la morsure de langue par une canule pendant la période convulsive.
- Un bilan préopératoire comprenant un bilan hépatique, rénal, un ionogramme sanguin et une crase complète sont prélevés en urgence. La carte de groupe sanguin avec phénotype et RAI est au besoin complétée.

LE HELLP SYNDROME associant :
- une hémolyse (Hemolysis),
- une élévation des transaminases (Elevated Liver enzymes),
- une thrombopénie (Low Platalet).

L'ÉCLAMPSIE. Il s'agit d'une des grandes urgences obstétricales. Elle met en danger le pronostic maternel et fœtal. Elle survient dans un peu plus de la moitié des cas avant l'accouchement et dans moins de la moitié des cas dans le post-partum. Dans le tiers des cas, elle survient sans signes avant-coureurs. Dans les autres cas, elle est précédée par une aggravation d'un ou de plusieurs signes de prééclampsie :

- **HTA très élevée et instable,** avec signes fonctionnels d'HTA.
- **Protéinurie abondante.**
- **Oligurie ou anurie.**
- **Hyperréflexie ostéo-tendineuse** avec réflexes diffus polycinétiques et clonus du pied et de la rotule associée à une barre épigastrique.

Une réanimation et un traitement préventif des convulsions utilisant le diazépam (*Valium*), permettent le plus souvent d'éviter les crises convulsives ou éclampsie. La crise convulsive nécessite de débuter un traitement anticonvulsivant en urgence, *Valium* par voie intraveineuse lente. Elle peut entraîner un état de mal convulsif.

L'éclampsie elle-même est souvent associée à une souffrance fœtale aiguë et nécessite une **césarienne en urgence** après réanimation maternelle, l'indication de la césarienne est alors à la fois maternelle et fœtale.

Plus rarement, en cas de grande prématurité, d'absence de souffrance fœtale aiguë avec arrêt des crises convulsives et stabilisation de l'état maternel grâce à la réanimation médicale, l'accouchement peut être différé afin d'obtenir une meilleure maturité fœtale.

Important : toute crise convulsive chez une femme enceinte est une crise d'éclampsie jusqu'à preuve du contraire.

L'HÉMATOME RÉTROPLACENTAIRE (voir métrorragies du 3e trimestre, page 183).

Traitement de l'hypertension artérielle gravidique

Repos

Repos au lit, le plus souvent possible du côté gauche pour améliorer au maximum la circulation sanguine, en limitant la compression des vaisseaux par le poids de l'utérus gravide. Le repos est le traitement le plus important et le plus efficace sur les chiffres tensionnels.

Traitements médicamenteux

Antihypertenseurs

Ils ont pour but de réduire l'HTA et d'éviter les variations tensionnelles brutales. Mais la diminution de la pression artérielle réduit automatiquement la perfusion utéro-placentaire, ce qui peut être dangereux pour le fœtus. En conséquence, des précautions s'imposent :

PHARMACOLOGIE

ANTIHYPERTENSEURS

Dénomination	*Conditionnement*	*Posologie*	*Action*	*Effets sur le nouveau-né*
MÉTHYLDOPA *Aldomet*	comp. 250 mg comp. 500 mg	250 × 3/24 heures max 3 g/24 heures	centrale et périphérique	0
DIHYDRALAZINE *Népressol*	comp. 25 mg	1/2 comp. × 2/24 heures augmentation progressive → 4 à 6 comp./24 heures	périphérique	0
ACÉBUTOL *Sectral*	comp. 200 mg comp. 400 mg	200 à 400 mg/24 heures en 1 ou 2 prises	bêta-bloquant	– défaillance cardiaque – bradycardie – hypoglycémie – détresse respiratoire
LOBÉTALOL *Trandate*	comp. 200 mg amp 100 mg	200 mg × 2/24 heures *per os* 0,1 mg/kg/h en perfusion	alpha et bêta-bloquant	– défaillance cardiaque – bradycardie – hypoglycémie – détresse respiratoire

MÉTHYLDOPA (*ALDOMET*) :
Contre-indications : affections hépatiques évolutives, anémie hémolytique.
Effets indésirables : galactorrhée, arthralgies, myalgies, ainsi que des troubles neurologiques centraux (sédatif, céphalées…), cardio-vasculaires (hypotension orthostatique), hématologiques (anémie hémolytique, test de Coombs positif), allergiques, hépatites.

DIHYDRALAZINE (*NÉPRESSOL*)
Contre-indications : angor non contrôlé par le traitement médical, insuffisances cardiaques à débit cardiaque élevé (hyperthyroïdie, anémie sévère…).
Effets indésirables : surtout céphalées, nausées, vomissements (disparaissent habituellement après la première semaine du traitement ou après diminution de la posologie).

ACÉBUTOL (*SECTRAL*), LABÉTALOL (*TRANDATE*)
Contre-indications : insuffisance cardiaque décompensée, bloc auriculo-ventriculaire, bradycardie < 50/mn, antécédent d'asthme ou de bronchospasme.
Effets indésirables : bradycardie excessive, troubles de la conduction intracardiaque, les bêtabloquants peuvent masquer certains symptômes d'hypoglycémie (palpitations, tachycardies).

NE PAS FAIRE TROP BAISSER LES CHIFFRES TENSIONNELS OU TROP RAPIDEMENT. Chez une femme enceinte hypertendue, le but est de maintenir les chiffres tensionnels aux alentours de 14/9-13/8. Des chiffres en dessous de 12 mmHg de pression systolique ou 8 mmHg de pression diastolique doivent faire diminuer le traitement antihypertenseur, sous surveillance médicale.

ANTIHYPERTENSEURS UTILISÉS DE FAÇON USUELLE :

– la méthyldopa (*Aldomet*), *per os* ;

– si la méthydopa est insuffisante, un traitement par dihydralazine (*Nepressol*), *per os* ou au besoin à la seringue électrique peut être ajouté ;

– certains utilisent des bêta-bloquants (*Sectral*), des alpha- et bêta-bloquants (*Trandate*) ou d'autres antihypertenseurs d'action centrale comme la clonidine (*Catapressan*) ;

– les inhibiteurs du flux calcique doivent être évités. Les inhibiteurs de l'enzyme de conversion sont contre-indiqués.

Diurétiques

Dans les troubles hypertensifs de la grossesse, les diurétiques sont contre-indiqués habituellement, surtout avant l'accouchement, car ils aggraveraient une hypovolémie déjà existante. Ils peuvent être utilisés de façon prudente, en cas d'insuffisance rénale et préférentiellement après l'accouchement.

Anticonvulsivants

Ils sont prescrits en cas d'éclampsie. Il s'agit de l'injection en IV lente d'un benzodiazépine comme le diazépam (*Valium*) ou le clonazépam (*Rivotril*), relayé en perfusion. Un traitement par **sulfate de magnésium** en perfusion peut être associé à la perfusion de benzodiazépine ou la remplacer.

Diabète et grossesse

L'association diabète et grossesse est fréquente, et ce d'autant plus que l'on pense à rechercher le diabète pendant la grossesse. L'importance de son dépistage est donc capital et reste le seul moyen de prévenir et traiter une pathologie encore responsable d'une importante morbidité et mortalité périnatale.

Définition

On distingue la grossesse survenant chez une femme déjà diabétique et le diabète dit « **diabète gestationnel** » survenant chez une femme enceinte antérieurement indemne de cette maladie.

Pendant la grossesse, il y a une modification de l'équilibre glucidique de la femme avec apparition d'un hyperinsulinisme ainsi que d'une insulinorésistance périphérique. Le diabète gestationnel correspond à la rupture de ce nouvel équilibre avec une augmentation de la résistance à l'insuline. Il représente 2 à 7 % des grossesses.

Physiopathologie

Contrairement à l'insuline, le glucose passe la barrière placentaire. Plusieurs facteurs ont été incriminés dans l'apparition des altérations du sac gestationnel et des embryopathies ou malformations survenant pendant les grossesses des femmes diabétiques. Le facteur le plus important est l'hyperglycémie maternelle qui entraîne une hyperglycémie fœtale. Il en résulte un hyperinsulinisme fœtal. Les fœtopathies sont essentiellement dues à cet hyperinsulinisme (macrosomie fœtale, mort fœtale *in utero*). Tout ceci souligne l'importance d'obtenir un excellent équilibre du taux de la glycémie, dès la période préconceptionnelle.

Complications

COMPLICATIONS DES GROSSESSES SURVENANT CHEZ UNE FEMME ANTÉRIEUREMENT DIABÉTIQUE

- **Avortements spontanés précoces** plus fréquents.
- **Augmentation des malformations, surtout cardiaques** (4 % soit environ 4 fois plus que la normale).

COMPLICATIONS DE L'ASSOCIATION DIABÈTE ET GROSSESSE

- **Macrosomie** (gros enfant), **macrosplanchnie** (grande taille), **polyglobulie, hypertrophie**

placentaire ; rarement retard de croissance intra-utérin.

- **Avortements spontanés tardifs** et mort fœtale *in utero*.
- **Complications métaboliques néonatales** : surtout les *hypoglycémies*, anomalies ioniques (hypocalcémies...).
- **Complications respiratoires néonatales** (détresses respiratoires).
- **Complications hématologiques néonatales** associant :

– un ictère néonatal (hyperbilirubinémie) ;

– une polycytémie (érythrocyanose, troubles neurologiques, insuffisance ventriculaire gauche, atteinte rénale, entérocolite nécrosante secondaire à l'hyperviscosité, aux microthromboses et aux hémorragies).

- **Complications maternelles : infections urinaires basses,** voire pyélonéphrites, plus rarement hypoglycémies sévères, acidocétoses, néphropathies, neuropathies, rétinopathies.

Consultations préconceptionnelles

Elles concernent les femmes diabétiques désireuses de la mise en route d'une grossesse. Les contre-indications de la grossesse chez les diabétiques sont rares (essentiellement les coronaropathies).

Le but de l'examen préconceptionnel est de programmer la grossesse et d'équilibrer au mieux le diabète avant la conception. Dans le diabète insulino-dépendant, le passage à 3 voire 4 injections d'insuline par jour est le plus souvent nécessaire. Dans le diabète non insulino-dépendant, le recours à l'insuline est nécessaire jusqu'à l'accouchement et ceci d'autant que les hypoglycémiants oraux sont contre-indiqués pendant la grossesse. De plus, en cas d'obésité, un régime à faible teneur en sucres doit être prescrit. En effet, l'obésité est un facteur surajouté de déséquilibre du diabète.

La surveillance du diabète se fait par les glycémies capillaires 6 à 7 fois par jour : les résultats seront notés dans un carnet d'autosurveillance. L'hémoglobine glycosylée, dont la valeur est le reflet de l'équilibre glucidique des trois mois précédant son dosage, est aussi un bon critère de surveillance.

Dépistage du diabète gestationnel

Qui dépister ?

LE DÉPISTAGE DOIT ÊTRE PROPOSÉ DEVANT TOUT FACTEUR DE RISQUE

- **Antécédents familiaux de diabète.**
- **Antécédents de diabète gestationnel, de mort fœtale *in utero* inexpliquée, de macrosomie fœtale, de malformation fœtale.**
- **Poids de la femme à la naissance** supérieur au 90e percentile, obésité et prise de poids excessive pendant la grossesse.
- **Âge supérieur à 30 ans.**

Ce dépistage doit donc être très large. Il intéresse une grande partie des femmes enceintes.

Dans certains cas, ce sont des signes échographiques, témoins généralement d'un diabète gestationnel déjà existant, qui incitent à rechercher ce diabète : macrosomie fœtale, hydramnios, hypotonie pyélo-calicielle bilatérale (dilatation des bassinets), hyperplasie du septum interventriculaire (épaississement de la cloison du cœur).

Comment dépister ?

La mesure de la glycosurie, effectuée habituellement tous les mois dans le cadre de la surveillance de la grossesse, est insuffisante en raison de nombreux faux positifs, dus à l'abaissement du seuil rénal de glucose pendant la grossesse, de plus il existe un certain nombre de faux négatifs. La mesure de l'Hb A1C (hémoglobine glycosylée) est insuffisante, car c'est un témoin rétrospectif de l'équilibre diabétique des 3 mois précédents le dosage. La glycémie à jeun est le plus souvent normale dans les diabètes gestationnels et la glycémie postprandiale simple présente beaucoup de faux négatifs.

UN TEST SIMPLE permet de dépister avec une bonne sensibilité les femmes susceptibles d'avoir un diabète gestationnel. Il s'agit du **test de O'Sullivan** (figure 18.1). Il consiste à prélever une glycémie 1 heure après l'ingestion de 50 grammes de glucose. Il est réalisé entre 24 et 28 SA. Différents seuils ont été adoptés : 1,30 g/L, 1,35 g/L et 1,40 g/L. Il est évident que plus le seuil choisi est bas, moins il y a de faux négatifs et plus il y a de faux positifs. Autrement dit, plus le seuil choisi est bas, plus on est sûr de ne pas passer à côté d'un diabète gestationnel mais plus on aura aussi de patientes prises en charge alors qu'elles n'ont pas de diabète.

Conduite à tenir devant un test de O'Sullivan pathologique

Une hyperglycémie provoquée par voie orale (HGPO) à visée diagnostique est proposée par certains lorsque le test de O'Sullivan à 50 g est positif. Il s'agit de diagnostiquer les patientes qui ont réellement un diabète gestationnel parmi la population au test de O'Sullivan pathologique. On réalise une glycémie à jeun puis une heure, deux heures et trois heures après l'ingestion de 100 g de glucose. Il est considéré comme pathologique si deux valeurs ou plus sont au-dessus des normes. Or, une seule valeur d'HGPO pathologique est déjà corrélée avec un taux plus élevé de macrosomie.

Il semble donc logique de proposer un traitement par régime à toutes les femmes ayant un trouble du métabolisme glucidique, même si ce trouble est minime, avec une HGPO considérée comme normale. De plus, comme le traitement de la majorité des diabètes gestationnels avec HGPO pathologique consiste aussi à faire un régime, on comprend aisément pourquoi la pratique d'une HGPO ne nous paraît pas très utile.

Un régime sera donc prescrit à toutes les patientes présentant un test de O'Sullivan pathologique. Le régime prescrit est généralement normocalorique (environ 30-35 Kcal/kg/j.) avec environ 45 à 50 % d'hydrates de carbone (sucres). En cas d'obésité, il peut être un peu hypocalorique (environ 25 kcal/kg/j.). Ceci revient à proposer en général un régime de 1 800 à 2 000 kcal avec 180 à 200 grammes d'hydrates de carbone. Il est idéalement répartit en 5 à 6 prises (3 repas, 2 à 3 collations). Ce régime suffit généralement pour équilibrer le diabète gestationnel. Une diététicienne sera chargée d'expliquer le régime dans son détail, en tenant compte des habitudes alimentaires de la patiente.

Surveillance d'une femme diabétique pendant la grossesse

Il s'agit de la surveillance du poids, de la tension artérielle, de la hauteur utérine de la mère, et de la recherche d'une infection urinaire (au moindre signe urinaire prescrire un ECBU).

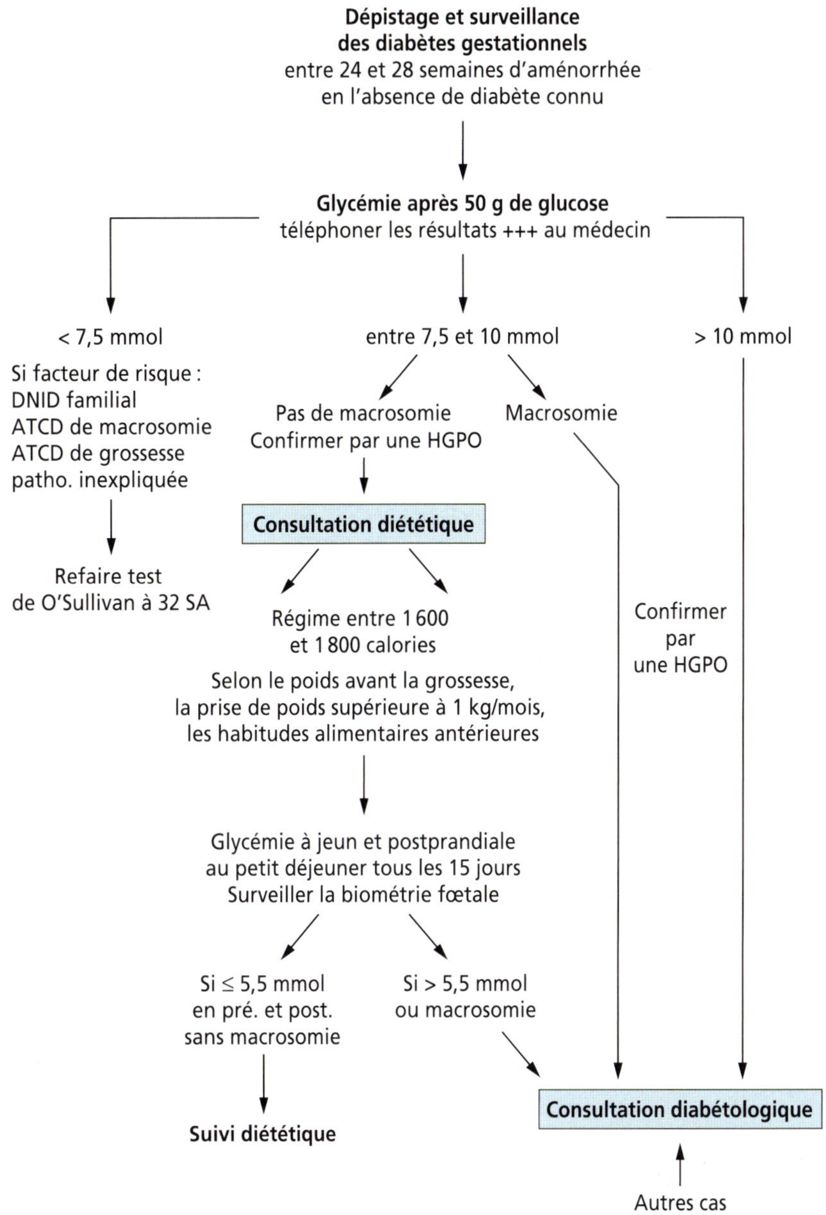

Fig. 18.1 Dépistage et surveillance des diabètes gestationnels.

L'échographie permet :

- **Au premier trimestre,** une datation précise de la grossesse afin de ne pas prendre pour une macrosomie un simple décalage dans le terme.
- **Aux deuxième et troisième trimestres,** la recherche de signes en faveur d'un déséquilibre du diabète (macrosomie fœtale, hydramnios, hyperplasie du septum interventriculaire, hypotonie pyélo-calicielle bilatérale).

L'EFFICACITÉ DU RÉGIME SE JUGE GRÂCE À UN CYCLE GLYCÉMIQUE. Celui-ci est réalisé dans un délai de 2 à 4 semaines après la mise en route du régime, en fonction de la gravité du désordre glucidique.

- **Si le diabète gestationnel est bien équilibré sous régime,** un contrôle du cycle glycémique sera effectué. La glycémie à jeun ne devrait pas dépasser 1,05 g/L et la glycémie postprandiale 1,20 g/L.
- **Lorsque le régime seul et correctement suivi ne suffit pas** avec des chiffres glycémiques encore perturbés, il faut avoir recours à un avis spécialisé diabétologique, afin de démarrer une éventuelle **insulinothérapie.** Cette insulinothérapie nécessite parfois de fortes doses d'insuline en raison de l'insulinorésistance. Elle est généralement répartie en 3 à 4 injections afin d'obtenir le meilleur équilibre glucidique possible. L'insulinothérapie impose une surveillance régulière et fréquente de la glycémie. Celle-ci est au mieux réalisée grâce à l'autosurveillance pluri-journalière des glycémies capillaires.

Date et modalité de l'accouchement

Le diabète non insuliné et bien équilibré permet de laisser évoluer la grossesse jusqu'à la mise en route spontanée du travail à terme.

Le diabète gestationnel mal équilibré par le traitement, ainsi que le diabète insuliné sont des indications de déclenchement du travail entre 38 et 39 SA. Un déclenchement plus précoce expose le nouveau-né au risque de détresse respiratoire. En effet, cette pathologie est plus fréquente chez les enfants nés de mères diabétiques et peut se voir plus tardivement qu'habituellement (après 37 SA), en raison d'un retard de maturation pulmonaire chez ces enfants.

Pendant le travail et l'accouchement, les besoins en insuline sont diminués ce qui suppose une adaptation des apports énergétiques et de l'insuline. Il n'y a pas de contre-indication à la péridurale liée au diabète.

Diabète et post-partum

Il s'agit de patientes à risque d'infections (endométrite, abcès sur cicatrice, infection urinaire basse ou haute, abcès du sein…).

La réduction des besoins en insuline est constante dans le post-partum. L'insuline peut être arrêtée chez les femmes ayant un diabète gestationnel. Le relais par les antidiabétiques oraux est repris chez les femmes avec un antécédent de diabète non insulino-dépendant, en l'absence d'allaitement maternel ou dès l'arrêt de celui-ci. En effet, tous les hypoglycémiants de synthèse passent dans le lait à de faibles concentrations, contre-indiquant ainsi leur utilisation pendant la période de l'allaitement.

En ce qui concerne l'allaitement pour les patientes insulino-dépendantes, l'insuline passe en quantité très faible dans le lait. Elle est détruite par le tube digestif du nouveau-né. L'allaitement est donc possible sous insuline.

La contraception la mieux adaptée dans la période du post-partum immédiat est la pilule microprogestative (*Microval, Milligynon*).

Incompatibilités sanguines fœto-maternelles

DÈS 1939, la possibilité d'immunisation maternelle par un antigène fœtal hérité du père est évoquée et le facteur Rhésus est découvert en 1940.

DEPUIS 1970, la généralisation de la prévention de l'immunisation anti-D a permis une diminution de la fréquence des allo-immunisations anti-D.

TOUTEFOIS, UN CERTAIN NOMBRE DE GROSSESSES EST ENCORE AUJOURD'HUI exposé aux complications de l'incompatibilité sanguine fœto-maternelle.

Épidémiologie et physiopathologie

Le taux des femmes enceintes, qui présentent une allo-immunisation érythrocytaire, est estimé à 3 ‰.

Quels sont les modes d'immunisation ?

MODES D'IMMUNISATION les plus fréquents :

- **Le mode transfusionnel** par injection de sang incompatible ; il explique la plupart des atteintes fœtales qui se produisent dès la première grossesse.
- **Le mode gravidique** : par passage d'hématies fœtales dans la circulation maternelle par voie transplacentaire. Ce passage d'hématies se produit habituellement au moment de l'accouchement. Il peut aussi survenir pendant la grossesse lors de tout traumatisme ou intervention pendant la grossesse : avortement, interruption volontaire de grossesse, grossesse extra-utérine, prélèvements fœtaux (villosités choriales, amniocentèse, ponction de sang fœtal), version par manœuvre externe…

Quels sont les types d'immunisation ?

Seuls les anticorps antiérythrocytaires de type Ig G peuvent traverser la barrière placentaire et donc être à l'origine d'une immunisation fœto-maternelle.

- **Dans 75 % des cas, il s'agit d'immunisation Rhésus anti-D** chez une femme Rhésus négatif. Le risque d'apparition d'anticorps est de 60 % après apport transfusionnel de sang Rhésus positif. Par ailleurs, la fréquence spontanée de l'immunisation anti-D chez les femmes enceintes Rhésus négatif ayant un conjoint Rhésus positif a été estimée à 5 % environ pendant la grossesse. L'apparition des anticorps au cours de la première grossesse et sans contact antérieur avec l'antigène est rare (1 à 1,5 % des cas). L'immunisation survient généralement lors d'une deuxième grossesse, ou lors d'une première grossesse chez une femme précédemment immunisée suite à une transfusion.
- **Dans 25 % des cas, il s'agit d'une immunisation vis-à-vis d'un autre antigène érythrocytaire.** Le mode d'immunisation est dans ce cas le plus souvent transfusionnel. Il s'agit surtout des **anticorps anti-C** ou **anti-E** du système Rhésus, et de l'**anticorps anti-Kell**. L'immunisation anti-Kell est généralement très sévère. L'immunisation anti-C peut aussi être grave. En revanche, l'immunisation anti-E pose rarement des problèmes en période anténatale. Des immunisations peuvent aussi être notées dans les systèmes Duffy, Kidd et MNS.

Les anticorps de type Ig M ne traversent pas la barrière placentaire et ne sont donc pas responsables d'allo-immunisations érythrocytaires fœto-maternelles.

Mécanisme physiopathologique

En cas d'immunisation par un anticorps type Ig G, lors d'un deuxième contact avec l'antigène, il y a une réactivation de l'immunisation avec passage des Ig G vers le fœtus à travers le placenta. Cette réactivation se produit très tôt dans la grossesse, avec possibilité d'anémie fœtale dès le début du deuxième trimestre. Les anticorps se fixent sur les antigènes de la surface des hématies fœtales (test de Coombs direct positif chez la femme).

Il en résulte une hémolyse au niveau du système réticulo-endothélial du fœtus (essentiellement foie, rate, moelle osseuse). Elle est responsable d'une anémie hémolytique régénérative, dont témoigne l'érythroblastose fœtale (augmentation de la production des cellules souches des globules rouges). Cette érythroblastose est responsable d'une hépatomégalie, elle-même responsable d'une gêne à la circulation veineuse, d'où les complications œdémo-ascitiques chez le fœtus.

In utero, la bilirubine libre ainsi produite est éliminée par le placenta. Par contre, après la naissance, une bilirubinémie importante non traitée peut être à l'origine d'un **ictère nucléaire** avec le risque de lésions neurologiques parfois irréversibles. Dans les cas graves, l'anémie peut évoluer vers une insuffisance cardiaque, plus ou moins associée à des épanchements, voire à un **anasarque** (décompensation cardiaque avec œdème généralisé et ascite).

Dépistage des allo-immunisations fœto-maternelles

Le dépistage d'une immunisation maternelle est systématique. Il est réalisé chez toutes les femmes enceintes (même chez les Rhésus positifs) à l'occasion de la déclaration de grossesse ainsi que vers le huitième mois de grossesse, par la recherche des agglutinines irrégulières (RAI). Chez la femme Rhésus négatif, cette recherche est recommandée tous les mois. L'absence d'agglutinines irrégulières pendant la grossesse permet d'éliminer tout risque fœtal.

Que faire devant des RAI positives ?

Lorsque la RAI est positive, les anticorps doivent être identifiés (**typage**). S'il s'agit d'anticorps anti-D, **un dosage pondéral** est possible et doit être demandé. La concentration maternelle en anticorps apparaît comme un déterminant majeur de la gravité des allo-immunisations érythrocytaires fœto-maternelles anti-D. Lorsque la concentration reste inférieure à 1 µg/mL, il n'y a pas de risque d'immunisation, au moins jusqu'à 34 SA. Pour des valeurs supérieures à 1 µg/mL, le risque d'atteinte fœtale sévère s'accroît d'autant plus que la concentration est élevée.

Mais l'élément de gravité le plus important est représenté par la densité cellulaire des hématies en complexes immuns. Elle dépend de l'affinité des anticorps qui peut être variable selon les individus. C'est le **titrage des anticorps sériques maternels** (Coombs indirect) qui permet d'évaluer cette affinité. Le titre critique est à 1/8e. Plus le titre est élevé, plus l'immunisation est sévère.

Surveillance anténatale d'une immunisation

Le but de la surveillance anténatale est de reconnaître et de traiter les fœtus menacés.

Dosage pondéral et titrage des anticorps sériques

Lorsque les RAI reviennent positives chez une femme enceinte, leur nature est dans un premier temps identifiée. S'il s'agit d'un anticorps de type Ig G anti-D, anti-c, anti-E, anti-Kell, anti-Duffy, anti-Kidd ou anti-MNS, le phénotype du père de l'enfant à naître est précisé. Des investigations supplémentaires s'imposent par la suite dans le cas où le père est porteur de l'antigène contre lequel la mère s'est immunisée.

UN TITRAGE DES ANTICORPS est dans ces cas réalisé, associé à un dosage pondéral s'il s'agit d'anticorps anti-D.

- **Si le titrage est inférieur à 1/8 et le dosage pondéral inférieur à 1 µg/mL**, ces deux examens sont répétés tous les quinze jours afin de vérifier leur stabilité. En cas de père hétérozygote, le fœtus a une chance sur deux pour ne pas être porteur de l'antigène immunisant. Son phénotype peut être déterminé par un prélèvement de villosités choriales, au premier trimestre surtout. La surveillance des taux sériques maternels n'est ainsi poursuivie que si le fœtus est porteur de l'antigène immunisant.
- **Lorsque le titrage est ou devient supérieur ou égal à 1/8, ou bien le dosage pondéral supérieur ou égal à 1 µg/mL**, une réactivation de l'immunisation semble probable. Une transfusion ou une exsanguino-transfusion doit être envisagée.

L'ANÉMIE FŒTALE est dans certaines équipes évaluée par la détermination de l'indice optique du liquide amniotique prélevé par amniocentèse. Il s'agit d'une analyse de la concentration de la bilirubine dans le liquide amniotique (indice de Lilley), reflet de l'hémolyse fœtale. Or, la corrélation entre l'anémie fœtale et l'indice de Lilley est loin d'être excellente, raison pour laquelle d'autres équipes ne l'utilisent plus.

Surveillance fœtale

Cette surveillance est essentiellement échographique.

SIGNES ÉCHOGRAPHIQUES PRÉCOCES

- **Œdème préfrontal** (double contour cutané discret au niveau du crâne).
- **Lame d'ascite et hépatomégalie.**
- **Épanchement péricardique.**
- **Excès modéré de liquide amniotique** et une épaisseur placentaire excessive.

CES SIGNES PRÉCÈDENT L'ÉTAT D'ANASARQUE : décompensation cardio-vasculaire et ascite franche associée à un œdème massif et à un énorme placenta. Une mort fœtale *in utero* peut survenir avant que ce stade ultime d'anasarque ne soit atteint. L'existence de signes échographiques discrets correspond généralement à un taux d'hémoglobine fœtale inférieur à 8 g/dL. L'état d'anasarque est le plus souvent associé à un taux d'hémoglobine inférieur à 5 g/dL.

Prévention

LA PRÉVENTION des allo-immunisations posttransfusionnelles passe par l'utilisation de sang phénotypé pour toutes les jeunes filles et pour toutes les femmes en âge de procréer qui nécessitent une transfusion.

EN CE QUI CONCERNE L'ALLO-IMMUNISATION RHÉSUS D GRAVIDIQUE, une immunoprophylaxie s'impose chez une femme Rhésus négatif non encore immunisée, dès qu'il y a un risque d'immunisation par traumatisme ou intervention pendant la grossesse. Cette immunoprophylaxie doit être effectuée dans un délai de 72 heures après l'exposition au risque. Son effet est temporaire (6 à 8 semaines). En pratique, lors des situations à risque pendant la grossesse, une seule dose d'immunoglobulines anti-D (dose standard de 100 µg) est administrée de façon systématique.

APRÈS L'ACCOUCHEMENT, l'immunoprophylaxie est réalisée après les résultats du groupage sanguin du nouveau-né. Une dose standard est administrée si le nouveau-né est Rhésus positif. L'efficacité de cette prévention se juge par **la recherche d'agglutinines résiduelles après l'injection de l'anti-D**. La dose administrée est suffisante lorsque la recherche d'agglutinines résiduelles redevient positive. Sinon, il faut administrer une nouvelle dose d'anti-D, et ceci jusqu'à l'obtention d'un taux résiduel d'agglutinines.

Une méthode simple pour évaluer la dose d'anti-D à administrer est la réalisation d'un **test de Kleihauer**. Il s'agit de la recherche d'hématies fœtales dans le sang maternel et donc la détermination du volume d'hématies fœtales passées dans la circulation maternelle (10 hématies fœtales pour 10 000 hématies maternelles correspondent environ à un passage de 5 mL de sang fœtal). La dose d'anti-D à administrer est de 20 µg par mL d'hématies fœtales Rhésus positif. Le test de Kleihauer peut être utilisé de façon courante et surtout dans les suspicions d'hémorragies fœto-maternelles, afin d'évaluer la dose optimale d'Ig anti-D.

Traitement curatif

Traitement transfusionnel du fœtus

La transfusion de globules rouges compatibles représente le traitement de choix des allo-immunisations érythrocytaires fœto-maternelles. Le produit sanguin utilisé est le culot globulaire compatible irradié. Toute transfusion fœtale est réalisée sous contrôle échographique continu.

Plusieurs modes de transfusion sont possibles :

LA TRANSFUSION INTRAPÉRITONÉALE. Il s'agit d'injecter des hématies dans la cavité péritonéale fœtale. Elle est réservée aux échecs de la transfusion vasculaire.

LA TRANSFUSION INTRAVASCULAIRE. Elle permet la mesure extemporanée de l'hématocrite ou de l'hémoglobine fœtale, la correction rapide de l'anémie fœtale et une suppression transitoire de l'érythropoïèse. La veine ombilicale du fœtus est abordée par ponction à l'aiguille. Le principal inconvénient de cette méthode est le risque de surcharge volémique fœtale.

L'EXSANGUINO-TRANSFUSION IN UTERO. Outre la mesure extemporanée de l'hématocrite ou de l'hémoglobine fœtale, la correction rapide de l'anémie fœtale et une suppression transitoire de l'érythropoïèse, elle permet d'éviter une surcharge circulatoire transfusionnelle fœtale. C'est actuellement la méthode de choix dans le traitement des allo-immunisations érythrocytaires fœto-maternelles.

Renouvellement des apports transfusionnels

L'anémie fœtale se reproduit sous l'effet conjugué de l'hémolyse persistante, de la croissance pondérale du fœtus et l'inhibition post-transfusionnelle de l'érythropoïèse. Idéalement, on cherche à atteindre un taux d'hémoglobine de 17 à 18 g/dL après chaque apport transfusionnel.

Les deux premières transfusions sont réalisées à une semaine d'intervalle, ce qui permet d'évaluer la vitesse de décroissance du taux d'hémoglobine. La fréquence des transfusions est ensuite déterminée en fonction du taux d'hémoglobine fœtale atteint à l'issue de l'apport précédent, et de la vitesse de décroissance de l'hémoglobine fœtale.

La surveillance du fœtus se fait par des échographies régulières (environ tous les 15 jours). Par ailleurs, après 28 SA, la surveillance fœtale est complétée par un monitoring du rythme cardiaque fœtal avant et après chaque transfusion.

Complications des transfusions

Elles sont nombreuses et peuvent être létales pour le fœtus déjà fragilisé par l'anémie. Ce geste difficile doit donc être pratiqué dans des centres de références habitués à la prise en charge de cette pathologie. Les complications peuvent être l'infection ovulaire, l'hématome du cordon, la section vasculaire, la rupture des membranes, le déclenchement spontané du travail.

Conduite à tenir au moment de l'accouchement

Une allo-immunisation érythrocytaire fœto-maternelle correctement surveillée et traitée n'est habituellement plus une indication de déclenchement du travail, sauf si une nouvelle transfusion s'avère nécessaire après 35-36 SA. Dans ce cas, si l'évaluation fonctionnelle du fœtus au monitoring et à l'échographie est bonne, témoin d'une anémie modérée, il est préférable de déclencher le travail et de poursuivre les exsanguino-transfusions après la naissance.

En revanche, en cas de décompensation du fœtus *in utero*, il est préférable de réaliser une exsanguino-transfusion *in utero* avant d'envisager l'extraction. Une extraction en urgence peut être nécessaire en cas de souffrance fœtale aiguë, par exemple en cas de complications lors d'une transfusion.

Accouchement prématuré

Définition

Classiquement, on appelle accouchement prématuré toute naissance survenant entre 28 et 37 semaines d'aménorrhée (SA) révolues. Depuis les récents progrès en réanimation néonatale, cette barre est descendue plus bas, aux environs de 26 SA. La menace d'accouchement prématuré (MAP) est donc l'apparition d'un état clinique qui aboutit, en dehors de toute thérapeutique, à un accouchement prématuré. En Europe, sa fréquence est de 6 à 8 % des grossesses.

La prématurité et les complications de la réanimation néonatale qui en découlent sont source de mortalité et de morbidité périnatales. Ceci souligne l'importance de la prévention des accouchements prématurés.

Étiologies

Les étiologies des MAP sont multiples et fréquemment associées. Il est important de les rechercher car leur traitement peut enrayer la menace d'accouchement prématuré. Toutefois, une cause n'est pas toujours retrouvée.

Causes maternelles générales

Toute pathologie maternelle peut aggraver le risque de prématurité. Il s'agit surtout des pathologies suivantes :

- **Les pathologies infectieuses,** surtout les infections urinaires et la listériose.
- **L'hyperthermie** à elle seule peut être responsable de l'augmentation de la contractilité utérine.
- **Mais aussi l'anémie, le diabète sucré, les cardiopathies, la prééclampsie, l'ictère gravidique.**

Causes maternelles locorégionales

- **Malformations utérines** congénitales (utérus bicorne, hypoplasique, cloisonné…) et les malformations acquises (fibromes, synéchies…).
- **Béance cervico-isthmique.**

Facteurs favorisants

- **Conditions de travail difficiles.**
- **Longs trajets quotidiens.**
- **Surmenage familial.**

Causes ovulaires

- **Grossesses multiples.**
- **Hydramnios.**
- **Placenta prævia.**
- **Malformations fœtales.**
- **Rupture prématurée des membranes, infection ovulaire.**
- **HTA, prééclampsie et hématome rétroplacentaire.**

Diagnostic d'une MAP

Interrogatoire et examen clinique

Le diagnostic positif est fait sur l'association de deux éléments essentiels :

- **La présence de contractions utérines** qui sont retrouvées à l'interrogatoire, à la palpation utérine et à l'enregistrement (tocographie externe). Elles sont souvent douloureuses et régulières et elles modifient le col.
- **L'existence d'une modification du col**, appréciée au toucher vaginal (raccourcissement, dilatation, ramollissement, centrage) ou à l'échographie endovaginale du col (< 30 mm).

Les autres signes à rechercher sont :

- **Un facteur déclenchant** (voyage récent, déménagement…).
- **Des métrorragies,** la perte du bouchon muqueux ou une rupture des membranes (écoulement de liquide).
- **Une fièvre.**
- **Une ampliation du segment inférieur ou une descente de la présentation** au toucher vaginal.

Examens complémentaires

PAR ROUTINE seront réalisés :

- **Une NFS, une CRP, un ECBU, un prélèvement bactériologique cervical** à la recherche d'une étiologie.
- **Une étude du rythme cardiaque fœtal.**
- **Une échographie** pour évaluer la croissance fœtale, l'existence d'éventuelles malformations fœtales, la quantité de liquide amniotique et la position du placenta.

Moyens thérapeutiques

Traitement préventif

Le meilleur traitement de la MAP est préventif. Il nécessite une bonne surveillance de la grossesse (interrogatoire et examen du col tous les mois) et une évaluation des facteurs de risque. Il faut réduire les longs trajets, encourager le repos, éviter le surmenage, demander éventuellement une aide ménagère, prescrire s'il le faut le repos supplémentaire de grossesse pathologique de 14 jours, avant les 6 semaines de congés maternité (à 31 SA).

Prévoir un cerclage à 12-14 SA en cas de béance cervico-isthmique ou d'antécédents lourds d'avortements tardifs.

Traitement curatif

REPOS. À domicile ou à l'hôpital, il est le premier moyen thérapeutique à mettre en œuvre et le plus efficace. Le nombre de touchers vaginaux doit être limité. Actuellement, l'**échographie du col** et le test-membranes (dosage qualitatif de la **fibronectine**) permettent d'individualiser un groupe à risque d'accouchement prématuré élevé nécessitant l'hospitalisation.

TOCOLYSE. Les médicaments les plus souvent utilisés, en dehors de leurs contre-indications, sont les **bêta-mimétiques** (*Salbutamol*). Ils sont administrés par voie orale ou parentérale, en fonction de la gravité de la MAP, après contrôle de l'ECG. Leurs effets secondaires sont dominés par la tachycardie, les tremblements, parfois une hypokaliémie. Un électrocardiogramme est nécessaire avant la mise en route du traitement ainsi qu'une surveillance de l'ionogramme sanguin pour dépister des contre-indications.

Les progestatifs (*Utrogestan*) peuvent être utilisés en tant que traitement adjuvant. Certains utilisent les antiprostaglandines (AINS), mais il existe une néphrotoxicité chez le fœtus qui réduisent actuellement ces indications. Les inhibiteurs calciques comme l'*Adalate* (*per os*) et le *Loxen* (*per os et IV*) sont parfois prescrits car ils ont moins d'effets secondaires. Le sulfate de magnésie peut aussi être prescrit, surtout s'il existe une prééclampsie associée.

Le *Tractocile* peut aussi être utilisé, il s'agit d'un antagoniste de l'ocytocine. Il est à employer en

PHARMACOLOGIE

TOCOLYTIQUES

Dénomination	*Conditionnement*	*Posologie*	*Effets indésirables*
SALBUTAMOL *Salbumol*	amp 0,5 mg suppos 1 mg	IV 5 amp/250 glucosé iso 5 gouttes/min → 40 gouttes 2 comp. 4 fois par jour	Tachycardie Déséquilibre d'un diabète préexistant
ATOSIBAN *Tractocile*	Sol injectable	Étape bolus : une injection IV de 0,9 mL de solution injectable à 0,75 mg/ml. Étape Traitement d'attaque : ajouter 1 amp. de 5 mL à 45 cc de sérum physiologique Débit de 24 cc/h pendant 3 heures. Étape d'entretien : même dilution à 8 cc/h jusqu'à l'arrêt complet des CU , maximum pendant 45 h.	Effets indésirables fréquents : céphalées, vertiges, nausées, tachycardie, hypotension, réaction au point d'injection, fièvre, prurit, rash.

deuxième intention et lorsque la patiente présente :

– une contre-indication aux ß-mimétiques : troubles du rythme, tachycardie sinusale, cardiopathie, diabète ;

– une intolérance aux ß-mimétiques (tachycardie > 130 bat/mn, palpitations) ;

– une grossesse multiple :

• en alternative dans ces cas avec l' *Adalate*,

• en cas d'hypotension ou d'hypertension, le choix se fera vers le *Tractocile*.

Autres thérapeutiques

En cas de menace sévère d'accouchement entre 26 et 34 SA environ, une **corticothérapie** maternelle (*Célestène* 12 mg IM ou IV, à renouveler à 24 heures d'intervalle) permet d'accélérer la maturation pulmonaire fœtale afin de réduire les détresses respiratoires. Cette corticothérapie est à renouveler une fois par semaine jusqu'à 34 SA.

L'antibiothérapie est utilisée en cas d'infection urinaire ou vaginale (streptocoque B). L'antibiothérapie préventive en cas de rupture prématurée des membranes semble apporter un bénéfice en retardant l'accouchement.

Indications thérapeutiques

En l'absence de la rupture de la poche des eaux, la MAP est traitée en hospitalisation ou à domicile, par voie intraveineuse ou par voie orale, en fonction de sa gravité.

En cas de rupture de la poche des eaux, les attitudes divergent. L'intérêt de la tocolyse est discutée par de nombreuses équipes en raison du risque infectieux pour le fœtus qui s'ajoute au risque de la prématurité. La tocolyse semble de peu d'intérêt après 34 SA.

Avant 34 SA, une corticothérapie maternelle de courte durée est débutée devant toute MAP sévère avec ou sans rupture de la poche des eaux, afin d'accélérer la maturation pulmonaire fœtale.

Grossesses multiples

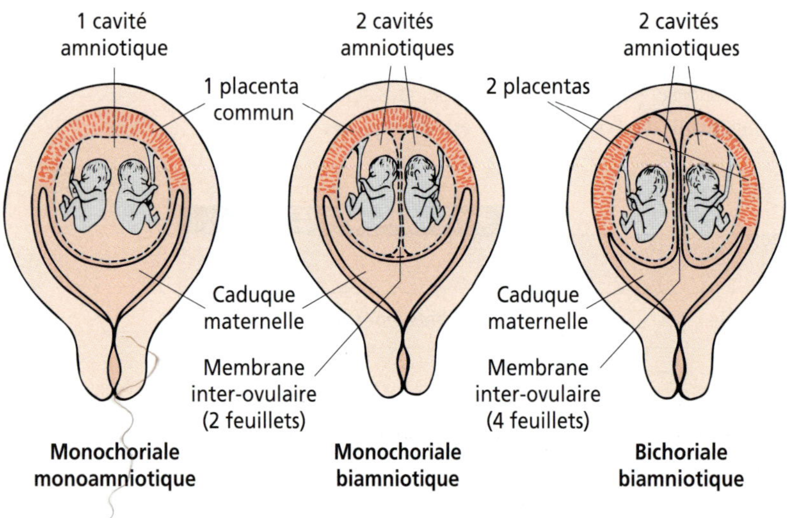

Fig. 18.2 Les différents types de grossesses gémellaires.

Les grossesses gémellaires représentent environ 1/80 grossesses en France. Leur fréquence est beaucoup plus élevée dans la procréation médicalement assistée (20 à 25 % des PMA). Elles comportent un risque supérieur de morbidité et de mortalité périnatale que les grossesses singletons.

En effet, leur morbidité périnatale est évaluée de 20 à 30 % et leur mortalité périnatale de 7 à 12 %.

Les grossesses multiples, supérieures ou égales à trois fœtus, sont rarement spontanées. Il s'agit en effet surtout de complications des traitements inducteurs de l'ovulation. Leur taux de morbidité et de mortalité est très élevé.

Grossesses gémellaires

Généralités

Les jumeaux monozygotes ou vrais jumeaux (≈ 30 % des grossesses gémellaires) proviennent de la division d'un œuf unique à un stade variable de son développement (figure 18.2).

- **Au stade de blastomère** où la division précoce aboutit à un placenta bichorial (deux placentas), biamniotique (deux cavités amniotiques). Ceci correspond à environ 70 % des grossesses gémellaires monozygotes.
- **Au stade de blastocyste** où le placenta est monochorial (un seul placenta), biamniotique (≈ 27 %).

- **Au stade de disque embryonnaire** où il existe une seule cavité amniotique réalisant une grossesse monochoriale, monoamniotique (≈ 3 %). Cette division, lorsqu'elle est encore plus tardive, aboutit parfois à des fœtus accolés dits « siamois ».

L'existence d'anastomoses vasculaires peut être à l'origine d'un déséquilibre circulatoire aboutissant à un jumeau « transfuseur » et à un jumeau « transfusé ».

Les jumeaux dizygotes sont les plus fréquents (≈ 70 % des grossesses gémellaires). Ils proviennent de la fécondation de deux ovules par deux spermatozoïdes au cours du même cycle. Ils n'ont donc pas le même patrimoine génétique. Le sexe des deux jumeaux peut être identique ou différent. Ils sont bichoriaux, biamniotiques.

Au total, les grossesses monochoriales sont toujours monozygotes, alors que les grossesses bichoriales sont dizygotes dans les 3/4 des cas et monozygotes dans 1/4 des cas.

Diagnostic

La précocité du diagnostic conditionne en grande partie le pronostic des grossesses gémellaires. Le diagnostic peut être évoqué devant une exagération des signes sympathiques de grossesse, un volume utérin supérieur à l'âge théorique de la grossesse.

L'examen obstétrical retrouve une hauteur utérine supérieure à la normale pour l'âge gestationnel et parfois l'existence de 3 ou 4 pôles fœtaux à la palpation.

Dans tous les cas, c'est surtout l'échographie qui permet de faire le diagnostic. En effet, elle permet :

- **Le diagnostic très précoce** de grossesse multiple et le compte du nombre d'embryons.
- **Le plus souvent le diagnostic de chorionicité** (grossesse monochoriale ou bichoriale).
- **La confirmation de l'évolutivité de la grossesse.**
- **La surveillance de la croissance des jumeaux** et la détermination des présentations.

La grossesse gémellaire est une grossesse à risque nécessitant une surveillance clinique rapprochée, ainsi qu'une surveillance échographique mensuelle. La prévention de l'accouchement prématuré (essentiellement le repos) est un élément important de la surveillance.

Le diagnostic différentiel est celui des autres causes d'augmentation de la hauteur utérine (erreur de terme, môle hydatiforme, hydramnios, macrosomie fœtale). Seul l'échographie permet de trancher.

Complications

Mort fœtale d'un des jumeaux

Cette complication représente environ 4 % des grossesses gémellaires (contre 1 % des grossesses singletons). Elle est 3 fois plus fréquente dans les grossesses gémellaires monochoriales. Le jumeau survivant est simplement surveillé et le fœtus mort est laissé en place. L'évolution du fœtus survivant se fait vers le décès dans 10 % des cas. Dans les autres cas, la morbidité est importante : prématurité, hypotrophie, lésions neurologiques… Plus la mort fœtale d'un des jumeaux est précoce, moins les complications pour le fœtus survivant sont importantes.

Complications spécifiques aux grossesses monochoriales

Syndrome transfuseur-transfusé. L'existence d'anastomoses vasculaires, quasi constante dans les grossesses monochoriales, peut être à l'origine d'un déséquilibre circulatoire aboutissant à un jumeau « transfuseur » ou « donneur » et à un jumeau « transfusé » ou « receveur ». Cette pathologie survient dans environ 5 à 15 % des grossesses monochoriales. Le risque de décompensation cardiaque avec anasarque est important pour chacun des deux jumeaux. L'accouchement prématuré est fréquent. Des ponctions itératives de liquide amniotique sont réalisées chez le fœtus transfusé qui présente le plus souvent un hydramnios.

Fœtus acardiaque. Dans ce cas, l'anastomose au niveau placentaire est constante. Il s'agit de la coexistence d'un fœtus normalement constitué et d'une masse d'aspect variable aux contours bien définis, généralement acardiaque acéphale. L'évolution de cette masse peut se faire vers l'involution ou vers la croissance, et constitue l'élément pronostique majeur. Les complications sont fréquentes : hydramnios, prématurité, insuffisance cardiaque, mort fœtale *in utero*.

Fœtus siamois. Il s'agit toujours de grossesses monoamniotiques, avec un clivage tardif de l'œuf. Il s'agit de jumeaux « en miroir », avec un accolement souvent thoraco-abdominal, parfois distal. Le pronostic dépend de l'existence d'organes vitaux en commun.

Autres complications

Certaines complications sont globalement plus fréquentes dans les grossesses gémellaires :

- **Avortement.**
- **Accouchement prématuré** (dans environ 34 % des cas).
- **Hypotrophie** qui peut n'intéresser qu'un des jumeaux.
- **Hydramnios.**
- **Syndrome vasculo-rénal** (HTA, prééclampsie…).
- **Placenta prævia.**

Accouchement

En cas de grossesse gémellaire, l'accouchement demande la présence d'un obstétricien expérimenté, d'un anesthésiste et d'un pédiatre. La voie d'accouchement (césarienne prophylactique ou voie basse) est discutée en fonction de la présentation des deux jumeaux et des antécédents de la femme. L'accouchement par les voies naturelles est le plus souvent possible. Une césarienne prophylactique peut aussi être décidée dans le cas d'un premier jumeau en siège associé à un deuxième jumeau en présentation céphalique.

Le travail est souvent plus long à cause de la surdistension utérine. Après l'accouchement du premier jumeau, la présentation du deuxième jumeau est vérifiée. Si celle-ci n'est pas longitudinale, l'obstétricien la verticalise avec une version par **manœuvre externe** (à travers le ventre). La deuxième poche des eaux est alors rompue, suivie des efforts de poussée pendant les contractions conduisant à la naissance du deuxième jumeau.

L'autre solution pour l'accouchement du deuxième jumeau, surtout si celui-ci n'est pas dans une présentation longitudinale, est de faire une **version-grande extraction** sous analgésie en allant le chercher par les pieds à travers une main introduite dans l'utérus.

Le temps écoulé entre ces deux naissances doit être le plus court possible, de l'ordre de quelques minutes. Il constitue un facteur pronostique majeur de l'état du deuxième jumeau à la naissance. La délivrance se fait en un temps, même en cas de deux placentas. Cette délivrance doit être particulièrement surveillée car le risque d'hémorragie de la délivrance est plus important en raison d'une inertie utérine secondaire à la surdistension.

L'examen du placenta retrouve deux placentas bien séparés, il s'agit d'une grossesse bichoriale, donc biamniotique. Il peut aussi exister une seule masse placentaire, correspondant à une grossesse monochoriale, ou une grossesse bichoriale avec les deux placentas tellement proches qu'ils paraissent unis.

Autres grossesses multiples

Il s'agit le plus souvent de grossesses triples survenues après fécondation *in vitro* ou surtout après un traitement inducteur de l'ovulation. Elles résultent de la fécondation simultanée de plusieurs ovules.

Les grossesses multiples sont à très haut risque en raison :

- **De la fréquence de l'HTA gravidique.**
- **De la surdistension utérine.**
- **Du risque hémorragique à la délivrance,** lié à l'inertie utérine.

Elles se compliquent souvent d'hypotrophie et de prématurité. Compte tenu de la morbidité de ces grossesses multiples, une réduction embryonnaire visant à réduire le nombre d'embryon à deux est possible en début de grossesse (injection de KCL par ponction des fœtus).

En cas de grossesse triple, la plupart des équipes pratiquent une césarienne prophylactique. D'autres autorisent la voie basse dans certains cas. Au-delà de trois fœtus, la césarienne prophylactique est la règle.

Troubles psychiatriques et puerpéralité

La maternité est pour la femme un bouleversement et une étape de maturation psychique. À travers le désir d'enfant et son accomplissement, elle « prolonge » sa propre mère, prouve sa fécondité et prend le rôle familial et social de mère. Des difficultés psychologiques et même psychiatriques peuvent survenir durant cette période particulièrement sensible. Leurs origines sont souvent diverses et intriquées (relation à la mère, difficultés de couple, problèmes sociaux, maladies somatiques ou psychiatriques déjà évolutives…). La période la plus à risque de problèmes graves est le post-partum, mais souvent les signes avant-coureurs sont repérables durant la grossesse. L'écoute des femmes et la compréhension de ce qui se passe « derrière » certaines plaintes somatiques permettent en général aux soignants de repérer les problèmes et de les diriger si nécessaire vers une prise en charge psychologique plus spécifique.

Pendant la grossesse

Labilité émotionnelle

La plupart des femmes traversent des moments de variabilité de l'humeur, d'émotivité exacerbée parfois d'irritabilité et d'anxiété durant leur grossesse. Leurs préoccupations sont plutôt centrées en début de grossesse sur les transformations de leur corps et la normalité du fœtus (avant l'échographie du deuxième trimestre). Durant le troisième trimestre, c'est plutôt sur l'accouchement que se porte leur angoisse. Ces moments sont de courte durée, peu invalidants et très sensibles à l'écoute et à la réassurance de l'équipe médicale.

Vomissements gravidiques

Le plus souvent physiologiques en début de grossesse, les vomissements peuvent devenir intenses et se prolonger après le premier trimestre (10 % des cas). Après élimination d'une cause organique (hépatique, neurologique, digestive…), l'origine « psychogène » de ces vomissements est le plus souvent retenue. En France, leur fréquence semble diminuer d'année en année, mais certains facteurs de risque subsistent (primiparité, âge < 35 ans, femmes d'origine africaine ou antillaise, femmes au foyer). La persistance de ces vomissements peut entraîner une déshydratation, des troubles métaboliques et digestifs chez la femme, ainsi que des problèmes pour le fœtus (retard de croissance, avortement…). La prise en charge en hospitalisation ne se fait que pour les cas graves. Dans tous les cas, elle comprend une médication antiémétique (*Primpéran*, *Largactil*…) et parfois anxiolytique (benzodiazépines : *Valium*) associée à une prise en charge « psychologique » individuelle et familiale. L'isolement en chambre noire et fermée en hospitalisation n'est plus indiquée aujourd'hui, mais une mise à distance du contexte familial est souvent utile.

Dépression

Un tableau franchement dépressif s'observe dans moins de 10 % des cas. La femme présente des sentiments d'incapacité, de dépréciation, une asthénie, une anxiété et des troubles du sommeil. D'intensité modérée, ces troubles apparaissent en général au premier trimestre pour s'amender au deuxième. Parfois, ils apparaissent au troisième trimestre et peuvent perdurer durant le post-partum. La plupart du temps, ils sont associés à des difficultés affectives, familiales et matérielles. Leur traitement est avant tout une psychothérapie de soutien parfois associée à des thérapies plus spécifiques, comme la relaxation lorsque l'anxiété est importante. Plus rarement, on peut observer des tableaux dépressifs plus graves avec un ralentissement psychomoteur, une culpabilité qui nécessite une prise en charge médicamenteuse (antidépresseur de type *Anafranil*) et un suivi psychiatrique.

Maladies psychiatriques graves (schizophrénie, psychose maniaco-dépressive)

Ces grossesses associées à des maladies psychiatriques doivent être considérées comme des grossesses à risque. La prise en charge doit se faire avant la conception avec une coordination entre les intervenants (psychiatre, obstétricien, médecin traitant, travailleurs sociaux). En général, la grossesse est une période à moindre risque de décompensation grave. La diminution de certains psychotropes (neuroleptiques, antidépresseurs) peut s'envisager et l'arrêt du lithium est obligatoire. Les consultations psychiatriques doivent être plus fréquentes et assurer un étayage solide avec une préparation spécifique (psychologique, familiale et sociale) à la venue de l'enfant. Parfois l'hospitalisation en psychiatrie est nécessaire. Lorsqu'une surveillance obstétricale est également obligatoire, l'hospitalisation dans certains hôpitaux généraux ayant un service de psychiatrie et de maternité est très utile.

Dans le post-partum

C'est une période à risque pour les problèmes psychologiques ou psychiatriques. De plus, elle est déterminante dans la mise en place d'une relation mère-enfant harmonieuse. Il est important de bien repérer d'éventuels troubles chez les femmes ayant des facteurs de risques (antécédents psychiatriques, dépression durant la grossesse, femmes isolées ayant des problèmes matériels…).

Baby blues ou blues du troisième jour (BTJ)

Le *baby blues* est bref et ne dure parfois que quelques heures. Il atteint un pic de fréquence et d'intensité entre le 3e et le 5e jour du post-partum. Il diminue ensuite pour disparaître vers le 10e jour. Il ne présente pas de caractère de gravité. Sa symptomatologie est diversifiée et variable dans le temps pour une même accouchée. Les signes les plus couramment reportés sont des pleurs, une labilité de l'humeur, une irritabilité, des difficultés à se concentrer, des céphalées, une certaine indifférence vis-à-vis de l'enfant souvent vécue avec culpabilité, un sentiment de tristesse, des troubles du sommeil, une anxiété… Il apparaît chez 30 à 80 % des accouchées. Son origine est encore discutée même si l'on suspecte des facteurs hormonaux (chute des œstrogènes). Il ne nécessite pas de traitement particulier mais son évolution doit être surveillée. Si les symptômes persistent et s'accentuent après le 10e jour, il faut craindre l'apparition d'une dépression voire plus rarement d'une psychose puerpérale.

Psychose puerpérale

Tableau beaucoup plus rare (fréquence 1 ‰ grossesse), il est cependant grave car à risque de suicide et d'infanticide. Son début est brutal, en général dans les 8 à 15 premiers jours après l'accouchement. Des signes prodromiques comme des crises d'angoisse avec des plaintes somatiques, des sensations d'étrangeté et surtout des troubles du sommeil (insomnies, cauchemars) précèdent souvent l'irruption délirante. Sa symptomatologie se rapproche de celle d'une « bouffée délirante ». Le tableau clinique est très polymorphe et fluctuant chez une même patiente. Évoluant rapidement de l'agitation à la stupeur, de l'exaltation au désespoir, la symptomatologie délirante est accompagnée d'une angoisse extrême, d'une insomnie totale et d'oscillations du niveau de conscience. Tous les mécanismes délirants peuvent être présents (hallucinations, interprétations…). Les thèmes délirants sont centrés sur la négation de la maternité, de l'accouchement et de l'enfant. Des thèmes persécutifs (menaces, empoisonnements) sont fréquents. L'agressivité envers l'enfant est manifeste ou masquée par une indifférence. Le geste d'infanticide et le suicide sont toujours possibles et peuvent surprendre par leur brutalité et leur imprévisibilité.

La prise en charge se déroule en hospitalisation psychiatrique, parfois sous contrainte (hospitalisation à la demande d'un tiers). Un traitement neuroleptique quelquefois associé à un antidépresseur, ainsi qu'une psychothérapie de soutien individuel et familial, permettent en général une guérison des troubles en quelques semaines. La séparation de la mère et de l'enfant est dans un premier temps nécessaire. Certaines unités psychiatriques mère-enfant permettent une meilleure prise en charge et un meilleur respect de la relation mère-enfant. À plus long terme, l'évolution est en général bénigne sans séquelles vis-à-vis du développement de l'enfant. Dans quelques cas, on assiste à des récidives dans le post-partum, avec parfois des évolutions vers une maladie maniaco-dépressive et plus rarement vers une schizophrénie.

Dépression du post-partum

En dehors des épisodes dépressifs majeurs aigus, qui peuvent parfois se rapprocher des psychoses puerpérales dans leurs formes de mélancolie délirante, on observe surtout (entre 10 et 15 % des accouchées) des dépressions traînantes. Ce type de dépression s'exprime surtout par des difficultés d'élevage de l'enfant, un manque de plaisir, une grande fatigue, une grande culpabilité de ne pouvoir élever correctement son enfant. Ces symptômes, qui normalement peuvent survenir transitoirement, dans ce cas persistent pendant des semaines et peuvent avoir des conséquences néfastes sur la relation avec l'enfant et sur son développement psychomoteur. Un dépistage précoce est nécessaire pour instituer un traitement médicamenteux et une prise en charge psychothérapeutique le plus tôt possible.

Maladies psychiatriques graves (schizophrénie, psychose maniaco-dépressive)

La période du post-partum est une période à risque de décompensation sévère des psychoses maniaco-dépressives et des schizophrénies. Les traitements médicamenteux suspendus pendant la grossesse doivent être repris immédiatement après l'accouchement. Un suivi psychiatrique rapproché, parfois en unité mère-enfant, permet d'instaurer le mieux possible la relation mère-enfant débutante.

Accouchement 19

Accouchement normal

L'accouchement est l'ensemble des phénomènes qui aboutissent à l'expulsion du fœtus et de ses annexes hors des voies génitales féminines chez un fœtus viable, c'est-à-dire de plus de 26 semaines d'aménorrhée. Un déroulement normal de l'accouchement nécessite l'absence de disproportion entre le fœtus et la filière pelvienne maternelle (voir Chapitre 2), associée à des contractions utérines efficaces assurant la dilatation cervicale et la progression fœtale.

Anatomie obstétricale

Filière pelvienne

Voir Chapitre 2, *Anatomie de l'appareil génital féminin et anatomie obstétricale*.

Fœtus

Seule la tête fœtale est incompressible. Ses dimensions, confrontées à celles du bassin osseux maternel, conditionnent en grande partie la possibilité d'un accouchement par les voies naturelles.

Utérus

L'UTÉRUS GRAVIDE contient le fœtus qui baigne dans le liquide amniotique et se trouve relié au placenta par le cordon ombilical. L'utérus gravide comprend trois parties :

- **Le corps utérin,** constitué de fibres musculaires lisses à l'origine des contractions.
- **Le segment inférieur,** entre le corps et le col. Il se forme à la fin de la grossesse par distension de l'isthme utérin qui moule la présentation et son épaisseur est alors de quelques millimètres en fin de grossesse.
- **Le col utérin,** constitué de fibres musculaires lisses avec du tissu conjonctif abondant, et qui se ramollit à l'approche du terme.

Déroulement du travail

Pendant la grossesse, l'utérus garde une activité contractile spontanée avec des contractions irrégulières et indolores. Le début du **travail spontané** est marqué par l'apparition de contractions utérines régulières et douloureuses modifiant le col utérin. Il est souvent précédé dans un délai variable de la perte du bouchon muqueux. Parfois, la rupture spontanée de la poche des eaux précède la mise en route du travail. L'effacement et la dilatation cervicale (ou première partie du travail) sont suivis de la période d'expulsion (ou deuxième partie du travail).

LE TRAVAIL PEUT ÊTRE DÉCLENCHÉ ARTIFICIELLEMENT pour pathologie maternelle et/ou fœtale et pour dépassement de terme. À terme, si la femme le désire (convenance personnelle) et si les conditions sont favorables, un déclenchement artificiel peut être réalisé. En cas de col favorable, ce déclenchement est débuté par la pose d'une perfusion de *Syntocinon* (ocytocine) suivie d'une rupture de la poche des eaux. En cas de col défavorable, une maturation cervicale par prostaglandines intravaginales ou intracervicales est souhaitable. L'analgésie péridurale est le plus souvent rapidement associée.

Effacement et dilatation cervicale

Chez la primipare, les contractions utérines entraînent d'abord l'effacement du col, puis sa dilatation d'un doigt à la dilatation complète (ou 10 centimètres). Chez la multipare, la dilatation peut commencer alors que le col n'est pas encore effacé. La durée de la dilatation est d'environ six à dix heures chez la primipare, souvent moins chez la multipare. La dilatation est souvent plus rapide après 5 centimètres.

DÉMARCHE INFIRMIÈRE

ACCUEIL DE LA FEMME ENCEINTE EN SALLE DE NAISSANCE

Le lit d'accouchement doit être couvert d'une alèze en caoutchouc et d'un drap repliés jusqu'à la hauteur du bassin. Une deuxième alèze recouverte d'un drap mis aux dimensions de l'alèze sont posés en regard du bassin de la femme jusqu'au bas du lit.

En salle de naissance, la femme enlève ses vêtements de ville et met une chemise propre.

L'accompagnant met des surchaussures et une surblouse avant d'entrer en salle.

Un absorbex est déposé sous les fesses de la femme, il doit être changé très souvent pendant le travail, surtout une fois que la poche des eaux est rompue.

Un troisième drap permet à la femme de se recouvrir le corps.

Une chaise est prévue pour l'accompagnant de la femme.

Formation de la poche des eaux

Avec l'ouverture du col, les membranes bombent dans le vagin à travers l'orifice cervical et constituent la poche des eaux. La poche des eaux permet d'amortir la pression intra-utérine liée aux contractions, de diminuer le risque infectieux en isolant le fœtus de la cavité vaginale et de favoriser la dilatation en bombant à travers l'orifice du col, surtout lorsque la tête reste peu appliquée sur le col.

La rupture de la poche des eaux peut être spontanée. Elle peut se produire dans ce cas avant tout début du travail, au cours du travail ou à dilatation complète appelée aussi rupture tempestive. Une rupture artificielle peut être nécessaire en cours de travail à dilatation complète mais surtout en cas de stagnation de la dilatation (afin d'augmenter l'intensité des contractions utérines). Elle est systématique dès le début d'un déclenchement artificiel du travail.

Progression du fœtus

LA PRÉSENTATION procède, à chaque étage de la filière pelvienne, par accommodations successives. L'accommodation se fait par :

- **L'orientation de la présentation** selon un axe oblique du bassin.
- **L'amoindrissement du plus grand diamètre d'engagement,** grâce au modelage de la présentation associé le plus souvent, pour les présentations céphaliques, à la flexion de la tête fœtale.

LA TRAVERSÉE DE LA FILIÈRE GÉNITALE SE FAIT EN TROIS PHASES : l'engagement et la descente pendant la première partie du travail, le dégagement pendant la phase d'expulsion.

- **L'engagement** correspond au franchissement du plan du détroit supérieur par le plus grand diamètre de la présentation. Le plus grand axe de la présentation s'engage selon un des axes obliques du détroit supérieur.
- **La descente** dans l'excavation pelvienne est associée à une rotation de la présentation de son orientation oblique à une orientation antéropostérieure afin de permettre le dégagement.

Période d'expulsion

LE DÉGAGEMENT : la présentation s'appuie sur le plancher pelvien. Une fois la dilatation complète atteinte, les efforts expulsifs contemporains des contractions utérines aident au dégagement de la présentation. La présentation se fixe sous la symphyse puis pivote à ce niveau. Elle distend le plancher pelvien puis ouvre et franchit l'anneau vulvaire. Une épisiotomie peut s'avérer nécessaire à ce stade. Les autres parties du fœtus progressent de la même façon le long de la filière génitale.

LES EFFORTS EXPULSIFS se font après une inspiration profonde, la glotte fermée, et toujours contemporaines d'une contraction utérine. Ils doivent durer le plus longtemps possible et se répéter 2 à 3 fois à chaque contraction. Entre deux contractions, la femme doit se reposer. Dès que l'accoucheur arrive à saisir l'occiput fœtal d'une main et à faire remonter le menton en l'accrochant à travers le périnée de l'autre, la femme doit cesser de pousser. La tête fœtale est dégagée tout doucement tout en surveillant le périnée.

Une rotation de la tête souvent aidée par la reprise ponctuelle des efforts expulsifs et par les mains de l'accoucheur amène l'épaule antérieure sous la symphyse. La femme arrête alors les efforts de poussées. Une traction douce sur la tête permet de dégager l'épaule antérieure puis l'épaule postérieure, suivie du dégagement facile du tronc et du siège. Le nouveau-né est posé sur le ventre de sa mère et le cordon est sectionné entre deux pinces.

LA PHASE D'EXPULSION NE DOIT PAS DURER PLUS DE 30 MINUTES. Elle peut être aidée d'une extraction instrumentale (forceps, ventouses, spatules) en cas de souffrance fœtale (anomalies du rythme cardiaque fœtal, anomalies du pH) ou d'efforts expulsifs inefficaces (au-delà de 30 minutes). L'extraction instrumentale nécessite que la femme soit à dilatation complète, avec un fœtus en présentation céphalique et une tête engagée.

Surveillance du travail

L'interrogatoire précise l'heure du début des contractions utérines, leur périodicité, l'existence d'une éventuelle rupture de la poche des eaux, l'heure de la dernière ingestion alimentaire, le désir éventuel d'analgésie péridurale.

L'examen vérifie au palper abdominal la présence et la fréquence des contractions utérines et le bon relâchement de l'utérus entre deux contractions. Le palper abdominal et le toucher vaginal pré cisent la présentation.

LE TOUCHER VAGINAL évalue :

- **Les modifications cervicales** permettant d'affirmer la mise en route du travail.
- **La hauteur de la présentation** (haute et mobile, appliquée sur le col ou fixée). À partir de 3-4 cm de dilatation, le toucher vaginal permet de préciser le type de présentation et la variété de position. Ces deux éléments peuvent varier pendant le travail avec le degré de flexion de la tête fœtale pour les différentes présentations céphaliques et au fur et à mesure de la descente-rotation de la présentation dans la filière génitale.
- **La formation du segment inférieur.**
- **La morphologie du bassin et la souplesse des parties molles.**

UNE AMNIOSCOPIE permet de connaître la couleur du liquide amniotique. Il s'agit d'appliquer un tube (amnioscope) sur la poche des eaux à travers le vagin et la dilatation. Le liquide amniotique est habituellement clair. Il peut être teinté de méconium, signe d'une souffrance fœtale plus ou moins récente, imposant une surveillance encore plus attentive du travail en raison de risques surajoutés de souffrance fœtale pendant le travail. Lorsque le liquide est franchement méconial (verdâtre et épais), le risque d'inhalation méconiale à la naissance est important et nécessite la mise en place d'une perfusion intra-amniotique de liquide (amnio-infusion) permettant de diluer le liquide méconial et de réduire l'inhalation.

LA SURVEILLANCE DU FŒTUS se fait par :

- **La cardiotocographie** qui permet l'enregistrement simultané du rythme cardiaque fœtal et des contractions utérines en continu, par capteurs externes ou internes, tout au long du travail.
- **La mesure du pH capillaire** du fœtus qui permet, dans certains cas d'anomalies du rythme cardiaque fœtal, d'évaluer l'existence et le degré de souffrance fœtale en renseignant sur l'acidose fœtale. La mesure du pH est réalisée par prélèvement de sang fœtal après incision du scalp fœtal à travers l'amnioscope, membranes rompues.

DÉMARCHE INFIRMIÈRE

CONDUITE À TENIR ET SOINS INFIRMIERS PENDANT LE TRAVAIL

- ***Pose d'une perfusion*** avec un cathlon numéro 18 afin d'avoir une bonne voie d'abord, nécessaire en cas de chute tensionnelle ou de thérapeutique intraveineuse.
- ***Surveillance régulière*** de la pression artérielle, du pouls et de la température.
- ***Pendant le travail,*** le bassin est régulièrement proposé à la parturiente. En cas de difficultés pour la miction (surtout en cas d'analgésie péridurale) un sondage évacuateur est régulièrement réalisé. Une vidange vésicale est nécessaire avant d'installer la femme pour pousser lors de l'expulsion du fœtus.
- ***L'infirmier(e) doit*** :

– Connaître la manipulation du lit d'accouchement.
– Vérifier la lumière (scialitique...), la source d'oxygène et de vide.
– Vérifier le fonctionnement d'une source d'eau, la présence de brosse, d'antiseptique, d'essuie-main.
– Vérifier la présence :
  - du matériel nécessaire à un examen obstétrical : doigtiers stériles, lubrifiants, savon liquide, antiseptique, alcool ;
  - du matériel nécessaire à un sondage vésical : compresses stériles, gants stériles, antiseptique, sonde vésicale.
– Préparer une table roulante.

MATÉRIEL NÉCESSAIRE POUR L'ACCOUCHEMENT

– Une pince perce membrane.
– Des gants stériles.
– Des compresses stériles et des champs stériles.
– Des tabliers pour l'accoucheur.
– Une sonde urinaire béquillée.
– Un plateau d'accouchement comprenant 2 pinces Kocher et une paire de ciseaux.
– Une boite d'épisiotomie comprenant une pince à griffe, un porte-aiguille, deux pinces à hémostase, une paire de ciseaux. Des fils pour la réfection de l'épisiotomie (catgut, vicryl, vicryl à résorption rapide pour la peau).

MATÉRIEL COMPLÉMENTAIRE À AVOIR À PORTÉE DE MAIN EN CAS DE BESOIN

– Matériel d'extraction instrumentale (forceps, spatule, ventouse).
– Plateau de réfection de col et de périnée complet (2 valves vaginales, un spéculum, une pince à disséquer longue à griffes et une sans griffe, 2 pinces de Duval, 2 pinces longuettes, une Pozzi, 2 grandes Kelly, un grand porte-aiguille, une paire de ciseaux).

SUR LE PLAN RELATIONNEL

– Garder le sourire et le calme, même dans les moments difficiles.
– Rassurer les futurs parents et leur expliquer les différentes étapes du travail et de l'accouchement.
– Expliquer les différents soins apportés pendant cette période et leur raison.
– Avoir des gestes doux et prévenir la femme si un geste risque d'être douloureux. Essayer au maximum de soulager la mère.
– Ne pas oublier que le père se sent souvent impuissant et à l'écart. Il a lui aussi besoin d'être soutenu et de comprendre ce qui se passe.

◗ **La couleur du liquide amniotique** est notée une fois la poche des eaux rompue.

Tous ces examens sont répétés et généralement effectués toutes les heures ou plus fréquemment si nécessaire. Ils permettent d'évaluer : la dilatation du col, sa souplesse, la hauteur de la présentation, la variété de position, la régularité des contractions utérines et leur intensité, le rythme cardiaque fœtal, la couleur du liquide amniotique. Ils sont reportés sur une fiche appelée **partogramme** afin de permettre de suivre la progression du travail en un coup d'œil.

LE RYTHME CARDIAQUE FŒTAL normal est défini par un rythme de base entre 120 et 160 battements par minute, avec des oscillations autour de la fréquence de base et des accélérations. Le rythme en cours de travail est pathologique en cas de :

◗ **Tachycardie prolongée,** signe d'infection et/ou de souffrance fœtale.

◗ **Bradycardie**, signe de souffrance fœtale s'il se prolonge au-delà de quelques minutes.

◗ **Ralentissements synchrones des contractions utérines,** le plus souvent bénignes.

◗ **Ralentissements tardifs,** décalés par rapport à la fin de la contraction utérine, fréquemment associés à une souffrance fœtale.

◗ **Ralentissements variables par rapport à la contraction,** pouvant être associés à une souffrance fœtale.

Toutes ces anomalies du rythme cardiaque fœtal nécessitent un contrôle du pH fœtal pour apprécier le degré d'hypoxie et de souffrance fœtales.

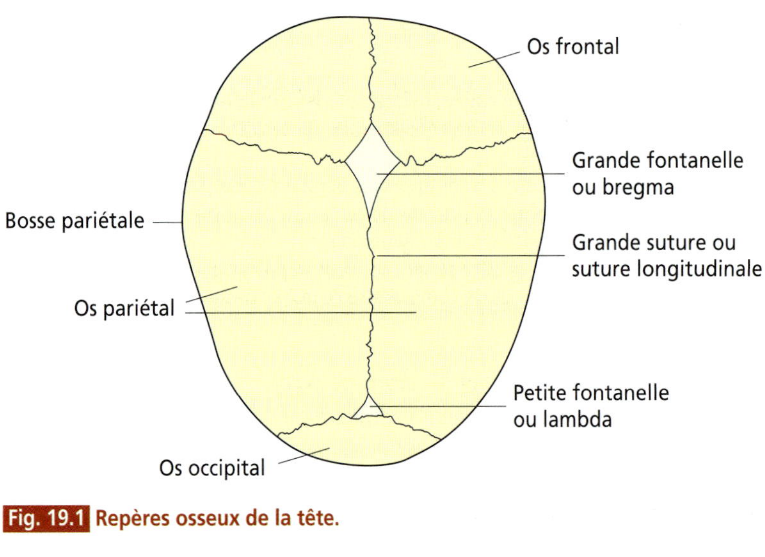

Fig. 19.1 Repères osseux de la tête.

LE PH CAPILLAIRE FŒTAL doit être ≥ 7,25. En cas de pH entre 7,20 et 7,25 avec persistance des anomalies du rythme cardiaque fœtal, le pH doit être recontrôlé une vingtaine de minute après afin de suivre son évolution. Un pH < 7,20 est signe de souffrance fœtale et doit conduire à une extraction fœtale rapide (césarienne ou extraction instrumentale).

AU COURS DU TRAVAIL, PLUSIEURS ÉLÉMENTS PEUVENT CONDUIRE À UNE CÉSARIENNE : stagnation de la dilatation malgré une bonne dynamique utérine, souffrance fœtale jugée sur le rythme cardiaque fœtal et le pH capillaire.

Présentations fœtales

Seule la tête fœtale est incompressible. Ses dimensions, confrontées à celles du bassin osseux maternel, conditionnent en grande partie la possibilité d'un accouchement par les voies naturelles.

Présentation céphalique

La présentation céphalique est la présentation la plus fréquente (95 %).

LES REPÈRES OSSEUX (figure 19.1) de la tête sont :

◗ **La suture longitudinale médiane ou grande suture,** entre les deux os pariétaux, et à ses extrémités.

◗ **En arrière la petite fontanelle ou lambda,** triangulaire ; à ses angles convergent trois sutures limitant les os pariétaux et l'os occipital.

◗ **En avant la grande fontanelle ou bregma,** losangique ; à ses angles convergent quatre sutures limitant les os pariétaux et les os frontaux.

LES DEUX DIAMÈTRES (figure 19.2) essentiels sont :

◗ **Dans le sens transversal le diamètre bipariétal** est le plus grand diamètre (environ 9,5 cm). Il franchit sans problème un bassin de dimensions normales.

◗ **Dans le sens sagittal le plus petit diamètre est le sous-occipito-bregmatique** (environ 9,5 cm). C'est le diamètre d'engagement en cas de flexion maximale de la tête, menton contre le thorax, c'est-à-dire dans la présentation du sommet.

La tête fœtale s'engage au niveau du détroit supérieur selon un diamètre oblique. En fonction du degré de flexion, on distingue au toucher vaginal, parmi les présentations céphaliques : la présentation du sommet, la présentation du front, la présentation de bregma, et la présentation de la face.

Présentation du sommet

C'est la présentation la plus fréquente et la plus eutocique (figure 19.3). On distingue quatre variétés de positions selon la position de l'occiput fœtal (petite fontanelle) par rapport aux ailes iliaques du bassin maternel. On distingue :

Les variétés antérieures, l'occipito-iliaque gauche antérieur ou OIGA dans environ 60 % des cas, et l'occipito-iliaque droit postérieur ou OIDP dans environ 33 % des cas.

Plus rarement, les variétés postérieures, l'occipito-iliaque gauche postérieur ou OIGP et l'occipito-iliaque droit antérieur ou OIDA. Dans les variétés postérieures, la tête est souvent moins bien fléchie. L'engagement et la descente peuvent être donc plus difficiles.

Le dégagement se fait généralement en **occipito-pubien ou OP** sauf dans les variétés postérieures où il peut aussi se faire en **occipito-sacré ou OS.**

Présentation du front

La présentation du front découle d'une absence de flexion de la tête fœtale. Le repère est le nez au milieu de l'aire de dilatation du col. Une présentation du front fixée est une indication de césarienne car le diamètre sagittal d'engagement (diamètre occipito-nasal, environ 13 cm) qui se présente au détroit supérieur est trop important pour franchir le bassin osseux maternel.

Présentation du bregma

C'est une présentation intermédiaire mal fléchie entre la présentation du sommet et la présentation du front. La grande fontanelle est au milieu de l'aire de dilatation. Elle est compatible avec un accouchement par voie basse si le bassin est large car le diamètre d'engagement (occipito-frontal, environ 12 cm) est supérieur au diamètre d'engagement de la présentation du sommet ou de la face.

Présentation de la face

La tête est complètement défléchie. Le repère est le menton dans l'aire de dilatation. Le diamètre d'engagement (sous-manto-bregmatique, environ 9,5 cm) est compatible avec un accouchement par voie basse. En fait, lorsque le menton est en avant, une voie basse est possible. En revanche, si la présentation se fixe avec le menton en arrière, il faut faire une césarienne.

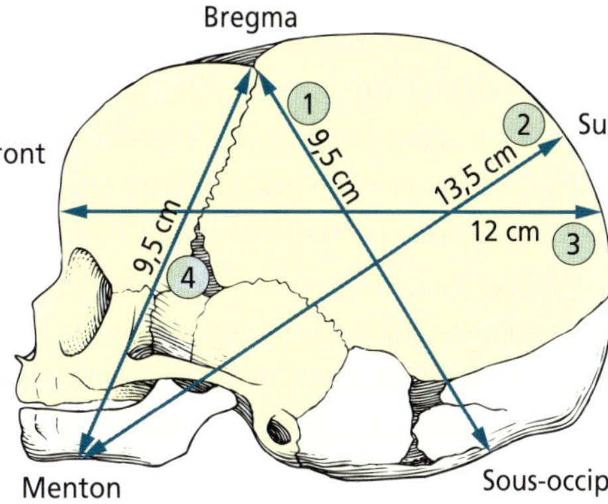

(1) Diamètre sous-occipito-bregmatique 9,5 cm (présentation du sommet)
(2) Diamètre syncipito-mentonnier 13,5 cm (présentation du front)
(3) Diamètre occipito-frontal 12 cm (présentation bregma)
(4) Diamètre mento-bregmatique 9,5 cm (présentation de la face)

Fig. 19.2 Les diamètres d'engagement.

> **DÉMARCHE INFIRMIÈRE**
>
> **PENDANT LA PHASE D'EXPULSION**
>
> Installer la femme en position gynécologique à l'aide d'étriers.
> Prévoir des prises de traction pour les mains de la parturiente.
> Replier la partie inférieure de la table d'accouchement et mettre un bac pour récupérer et évaluer les pertes sanguines.
> Prévoir un escabeau au niveau des étriers pour une éventuelle expression sus-pubienne en cas de dystocie ou de difficultés aux épaules.
> En cas de délivrance dirigée (présentation céphalique), se préparer à faire l'injection de l'ocytocique après l'engagement de la première épaule.

Présentation du siège

La présentation du siège (figure 19.4) est une présentation où le fœtus est en contact avec le détroit supérieur par son extrémité pelvienne, alors que l'extrémité céphalique se trouve au niveau du fond utérin. Il s'agit d'une présentation longitudinale et théoriquement eutocique. Sa fréquence est de 4 % environ.

Selon la position des membres inférieurs du fœtus, on distingue :

- **Le siège complet** où les jambes sont fléchies et « en tailleur » (un tiers des cas).
- **Le siège décomplété** avec les membres inférieurs fœtaux étendus « en attelle » devant le

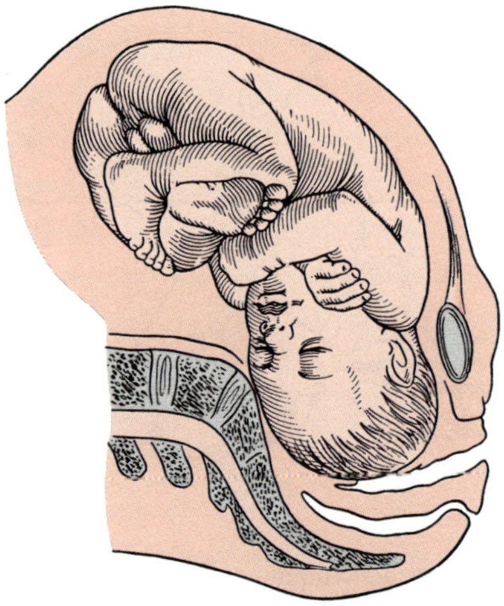

a. Engagement de la tête en OIGA

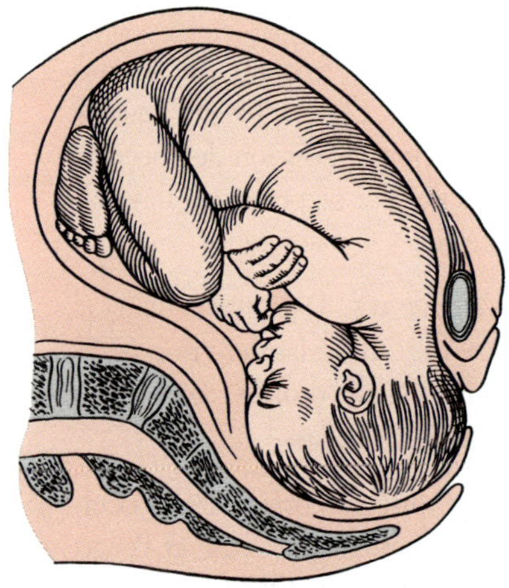

b. Descente et rotation en OP

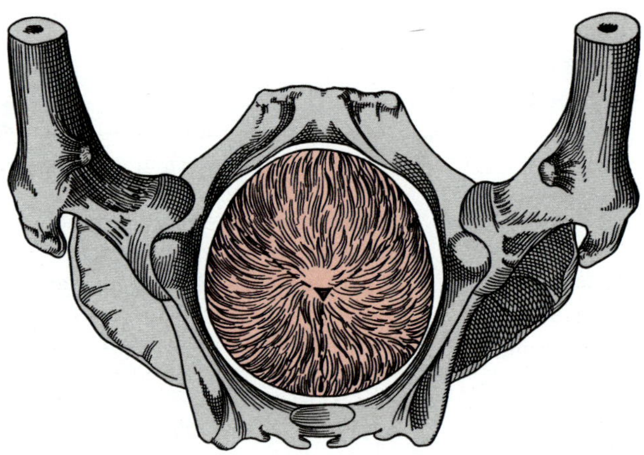

c. Tête en OP

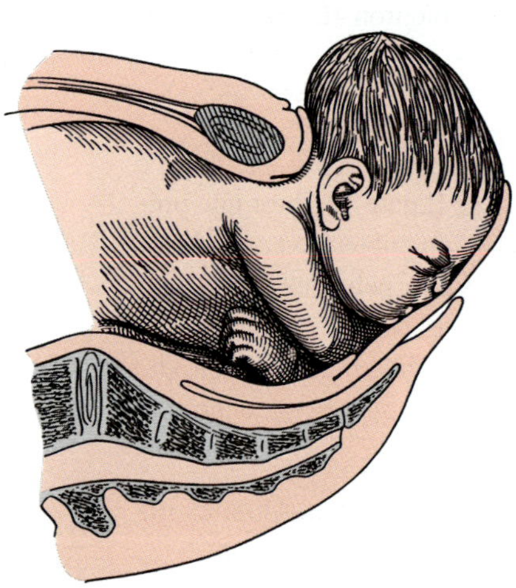

d. Dégagement; déflexion de la tête

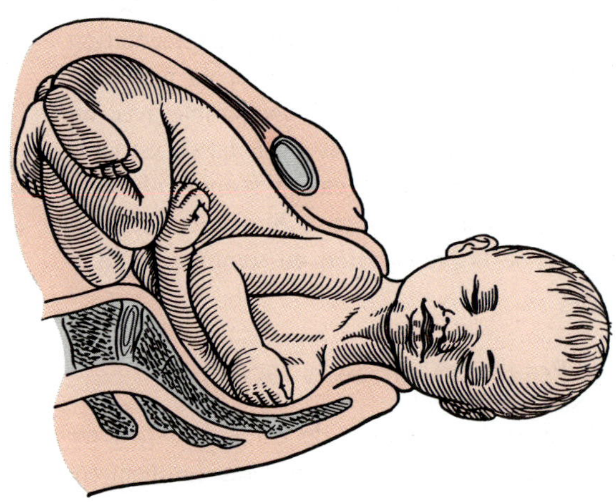

e. Accouchement des épaules

Fig. 19.3 Présentation du sommet.

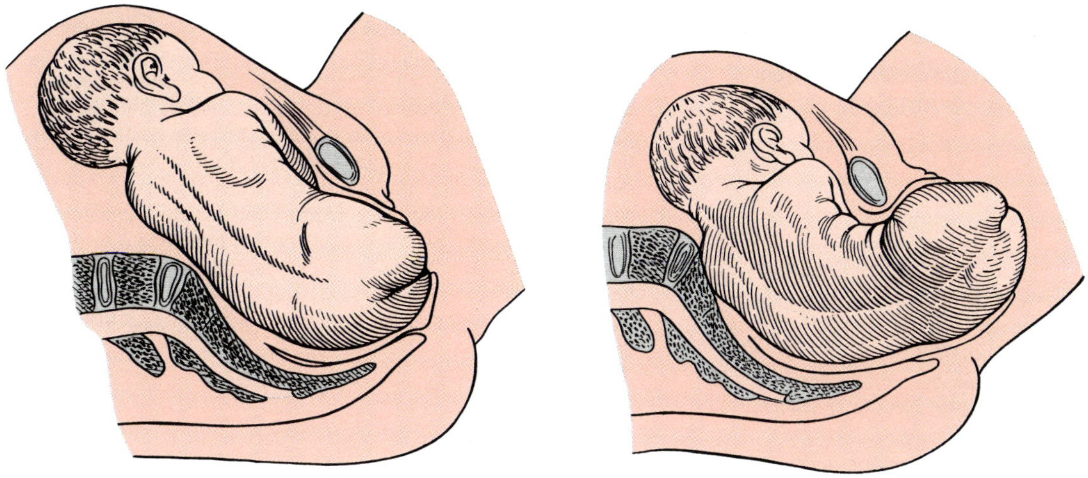

a. La hanche antérieure arrive sous la symphyse.

b. La hanche postérieure s'extériorise par inflexion latérale du tronc.

Fig. 19.4 Accouchement par le siège : dégagement du siège.

tronc, les pieds arrivant au niveau de la tête fœtale (deux tiers des cas).

La morbidité et la mortalité fœtale sont plus importantes dans les présentations du siège que dans les présentations céphaliques. La position du siège est physiologique jusqu'au six-septième mois de grossesse et c'est à ce moment là que le fœtus se retourne habituellement pour se mettre en présentation céphalique.

PARMI LES ÉTIOLOGIES DE LA PRÉSENTATION DU SIÈGE, on peut citer : la prématurité, certaines anomalies utérines (hypoplasie, malformation), la multiparité (utérus hypotonique), le fibrome utérin, le placenta prævia, un hydramnios, un oligoamnios, la brièveté du cordon, la grossesse multiple, ou une malformation fœtale (hydrocéphalie…).

La voie basse n'est acceptée qu'après une confrontation fœto-pelvienne : évaluation de la croissance fœtale et surtout des dimensions de la tête fœtale par échographie, évaluation de la perméabilité du bassin par un examen clinique généralement aidé par une radiopelvimétrie, tonicité du périnée. La motivation de la femme est aussi à prendre en compte.

VERS 35 SEMAINES D'AMÉNORRHÉE, UNE TENTATIVE DE VERSION PAR MANŒUVRE EXTERNE peut être réalisée en dehors de ses contre-indications afin de tourner le fœtus en présentation céphalique. Les contre-indications principales de la version par manœuvre externe sont : le placenta prævia, l'obstacle prævia, le bassin chirurgical, la grossesse multiple. Elle doit être d'autant plus prudente qu'il existe une malformation utérine, un utérus cicatriciel, ou un placenta antérieur.

Lors du suivi du travail, le repère est la position du sacrum fœtal par rapport aux ailes iliaques du bassin maternel. Les différentes variétés de position sont donc la sacro-iliaque gauche antérieur ou SIGA et la sacro-iliaque droit postérieur ou SIDP surtout, ainsi que la sacro-iliaque gauche postérieur ou SIGP et la sacro-iliaque droit antérieur ou SIDA.

La période d'expulsion est la phase la plus délicate et nécessite la présence d'une équipe obstétricale entraînée ainsi que la présence d'un anesthésiste et d'un pédiatre sur place. En effet, des complications, comme le relèvement des bras, la rétraction du col et la « rétention de la tête dernière », peuvent survenir après le dégagement du siège et du tronc nécessitant l'intervention immédiate d'un accoucheur entraîné, voire le concours d'une anesthésie, pour effectuer des manœuvres et sauver l'enfant.

Présentation transverse

La présentation transverse, appelée aussi présentation de l'épaule, est une présentation dystocique. Une version par manœuvre externe peut être tentée en dehors de ces contre-indications (voir ci-dessus). En cas d'échec, la présentation transverse nécessite la réalisation d'une césarienne.

DÉMARCHE INFIRMIÈRE

À LA NAISSANCE DU NOUVEAU-NÉ

Préparation du matériel d'accueil du bébé

• ***Préparer la table de réanimation du bébé***
– aspiration et oxygénation en marche;
– clamp de Barr, compresses stériles, ciseaux à cordon, alcool pour les soins du cordon et stéthoscope à proximité;
– vérifier la source de chaleur.

• ***Au besoin à portée de main*** :
– matériel à intubation ;
– matériel pour perfuser.

Soins à l'arrivée du bébé

• ***Si l'accouchement s'est bien passé,*** le bébé peut être laissé sur le ventre de sa maman pendant plusieurs minutes, couvert d'un linge sec afin d'éviter la déperdition de chaleur.

• ***Pratiquer une aspiration des mucosités des voies aériennes supérieures et de l'estomac.*** Ceci permet en plus de vérifier la perméabilité de l'œsophage et des choanes.

• ***Soins de cordon*** (couper et nettoyer) et pansement, vérifier à cette occasion que le cordon comporte bien trois vaisseaux.

• ***Vérification de la perméabilité de l'anus*** à l'aide d'une sonde à aspiration.

• ***Examiner l'enfant et prendre les mensurations*** : poids, taille, périmètre crânien.

• ***Donner le premier bain à l'enfant.***

• ***Autres soins particuliers à l'enfant*** :
– mise de deux bracelets portant nom, sexe, date et heure de naissance, numéro d'accouchement;
– vitamine K_1 *per os* ou en parentérale et collyre néomycine dans chaque œil;
– dextro (dosage de la glycémie) entre une demi-heure et une heure de vie;
– prise de la température;
– habillage ou mise en couveuse et première tétée en fonction du dextro entre une demi-heure et deux heures de vie.

Sur le plan relationnel

Laisser dans la mesure du possible l'enfant sur le ventre de sa mère, en présence du père.

Savoir s'effacer devant ce moment privilégié d'une famille et respecter leur intimité tout en surveillant la délivrance, et avant de reprendre le bébé pour lui donner ses premiers soins. Proposer au père de donner le bain à son enfant. Une fois les soins de la mère et de l'enfant terminés, réunir la famille et la laisser dans son intimité dans la mesure du possible.

PROTOCOLE ADMINISTRATIF

DÉCLARATION DE NAISSANCE

La déclaration de naissance permet de faire connaître la naissance d'un enfant à l'officier d'état civil qui rédigera aussitôt l'acte de naissance et inscrira la naissance sur le livret de famille. La déclaration est obligatoire dans les trois jours qui suivent l'accouchement (le jour de l'accouchement ne compte pas). La déclaration doit se faire à l'officier d'état civil du lieu de naissance. Certaines maternités se chargent de cette déclaration et l'officier d'état civil se déplace quelquefois à la maternité. La déclaration est réalisée par une personne ayant assisté à l'accouchement (médecin ou sage-femme) et le plus souvent la maternité de l'hôpital se charge d'adresser l'imprimé à la mairie avec le livret de famille. Les prénoms sont librement choisis par les parents, mais s'ils paraissent contraires à l'intérêt de l'enfant, l'officier d'état civil peut en informer le juge qui peut attribuer d'autres prénoms.

DÉMARCHE INFIRMIÈRE

ENFANT REMIS EN VUE D'ADOPTION

Il s'agit d'une femme ou d'un couple laissant un enfant, reconnu ou non, à la maternité en vue d'une adoption. Le terme d'abandon n'est plus utilisé, au profit de celui d'« admis en qualité de pupille de l'État ». La femme peut accoucher sous son identité ou de façon anonyme. Il faut prévoir un entretien avec l'assistante sociale de la maternité, qui peut proposer différentes aides financières ou sociales. Au cours de cet entretien, l'assistante sociale doit informer la femme sur les conséquences de l'admission de son enfant comme pupille de l'État : possibilité d'adoption de l'enfant après un certain délai, délais et conditions de restitution, possibilité de cacher son admission et son identité. Il faut dédramatiser la situation et éviter tout jugement de valeur. À l'accouchement, la mère peut accoucher dans le secret et ne pas donner de filiation à l'enfant. Dans ce cas, l'enfant est déclaré à l'état civil sous plusieurs prénoms dont le dernier tient lieu de nom. L'enfant peut être montré à la femme selon son désir. La mère devra signer le procès verbal de remise de l'enfant au service de l'Aide sociale à l'enfance et si la filiation est connue, à consentir à son adoption.

Après reconnaissance, la femme peut reprendre son enfant avant le délai de 3 mois. Après 3 mois, l'enfant ne pourra pas être remis à sa mère, s'il est déjà placé en vue d'adoption.

DÉMARCHE INFIRMIÈRE

ACCOUCHEMENT SOUS *X* OU ANONYME

Toute femme qui désire accoucher en demandant le secret sur son identité en a la possibilité. La prise en charge des frais d'hospitalisation est assurée par l'aide sociale à l'enfance du département. La femme est en droit de refuser de répondre aux questions concernant son choix. Elle a la possibilité de donner un prénom à l'enfant.

• Pour la mère, donner un prénom et une date de naissance quelconque. Ne pas se préoccuper de l'âge réel de la femme. Pas d'autorisation d'opérer nécessaire.

• Faire une carte de groupe sanguin avec X, le prénom, la date de naissance. Si la grossesse a été suivie et qu'il existe des documents nominatifs, ne pas les garder dans le dossier.

• Conserver dans une enveloppe cachetée l'identité de la patiente et la personne à prévenir en cas d'accident. Cette enveloppe sera remise à la patiente lors de sa sortie de la maternité ou détruite. La rétraction est possible et la femme peut demander à voir son enfant après l'accouchement.

• Respecter au maximum l'anonymat et la discrétion. Être à l'écoute de la femme et savoir la réconforter malgré son choix.

DÉMARCHE INFIRMIÈRE

APRÈS L'ACCOUCHEMENT

– Surveiller les saignements avant et après la délivrance.
– Mettre en route la perfusion d'ocytocique une fois le placenta vérifié et complet.
– Préparer au besoin des champs stériles pour une délivrance artificielle ou pour une révision utérine ainsi que le matériel pour la réfection d'épisiotomie.
– Pratiquer une toilette stérile avant de rallonger la femme sur le drap propre (la deuxième alèze recouverte d'un drap est retirée).
– Mettre un absorbex et des garnitures stériles pour le confort de la femme et la surveillance des saignements.
– Recouvrir la femme d'un drap propre, voire d'une couverture.

SOINS À PRATIQUER AVANT LA MISE EN SUITES DE COUCHES DE LA MÈRE ET DE L'ENFANT

La mise en suites de couches se fait deux heures après l'accouchement. Pendant cette période, la mère est gardée à jeun. Elle pourra généralement se restaurer dès qu'elle est dans sa chambre (à l'exception des femmes ayant eu une césarienne).

• ***Examen de la femme***
– Contrôler que la vessie est bien vide, sinon demander à la femme d'uriner et sonder au besoin.
– Vérifier le globe utérin (tonicité, volume), les saignements et les constantes.
– Demander l'ablation du cathéter de péridurale.
– Pratiquer les prélèvements (Coombs, Kleihauer) chez les femmes Rhésus négatifs.

• ***Examen du bébé :***
– Prise de la température.
– Change de l'enfant.

DÉMARCHE INFIRMIÈRE

POUR LA MISE AU SEIN

Pour les femmes qui souhaitent allaiter, la mise au sein débute idéalement dès la salle de naissance.
La femme nettoie les bouts de seins avec des compresses et de l'eau.
L'infirmier(e) aide la mère à installer l'enfant dans ses bras et lui explique comment présenter le bout du sein au bébé.
Lors des premières tétées, l'enfant est laissé environ 10 minutes à chaque sein.
Après chaque tétée, la mère nettoie de nouveau ses seins avec des compresses humides.

Pathologies de l'accouchement

Dystocies d'origine maternelle

Dystocies mécaniques

Il s'agit d'obstacles à la progression du fœtus dans la filière génitale. Ils devraient être le plus souvent suspectés au toucher vaginal pendant le suivi de la grossesse afin d'envisager une conduite obstétricale adaptée pour l'accouchement.

Anomalies du bassin

Il s'agit de bassins rétrécis ou asymétriques.

LE BASSIN RÉTRÉCI peut être :

- **Transversalement rétréci,** avec diminution du diamètre transversal du détroit supérieur.
- **Aplati** avec diminution du diamètre antéro-postérieur ou promonto-rétropubien du détroit supérieur ;
- **Généralement rétréci** avec une diminution du diamètre transversal et du diamètre antéro-postérieur du détroit supérieur.

LES BASSINS ASYMÉTRIQUES sont devenus actuellement rares dans les pays occidentaux. Ces déformations du bassin se voyaient dans les luxations unilatérales de la hanche, les poliomyélites infantiles, les scolioses graves, les rachitismes. On peut encore les voir dans certaines fractures (les accidents de la voie publique).

Le diagnostic d'anomalie du bassin peut être suspecté à l'examen clinique. En cas de doute à l'examen clinique, ou dans certaines situations à risque comme les antécédents de fracture du bassin, un examen radiologique du bassin ou **radiopelvimétrie** est réalisé.

La radiopelvimétrie est faite au cours du dernier mois de grossesse, vers 37 SA. Elle permet de mesurer le diamètre transversal médian et la distance entre le promontoire et le pubis (promonto-rétropubien), la somme de ces deux distances donne **l'index de Magnin**. Si l'index est supérieur à 23, le pronostic est bon. Ainsi le pronostic de l'accouchement voie basse peut être évalué par la confrontation des différentes dimensions du bassin osseux (index de Magnin) avec la biométrie fœtale réalisée par échographie.

Lorsque la confrontation fœto-pelvienne paraît limite (index de Magnin entre 21 et 23), la conduite à tenir dépend de plusieurs facteurs, notamment de la présentation du fœtus, de la présence ou non d'un utérus cicatriciel et de la présence ou non d'une grossesse multiple. Lorsque la présentation est céphalique, l'utérus non cicatriciel et la grossesse unique, une « **épreuve du travail** » est décidée. Cela veut dire que la voie basse prudente est tentée, avec un recours à la césarienne lors d'une anomalie dans le déroulement du travail (souffrance fœtale, stagnation de la dilatation). Dans les autres cas, la voie d'accouchement est décidée au cas par cas avec au besoin un recours à la césarienne.

Rarement, la confrontation fœto-pelvienne (index de Magnin < à 21 et gros bébé) permet de donner un mauvais pronostic à l'accouchement par voie basse et une césarienne prophylactique peut alors être décidée pour disproportion fœto-pelvienne.

Obstacle prævia

Il s'agit d'un obstacle siégeant assez bas dans l'excavation pelvienne et empêchant la descente de la présentation. Il peut s'agir par exemple du placenta ou plus rarement d'un fibrome utérin. Si le caractère prævia de l'obstacle est confirmé à l'approche du terme, un accouchement par césarienne peut être décidé.

Dystocies dynamiques

Il s'agit d'anomalies de la contractilité utérine :

- **Intensité trop faible des contractions utérines ou hypocinésie d'intensité.**
- **Fréquence trop faible des contractions utérines ou hypocinésie de fréquence.**
- **Élévation trop importante du tonus de base ou hypertonie.**

Dystocies d'origine fœtale

Excès de volume fœtal

La macrosomie et l'hydrocéphalie peuvent être à l'origine d'une dysproportion fœto-pelvienne.

Présentations dystociques

Les présentations transverses, du front et de la face avec menton en arrière sont incompatibles avec un accouchement par voie basse et nécessitent une césarienne.

Complications de l'accouchement

L'INFECTION AMNIOTIQUE est généralement secondaire à une infection vaginale non traitée et/ou à une rupture prématurée des membranes.

LA RUPTURE PRÉMATURÉE DES MEMBRANES correspond à la rupture de la poche des eaux datant de plus de 12 heures par rapport à l'accouchement. Pour diminuer les risques d'infection amniotique, une antibiothérapie par voie générale est généralement débutée.

Le reste de la conduite à tenir dépend essentiellement du terme. Les deux complications sont l'infection et la prématurité. La rupture prématurée des membranes s'accompagne souvent de la mise en route du travail dans les heures ou les jours qui suivent. Dans la plupart des équipes, si la femme est proche du terme (> à 36-37 SA) le travail est déclenché dans les 12 à 24 heures suivant la rupture, pour limiter le risque infectieux (en dehors des contre-indications au déclenchement du travail).

Entre 34 et 36 SA, l'attitude la plus classique est l'expectative, avec bilans infectieux cliniques, biologiques et bactériologiques réguliers (prise de la température, NFS, CRP, prélèvement bactériologique du vagin ou du col). Un déclenchement est effectué en cas de suspicion d'infection amniotique.

Avant 34 SA, le risque de prématurité est important et justifie la prescription de tocolytiques, surtout en cas de contractions utérines. En cas de suspicion d'infection amniotique, la situation est discutée au cas par cas, et justifie le plus souvent l'arrêt de la tocolyse. Si l'infection est certaine, elle aboutit le plus souvent à un accouchement prématuré spontané, voire à une décision de déclenchement ou d'extraction fœtale malgré le terme précoce.

Procidence du cordon

Il s'agit de la présence du cordon ombilical en avant de la présentation, poche des eaux rompue.

Elle se produit généralement au moment de la rupture spontanée ou artificielle des membranes.

Les facteurs de risque sont surtout l'excès de liquide amniotique, les présentations hautes et les grossesses multiples. Le risque est la souffrance fœtale aiguë, voire la mort fœtale. C'est donc une urgence obstétricale.

S'IL S'AGIT D'UNE PRÉSENTATION CÉPHALIQUE ACCESSIBLE À L'EXTRACTION, une extraction instrumentale est pratiquée.

SI LA TÊTE N'EST PAS ENGAGÉE et *a fortiori* si le col n'est pas à dilatation complète, ou s'il s'agit d'une présentation transverse, une césarienne d'urgence est réalisée.

EN CAS DE PRÉSENTATION DE SIÈGE, le travail peut être poursuivi malgré une procidence du cordon. Par contre, à la moindre anomalie du rythme cardiaque fœtal, l'équipe doit être préparée pour une césarienne en urgence.

Rupture utérine

(Voir Chapitre 17, « Métrorragies pendant la grossesse ».)

Extractions instrumentales

Les extractions instrumentales sont faites dans le but de faciliter ou d'accélérer l'extraction de la tête fœtale.

ELLES NE PEUVENT ÊTRE RÉALISÉES que si les conditions suivantes sont réunies :

- **Présentation céphalique et tête bien engagée** (au moins au niveau du détroit moyen).
- **Dilatation complète** (en raison des risques de déchirures cervico-segmentaires gravissimes).
- **Membranes rompues.**

UNE FOIS CES CONDITIONS RÉUNIES, les principales indications sont :

- **Les efforts expulsifs inefficaces,** la fatigue maternelle.
- **L'arrêt de la progression de la tête fœtale** au niveau du détroit moyen ou du détroit inférieur.
- **La souffrance fœtale aiguë.**
- **Certaines cardiopathies, insuffisances respiratoires ou décollements de rétine récemment opérés** (qui contre-indiquent les efforts de poussée).

DIFFÉRENTS INSTRUMENTS peuvent être utilisés pour l'extraction fœtale :

- **Les forceps** à branches croisées (Tarnier, Pajot) et les forceps à branches parallèles (Suzor, Démelin). Les forceps agissent essentiellement par traction sur la tête fœtale (figures 19.5, 19.6 et 19.8).
- **Les spatules** de Thierry (figure 19.7) qui agissent par propulsion de la tête fœtale et facilitent, en écartant les parois vaginales, la descente de la tête fœtale.
- **Les ventouses** obstétricales (figure 19.9) qui agissent essentiellement en facilitant la descente de la tête en la fléchissant.

LES COMPLICATIONS DES EXTRACTIONS INSTRUMENTALES sont :

- **Les déchirures** vaginales, périnéales ou cervicales maternelles.

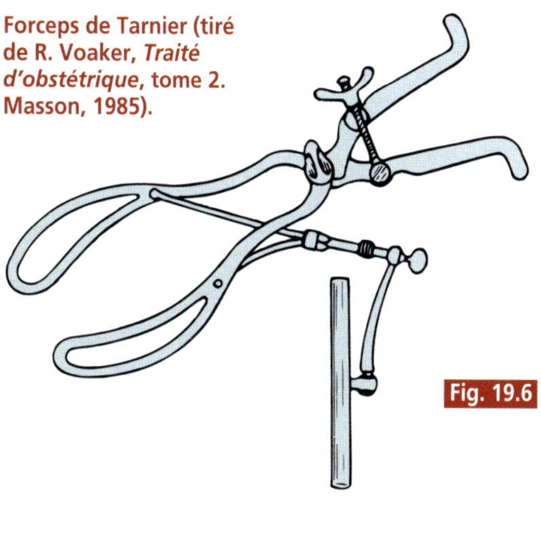

Fig. 19.5 Forceps de Tarnier (tiré de R. Voaker, *Traité d'obstétrique*, tome 2. Masson, 1985).

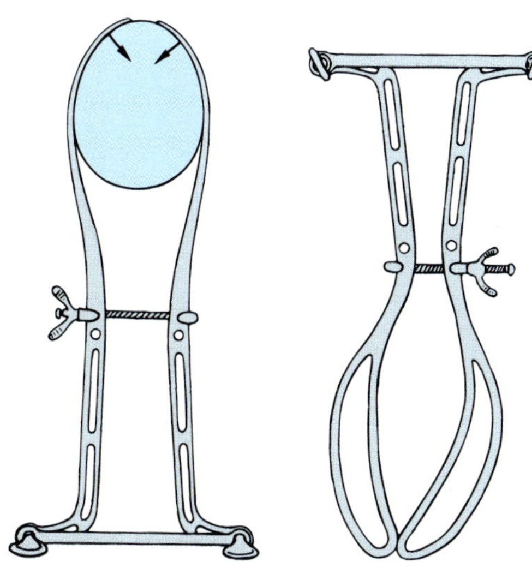

Fig. 19.6 Forceps de Suzor (tiré de R. Voaker, *Traité d'obstétrique*, tome 2. Masson, 1985).

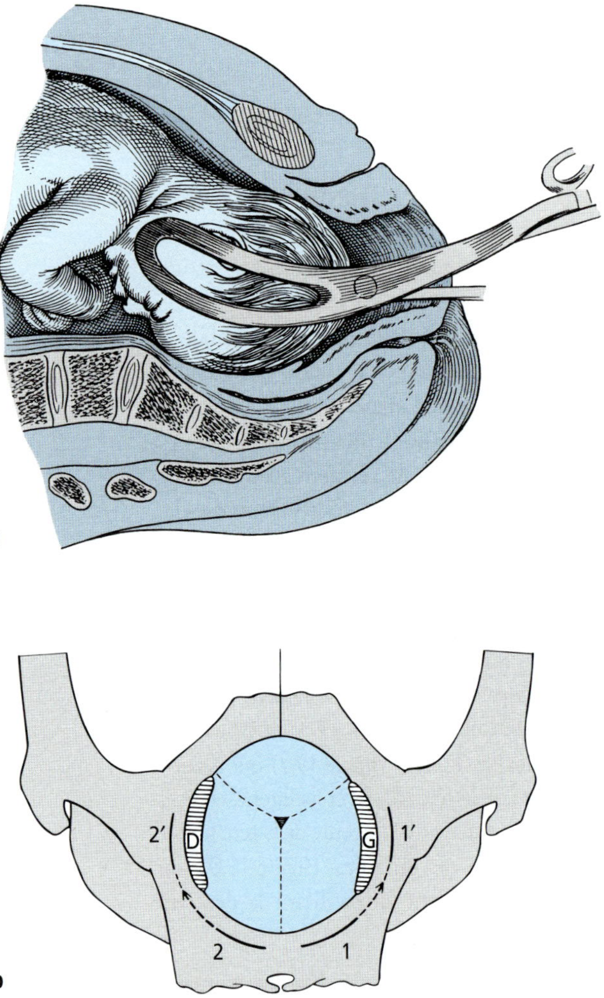

a

b

Fig. 19.8 Forceps de Tarnier. a. Pose en OP (occipito-pubien).
b. Mouvement des cuillères lors de la pose du forceps en OP.

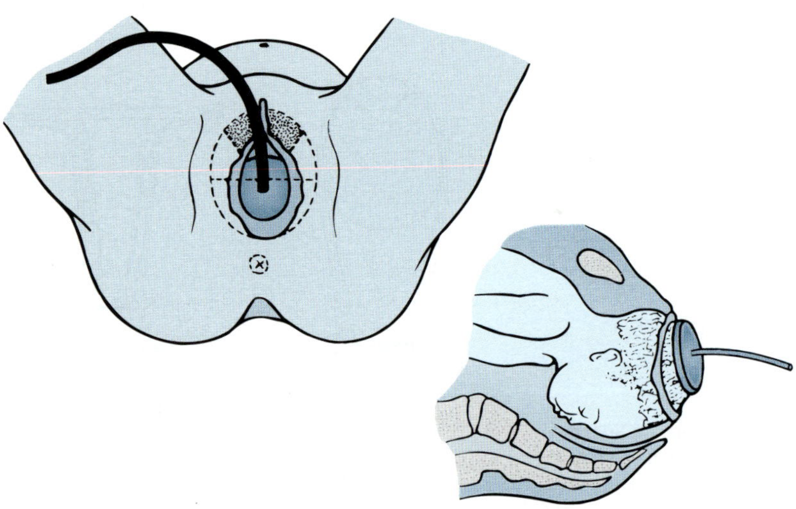

Fig. 19.9 Technique d'extraction du fœtus par ventouse.

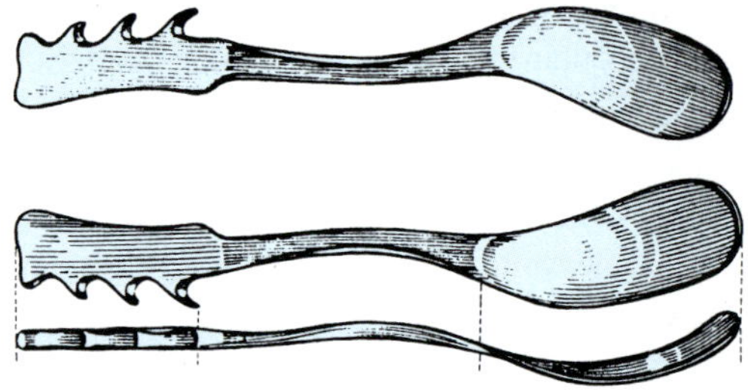

Fig. 19.7 Spatules de Thierry (tiré de R. Voaker, *Traité d'obstétrique*, tome 2. Masson, 1985).

- **Les plaies sur la tête ou le visage** du nouveau-né.
- **Une paralysie faciale périphérique,** dans les prises asymétriques, et qui régresse presque toujours en quelques heures.
- **Une paralysie du plexus brachial,** par étirement du cou.
- **Une fracture du crâne, un embarrure, une hémorragie cérébro-méningée.**

Manœuvres obstétricales

LA VERSION PAR MANŒUVRE EXTERNE permet de modifier la position du fœtus par des manipulations externes effectuées, vers 35-36 SA, sur le ventre de la mère. Pendant la grossesse, elle peut être réalisée sous tocolyse pour obtenir un meilleur relâchement utérin. Pendant l'accouchement, elle est surtout utilisée dans les grossesses gémellaires, pour verticaliser le deuxième jumeau si celui-ci se présente en présentation transverse.

LA VERSION PAR MANŒUVRE INTERNE ET GRANDE EXTRACTION permet de verticaliser et extraire le fœtus après avoir introduit une main dans l'utérus. Elle est aussi utilisée dans les grossesses gémellaires, et permet une verticalisation du deuxième jumeau en présentation du siège suivi de son extraction.

D'AUTRES CIRCONSTANCES peuvent nécessiter des manœuvres spécifiques. Elles peuvent le plus souvent être évitées par le respect des règles de sécurité dans le déroulement du travail et dans les indications d'extraction par voie basse. Ces manœuvres sont réalisées lors :

- **De la dystocie des épaules** (non-engagement des épaules dont la largeur est excessive) dans un accouchement avec une présentation céphalique.

▸ **Du relèvement des bras** (non-engagement des épaules) dans une présentation du siège.

▸ **De la rétention tête dernière** (non-dégagement de la tête ou rétention de la tête par le col ou par les parties molles) dans une présentation du siège. Dans ce cas, si les manœuvres s'avèrent inefficaces, l'application d'un forceps devient nécessaire. En cas de rétention tête dernière sur un bourrelet de col, l'inhalation de *Fluothane* ou d'un autre dérivé halogéné, voire l'anesthésie générale peuvent permettre un relâchement du col.

Césarienne

Il s'agit d'une intervention chirurgicale avec laparotomie et hystérotomie, permettant l'extraction du fœtus rapidement par voie abdominale.

ELLE PEUT ÊTRE RÉALISÉE, dans différentes circonstances :

▸ **Avant tout début de travail**, lorsqu'il y a une contre-indication à un accouchement par voie basse (bassin généralement rétréci, obstacle prævia, présentations dystociques, procidence du cordon, utérus pluricicatriciel, toutes les causes de souffrance fœtale aiguë…).

▸ **En cours du travail** (souffrance fœtale aiguë, stagnation de la dilatation, non-engagement de la présentation à dilatation complète…).

LA CÉSARIENNE PEUT ÊTRE FAITE SOUS ANESTHÉSIE LOCO-RÉGIONALE LE PLUS SOUVENT (RACHIANESTHÉSIE, ANESTHÉSIE PÉRIDURALE) OU SOUS ANESTHÉSIE GÉNÉRALE. L'incision de l'utérus est généralement faite au niveau du segment inférieur et elle est le plus souvent horizontale, parfois verticale. Plus rarement, l'incision est corporéale (certaines présentations transversales rompues, accouchement prématuré avec un segment inférieur non encore formé).

LES COMPLICATIONS sont rares.

▸ **Accidents hémorragiques** par une hémorragie de la délivrance liée à une atonie utérine ou par blessure des pédicules vasculaires utérins.

▸ **Blessures vésicales,** surtout dans les césariennes itératives.

▸ **Complications anesthésiques et opératoires** de toute chirurgie abdominale réglée ou d'urgence.

Épisiotomies et déchirures

Épisiotomie

Mécanisme d'action

L'épisiotomie (figure 19.10) consiste à pratiquer une incision du périnée aux ciseaux, en partant de la commissure postérieure de la vulve. Elle est, en fonction des équipes, latérale droite, latérale gauche ou plus rarement médiane. Si la femme n'est pas sous analgésie péridurale, une anesthésie locale par de la *Xylocaïne* à 1 % en infiltration sous-cutanée peut être nécessaire. Cette anesthésie est faite sur le trajet de la future épisiotomie, sur un périnée distendu à l'occasion d'un effort expulsif.

L'épisiotomie permet d'agrandir l'anneau vulvaire et, en cas de section du faisceau pubo-rectal, de protéger le sphincter anal.

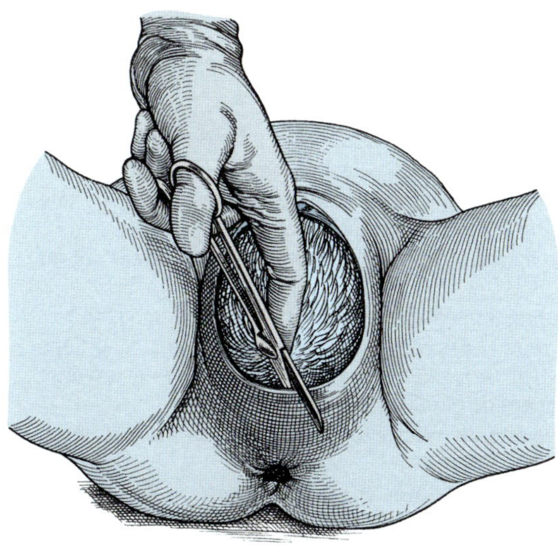

Fig. 19.10 Exemple d'épisiotomie.

Indications de l'épisiotomie

Les indications peuvent être maternelles (périnée rigide, les têtes volumineuses des macrosomes,

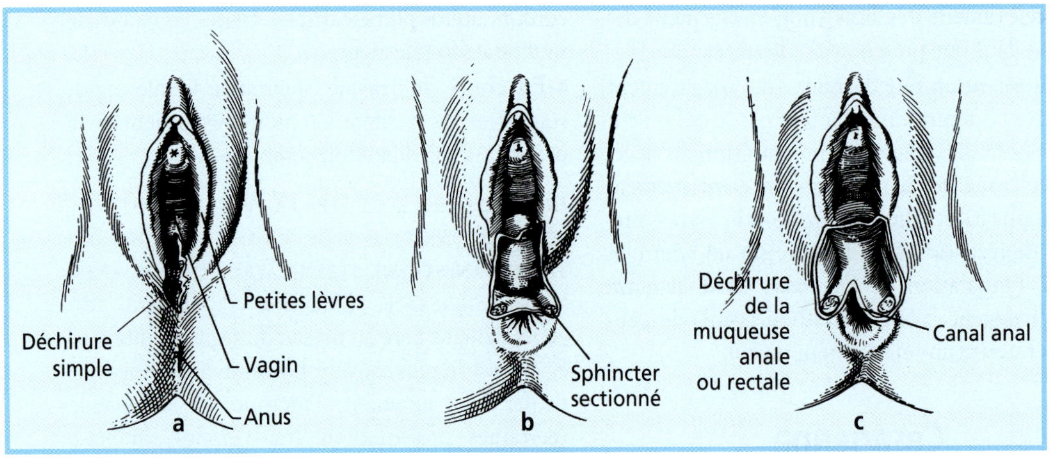

Fig. 19.11
Les différents types de déchirures.
a. Simple.
b. Complète.
c. Complète et compliquée.

PROTOCOLE DE SOINS

TOILETTE VULVAIRE

Objectif

Assurer l'hygiène et le confort de la femme accouchée et surveiller l'évolution de l'épisiotomie.
Même protocole de soins que pour la chirurgie vulvaire (dysplasie vulvaire, bartholinite...).

Matériel nécessaire :

- un bock, 6 compresses minimum, un flacon de *Mercryl* dilué, des gants non stériles, un bassin, un haricot, un plateau propre;
- un slip, des garnitures propres, du savon liquide, des essuie-mains et un absorbex.

Conduite à tenir pour préparer le soin

- Mettre la présence et se laver les mains.
- Remplir le bock et vérifier la température de l'eau.
- Placer un coton sur chaque aine (antifuite) et mettre la femme sur le bassin (faire uriner l'accouchée avant de faire sa toilette).
- Mettre des gants.

Soins

- Le soin est fait par l'IDE, puis si la cicatrisation est en bonne voie, la parturiente réalisera elle-même ces soins : notion d'apprentissage.
- Mouiller le pubis, la vulve, la fourchette vulvaire et savonner avec une compresse la vulve, les petites lèvres et les grandes lèvres.
- Rincer et essuyer dans le même ordre que le savonnage en insistant sur les fesses.
- Mettre les garnitures propres immédiatement après avoir retiré le bassin.
- Réinstaller la femme, lui donner des conseils de toilette (se laver à l'eau tiède après chaque miction et bien se sécher en tamponnant avec une serviette éponge, changer fréquemment de garniture...).
- Vider le bassin dans la cuvette de toilette (et non dans le lavabo), le rincer, l'essuyer.
- Après le soin, retirer les gants, nettoyer et ranger le matériel, se laver les mains, faire les transmissions écrites.

En cas d'épisiotomie

Effectuer les mêmes gestes sur la cicatrice avec du coton ou des compresses propres, en essuyant de haut en bas. Vérifier l'absence d'infection, d'inflammation, d'hématome ou de saignements. Les fils sont en général des fils à résorption rapide, sinon ils doivent être retirés à la sortie. Préconiser l'arrêt des rapports sexuels pendant 15 jours. Prendre des bains plutôt que des douches.

accouchement du siège chez la primipare, le dégagement en occipito-sacré, la dystocie des épaules, cas d'extraction instrumentale...) ou fœtales (souffrance fœtale aiguë, accouchement prématuré...).

Déchirures

Déchirures vaginales

Elles doivent toujours être recherchées après l'accouchement par un examen attentif du vagin. Leur réparation se fait généralement par un fil résorbable. Il faut surtout faire attention à bien exposer l'extrémité profonde de la déchirure avant la réparation. La cicatrisation est généralement bonne.

Déchirures du col

Elles surviennent généralement en cas d'effort de poussée avant dilatation complète, ou en cas d'extraction instrumentale surtout si celle-ci a été un peu difficile. Elles doivent être recherchées de façon systématique dans ces circonstances, ou dans toutes les situations de saignements inexpliqués ou persistants après un accouchement.

Déchirures périnéales

Elles se produisent au moment du dégagement lorsque l'expulsion a été trop brutale, en cas d'une épisiotomie nécessaire mais trop précoce (avant une ampliation correcte du périnée), insuffisante (section partielle du faisceau pubo-rectal) ou tardive (figure 19.11).

On distingue :

Les déchirures simples : la cicatrisation est rapide après réparation chirurgicale.

Les déchirures complètes qui atteignent en arrière le sphincter externe de l'anus. Le plus grand risque est de les méconnaître. Elles nécessitent une suture solide des deux extrémités du sphincter sectionné pour éviter les risques d'incontinence anale. Dans les suites de couches, des toilettes régulières pour lutter contre la surinfection, voire une antibiothérapie et un traitement anti-inflammatoire, ainsi que la prévention de la constipation permettent d'améliorer les conditions de cicatrisation. Des fils résorbables sont généralement employés.

Les déchirures complètes et compliquées : aux précédentes lésions s'associe une déchirure de la muqueuse anale. La réparation est beaucoup plus délicate. Les complications sont l'incontinence anale et la fistule recto-vaginale. Les mêmes précautions pour la lutte contre l'infection et la constipation sont nécessaires. Un accouchement par césarienne est le plus souvent conseillé pour les grossesses ultérieures.

Méthodes d'analgésie et d'anesthésie péridurale

Le but des différentes méthodes d'analgésie et d'anesthésie obstétricales est :

- **De limiter les phénomènes douloureux** liés aux contractions utérines.
- **D'aider au déclenchement et à la direction du travail.**
- **De permettre une extraction instrumentale de l'enfant.**
- **De permettre une extraction par césarienne.**

Analgésie intraveineuse

Autrefois, elle se réduisait à l'utilisation prudente d'un analgésique central de type pethidine (*Dolosal*) perfusé sur les bases de 50 à 100 mg (dose maximale) en cours de travail. Actuellement, l'analgésie autocontrôlée intraveineuse par des morphiniques (*Fentanyl*, *Sufentanyl*) peut constituer une alternative à la péridurale.

Analgésie intrarachidienne

Analgésie péridurale

Elle offre l'avantage d'interrompre la perception douloureuse des contractions utérines tout en laissant la conscience et la motricité intactes ; c'est-à-dire que la mère peut participer aux efforts expulsifs et assister à la naissance de son enfant. En fin d'accouchement, elle évite l'anesthésie générale en cas d'extraction instrumentale, de révision utérine ou de délivrance artificielle. Elle peut être poursuivie en cas de passage au bloc opératoire pour une extraction par césarienne. Elle doit être toujours envisagée pour une césarienne programmée. Ses contre-indications sont rares. Elle nécessite la présence en permanence d'un anesthésiste-réanimateur habitué à cette technique chez la femme enceinte. Le rythme cardiaque fœtal doit être surveillé et toute baisse de la pression artérielle chez la mère doit être immédiatement corrigée (mise en décubitus latéral gauche et recours à l'*Ephédrine* 3 à 6 mg IVD en bolus). Une des complications les plus fréquentes est la création d'une brèche au niveau de la dure-mère exposant au risque de céphalées. L'analgésie doit être entretenue par des réinjections d'anesthésiques locaux (± morphinique) en mode discontinu ou continu (pousse-seringue électrique ou autocontrôlé, PCEA).

Rachianesthésie

Elle consiste à injecter directement dans l'espace intrathécal (comme pour une ponction lombaire diagnostique) 2 à 4 mL de *Marcaïne* 0,5 % auquel on peut ajouter un morphinique. Le caractère instantané de l'anesthésie explique son utilisation en cas de césarienne urgente (figure 19.12).

DÉMARCHE INFIRMIÈRE

PRÉPARATION À LA POSE D'UNE ANALGÉSIE PÉRIDURALE

Récupérer le bilan d'hémostase, prendre les constantes (pression artérielle, pouls, température) et s'assurer de la disponibilité de l'anesthésiste.

S'assurer de la présence de matériel de réanimation en état de fonctionner dans la salle.

VÉRIFIER L'ABSENCE DE CONTRE-INDICATION À LA PÉRIDURALE

- anomalie du bilan d'hémostase;
- prise médicamenteuse modifiant l'hémostase (aspirine...);
- fièvre;
- antécédent de pathologie neurologique contre-indiquant la péridurale.

Pour prévenir l'hypovolémie, poser une voie veineuse et réaliser le remplissage nécessaire (500 mL de *Ringer lactate*).

PRÉPARER LE MATÉRIEL POUR LA POSE DE LA PÉRIDURALE

• Il s'agit d'un geste qui doit être réalisé stérilement (avoir à la portée des mains une casaque stérile, un masque et des gants stériles pour l'anesthésiste).

• Donner un champ stérile.

• Dans un plateau stérile :

- une aiguille de 21 et 25 gauge et une seringue pour l'anesthésie locale;
- deux cupules : une pour le produit antiseptique et une pour du sérum physiologique;
- un badigeon et 5 compresses;
- une seringue en verre de 10 mL ou une seringue en plastique à basse résistance pour la recherche de l'espace péridural;
- une aiguille de Tuohy 18 et 19 gauges, un cathéter de péridurale et un filtre antibactérien.

• Plusieurs solutions d'anesthésique local :

- un flacon de 20 mL de *Xylocaïne* à 1 % (anesthésie cutanée);
- un flacon de 20 mL de *Marcaïne* à 0,25 % adrénalinée ou non pour l'analgésie obstétricale parfois associée à des morphiniques.

• Un pansement autocollant hermétique pour obturer l'orifice d'entrée du cathéter et un sparadrap pour fixer le cathéter le long du dos.

La péridurale est réalisée chez une femme en position assise à qui on demande d'arrondir le bas du dos, ou en décubitus latéral gauche en lui demandant de se mettre en « position fœtale ». Chez une patiente présentant des contractions douloureuses, ces positions sont souvent difficiles à maintenir et il faut toute l'écoute, l'attention, la patience et le réconfort de l'équipe soignante pour calmer et rassurer la femme.

La technique consiste à mettre en place le cathéter dans l'espace péridural puis à injecter après une dose test, 8 à 10 mL de *Marcaïne* à 0,125 % pour atteindre un niveau d'analgésie projeté sur l'ombilic (au niveau vertébral D9). Après la dose test et avant la dose analgésiante, il faut vérifier l'absence de passage vasculaire (signes de toxicité neurologique et cardiaques) et l'absence d'injection intrarachidienne (recherche d'un bloc moteur).

Pour une césarienne, la technique de mise en place est la même mais le volume et la concentration de l'anesthésique local sont multipliés par 2, soit en moyenne 10 mL de *Marcaïne* à 0,5 % additionné de 10 mL de *Xylocaïne* à 2 %.

SURVEILLANCE DE LA PÉRIDURALE

Surveillance des paramètres hémodynamiques (*Dynamap* = brassard automatique), du niveau d'analgésie (test au froid), de l'absence de bloc moteur.

En fonction de l'évolution du travail et de la douleur, des réinjections sont possibles.

Avant chaque réinjection, il faut revérifier par aspiration la bonne position du cathéter.

Reprendre les constantes avant et après la réinjection.

Réconforter la femme, l'informer et la rassurer sur son accouchement.

Participer à la collaboration étroite entre l'équipe anesthésique et obstétricale.

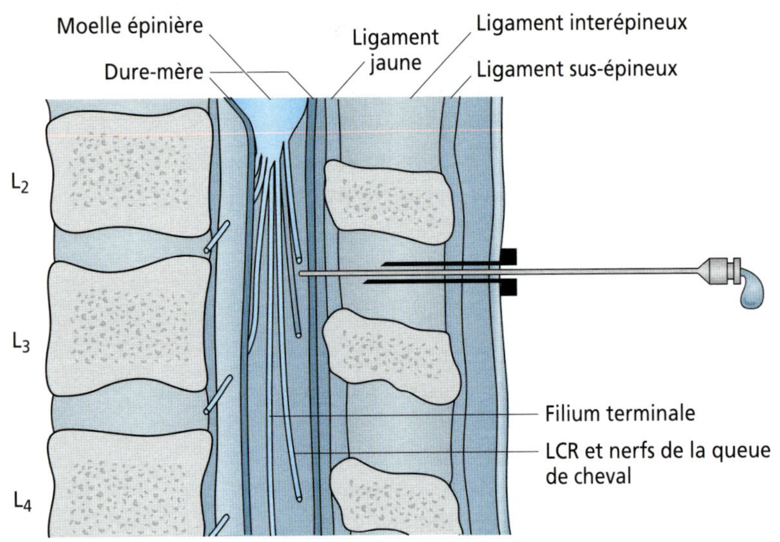

Fig. 19.12 Technique de la ponction lombaire pour rachianesthésie (illustration fournie par les laboratoires Astra France - Avenir ouest , 64, rue du 8 mai 1945 - 92025 Nanterre cedex).

Anesthésie générale

Elle est inévitable en cas de contre-indication au bloc péridural (urgence absolue, risque hémorragique, hyperthermie). Elle est faite sous intubation trachéale obligatoire après injection de *Thiopental* et curarisation par *Succinylcholine*. L'intubation est faite à deux : un aide appuie sur le cartilage cricoïde (manœuvre de Sellick) jusqu'au passage trachéal de la sonde afin de prévenir le redoutable syndrome de Mendelson (inhalation bronchique de liquide gastrique).

Délivrance normale et pathologique

20

La délivrance correspond au décollement et à l'expulsion du placenta après l'expulsion de l'enfant.

Rappels anatomiques

Le placenta est constitué de deux faces :

- **La face maternelle** (figure 20.1), constituée des cotylédons, qui forment le « gâteau placentaire », et dont les bords se prolongent par une membrane appelée chorion.
- **La face fœtale** (figure 20.2), lisse, contenant une membrane appelée amnios, à travers laquelle on voit les vaisseaux du cordon diverger à partir de son insertion.

Parfois, un vaisseau peut quitter les limites du « gâteau placentaire » pour aller vers un cotylédon aberrant.

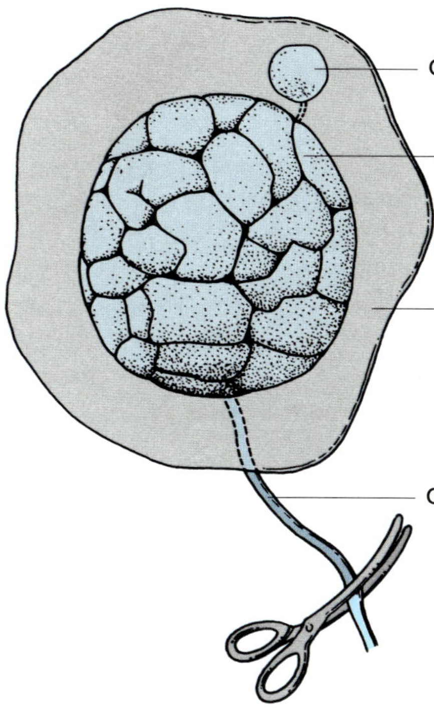

Fig. 20.1 Face maternelle du placenta.

Mécanismes de la délivrance

Après l'accouchement, il y a une phase de repos physiologique où les contractions utérines cessent pendant 10 à 15 minutes. Ensuite, les contractions réapparaissent. Elles sont à l'origine d'une rétraction utérine, elles-mêmes responsables du décollement du placenta. Ainsi, se crée un hématome entre le placenta et l'utérus. Cet hématome, en augmentant de volume, complète le clivage du placenta, qui descend alors dans le vagin à travers l'orifice du col (figure 20.3). À ce moment-là, l'utérus arrive à sa rétraction maximale. Il devient globuleux et ferme à la palpation et forme le « globe de sécurité ».

L'hémostase des vaisseaux utérins à l'endroit du clivage du placenta se fait grâce au globe utérin de sécurité et, ensuite, par les mécanismes habituels de la coagulation. Le saignement physiologique est généralement d'environ 300 mL. Au-delà de 500 mL, on parle d'hémorragie de la délivrance.

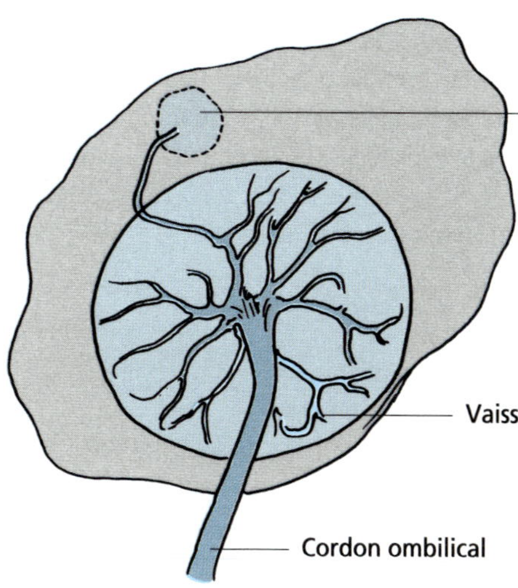

Fig. 20.2 Face fœtale du placenta.

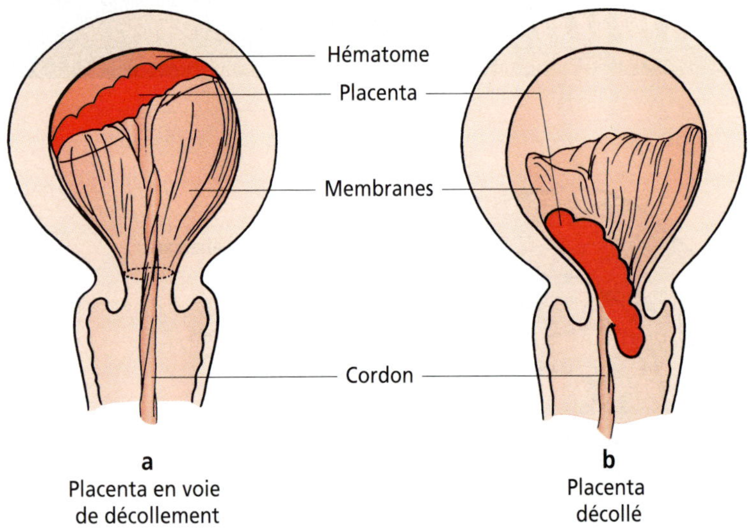

Fig. 20.3 Décollement du placenta.
a. Placenta en voie de décollement. b. Placenta décollé.

Conduite à tenir pendant la délivrance normale

Dès l'expulsion du nouveau-né, il est important de surveiller le pouls et la tension artérielle ainsi que la présence de saignements génitaux, afin d'intervenir rapidement en cas d'hémorragie.

Le placenta se décolle entre 10 et 30 minutes après l'expulsion. Pour savoir s'il est décollé, on pose une main au-dessus de la symphyse pubienne de la mère et on appuie sur l'utérus. Le cordon, s'extériorisant à la vulve, remonte si le placenta n'est pas encore complètement décollé. Si le cordon ne remonte pas avec cette manœuvre, c'est le signe que le placenta est complètement décollé. On peut alors exprimer le fond utérin pour expulser le placenta hors du vagin.

PLUSIEURS PRÉCAUTIONS sont nécessaires :

- **Ne pas faire d'expression forcée** tant que le placenta n'est pas complètement décollé, le risque étant une inversion utérine.
- **Ne pas tirer sur le cordon** pour décoller le placenta car ceci peut être à l'origine d'un mauvais clivage avec rétention placentaire et risque d'hémorragie.

APRÈS LA DÉLIVRANCE, on vérifie :

- **Que le placenta est complet,** en examinant la face maternelle et la face fœtale.
- **Que l'utérus est bien ferme et rétracté** : c'est le globe de sécurité, assurant l'hémostase.

LA SURVEILLANCE DE LA MÈRE se fait habituellement pendant deux heures après l'expulsion en salle de naissance, et ensuite dans le service d'hospitalisation. Elle comporte la surveillance de l'écoulement vulvaire qui doit être modéré, du pouls, de la pression artérielle et du caractère bien ferme et rétracté de l'utérus.

En prévention, on réalise le plus souvent, surtout s'il y a un risque d'hémorragie de la délivrance, une « **délivrance dirigée** » au moment de l'accouchement. Pour cela, on injecte en intramusculaire une ampoule de *Méthergin*, ou 10 unités de *Syntocinon*, au moment du dégagement des épaules, lors d'une présentation céphalique. Ceci permet d'accélérer la délivrance qui survient alors 5 à 15 minutes après l'expulsion.

Pathologie de la délivrance

Rétention placentaire

La rétention peut être complète ou partielle. La **rétention est complète** lorsque le placenta n'est pas décollé 30 minutes après l'expulsion (15 minutes en cas de délivrance dirigée). **La rétention est partielle** lorsqu'à l'examen du placenta après l'expulsion celui-ci ne paraît pas complet, avec suspicion qu'une partie du placenta ou qu'un cotylédon soit resté dans l'utérus.

PARMI LES CAUSES DE RÉTENTION PLACENTAIRE, on note :

- **Un enchatonnement du placenta** dans une corne utérine associé à un anneau serré au niveau du col, responsable d'une rétention partielle ou totale, secondaire à un utérus très tonique.
- **Une adhérence anormale de l'utérus à la paroi utérine,** sur une muqueuse utérine pathologique (par exemple après curetage). Au maximum, il peut s'agir d'un placenta adhérent au myomètre et très difficile à cliver (Placenta accreta), avec grand risque d'hémorragie de la délivrance.
- **La présence de cotylédons séparés** des autres cotylédons qui forment le « gâteau placentaire », appelé cotylédons aberrants.

LORSQUE LE PLACENTA N'EST PAS DÉCOLLÉ 30 MINUTES APRÈS L'EXPULSION, une **délivrance artificielle** est réalisée. Il s'agit d'introduire une main dans l'utérus pour cliver et sortir le placenta, alors que l'autre main maintient le fond utérin. Elle est suivie d'une révision utérine : la main est réintroduite dans l'utérus afin de vérifier la vacuité utérine.

LORSQUE LE PLACENTA PARAIT INCOMPLET À L'EXAMEN (cotylédons incomplets ou présence d'un vaisseau s'interrompant brusquement sur les membranes et pouvant être destiné à un cotylédon aberrant), une **révision utérine** est pratiquée. La main est introduite dans l'utérus pour évacuer la rétention placentaire alors que l'autre maintient le fond utérin.

La révision utérine et la délivrance artificielle sont réalisées le plus souvent sous péridurale, plus rarement sous anesthésie générale.

Inertie utérine

L'inertie utérine peut être primitive ou secondaire à une rétention placentaire. Il s'agit d'un utérus qui ne présente pas les contractions utérines nécessaires au décollement du placenta, ou qui, après le décollement du placenta, ne se rétracte pas normalement pour donner un globe de sécurité.

PARMI LES CAUSES D'INERTIE UTÉRINE on note :

- **Un travail long.**
- **Un utérus surdistendu** pendant la grossesse (macrosomie, hydramnios, grossesse multiple).

Le traitement de l'inertie utérine est l'utilisation de médications ocytociques (*Syntocinon*, *Méthergin*, prostaglandines : *Nalador*). En cas d'hémorragie de la délivrance, il faut avoir vérifié l'intégrité vaginale par un examen sous spéculum et contrôler la vacuité utérine par une révision utérine systématique avant de pouvoir conclure à une inertie primitive.

Hémorragie de la délivrance

C'est une hémorragie d'origine utérine qui survient dans les 24 heures suivant l'accouchement et dont l'abondance est de plus de 500 mL. Son diagnostic se fait essentiellement par la surveillance des saignements extériorisés à la vulve.

LES CAUSES DE L'HÉMORRAGIE de la délivrance sont surtout :

- **La rétention placentaire et les inerties utérines** en général.
- **Plus rarement, les troubles de l'hémostase** liés à une pathologie maternelle de la coagulation préexistante ou à une prise médicamenteuse (anticoagulants).
- **Les troubles de coagulation** acquis lors de l'accouchement, secondaires à une consommation des facteurs de coagulation qui rend le sang de la mère incoagulable (CIVD, fibrinolyse).

L'inertie utérine et l'hémorragie de la délivrance peuvent aboutir après échecs des moyens médicamenteux à intervenir en urgence en raison du risque vital pour la mère. Une embolisation ou une ligature des artères utérines peuvent être alors nécessaires, voire une hystérectomie d'hémostase en urgence.

DÉMARCHE INFIRMIÈRE

CONDUITE À TENIR DEVANT UNE HÉMORRAGIE UTÉRINE

Apprécier rapidement la quantité de saignement et le retentissement maternel (pouls, tension artérielle, conscience). Après l'expulsion, la pose d'un sac sous les fesses de la mère pour recueillir le sang aide à l'évaluation de la quantité des pertes sanguines.

Parallèlement, il faut traiter l'hémorragie. Les différentes étapes de ce traitement sont, dans l'ordre :

- S'assurer qu'il ne s'agit pas d'un saignement d'origine extra-utérine, provenant de l'épisiotomie ou d'une déchirure vaginale par un examen soigneux sous valves vaginales (déchirure vaginale profonde, déchirure du col).
- Faire une révision utérine pour vérifier la vacuité utérine ou évacuer une rétention placentaire.
- Si le saignement persiste, faire une injection d'une ampoule de Méthergin IM ou en cas de contre-indication, 10 unités de Syntocinon en IVD, suivie d'une perfusion contenant 30 unités de Syntocinon dilués dans 500 mL de sérum glucosé isotonique, qu'on fait couler d'abord rapidement, puis lentement sur plusieurs heures dès l'arrêt des saignements.
- En cas de persistance de l'hémorragie une injection intramurale (dans le muscle utérin) de 10 unités de Syntocinon peut être pratiquée. Il suffit de traverser la paroi abdominale avec une aiguille.
- On peut aussi avoir recours aux prostaglandines, produits plus puissants, dont le plus communément employé est le Nalador IV.
- Enfin, exceptionnellement et en cas d'échec des étapes précédentes, on a recours à l'embolisation des artères utérines, à la ligature des artères utérines ou des artères hypogastriques, et en dernier lieu à l'hystérectomie d'hémostase.

PENDANT TOUT CE TEMPS, IL FAUT SURVEILLER :

- l'état maternel (pouls, tension artérielle, conscience);
- l'abondance des pertes sanguines;
- la coagulabilité du sang par la demande d'un examen biologique complet de la coagulation, avec recherche des signes de CIVD et de fibrinolyse qui sont les complications principales et mettent le pronostic vital maternel en jeu;

On n'attend pas les résultats de ces examens biologiques pour entreprendre une réanimation adéquate de la mère.

Le pronostic dépend surtout de la rapidité des différents gestes pour arrêter les saignements et de la rapidité de la réanimation de la mère pour corriger l'hypovolémie et éviter ou corriger la coagulopathie de consommation.

Inversion utérine

Elle est généralement secondaire à une erreur technique (traction forte sur le cordon ou expression importante du fond utérin alors que le placenta n'est pas encore décollé). Le fond utérin s'inverse en doigt de gant et s'accompagne en général d'une hémorragie et d'une chute tensionnelle.

Il faut très rapidement réduire l'inversion en refoulant le fond utérin (sous péridurale ou sous anesthésie générale). Sinon, la réduction devient impossible en raison de l'œdème et une hystérectomie devient la seule solution.

Nouveau-né en salle de naissance

21

Accueil du nouveau-né sain

Préparation du matériel

AVANT CHAQUE ACCOUCHEMENT, IL FAUT PRÉPARER LE MATÉRIEL ET VÉRIFIER SON BON ÉTAT DE FONCTIONNEMENT pour accueillir le nouveau-né.

- **Une source de chaleur** type table radiante chauffante et **un drap stérile** pour accueillir le nouveau-né et le sécher.
- **Un clamp de Barr** pour clamper le cordon.
- **Une sonde d'aspiration n° 8, une sonde n° 6, une aspiration murale** *en bon état de fonctionnement* et **un petit ballon** type ambu avec un masque facial pour bébé, raccordée à une source d'oxygène.
- **Un collyre antibiotique** pour les yeux (*Néomycine* ou *Rifamycine*), **un flacon de vitamine K orale**.
- **De l'alcool et des compresses stériles** pour les soins du cordon.
- **Une seringue et une aiguille** pour récupérer du sang au cordon (pH, prélèvements divers).
- **Une seringue** de 5 ou 10 cm^3 pour le « test à la seringue ».

LA PRISE EN CHARGE DU NOUVEAU-NÉ EN SALLE DE TRAVAIL FAIT APPEL À PLUSIEURS GRANDS PRINCIPES : RÉCHAUFFER, LIBÉRER LES VOIES AÉRIENNES SUPÉRIEURES ET OXYGÉNER. Cette prise en charge est généralement confiée à la sage-femme et comporte plusieurs étapes.

- **Regarder l'heure exacte** de la naissance.
- **Sécher la tête et le corps dès l'expulsion,** dans un drap stérile, afin d'éviter les pertes thermiques par évaporation.
- **Prélever du sang au cordon,** pour le groupage du bébé en cas de mère Rhésus négatif et pour les divers prélèvements (pH, bilan infectieux…).
- **Effectuer une désobstruction rhino-pharyngée par aspiration.** Elle peut être faite sur le ventre de la mère.
- **Apprécier la vitalité du nouveau-né** par la cotation du score d'Apgar à 1, 3, 5 et 10 minutes de vie. Un nouveau-né qui va bien a un Apgar à 10. Il peut, dans ce cas, être laissé en décubitus ventral sur le ventre de sa mère.
- **Vérifier la perméabilité des choanes, de l'œsophage et de l'anus.** La vérification de la perméabilité de l'œsophage se fait en passant une sonde par l'œsophage et en injectant de l'air par une seringue tout en vérifiant le passage de l'air dans l'estomac à l'aide d'un stéthoscope au niveau du creux épigastrique (« **test à la seringue** ») puis pratiquer une aspiration gastrique.
- **Prendre la température et les mensurations** : poids, taille, périmètre crânien, périmètre thoracique.
- **Désinfecter les yeux** par un collyre antibiotique et administrer 5 mg de vitamine K *per os*, à renouveler 12 heures après.
- **Pratiquer les soins du cordon** avec désinfection de la base du cordon puis de la tranche de section, pose du clamp ombilical à 1 ou 2 cm de l'ombilic, section à la lame de bistouri stérile et mise en place d'un pansement stérile. Vérifier le nombre de vaisseaux ombilicaux. Le cordon contient habituellement deux artères et une veine. Le diamètre des artères est plus petit que celui de la veine. Toute émission de méconium ou d'urine doit être notée.
- **Mise en place d'un bracelet d'identification** au poignet du nouveau-né, l'habiller et le redonner à la mère ou au père, sinon le coucher sur le côté dans son berceau.
- **Surveiller le nouveau-né pour dépister une cyanose, une détresse respiratoire, des apnées, des changements de teint…** La surveillance dure environ deux heures en salle de naissance (coloration, fréquence cardiaque et respiratoire, dextro, température).
- **Débuter l'alimentation,** au sein ou au biberon, dans la première heure de vie.

Tous les soins sont donnés dans le calme, en douceur, dans le respect des règles d'hygiène et sans éclairage agressif. Ils sont complétés par l'examen médical initial, réalisé par la sage-femme ou par le médecin, afin de dépister une éventuelle pathologie nécessitant une thérapeutique urgente.

Tableau 21.1 Détermination du score d'Apgar.

	0	1	2
Rythme cardiaque	absent	< 100 bpm	> 100 bpm
Réactivité	pas de réponse	léger mouvement	cri
Respiration	absente	irrégulière	régulière
Tonus musculaire	flasque	flexion modérée des extrémités	bonne flexion des extrémités
Couleur de la peau	cyanosée	rose avec extrémités cyanosées	rose partout

Accueil du nouveau-né pathologique

La réanimation néonatale a pour but d'assurer une oxygénation cérébrale et tissulaire correcte. Les éléments essentiels de cette réanimation sont :

- **Une ventilation alvéolaire efficace.**
- **Une circulation correcte.**
- **Neutraliser l'acidose.**
- **Lutter contre l'hypothermie, l'hypoglycémie, l'infection et les traumatismes iatrogènes.**

Techniques de réanimation

La réanimation néonatale requiert la présence de deux personnes au minimum.

Lutte contre l'hypothermie

Elle est d'autant plus importante que l'enfant est petit. Les différents moyens sont les suivants :

- **Préchauffer la table de réanimation.**
- **Essuyer l'enfant à la naissance avec un champ stérile chaud,** différent de celui qui a servi à son accueil et qui de ce fait est humide.
- **Contrôler la température rectale** dès que les premiers gestes de réanimation sont effectués.

Lutte contre l'infection

Elle consiste en les précautions suivantes :

- **Lavage soigneux des mains.**
- **Utilisation de matériel stérile,** en particulier pour l'aspiration trachéale (sonde à usage unique et pince stérile).
- **Désinfection cutanée** avant toute agression transcutanée type pose d'une voie d'abord.
- **Mesures d'asepsie chirurgicale** en cas de pose d'un cathéter ombilical.

Techniques de réanimation respiratoire

DÉSOBSTRUCTION DES VOIES RESPIRATOIRES (narines, bouche, carrefour pharyngé) ET DE L'ESTOMAC à l'aide d'une sonde d'aspiration, en plaçant le nouveau-né en décubitus dorsal, le cou dans une position d'extension modérée sur le tronc.

OXYGÉNOTHÉRAPIE par :

- **Ventilation assistée au masque,** nouveau-né en décubitus dorsal, tête défléchie, masque appliqué sur le nez et la bouche, à une fréquence de 60 par minute. L'efficacité de cette ventilation au masque est jugée sur la disparition de la cyanose avec survenue d'un cri franc. À la fin, il faut penser à vider l'estomac où l'air s'est accumulé.

Ventilation assistée sur tube après avoir intubé l'enfant. Cette intubation est pratiquée après une désobstruction pharyngée et une hyperventilation au masque. Elle est effectuée de préférence par voie nasale. Une fois le nouveau-né intubé, il faut noter le repère centrimétrique qui apparaît à la narine, bloquer la sonde à l'aide d'une moustache en sparadrap, aspirer les deux bronches, débuter la ventilation sur tube et vérifier la situation intratrachéale de la sonde par l'auscultation des deux champs pulmonaires. Une fois intubé, l'enfant doit être ventilé en permanence et, sauf cas particulier, on ne doit pas laisser un enfant respirer spontanément sur la sonde d'intubation.

Massage cardiaque externe

Il est débuté dès que la fréquence cardiaque est inférieure à 100/minute car la perfusion périphérique et cérébrale devient alors insuffisante. Le massage cardiaque externe doit être toujours associé à une ventilation artificielle et doit être poursuivi jusqu'à la reprise spontanée d'une fréquence cardiaque supérieure à 100/minute. La technique de ce massage est la suivante : on empaume le thorax de l'enfant entre les deux mains, les doigts croisés derrière son dos, les deux pouces se rejoignent sur le sternum. Le massage cardiaque doit être médian et au rythme de 120/minute. L'efficacité est vérifiée par les pulsations au cordon ou aux carotides du nouveau-né. En cas de bradycardie, le massage cardiaque est associé à l'injection de l'adrénaline intraveineuse (10 gamma/kg) ou intratrachéale (100 gamma/kg). Celle-ci est inutile en cas d'arrêt cardiaque.

Réanimation métabolique

La réanimation métabolique (en particulier l'alcalinisation par du bicarbonate de sodium à 42 %) est effectuée après avoir mis en place une voie d'abord : si possible une perfusion périphérique par une épicrânienne ou un cathlon. Quand le collapsus rend la perfusion périphérique impossible, il faut placer un cathéter veineux ombilical. Le cathéter ou le cathlon est relié à une perfusion continue (pousse-seringue électrique) par l'intermédiaire d'un robinet à trois voies et d'un raccord long. On injecte un à deux mEq/kg de bicarbonate de sodium dilué dans du glucosé à 5 %.

Différentes urgences rencontrées en salle de naissance

État de mort apparente

C'est la première situation urgente. Elle se définit par un arrêt cardiaque ou une bradycardie extrême. Le nouveau-né est inerte, ne crie pas, ne respire pas, est pâle, cyanosé, avec une fréquence cardiaque inférieure à 80/minute.

Inhalation méconiale

Deuxième situation urgente, c'est la conséquence d'une souffrance fœtale aiguë associant une émission prénatale ou pernatale de méconium et la survenue trop précoce de mouvements respiratoires (avant et au cours de l'expulsion). Il en résulte la présence dans les gros troncs aériens d'une colonne de liquide épais dont le passage dans les arborisations bronchiques distales et les alvéoles expose à une détresse respiratoire très sévère. En cas de liquide amniotique méconial, le nouveau-né doit donc être accueilli comme s'il avait inhalé. Quel que soit l'état de l'enfant, il faut aspirer les voies respiratoires (par aspiration laryngo-trachéale sous laryngoscope ou après intubation) **sans ventilation au masque au préalable**. Si l'inhalation trachéale est confirmée (aspiration trachéale verdâtre), il faut intuber l'enfant afin d'effectuer une toilette trachéo-bronchique. En cas d'inhalation importante, la toilette bronchique est poursuivie en réanimation et l'atteinte parenchymateuse nécessite parfois une ventilation assistée agressive.

Dépression anesthésique

Elle se voit en cas d'anesthésie générale chez la mère : généralement, la fréquence cardiaque est supérieure à 100/minute, la ventilation spontanée est imparfaite, l'enfant est hypotonique et mal coloré. Le *Narcan* est un bon antidote des morphiniques et l'anexate des benzodiazépines.

Infection materno-fœtale

Elle justifie une antibiothérapie néonatale précoce après prélèvements périphériques et centraux. La sémiologie de l'infection néonatale est variable et parfois trompeuse (détresse respiratoire, apnée, mauvaise coloration, hypotonie…). Tout signe anormal chez l'enfant doit faire suspecter l'infection. **Il faut traquer l'infection.**

Détresses respiratoires

Elles se traduisent chez le nouveau-né par une cyanose, des signes de lutte respiratoire (balancement thoraco-abdominal à l'inspiration, tirage, battement des ailes du nez, existence d'un entonnoir xyphoïdien, d'un geignement respiratoire). Il faut également rechercher des anomalies du rythme respiratoire (tachypnée, bradypnée, pauses respiratoires, gasps), des signes associés tels que des troubles hémodynamiques, des troubles de conscience ou des mouvements anormaux.

Étiologies

- **Hernie de la coupole diaphragmatique** (pas de ventilation au masque, aggravant l'état néonatal).
- **Pneumothorax spontané ou iatrogène** (urgence absolue).
- **Retard de résorption du liquide alvéolaire** (fréquent et bénin).
- **Inhalation de liquide amniotique** clair, sanglant ou méconial.
- **Infection néonatale.**
- **Maladie des membranes hyalines** (surtout avant 36 SA).
- **Détresse respiratoire d'origine ORL** (atrésie des choanes, syndrome de Pierre Robin associant un microrétrognatisme, une fente palatine et une glossoptose).
- **Détresse respiratoire d'origine neuro-musculaire** (myotonie de Steinert, myasthénie…).
- **Malformations broncho-pulmonaires,** souvent diagnostiquées en anténatal (maladie kystique adénomatoïde du poumon…).
- **Par ailleurs, la détresse respiratoire peut accompagner de nombreuses situations pathologiques :** choc septique, souffrance neurologique, intoxication médicamenteuse materno-fœtale, occlusion digestive, atrésie de l'œsophage…

Cardiopathies

Certaines cardiopathies se révèlent précocement en salle de naissance : transposition des gros vaisseaux, hypoplasie du cœur gauche, tétralogie de Fallot dans sa forme sévère, atrésie pulmonaire à septum intact. Les signes évocateurs sont l'hypoxémie réfractaire, des signes de défaillance cardiaque ou un anasarque fœto-placentaire.

Anasarque fœto-placentaire

Il est souvent diagnostiqué en anténatal. Il doit faire éliminer d'emblée, en dehors de l'incompatibilité fœto-maternelle de type Rhésus, actuellement rare, une anémie fœtale chronique ou des troubles du rythme cardiaque fœtal.

Suites de couches

22

Les suites de couches sont la période entre la fin de l'accouchement et le retour des règles : **retour de couches**.

Principales modifications biologiques

Modifications générales

L'accouchement est suivi de la chute brutale des hormones stéroïdiennes d'origine placentaire et l'ovaire reprend sa sécrétion hormonale. L'ovulation survient généralement 3 à 4 semaines après l'accouchement. Les règles (le retour de couches) arrivent environ 4 à 6 semaines après l'accouchement en l'absence d'allaitement. Le premier cycle est souvent anovulatoire. En cas d'allaitement, le retour de couches est généralement retardé de plusieurs semaines.

La chute des œstrogènes d'origine placentaire s'accompagne d'une diminution de l'œdème périphérique en quelques jours et d'une augmentation parallèle de la diurèse.

Modifications anatomiques

La rétraction utérine ou globe utérin dure quelques heures après l'accouchement. L'utérus se relâche pour être au niveau de l'ombilic et l'involution utérine est ensuite régulière. À J 1, il est un peu en dessous de l'ombilic. À J 4, il est à mi-chemin entre la symphyse et l'ombilic. À J 10-J 14, il retrouve sa situation intrapelvienne rétrosymphysaire. Parallèlement, le segment inférieur disparaît, le col se ferme et reprend sa forme et sa longueur. Seul l'aspect de l'orifice externe du col se modifie pour rester linéaire et horizontal.

Après une phase de cicatrisation, l'endomètre présente une phase de régénération jusqu'au retour de couches. Dans les quinze premiers jours qui suivent l'accouchement, il y a une élimination des restes de caduque et des cellules déciduales, accompagnés des débris provenant de la zone d'insertion placentaire, appelées **lochies**. Les lochies sont d'abord sanglants, puis ils deviennent rosés et de moins en moins abondants.

La congestion vulvo-vaginale dure environ deux jours. Le vagin cicatrise rapidement et la vulve, restée béante après l'accouchement, reprend sa tonicité initiale.

Mise en route de l'allaitement

À la fin de la grossesse et juste après l'accouchement, les seins produisent une substance épaisse appelée **colostrum**. Après l'accouchement, la levée du frein liée à la progestérone permet une hyperprolactinémie, responsable de la sécrétion lactée. Cette hyperprolactinémie est ensuite entretenue par un mécanisme réflexe déclenché par la succion du mamelon. **La montée laiteuse** a lieu au 2e-3e jour après l'accouchement. Elle se traduit par une augmentation de la taille des seins avec une tension mammaire. Les seins deviennent fermes et sensibles. Le réseau veineux superficiel devient turgescent. Il existe parfois une fièvre à 38 °C avec un pouls accéléré. Au 3e-4e jour, la sécrétion du lait commence, la glande se vide et les signes locaux ainsi que le fébricule s'amendent.

L'hyperprolactinémie entraîne en plus une hypo-œstrogénie et une anovulation. Cependant, lorsque l'allaitement se prolonge plusieurs mois, le retour de couches finit par arriver et l'ovulation devient possible avec un risque de grossesse.

Éléments de surveillance dans les suites de couches

L'accouchée reste hospitalisée quelques jours après l'accouchement. Cette durée est variable en fonction du mode d'accouchement et de la pathologie maternelle éventuelle.

LES DIFFÉRENTS ÉLÉMENTS DE SURVEILLANCE sont les suivants :

- **Le pouls, la tension artérielle et la température,** deux fois par jour.

◗ **La surveillance de l'abondance, de l'aspect et l'odeur des lochies ainsi que de l'involution utérine.** Si l'involution utérine est insuffisante et qu'il persiste des saignements anormaux, des utéro-toniques peuvent être prescrits (*Méthergin* : 20 gouttes 3 fois par jour). Une numération formule sanguine sera prescrite si une anémie est suspectée (antécédents d'hémorragies pendant l'accouchement ou après la délivrance, césarienne hémorragique, pâleur, vertige, hypotension, pouls accéléré...).

◗ **La vérification de la reprise de la diurèse et des selles.**

◗ **L'examen du périnée et d'une éventuelle déchirure ou épisiotomie.** Le périnée nécessite une toilette soigneuse au minimum 3 fois par jour. En cas de déchirure ou d'épisiotomie, il faut surveiller la cicatrisation et rechercher des signes d'inflammation, d'hématome ou d'infection locale.

◗ **La prévention des phlébites** grâce au lever précoce, à la mobilisation des membres inférieurs dans le lit et la recherche de signes locaux (douleur, chaleur ou rougeur locale, augmentation du volume d'un membre).

◗ **La surveillance des seins** par la recherche des signes de complications : le degré de la tension mammaire, la douleur, la rougeur ou la chaleur locale.

EN CAS DE FEMME NON IMMUNISÉE CONTRE LA RUBÉOLE, les suites de couches sont le meilleur moment pour la vaccination. En effet, il s'agit d'un vaccin viral vivant atténué nécessitant une contraception efficace dans les 3 mois qui suivent la vaccination. Une immunoprophylaxie s'impose chez toutes les femmes Rhésus négatif (si le fœtus est Rhésus positif) dans un délai de 72 heures après l'accouchement par une seule dose d'anti-D. L'efficacité de cette prévention peut être réalisée par la recherche des agglutinines résiduelles après l'injection et par le test de Kleihauer (voir page 201).

PHARMACOLOGIE

MÉDICAMENTS CONTRE-INDIQUÉS PENDANT L'ALLAITEMENT ET EFFETS CHEZ LE NOURRISSON

Amphétamines	État d'excitation du fœtus
Antidépresseurs	Syndrome de sevrage
Antivitamines K	Risque hémorragique
Antithyroïdiens	Hypothyroïdie
Antibiotiques : cyclines	Jaunissement des dents
Chloramphénicol	Troubles hématologiques
Streptomycine	Action toxique sur l'oreille interne
Sulfamides	Ictère
Atropine	Troubles cardiaques
Cytostatiques	Atteinte de la lignée sanguine
Morphiniques	Sevrage, dépression respiratoire
Œstrogènes (contraception œstro-progestative)	Arrêt de la lactation
Radio-isotopes	Pathologie hématologique

En ce qui concerne l'allaitement

LES MESURES D'HYGIÈNE sont primordiales pour le bon déroulement de l'allaitement. La mise au sein peut se faire quelques heures après l'accouchement. Le mamelon est nettoyé à l'eau avant et après chaque tétée puis séché. Au début, le nouveau-né est laissé environ 5 à 10 minutes sur chaque sein à chaque tétée. Ensuite, les tétées sont effectuées alternativement sur chaque sein et durent vingt minutes environ. Lors de la tétée, la femme doit être confortablement installée, en position couchée ou assise. En position assise, le bébé doit être le plus vertical possible. Il faut introduire le mamelon profondément dans la bouche du nouveau-né, tout en veillant de garder ses narines libres pour lui permettre de respirer.

LE RÉGIME ALIMENTAIRE pendant l'allaitement doit être riche en calcium et il faut éviter les aliments donnant un goût au lait, ainsi que les excitants (caféine, théine) et l'alcool. Certains médicaments sont contre-indiqués pendant l'allaitement.
Par ailleurs, de nombreux médicaments ne peuvent être utilisés qu'à faible dose et jamais en cure prolongée.

LES CONTRE-INDICATIONS à l'allaitement sont rares : allo-immunisations materno-fœtales, infection du post-partum, la nécessité de la prise d'un médicament contre-indiqué pendant l'allaitement.

LE SEVRAGE se fait progressivement en alternant les tétées avec l'allaitement artificiel (biberon) du nouveau-né. Il peut nécessiter une restriction hydrique, une compression mammaire par bandage de façon très transitoire, voire la prise d'un demi-comprimé de *Lasilix* ou l'injection de 5 unités de *Syntocinon* IM.

SI LA MÈRE NE DÉSIRE PAS ALLAITER, le blocage est d'autant plus efficace qu'il a lieu précocement, c'est-à-dire dans les 24 premières heures après l'accouchement. Le plus souvent (en dehors des contre-indications), le blocage est réalisé par la prise orale de **bromocriptine (*Parlodel*).** La posologie est de 2 comprimés par jour, répartis au départ en 4 prises, puis en 2 prises au bout de quelques jours, pendant trois semaines. La prise fractionnée au début permet de limiter les effets secondaires principaux que sont les vertiges. L'examen clinique vérifie l'absence de montée laiteuse et donc l'efficacité du traitement.

Complications

Complications mineures

LES « TRANCHÉES » sont des contractions utérines douloureuses déclenchées par les tétées et la sécrétion d'ocytocine. Elles sont plus fréquentes chez la multipare. Elles peuvent persister plusieurs jours et relèvent habituellement d'un traitement antalgique banal.

UNE RÉTENTION AIGUË D'URINE peut survenir dans les suites de l'accouchement. Il faut s'assurer par un examen cytobactériologique des urines qu'il n'existe pas d'infection urinaire. Elle peut nécessiter un ou plusieurs sondages évacuateurs. Elle régresse généralement rapidement.

L'INCONTINENCE URINAIRE D'EFFORT EST CLASSIQUE. Elle évolue habituellement en s'améliorant. Elle peut persister plusieurs semaines après l'accouchement. Au-delà, sa persistance nécessite une prise en charge spécifique avec une kinésithérapie adaptée.

LA CONSTIPATION EST FRÉQUENTE. Elle cède en général avec l'utilisation de laxatifs huileux. Sinon un petit lavement est nécessaire.

LA CRISE HÉMORROÏDAIRE EST GÉNÉRALEMENT PASSAGÈRE. Elle est soulagée par des pommades antihémorroïdaires en application locale, des toniques veineux voire des anti-inflammatoires par voie générale.

LA DÉCOUVERTE D'UNE ANÉMIE nécessite une supplémentation en fer (*Fumafer*, *Tardyféron B9*). Le recours à la transfusion sanguine est devenu exceptionnel.

LES INFECTIONS URINAIRES sont fréquentes, d'autant plus que les sondages en salle de naissance sont des facteurs favorisants. Elles doivent être recherchées devant le moindre signe urinaire et traitées efficacement.

Complications d'une déchirure ou d'une épisiotomie

INFLAMMATION nécessitant un traitement anti-inflammatoire, associé à la désinfection locale.

INFECTION nécessitant essentiellement des soins locaux, pouvant évoluer vers un abcès qu'il faudra drainer.

DANS CERTAINS CAS, L'INFECTION OU L'ABCÈS CONDUISENT À UN LÂCHAGE DE LA SUTURE, pouvant nécessiter une reprise chirurgicale secondaire.

Hémorragies du post-partum

DANS LE POST-PARTUM IMMÉDIAT, elles sont souvent liées à une rétention placentaire passée inaperçue. Si l'importance de la rétention, évaluée à l'échographie est faible, un traitement par ocytociques (*Méthergin*) et par antibiotique (pour éviter la surinfection) suffit le plus souvent. Lorsque la rétention est abondante, elle nécessite généralement une révision utérine sous anesthésie générale. L'usage du curetage dans le post-partum doit être au maximum évité, car il peut être à l'origine de synéchies utérines.

LES HÉMORRAGIES PLUS TARDIVES surviennent généralement dans un contexte d'endométrite. Elles doivent être distinguées des lochies physiologiques qui deviennent séro-hématiques au bout d'une semaine, ainsi que du « petit retour de couches ». Le « petit retour de couche » correspond à des lochies qui deviennent plus abondantes et sanglantes vers le 15e jour du post-partum. Il dure 4 à 5 jours et ne doit pas être confondu avec le vrai retour de couches, de survenue plus tardive.

Infection du post-partum

Elle est souvent limitée à l'utérus, réalisant un tableau d'endométrite. Elle peut parfois diffuser aux trompes, au pelvis voire au-delà donnant un tableau de pelvi-péritonite, de phlegmon du ligament large ou de thrombophlébite pelvienne.

Les germes les plus fréquemment en cause sont les bacilles Gram négatif (*E. coli* et les autres entérobactéries), les cocci Gram positifs (streptocoques et staphylocoques) et certaines anaérobies.

Les circonstances favorisantes sont :

– la rupture prématurée des membranes ;
– le travail long ;

– les manœuvres obstétricales, notamment endo-utérines (délivrance artificielle, révision utérine…) ;
– une rétention placentaire ;
– l'hémorragie abondante pendant l'accouchement.

Il s'agit le plus souvent d'une infection ascendante. Plus rarement, le point de départ est une infection antérieure ou contemporaine de l'accouchement (infection urinaire…).

L'ENDOMÉTRITE DU POST-PARTUM est la forme la plus courante. Les signes cliniques associent :

- **Une fièvre** à 38-38,5 °C.
- **Des lochies louches et nauséabondes,** voire purulentes.
- **Un utérus gros, mou et douloureux** à la palpation et à la mobilisation.

Un prélèvement bactériologique endocervical permet l'isolement des germes responsables. Le traitement associe une antibiothérapie pendant 10 jours (voire 3 semaines dans les cas sévères) et du *Méthergin*. En cas de symptomatologie sévère imposant une hospitalisation prolongée, une prévention des complications thromboemboliques par des anticoagulants s'impose pendant la durée de l'alitement.

LES ABCÈS PELVIENS peuvent compliquer l'endométrite. Ils se manifestent par la persistance de la fièvre malgré le traitement. Elle devient oscillante, et s'associe à un ballonnement abdominal et des troubles du transit. Le toucher vaginal retrouve une masse latéro-utérine douloureuse. La numération globulaire montre une hyperleucocytose à plus de 20 000 leucocytes/mm^3. L'échographie permet de localiser l'abcès. Le traitement est le drainage chirurgical de l'abcès.

LA PELVI-PÉRITONITE associe une altération de l'état général à des douleurs abdominales, un arrêt des matières et des gaz avec ballonnement abdominal, sans défense ni contracture. À ce stade, le traitement est avant tout médical par antibiothérapie intraveineuse à large spectre puis éventuellement chirurgical pour laver et drainer la cavité abdomino-pelvienne.

Complications thromboemboliques

Les mesures de prévention des phlébites sont primordiales.

MOBILISATION DES MEMBRES INFÉRIEURS au lit.

LEVER PRÉCOCE.

PRÉVENTION PAR UN TRAITEMENT ANTICOAGULANT (héparine de bas poids moléculaire : *Fraxiparine*, *Fragmine*…) et port de bas à varices dans toutes les situations à risque :

- **Césarienne et accouchement hémorragique.**
- **Mauvais état veineux des membres inférieurs.**
- **Antécédent de phlébite ou d'embolie pulmonaire.**

Les signes d'alerte sont une fièvre discrète, une ascension du pouls plus importante que l'ascension thermique et une douleur au mollet. L'examen clinique recherche une jambe tendue, douloureuse, parfois augmentée de volume, voire rouge, chaude et inflammatoire. Au moindre doute, un Doppler veineux des membres est demandé. Si la phlébite est confirmée, un traitement anticoagulant à dose efficace est prescrit. Ce traitement doit permettre de diminuer le risque d'embolie pulmonaire.

Complications mammaires

Complications mammaires mineures

CREVASSES : elles apparaissent précocement et sont plus fréquentes chez la primipare. Elles sont favorisées par une absence d'hygiène et par certaines formes de mamelons (mamelons courts ou ombiliqués). Les crevasses sont des fissurations ou érosions au niveau du mamelon. Elles sont à l'origine de douleurs vives voire de saignements au moment de la tétée, ce qui rend l'allaitement difficile. Du sang peut être retrouvé dans les selles du nouveau-né.

Lorsque le mamelon est seulement irrité, le traitement est le nettoyage du mamelon à l'eau, la désinfection antiseptique (à l'Hexamédine par exemple) et le séchage. En cas de véritables crevasses, on peut associer l'application d'un produit gras entre les tétées (par exemple du tulle gras) pour aider à la cicatrisation. Si la douleur au moment des tétées devient difficile à supporter, l'utilisation transitoire des bouts de seins est conseillée.

L'ENGORGEMENT DU SEIN : il est le plus souvent bilatéral, associé parfois à un fébricule. Le sein est tendu et douloureux, en rapport avec une vidange insuffisante. L'engorgement expose aux complications infectieuses. Le traitement est l'application de compresses chaudes ou la prise de douches chaude sur les seins, associées à une expression mammaire afin de vider le sein engorgé. Si ce traitement s'avère insuffisant, on peut y associer l'administration de 2 unités de *Syntocinon* en intramusculaire 20 minutes avant chaque tétée, tant que la symptomatologie persiste.

Complications infectieuses du sein

LYMPHANGITE AIGUË DU SEIN. Elle survient généralement dans la première semaine de l'allaitement. Le début est souvent brutal et les signes cliniques associent :

- **Une fièvre** à 39-40 °C, des frissons.
- **Une douleur mammaire unilatérale** associé à un placard rouge, chaud, limité à une partie du sein, s'étendant le plus souvent vers l'aisselle où il existe une ou plusieurs adénopathies palpables et douloureuses.

Le traitement repose sur les anti-inflammatoires par voie locale (*Antiphlogistine* ou *Osmogel*) et par voie générale (anti-inflammatoires non stéroïdiens comme l'aspirine : 2 à 4 g/24 heures). Les seins seront bien vidés après chaque tétée. Les antibiotiques ne sont indiqués qu'en cas d'absence de guérison en 24-48 heures. La pression du mamelon laisse sourdre du lait d'aspect normal et l'allaitement est possible. Toutefois, pour la plupart, l'allaitement est de préférence brièvement suspendu du côté atteint. Pendant ce temps, le lait est tiré (à l'aide d'un tire-lait) et jeté.

MASTITE AIGUË. Elle survient le plus souvent plus tardivement vers le 15e jour de l'allaitement après engorgement et lymphangite. Elle évolue en deux phases :

- **La phase de galactophorite**, c'est-à-dire l'infection des canaux galactophores, à point de départ mamelonnaire. Le tableau clinique associe une fièvre modérée à 38 °C, une tension douloureuse du sein, sans tuméfaction palpable ni signe d'inflammation locale. La pression du mamelon laisse sourdre du lait mélangé à du pus, qui tache la compresse en jaune (signe de Budin). Son examen bactériologique permet de reconnaître le germe en cause et de déterminer l'antibiogramme (le plus souvent, il s'agit du staphylocoque doré). Le lait doit être tiré et jeté. Le traitement associe des antibiotiques (*Bristopen*) et anti-inflammatoires. La guérison s'obtient en environ 48 heures. Sinon, le risque est l'évolution vers l'abcès du sein.
- **L'abcès du sein** est marqué par une fièvre élevée à 39-40 °C, des frissons et une altération de l'état général. Le tableau clinique est identique à celui de la galactophorite sauf qu'il existe dans le sein une tuméfaction douloureuse associée à un aspect rouge et œdématié de la peau en regard. Le lait doit aussi être tiré et jeté. Tant que l'abcès

DÉMARCHE INFIRMIÈRE

PRÉPARER LA SORTIE D'UNE ACCOUCHÉE

• ***Vérifier le caractère physiologique des suites de couches***

– Bonne involution utérine, absence de saignements anormaux, d'hyperthermie, de signes d'anémie et de pathologie mammaire (engorgement, abcès).

– Conseiller à la patiente de poursuivre les soins du périnée (2 à 3 fois par jour). préférer les douches au bain pendant quelques semaines. En cas d'épisiotomie, vérifier la bonne cicatrisation. Signaler au médecin la présence éventuelle d'hémorroïdes. En cas de constipation, conseiller des massages abdominaux, l'alimentation riche en fibres et une bonne hydratation (boire au moins 1 litre d'eau par jour).

– Informer la patiente sur la possibilité d'une incontinence urinaire dont la guérison est en général spontanée en quelques jours. Conseiller à la patiente d'essayer de contrôler ses mictions en interrompant le jet d'urine (« stop pipi ») reste controversé par contre il faut lui faire prendre conscience de la possibilité de contracter ses muscles du périnée (contraction des muscles releveurs de l'anus). En cas de persistance de l'incontinence urinaire, une rééducation des muscles du périnée systématique par un kinésithérapeute ou une sage femme peut être prescrite avec électrostimulation fonctionnelle. La reprise du sport est encouragée.

• ***Vérifier la disparition ou la persistance des pathologies révélées par la grossesse (diabète, hypertension...).***

• ***Vérifier que la séroprophylaxie anti-D a été réalisée en cas de Rhésus négatif chez la mère.***

• ***Préconiser une vaccination antirubéolique si la femme n'est pas immunisée pour la rubéole.***

• ***En ce qui concerne la sexualité,*** les rapports sexuels peuvent débuter dès la cicatrisation du périnée et la disparition des lochies. Il faut informer et rassurer la patiente sur certains troubles sexuels pouvant survenir dans le post-partum qui disparaissent le plus souvent dans un délai variable. Il faut inciter la patiente à aborder ce problème avec le médecin au cours de la visite postnatale.

• ***La contraception*** doit être débutée dès la sortie de la maternité. Les microprogestatifs (*Microval, Milligynon*) représentent la contraception orale la plus adaptée car ils n'interfèrent pas sur l'allaitement comme les œstroprogestatifs. La contraception locale jusqu'au retour de couches est aussi une bonne alternative.

• ***Conseiller à la patiente de consulter*** devant l'apparition de pleurs, anxiété, irritabilité, troubles du sommeil pouvant révéler un syndrome du « baby blues ». Rassurer la maman sur la normalité de cet état psychologique qui est transitoire, mais si il persiste, conseiller à la patiente de se faire soutenir (PMI, psychologue, psychiatre, médecin, sage femme).

• ***Le congé de maternité*** est de 10 semaines après la date d'accouchement pour le premier et le deuxième enfant quelle que soit la date de l'accouchement prévue ou la durée du congé prénatal. En cas d'allaitement, il n'y a pas de congé supplémentaire prévu par la loi.

• ***Certaines prescriptions médicamenteuses*** seront remises à la patiente :

– Poursuite du *Parlodel* en cas de non-allaitement (2 comp. par jour pendant 14 jours).

– Prescription d'antispasmodiques en cas de crampes utérines (« tranchées »).

– Prescription d'un traitement martial (*Tardyféron* B_9) en cas d'anémie.

– Traitement anticoagulant type *Calciparine* ou *Fragmine* en fonction des antécédents thromboemboliques ou des facteurs favorisants (cardiopathies, varices...).

– Soins locaux de cicatrice de césarienne ou d'épisiotomie.

DÉMARCHE INFIRMIÈRE

EXAMEN DE SORTIE DU NOUVEAU-NÉ

Lors de son séjour à la maternité, le nouveau-né est examiné de façon approfondie par le pédiatre, qui note cet examen sur le carnet de santé (page 10 du carnet de santé) et remplit le premier certificat de santé, dont un volet est adressé par les parents à l'organisme payeur des prestations familiales et l'autre volet par la maternité au médecin de la PMI du département.

Dans le carnet de santé, le médecin indique également les examens complémentaires et les traitements entrepris durant le séjour (page 11 du carnet de santé).

Les parents sont informés sur les soins à pratiquer sur le cordon du nouveau-né. Il est remis à la patiente une prescription d'antiseptiques (à utiliser pour les soins du cordon), de vitamine D et de fluor ainsi qu'un imprimé explicitant les différents soins de puériculture. Une ordonnance est prescrite pour la radiographie du bassin afin de dépister une dysplasie ou une luxation de hanches congénitales.

La sortie de la maternité s'effectue en générale après le test de Guthrie (dépistage de la phénylcétonurie) vers le 3e jour pour un accouchement à terme par voie basse et entre le 5e et 7e jour pour une césarienne. Cette sortie est différée si le nouveau-né nécessite une surveillance ou un traitement particulier (par exemple : infection materno-fœtale, ictère, difficulté d'alimentation, hypotrophie…).

Il est conseillé une visite de l'enfant chez le médecin dans les 10 jours suivant la sortie (pour contrôler en particulier la prise pondérale) puis une visite mensuelle.

HOSPITALISATION À DOMICILE (HAD)

Après la sortie, en fonction des établissements, une hospitalisation à domicile peut être assurée; elle consiste à effectuer une visite quotidienne au domicile de l'accouchée pendant quelques jours, surtout en cas de sortie précoce, d'enfant prématuré ou hypotrophe. Cette surveillance est effectuée par une sage-femme ou une puéricultrice du public ou du privé. Le suivi des enfants prématurés ou hypotrophes par un pédiatre et une équipe pluridisciplinaire expérimentée est essentiel au dépistage précoce du handicap.

n'est pas collecté, un traitement par antibiotique et anti-inflammatoire peut être tenté. Une fois que l'abcès est collecté, le seul traitement efficace est chirurgical avec incision de l'abcès, effondrement des logettes, désinfection et drainage par lame.

Galactorrhées persistantes

Après sevrage, elles doivent faire rechercher :

- **Une nouvelle grossesse** avec sécrétion de colostrum.
- **Une galactorrhée iatrogène** d'origine médicamenteuse (neuroleptiques, tranquillisants, antidépresseurs).
- **Une hyperprolactinémie** (adénome à prolactine).
- **Et surtout une galactorrhée** en rapport avec des stimulations intempestives du mamelon.

Diagnostic prénatal

23

Introduction

Le diagnostic prénatal est le domaine en obstétrique qui a le plus évolué depuis les années soixante-dix. Grâce à l'échographie et à d'autres moyens plus invasifs comme l'amniocentèse, la ponction des villosités choriales, et la ponction de sang fœtal, un grand nombre des malformations fœtales et des anomalies chromosomiques fœtales peuvent être diagnostiqués.

Lorsque l'anomalie décelée est létale ou de très mauvais pronostic, ce diagnostic peut déboucher, si les parents le souhaitent, sur une interruption médicale de grossesse. Dans d'autres cas, il s'agit d'anomalies de meilleur pronostic mais dont la détection prénatale permet une prise en charge médicale adaptée *in utero* ou à la naissance.

Méthodes de diagnostic

Échographie

L'échographie est le seul moyen non invasif permettant de détecter les malformations fœtales. Actuellement, les examens échographiques sont généralement effectués par voie abdominale et/ou vaginale en début de grossesse. La voie vaginale présente l'avantage de ne pas nécessiter une vessie pleine et permet de mieux visualiser l'embryon grâce aux sondes à hautes fréquences et à l'amélioration de la qualité de l'image. Aux deuxième et au troisième trimestres, l'examen échographique est pratiqué par voie abdominale (parfois complété par la voie vaginale pour examiner le col et l'insertion placentaire). Il est toujours nécessaire d'appliquer un produit entre la sonde et la peau ou la paroi vaginale afin de permettre le passage des ultrasons. En ce qui concerne la voie abdominale, l'abdomen est badigeonné par de l'huile ou par un gel spécial. Pour la voie vaginale, du gel est appliqué sur l'extrémité de la sonde vaginale et le tout est recouvert par un préservatif.

Méthodes invasives

Amniocentèse

Il s'agit d'un prélèvement de liquide amniotique pour l'étude du caryotype fœtal à partir des cellules fœtales contenu dans le liquide amniotique et plus rarement pour le diagnostic de contamination fœtale (toxoplasme identifié par PCR) ou pour certaines études biochimiques.

Elle peut être réalisée dès 12 semaines d'aménorrhée. Le prélèvement est réalisé par voie transabdominale sous contrôle échographique. Certaines **précautions d'asepsie** sont indispensables : gants stériles, badigeonnage de l'abdomen maternel avec un produit stérile et stérilisation de la sonde de guidage échographique. Logiquement, la ponction est précédée par une échographie détaillée du fœtus à la recherche d'un éventuel signe d'appel échographique. Ensuite, une vaste citerne de liquide amniotique est repérée à un niveau où il n'y a pas d'interposition fœtale, loin du pôle céphalique, le plus proche possible du fond utérin, et dans la mesure du possible en évitant de traverser le placenta. Une aiguille est introduite à travers la paroi abdominale et l'utérus, vers la citerne de liquide amniotique sous contrôle échographique. La ponction ne nécessite pas d'anesthésie. Dans des mains entraînées, la durée du geste est de une à deux minutes. L'aiguille utilisée est généralement une aiguille à ponction lombaire de 18 gauges. La longueur de l'aiguille est choisie en fonction de l'épaisseur de la paroi maternelle et dans les cas exceptionnels où la ponction est transplacentaire, de l'épaisseur du placenta au niveau du point de ponction. La quantité de liquide amniotique prélevée est d'environ 10 mL entre 12 et 14 semaines d'aménorrhée. Une fois l'aiguille retirée, l'échographie vérifie l'absence de saignement et la bonne vitalité fœtale.

Après la ponction, il n'y a pas de surveillance ou de recommandation particulière et la patiente peut se consacrer à ses activités habituelles. Une douleur, le plus souvent au niveau du point de ponction, peut dans certains cas devenir gênante. Dans ce cas, la prise d'1 g de paracétamol (*Efferalgan*, *Doliprane*) permet habituellement la régression

PROTOCOLE DE SOINS

RÉALISATION D'UNE AMNIOCENTÈSE

Il s'agit de la ponction transabdominale du sac amniotique par le médecin pour prélever du liquide amniotique (entre 12 et 17 SA). Ce liquide amniotique permet d'étudier le caryotype fœtal à partir des cellules fœtales contenu dans le liquide amniotique et plus rarement pour le diagnostic de contamination fœtale (toxoplasme identifié par PCR) ou pour certaines études biochimiques.

Le prélèvement se fait en salle d'échographie sans anesthésie

• ***Préparer un plateau stérile contenant*** :

– une pince-languette avec des compresses stériles et de la *Bétadine* dans une cupule pour désinfecter la paroi abdominale. L'asepsie doit être rigoureuse;

– la sonde d'échographie doit être trempée une demi-heure avant dans une solution antiseptique (type *Cidex* ou *Alkacide*);

– une aiguille de 18-20 G de 10 à 15 cm et deux seringues de 10 mL;

– des gants stériles;

– tubes spéciaux fournis par le laboratoire de cytogénétique.

• ***Rassurer la patiente*** sur l'absence de douleur lors du prélèvement et sur l'innocuité du geste pour le fœtus. Expliquer les différentes étapes du prélèvement et informer la patiente sur la possibilité de suivre à l'écran de l'échographe la réalisation du geste.

• ***Après le badigeonnage*** champ abdominal mis en place, la sonde d'échographie est donnée au médecin de façon stérile.

• ***Une fois le geste réalisé,*** rassurer la patiente sur la vitalité fœtale et acheminer rapidement les tubes vers le laboratoire de cytogénétique.

• ***Une dose de gammaglobulines anti-D*** est injectée systématiquement chez les femmes Rhésus négatif pour prévenir une iso-immunisation Rhésus. Il n'est pas nécessaire de prescrire un arrêt de travail après la ponction.

de la symptomatologie. Le délai pour l'obtention des résultats est d'environ 10 jours. Après toute amniocentèse, l'iso-immunisation anti-D est prévenue par une injection systématique d'une dose de gammaglobulines anti-D chez les femmes Rhésus négatif.

Le risque d'avortement imputable à la méthode est d'environ 1 % (rupture de la poche des eaux, contractions avec avortement, mort fœtale *in utero*). L'infection maternelle est exceptionnelle.

Prélèvement des villosités choriales

Il s'agit du prélèvement de cellules trophoblastiques. Il est généralement réalisé entre 10 et 12 semaines d'aménorrhée, après une échographie qui permet de confirmer le terme de la grossesse et d'effectuer un examen complet du fœtus. Ce prélèvement peut être effectué par voie transcervicale ou par voie abdominale.

PAR VOIE TRANSCERVICALE, la patiente est installée en position gynécologique. Après avoir bien exposé le col à l'aide d'un spéculum, la cavité vaginale est désinfectée. Une pince de Pozzi est placée sur la lèvre antérieure ou postérieure du col. Une légère traction sur la pince permet de réduire l'angle cervico-isthmique. Le prélèvement est réalisé sous contrôle échographique continu. Il s'agit le plus souvent d'une aspiration avec un cathéter souple de 1,2 mm de diamètre contenant un mandrin métallique souple. Le cathéter est introduit sous contrôle échographique et à travers le col, vers le trophoblaste. Une fois placé, le mandrin est retiré et le cathéter est adapté à une seringue de 20 mL. Une dépression au niveau de la seringue permet de réaliser le prélèvement. L'ensemble est ensuite retiré. Le prélèvement peut aussi être effectué à l'aide d'une pince à biopsie, toujours sous contrôle échographique. La pince, d'un diamètre de 1,2 mm, est introduite à travers l'endocol et est dirigée vers la zone à biopsier. À ce niveau, la pince est ouverte puis refermée après l'avoir faite progresser de quelques millimètres.

ON PEUT AUSSI RÉALISER LE PRÉLÈVEMENT PAR VOIE ABDOMINALE. Cette voie est plus adaptée si le trophoblaste est antérieur ou fundique, en cas de fibrome obstruant le canal endocervical ou s'il existe une infection cervico-vaginale. Après repérage échographique de la zone de prélèvement, l'abdomen est désinfecté. Le prélèvement se fait ici aussi sous contrôle échographique continu, grâce à une sonde d'échographie préalablement stérilisée, et sous anesthésie locale. Une aiguille de 20 gauges est dirigée vers la zone à prélever en évitant de rentrer dans la cavité amniotique. Une fois que cette zone est atteinte, le mandrin métallique est retiré. Comme précédemment, une seringue de 20 mL est adaptée au cathéter en place et une dépression est créée dans la seringue associée à des mouvements de va-et-vient du cathéter qui permettent le prélèvement. Le tout est ensuite retiré.

QUELLE QUE SOIT LA VOIE D'ABORD, IL EXISTE UN RISQUE DE CONTAMINATION DU TROPHOBLASTE PAR LA CADUQUE. Le trophoblaste peut être reconnu macroscopiquement par son aspect en « branches de corail ». La quantité de tissu nécessaire est généralement de 5 mg. Le geste dure généralement 1 à 2 minutes. Le risque d'avortement imputable à la méthode est d'environ 1 %. L'infection maternelle est plus rare. Les hémorragies peuvent être immédiates ou secondaires. Elles sont en général sans conséquence. Lorsque le prélèvement est réalisé par voie transcervicale, les rapports sont déconseillés pendant quelques jours afin d'éviter tout risque d'infection ascendante. L'immunisation anti-D est prévenue par une injection systématique de gammaglobulines anti-D chez les femmes Rhésus négatif. Les résultats intermédiaires c'est-à-dire sur examens directs, sont obtenus en moins d'une semaine (plus rapidement que pour l'amniocentèse). Ils présentent quelques exceptionnels faux négatifs. Les résultats définitifs, c'est-à-dire après culture cellulaire, sont obtenus au bout de trois à quatre semaines.

Ponction de sang fœtal

La ponction de sang fœtal au cordon est un procédé invasif qui permet de réaliser un caryotype fœtal, ainsi que des études de la physiologie, de la physiopathologie et de l'immunologie du fœtus. Le prélèvement est réalisé par voie transabdominale et sous contrôle échographique. Les mêmes précautions d'asepsie que pour l'amniocentèse sont nécessaires. Après une échographie détaillée du fœtus, le point de ponction (insertion placentaire du cordon ou cordon libre) est repéré par échographie. Une aiguille longue de 20 gauges est ensuite introduite à travers la paroi abdominale et l'utérus vers la zone de ponction, sous contrôle échographique. Le geste dure normalement une à deux minutes et ne nécessite pas d'anesthésie locale. Le taux de mort fœtale *in utero* après ponction de sang fœtal est d'environ 2 %. Ce risque est en partie imputable à la méthode et en partie aussi lié à la pathologie en cause.

Indications

Amniocentèse

L'indication la plus fréquente de l'amniocentèse est le caryotype fœtal (étude des chromosomes) à la recherche d'une maladie chromosomique. Elle peut aussi être utilisée dans le cadre de maladies géniques (par sonde moléculaire), ainsi que pour le diagnostic de certaines infections fœtales (par la méthode PCR : *Polymerase chain reaction*, technique permettant une amplification génique d'ADN d'un microorganisme à doser (virus, toxoplasme…) et de certaines enzymopathies. En ce qui concerne la recherche d'anomalies chromosomiques, en 1996 en France, l'amniocentèse est remboursée dans quatre situations :

- **Si la femme enceinte a plus de 38 ans.**
- **En cas d'anomalie chromosomique d'un des deux parents.**
- **Si un des enfants du couple est porteur d'une anomalie chromosomique.**
- **En cas de signe d'appel échographique** (exemple : une nuque épaisse).

DÉMARCHE INFIRMIÈRE

LORS DE L'HOSPITALISATION D'UNE FEMME POUR INTERRUPTION MÉDICALE DE GROSSESSE PAR VOIE MÉDICAMENTEUSE

Il s'agit d'une situation difficile pour la femme qui va subir l'interruption de grossesse, mais aussi pour l'équipe soignante qui va devoir l'accompagner tout au long de cette épreuve.
L'infirmier(e) doit :

- ***Accueillir la femme*** dans un climat de confiance.
- ***Expliquer les différentes étapes de l'interruption de grossesse*** : les différents médicaments qu'elle va recevoir, les effets qu'elle est susceptible de ressentir. Les médicaments les plus couramment employés sont :
  – **Les prostaglandines :** le misoprostol (*Cytotec*) *per os* ou par voie vaginale, le géméprost (*Cervagème*) par voie vaginale, le sulprostone (*Nalador* 500) par voie IM.
  Les effets secondaires sont gastro-intestinaux (nausées, vomissements, diarrhée) ou respiratoires (broncho-constriction, crise d'asthme). Leur importance est proportionnelle à la dose et à la durée du traitement. Les prostaglandines sont en général répétées jusqu'à obtenir une dilatation suffisante avant l'expulsion.
  Les contre-indications sont : HTA sévère non contrôlée, les antécédents cardiovasculaires graves et coronariens, l'asthme instable, la dyslipémie majeure, les traitement par AINS à fortes doses.
  – **Les antiprogestérones :** le RU 486 ou mifépristone (*Mifégyne*). Il présente peu d'effets secondaires et il est souvent associé au misoprostol au premier trimestre.
- ***L'action de ces médicaments*** entraîne des contractions d'autant plus fortes et douloureuses que le travail sera long. Le contexte psychologique de la femme devant subir l'interruption thérapeutique de grossesse et la sensation de perte de l'enfant fait que ces contractions sont ressenties encore plus douloureusement. Il convient donc de soulager très tôt ces femmes par des antalgiques voire une analgésie péridurale en début de travail. La femme doit bénéficier d'un bilan préopératoire complet et doit avoir vu l'anesthésiste prévenu.
- ***Il est préférable que la patiente reste à jeun*** en cas d'une expulsion proche en raison de l'éventualité d'une anesthésie générale. Si le travail est long, la femme doit attendre, après examen du col et de la dilatation, le « feu vert » de l'équipe soignante avant chaque repas.
- ***Il faut savoir écouter les femmes*** qui veulent exprimer leur souffrance et respecter avec beaucoup de gentillesse le silence des autres.
- ***Il faut inciter la femme à prévenir l'équipe soignante*** en cas de métrorragies, de rupture de la poche des eaux, de contractions utérines, d'analgésie devenue inefficace, de besoin de « pousser » et en cas d'envie impérieuse d'aller à la selle. En effet, le besoin impérieux d'aller à la selle est souvent un signe de la descente de la présentation du fœtus.
- ***Il faut prévenir la femme que l'expulsion a lieu en général au bloc opératoire sous anesthésie générale ou sous péridurale.*** La possibilité de voir l'enfant doit toujours être proposée aux parents même en cas de malformations majeures car le « travail de deuil » est d'autant plus facile que l'enfant disparu a été identifié sur le plan matériel.

PROTOCOLE ADMINISTRATIF

PROCÉDURE EN CAS DE D'INTERRUPTION MÉDICALE DE GROSSESSE, MORT *IN UTERO* OU DÉCÉDÉ EN PÉRIODE NÉONATALE PRÉCOCE

- L'autopsie est toujours possible quel que soit l'âge gestationnel.
- Pour les enfants nés avant 22 SA : pas d'existence légale, ne figure pas sur le livret de famille et pas de déclaration à l'état civil. Il n'y a pas de congé de maternité, il faut faire un arrêt maladie.
- Pour les enfants nés entre 22 et 28 SA (> 500 g) : déclaration à l'état civil possible, il peut ne pas apparaître sur le livret de famille.

Si l'enfant est né vivant puis décédé : sur certificat médical, les parents peuvent récupérer le corps et s'occuper des obsèques. Les parents peuvent aussi laisser le corps à l'hôpital qui prendra en charge l'inhumation, dans ce cas les parents devront signer un don à la science. Cette signature leur sera demandée par les hôtesses de l'état civil. La mère bénéficie du congé de maternité (14 semaines).

Si l'enfant est mort-né, le corps de l'enfant est laissé à l'hôpital. Il n'y a pas de congé de maternité, il faut faire un arrêt maladie.

- Pour les enfants nés après 28 SA : déclaration à l'état civil obligatoire, l'enfant apparaît sur le livret de famille. Comme dans le cas précédent, les parents peuvent laisser le corps à l'hôpital ou le récupérer. La mère bénéficie du congé de maternité légal (14 semaines).

DÉMARCHE INFIRMIÈRE

APRÈS UNE INTERRUPTION MÉDICALE DE GROSSESSE

Savoir entourer et réconforter la femme qui passe par une période très difficile de deuil. Faire appel si besoin à un psychologue ou à un psychiatre.

Surveiller les saignements, la hauteur utérine, le pouls, la pression artérielle et la température. Faire une numération globulaire si la femme parait anémiée.

Penser au *Parlodel* pour empêcher la montée laiteuse en cas d'interruption après 20 SA.

Penser à la prévention de l'allo-immunisation Rhésus par une injection d'immunoglobulines anti-D chez les femmes Rhésus négatif.

Avant 28 semaines d'aménorrhée, si la déclaration de la grossesse avait été faite, rappeler à la patiente d'envoyer un exemplaire du certificat d'arrêt de la grossesse, établi par le médecin, à sa caisse d'assurance maladie et un exemplaire à sa caisse d'allocations familiales.

Informer la femme de la possibilité de réaliser une autopsie. Cette autopsie peut contribuer au diagnostic de la pathologie fœtale présentée. Après avoir recueilli l'ensemble des examens (conclusion d'autopsie, caryotype, bilan infectieux, sérologies...) le médecin devra donner une information précise concernant le diagnostic, le risque de récurrence pour une nouvelle grossesse et les moyens de prévention.

Ponction des villosités choriales

La ponction des villosités choriales peut être utilisée dans les mêmes indications que l'amniocentèse. Ses indications se sont étendues aux maladies métaboliques héréditaires ainsi que dans certains cas où on a besoin de connaître le groupe sanguin du fœtus dès le début de la grossesse (par exemple dans certains cas d'antécédents d'iso-immunisation grave avec père hétérozygote).

Ponction de sang fœtal

Il s'agit d'un geste plus invasif que l'amniocentèse et la ponction de villosités choriales. Ses indications ont largement diminué depuis que les résultats de l'amniocentèse peuvent être obtenus en 7 à 10 jours. Elle est encore parfois utilisée dans la recherche d'infection fœtale, lorsque la méthode par PCR sur liquide amniotique n'est pas disponible. En effet, de nombreuses infections fœtales (notamment la toxoplasmose) peuvent actuellement être diagnostiquées grâce à la PCR sur liquide amniotique ce qui a diminué les indications de ponction de sang fœtal. Par contre, elle garde une place de choix dans le traitement des immunisations fœto-maternelles (détermination de l'hémoglobine ou de l'hématocrite fœtale, transfusion, exsanguino-transfusion).

Autres méthodes de diagnostic prénatal

Il existe d'autres paramètres permettant de déterminer le risque d'anomalies chromosomiques (trisomie 21) en dehors de l'âge maternel. Le dosage des marqueurs sériques (notamment les β-HCG prélevés au 1er trimestre ainsi que la mesure de la clarté nucale en échographie) permet de sélectionner un groupe de femmes enceintes plus à risque que d'autres d'avoir un enfant atteint d'anomalie chromosomique (notamment de la trisomie 21), et à qui il est par conséquent proposé une méthode invasive (généralement l'amniocentèse) à la recherche d'une anomalie chromosomique.

Quelques réflexions sur le diagnostic prénatal

Le diagnostic prénatal est soit demandé par les parents, soit proposé par le médecin ou la sage-femme. Il n'est en aucun cas imposé au couple. Il faut en effet, avant d'appliquer une méthode de dépistage prénatal à une femme, informer le couple sur les conséquences éventuelles du diagnostic prénatal, sur les enjeux, ainsi que sur les risques pour la grossesse. Ceci est valable, qu'il s'agisse d'une méthode de dépistage invasive ou d'une « simple échographie ».

Il faut aussi s'être informé, surtout en cas d'utilisation des méthodes invasives, sur ce que ferait le couple en cas de résultat anormal. En cas d'anomalie morphologique ou chromosomique grave, une information précise du couple est indispensable en ce qui concerne les connaissances du moment sur le pronostic de l'anomalie détectée. Une éventuelle interruption médicale de grossesse ou un éventuel traitement *in utero* peuvent être proposés par l'équipe médicale, mais la décision finale revient au couple.

Il s'agit là de moments très difficiles pour le couple car le schéma de « l'enfant parfait » se trouve brisé. Un accompagnement de qualité par toute l'équipe soignante est donc particulièrement précieux dans ces moments.

Glossaire

abcès. — Collection de pus dans un tissu.

accreta. — Le placenta accreta présente des villosités qui pénètrent de façon anormalement profonde dans la paroi utérine.

adénocarcinome. — Cancer développé aux dépens de tissus glandulaires.

adhérence. — Accolement anormal de tissus.

adiposité. — Surcharge graisseuse, embonpoint excessif.

agénésie. — Défaut de développement d'un organe.

algie. — *Syn.* : douleur.

allergie. — Propriété acquise par un organisme de réagir d'une manière particulière à l'introduction d'une substance étrangère, qui se comporte comme un antigène, et que l'on appelle allergène. Réaction anormale et démesurée.

ambiguïté sexuelle. — Sexe indéterminé.

aménorrhée. — Absence de règles pendant plus de trois mois : l'aménorrhée peut être primaire, c'est-à-dire que la femme n'a jamais eu de règles. Elle peut être secondaire, c'est un arrêt des règles chez une femme réglée auparavant.

amniocentèse. — Ponction du liquide amniotique à travers la paroi abdominale.

amnios. — C'est la membrane la plus interne de l'œuf.

amnioscopie. — Méthode d'endoscopie qui permet à l'aide d'un tube introduit dans le col utérin par le vagin de voir le pôle inférieur de l'œuf et la couleur du liquide amniotique.

analgésie. — Suppression de la douleur sans perte de la conscience.

anesthésie. — Suppression de la douleur avec ou sans perte de la conscience. Sommeil artificiel.

anamnèse. — Étude des antécédents.

androgène. — Hormone mâle.

annexe. — Ensemble d'un ovaire et d'une trompe (en gynécologie). Les annexes de l'œuf sont les membranes, le placenta et le cordon.

annexectomie. — Exérèse chirurgicale d'une annexe (trompe et ovaire).

annexite. — Infection d'une annexe.

anorexie. — Disparition complète de l'appétit.

anoxie. — Insuffisance en oxygène.

antalgique. — Qui calme la douleur.

antibiotique. — Qui s'oppose à la vie des germes.

antimitotique. — Qui s'oppose au développement des cellules. Traitement chimique du cancer.

antiseptique. — Qui détruit les germes (usage externe ou dans les cavités naturelles).

antispasmodique. — Qui s'oppose à un spasme ou le lève.

asepsie. — Prophylaxie de toute infection microbienne.

asthénospermie. — Diminution de la mobilité normale des spermatozoïdes.

atrésie. — Rétrécissement, voire absence congénitale d'un conduit.

bartholinite. — Infection de la glande de Bartholin.

baryté (lavement). — Opacification des cavités recto-coliques à l'aide de sels de baryum, pour en permettre l'exploration radiologique.

basale. — Couche cellulaire de base des revêtements cutanés ou muqueux que les tumeurs effondrent dans leur progression, signant ainsi leur malignité.

bénin (tumeur bénigne). — Lésion histologique à développement local et définitivement guérissable par extirpation.

biopsie-exérèse. — Prélèvement large en vue de l'extirpation complète de la lésion.

biopsie. — Prélèvement d'un fragment d'organe en vue d'un examen microscopique et dans un but diagnostique. Mais biopsie ne signifie pas cancer. Biopsie d'endomètre : prélèvement intra-utérin pour étude de la muqueuse utérine, histologique ou fonctionnelle.

biostatique. — Qui s'oppose au développement des germes.

bipariétal. — Le diamètre bipariétal est la distance comprise entre les deux os pariétaux.

Bordet-Wasserman. — La réaction de Bordet-Wasserman est une réaction sérologique de la syphilis.

bouffées de chaleur. — Manifestations dites climatériques de la période de ménopause. Impression de chaleur intense, surtout du visage.

bougies. — Instruments métalliques qui permettent de dilater le col de l'utérus

Bouin (liquide de). — Liquide fixateur pour pièces anatomiques.

bradycardie. — Ralentissement de la fréquence des battements du cœur.

BW. — Abréviation de la réaction de Bordet-Wassermann (test de la syphilis).

cancer (carcinome). — Lésion tissulaire à développement généralement rapide mais surtout local, par effraction, et à distance, par essaimage (métastases), détruisant les tissus voisins. Lésion maligne.

cardiopathie. — Maladie du cœur.

caryotype. — Étude de la répartition chromosomique.

castration. — Annulation pathologique accidentelle, thérapeutique ou volontaire des possibilités reproductives des gonades (ovaires ou testicules).

cellulite. — Atteinte inflammatoire des tissus cellulaires. Improprement, infiltration du tissu cellulaire sous-cutané.

cervicite. — Infection du col de l'utérus.

césarienne. — Intervention chirurgicale permettant par une laparotomie d'extraire l'enfant.

chancre. — Lésion ulcéreuse cutanée ou muqueuse.

chimiothérapie. — Traitement à l'aide d'agents chimiques.

***Chlamydiae*.** — Germes intracellulaires générateurs d'infections génito-urinaires, entre autres, et notamment vulvo-vaginales, cervicales et salpingiennes.

chorio-épithéliome. — Cancer développé aux dépends d'éléments du placenta.

chromosomes. — Structures cellulaires présentes dans le noyau porteur du message héréditaire.

CO_2. — Gaz carbonique utilisé en exploration des cavités naturelles pour sa non-toxicité et sa grande diffusibilité.

cobaltothérapie. — Traitement généralement des tumeurs malignes, à l'aide du rayonnement gamma du cobalt radioactif.

cœlioscopie. — Exploration optique et instrumentale abdomino-pelvienne, après remplissage au gaz CO_2, à l'aide d'un orifice minime permettant juste le passage de la caméra.

colpocèle. — Descente pathologique du vagin accompagnant le prolapsus utérin.

colpocystogramme. — Examen radiologique permettant d'étudier la position des organes pelviens (vessie, vagin, utérus et rectum).

colpotomie. — Incision du vagin. Permet l'évacuation des collections (pus ou hématome) du pelvis à travers le vagin.

congénital. — Se dit d'une maladie ou d'une anomalie dont l'origine se situe au cours de la vie intra-utérine.

constricteur. — Qui serre.

contage. — Possibilité de contagion auprès d'un sujet atteint d'une maladie infectieuse.

contraception. — Interruption volontaire et temporaire de la fécondité.

corps jaune. — Formation cellulaire développée aux dépends du follicule après l'ovulation et élaborant la progestérone.

corpus albicans. — Corps jaune cicatriciel.

cortex. — Partie superficielle d'un organe.

cotylédon. — Fraction du placenta formé d'un ensemble de villosités.

courbe ménothermique. — Courbe thermique permettant de repérer les différentes phases du cycle de la femme.

cryptorchidie. — Étymologiquement : testicule caché. En fait, défaut de descente du testicule dans les bourses, encore appelé ectopie testiculaire.

curage. — *Syn.* : curetage. Exérèse des produits ou tissus pathologiques dans une cavité ou une région anatomique. Dans l'utérus le curage est manuel (curage digital), le curetage étant instrumental à l'aide d'une curette.

curetage. — *Cf.* Curage.

curiethéraphie. — Traitement, généralement des tumeurs malignes, à l'aide du rayonnement d'une source radioactive (iridium ou césium).

cyanose. — Coloration bleutée plus ou moins marquée surtout au niveau des extrémités et des muqueuses (lèvres) traduisant une insuffisance d'oxygénation.

cycle menstruel. — Période qui commence avec le début des règles et se termine au début des règles suivantes.

cystite. — Infection urinaire localisée à la vessie.

cystocèle. — Descente pathologique de la vessie.

cystoscopie. — Exploration optique instrumentale de la vessie.

cystographie. — Exploration radiologique de la vessie.

cytoponction. — Prélèvement de cellules d'un tissu à l'aide d'une aiguille pour étalement sur lame et examen cytologique.

défécation. — *Syn.* : exonération. Évacuation physiologique des selles.

défloration. — Perte de la virginité.

délivrance. — Dernière période de l'accouchement après l'expulsion de l'enfant correspondant à l'expulsion du placenta.

dermatose. — Maladie de la peau.

dermoïde. — Lésion dont les éléments rappellent ou sont constitués par des tissus histologiquement identiques à ceux de la peau et des phanères (kyste de l'ovaire).

diagnostic. — Éléments permettant de conduire à l'identification d'une maladie.

dip. — Vient du verbe anglais « chuter » : le dip est un ralentissement de la fréquence du cœur fœtal de courte durée.

DIU. — Dispositif intra-utérin (stérilet).

diurèse. — Débit et volume urinaires.

dosage. — Détermination de taux de substances contenues dans un liquide circulant ou dans un liquide d'excrétion.

Douglas. — Cul-de-sac péritonéal de la partie inférieure du petit bassin. Partie la plus basse de la cavité péritonéale.

douglassectomie. — Extirpation du revêtement péritonéal du Douglas.

drainage. — Évacuation de formations liquidiennes ou purulentes.

drill biopsique. — Prélèvement d'une petite colonne de tissu (carotte), à l'aide d'un trocart, pour exploration histologique.

dysménorrhée. — Douleur des règles.

dyspareunie. — Douleur au cours des rapports sexuels.

dystocie. — Anomalie du travail : elle peut être soit d'origine mécanique (disproportion fœto-pelvienne, c'est-à-dire due aux dimensions du bassin ou du fœtus), soit d'origine dynamique : dans ce cas, elle est due à une anomalie de la contraction utérine.

dystrophie. — Anomalie morphologique ou histologique d'un tissu.

échographie. — Méthode d'exploration non agressive à l'aide d'échos d'ultrasons permettant une « imagerie » immédiate, reproductible et fixable.

ectopique. — En situation anormale.

ectropion. — Épithélium glandulaire du col en situation éversée.

eczéma. — Variété de dermatose.

élytrocèle. — Hernie de l'intestin avec sac péritonéal, se glissant entre vagin et rectum.

embryologie. — Étude de la genèse et du développement des organes.

endocrinien. — Qui a trait aux glandes à sécrétion interne.

enchatonnement. — Le placenta est enchatonné lorsqu'il est retenu dans l'utérus par une contraction au niveau d'une corne utérine.

endomètre. — Muqueuse tapissant la cavité utérine.

endométriose. — Greffe anormale ectopique de muqueuse endométriale.

endométrite. — Infection de la muqueuse endométriale.

endoscopie. — Exploration instrumentale généralement optique des organes creux.

engagement. — Franchissement par la présentation du détroit supérieur du bassin maternel.

enkysté. — Organisé en poche close.

épisiotomie. — Incision du périnée permettant de faciliter le dégagement de la présentation.

épithélioma. — *Syn.* : épithéliome. Tumeur développée aux dépends d'un épithélium (tissu de revêtement).

estrogènes. — *Syn.* : œstrogènes (voir ce mot).

étiologie. — Causes d'une maladie.

extemporané. — Examen histologique immédiat d'une biopsie ou d'une tumeur.

extension. — Progression topographique d'une tumeur avec effraction des barrières histologiques pour les tumeurs malignes.

fécondation. — Réunion de gamètes mâles et femelles destinée à la création d'un nouvel être.

fibrome ou fibromyome. — Développement anormal des éléments fibreux et musculaires d'un organe. Les fibromes utérins sont toujours des fibromyomes.

FIVETE. — Sigle de l'ensemble de gestes nécessaire à la « fécondation *in vitro* et transfert d'embryon ».

flore. — Éléments microbiens saprophytes ou pathogènes d'une cavité.

fonctionnel. — Rôle ou trouble correspondant à une fonction sans support anatomique apparent et contrairement aux troubles organiques comportant une lésion tissulaire macroscopique ou microscopique.

fourchette vulvaire. — Partie postérieure de la vulve.

frigidité. — Absence d'orgasme chez la femme lors des rapports sexuels.

frottis. — Étalement de prélèvements cellulaires sur lames de verre et fixés pour examen histologique.

FSH. — *Follicle-stimulating-hormone* (sécrétion par l'hypophyse antérieure).

galactographie. — Examen radiologique des galactophores.

galactophore. — Canal excréteur des glandes du sein.

gène. — Partie d'un chromosome, assurant le transfert d'un caractère héréditaire.

gestité. — Nombre de grossesse.

GEU. — Grossesse extra-utérine.

glande. — Amas cellulaire organisé destiné à élaborer des substances mis en circulation soit dans la circulation générale, glandes à sécrétion interne, soit à l'extérieur ou dans une cavité, glandes à sécrétion externe.

glycosurie. — Présence de sucre dans les urines.

gonade. — Glande sexuelle porteuse du potentiel génétique et siège de sécrétion interne à destinée fonctionnelle sexuelle. Tant chez l'homme que chez la femme, les gonades possèdent deux fonctions distinctes réunies dans un même lieu anatomique.

gonadotrophines. — Hormones d'origine hypophysaire ou placentaire agissant sur les gonades.

gonococcie. — Maladie généralement vénérienne liée au diplocoque de Neisser.

HCG. — Gonadotrophines chorioniques d'origine placentaire.

hémagglutination. — Agglutination des hématies.

hématocèle. — Hématome de la région périgénitale du petit bassin, généralement du cul-de-sac de Douglas (à distinguer de l'hématosalpinx qui est l'hématome de la trompe).

hématocolpos. — Rétention de sang dans le vagin.

hématocrite. — Rapport du volume globulaire au volume sanguin total, évalué par centrifugation.

hématométrie. — Collection de sang contenu dans la cavité utérine.

hématosalpinx. — Hématome de la trompe (à distinguer de l'hématocèle qui est un hématome de la région périgénitale du petit bassin, généralement du cul-de-sac de Douglas).

hémodynamique. — Qui intéresse la circulation sanguine.

hémogramme. — Numération et formule sanguine.

hémolyse. — Lyse des hématies. Processus de destruction des globules rouges (hématies) entraînant la libération de bilirubine.

hémostase. — Ensemble d'actions physiologiques permettant d'assurer l'arrêt d'un saignement.

herpès. — Lésion cutanée ou muqueuse, liée à un virus.

hormonal. — Qui a trait aux hormones.

hormones. — Substances élaborées généralement par les glandes à sécrétion interne et destinées à des actions métaboliques ou des modifications physiologiques des tissus.

hormonothérapie. — Traitement utilisant les hormones.

HPL ou HCS. — Hormone lactogène placentaire.

Huhner (test de). — Recherche des spermatozoïdes dans la glaire du col de l'utérus après un rapport.

hyalines (membranes). — La maladie des membranes hyalines se rencontre chez le prématuré et entraîne une détresse respiratoire.

hydrorrhée. — Écoulement d'un liquide séreux par le vagin.

hydrosalpinx. — Rétention liquidienne dans la cavité d'une trompe.

hygiène. — Mesures permettant de réaliser les meilleures conditions possibles de vie physique et d'assurer une protection contre les agressions physiques, chimiques et surtout microbiennes.

hyperménorrhée. — Règles trop abondantes.

hyperplasie. — Développement tissulaire excessif.

hypertrichose. — Pilosité excessive en abondance et en localisation.

hypertrophie du col. — Allongement excessif du col de l'utérus.

hypoménorrhée. — Règles trop peu abondantes.

hypophysaire. — Qui a trait à la glande hypophyse, commande hormonale centrale.

hypoplasie. — Développement insuffisant d'un organe ou d'un tissu.

hypothalamus. — Région de la base du cerveau d'où partent les incitations à intention hormonale.

hystérectomie. — Ablation chirurgicale de l'utérus. L'hystérectomie est totale si elle comporte corps et col; elle est subtotale si elle ne comporte que le corps en laissant substituer le col. Une locution impropre détermine sous le nom de « totale » l'exérèse de l'utérus et des annexes sans préciser si l'hystérectomie est partielle ou complète. L'hystérectomie totale ou subtotale peut être avec ou sans annexectomie (voir ce mot).

hystérographie. — Exploration radiologique de la cavité utérine.

hystérosalpingographie. — Exploration radiologique de la cavité utérine et des trompes.

hystéroscopie. — Exploration instrumentale optique de la cavité utérine.

hystérotomie. — Ouverture chirurgicale de l'utérus (par exemple au cours d'une césarienne pour extraire l'enfant).

iatrogène. — Maladie induite par, ou compliquant, un traitement.

immunofluorescence (IF). — Test utile au diagnostic de la syphilis. L'immunofluorescence est une technique de laboratoire permettant d'objectiver des éléments marqués à la fluorescéine et éclairés en lumière noire (ultraviolets).

immunologiques (tests). — Test reposant sur la mise en évidence d'anticorps.

incontinence. — Défaut de retenue d'un sphincter (urines, matières).

induction. — Préparation et déclenchement d'une fonction.

inertie (utérine). — Incapacité pour l'utérus de se contracter notamment après l'accouchement.

infection. — Maladie due à des germes.

infestation. — Maladie due à des parasites. On ne dit pas « infection à parasites ».

injection. — Introduction d'un liquide médicamenteux (injection sous-cutanée, intramusculaire…) dans l'organisme.

innervation. — Disposition anatomique des fibres nerveuses.

insémination. — Apport thérapeutique de sperme en dehors d'un rapport sexuel, en vue de fécondation.

instillation. — Apport instrumental d'une quantité de liquide agissant soit mécaniquement par son volume soit par transport d'une substance médicamenteuse dans une cavité.

insufflation. — Injection d'air ou de gaz carbonique (CO_2) dans une cavité.

insuline. — Hormone hypoglycémiante d'origine pancréatique.

intersexué. — Anomalie morphologique avec présence chez un même sujet d'attributs masculins et féminins.

inversion (utérine). — Invagination du fond de l'utérus qui se retourne comme un doigt de gant après l'accouchement; elle peut être totale ou partielle.

kyste. — Formation liquidienne ou mucoïde limitée.

kystectomie. — Ablation d'un kyste.

lactation. — Sécrétion et excrétion du lait en vue de l'allaitement.

laparoscopie. — *Syn.* : cœlioscopie, péritonéoscopie. Exploration instrumentale optique de la cavité abdominale.

laparotomie. — Exploration chirurgicale de l'abdomen. En gynécologie, elle est souvent transversale basse (Pfannenstiel) ou médiane sous-ombilicale, c'est-à-dire s'étendant presque du pubis à l'ombilic.

leucorrhée. — Écoulement de substance blanchâtre par le vagin.

LH. — Hormone de l'ovulation et de la lutéinisation. (sécrétion par l'antéhypophyse).

libido. — Appétit sexuel. *Syn.* : sens génital.

ligature de trompes. — Intervention interrompant le cheminement utile à la fécondation. Stérilisation.

lipides. — *Syn.* : graisses.

lymphangite. — Inflammation au niveau des vaisseaux lymphatiques.

lymphographie. — Exploration radiologique des vaisseaux et ganglions lymphatiques après opacification.

malformation. — Conformation anormale d'un organe.

malin (tumeur maligne). — Lésion histologique à caractère évolutif et destructif local et à distance compromettant les possibilités de guérison.

mammographie. — Exploration radiologique des seins.

méat. — Orifice terminal d'un canal excréteur.

médiane. — Incision médiane sous-ombilicale.

ménopause. — Ensemble de symptômes physiologiques contemporains de l'épuisement du stock ovulaire.

ménorragie. — Perte utérine de sang augmentant le volume des règles sans en modifier la durée.

menstruation. — Synonyme de règles.

métabolite. — Composé chimique provenant de la dégradation physiologique, dans l'organisme, d'un corps actif, le plus souvent hormonal.

métastase. — Greffe à distance par essaimage d'une lésion généralement maligne.

métrorragie. — Perte de sang utérine survenant en dehors des règles en date et en durée.

miction. — Évacuation physiologique de l'urine.

morphologie. — Forme.

MST. — Sigle de « maladie sexuellement transmissible ».

mucoïde. — D'aspect muqueux.

muqueuse. — Membrane qui tapisse et circonscrit la lumière d'un organe creux. Les muqueuses se raccordent avec la peau au niveau des orifices naturels, elles sont lubrifiées par des sécrétions liquides et en particulier celle de leurs glandes propres : le mucus. Elles sont essentiellement constituées par un revêtement épithélial assis sur une basale et par du tissu conjonctif sous-jacent.

myome. — Développement anormal de tissu musculaire. Les myomes sont généralement des fibromyomes (*cf.* Fibrome).

myomectomie. — Ablation isolée d'un ou plusieurs noyaux fibreux de l'utérus avec conservation de l'utérus lui-même.

myorraphie. — Reconstitution de l'architecture musculaire.

Nelson (test de). — Test d'immobilisation du tréponème (TIT) utile au diagnostic de la syphilis.

néo-. — Préfixe signifiant « nouveau ». Employé seul, il désigne improprement, dans le langage courant, une tumeur maligne.

noyau fibreux central du périnée. — Région anatomique où convergent tous les éléments importants de la statique périnéale.

nursing. — Anglicisme signifiant rôle de l'infirmière.

obstétrical. — Qui a trait à la grossesse et surtout à l'accouchement.

ocytocique. — Substance naturelle ou médicamenteuse susceptible d'augmenter la fréquence et l'intensité des contractions utérines.

œdème. — Infiltration aqueuse des tissus.

œstrogène. — Hormone féminine sécrétée par l'ovaire ou estrogène.

œstroprogestatif. — Locution utilisée pour désigner l'association d'œstrogène et de progestatif employés en contraception.

oligoménorrhée. — Diminution de la fréquence des règles.

oligospermie. — Diminution du nombre des spermatozoïdes.

oncogène. — Générateur ou inducteur de lésions cancéreuses.

OPK. — Sigle des « ovaires polykystiques » (OPK I-OPK II).

oral. — *Syn.* : *per os* (par la bouche).

organique. — Se dit d'une lésion ayant un support anatomique ou histologique décelable (par opposition à fonctionnel).

ovulaire. — Qui a trait à l'ovule.

ovulation. — Irruption de l'ovule dans le pelvis par rupture du follicule. Par extension, phénomènes liés à l'ovulation.

ovulatoire. — Qui a trait à l'ovulation.

ovule. — Cellule féminine de la reproduction.

papillomavirus ou HPV ou condylomes. — Agents viraux générateurs de modifications tissulaires, notamment du col de l'utérus, et éventuellement oncogènes.

paraclinique. — Signe ou exploration parallèle à la symptomatologie principale d'une maladie et dont l'étude permet d'aider au diagnostic.

parité. — Nombre d'accouchements.

pédiculisé. — Qui est appendu par un pédicule.

per os. — Par la bouche. *Syn.* : oral.

périnée. — Ensemble muscolo-aponévrotique fermant le petit bassin et portant les organes génitaux externes.

péristaltisme. — Mouvements ondulatoires se propageant dans la paroi musculaire, des trompes ou de l'intestin, et ayant une action de propulsion.

pertes blanches. — *Syn.* : leucorrhée.

pessaire. — Anneau généralement de caoutchouc, utile au traitement des prolapsus utérins.

pexie. — Fixation d'un organe par amarrage.

Pfannenstiel. — Incision transversale sus-pubienne de laparotomie. L'incision n'intéresse que les plans cutanés et aponévrotiques, l'orientation médiane étant reprise entre les muscles droits et pour le péritoine.

pH. — Échelle d'alcalinité (> 7) ou d'acidité (< 7).

phlegmon. — Inflammation d'une région cellulaire.

pilosité. — Type et importance du système pileux.

pilule. — Mot générique donné aux préparations médicamenteuses utilisées dans un but contraceptif.

plasma. — Élément liquide du sang par rapport aux globules et élément figurés.

plastie. — Réparation ou modification destinée à traiter ou à améliorer une anomalie anatomique.

polyménorrhée. — Règles fréquentes.

polype. — Tumeur bénigne muqueuse.

progestérone. — Hormone féminine sécrétée par l'ovaire, utile à la vie et à la nidation de l'œuf fécondé. *Syn.* : hormone lutéale.

prolactine. — Hormone de la lactation.

prolapsus. — Extériorisation vers le bas d'un organe.

protéinurie — Présence de protéines, et plus particulièrement d'albumine dans les urines.

prurit. — Démangeaison.

puberté. — Transformations liées à l'apparition de l'ovulation chez la fille et chez le garçon à la sécrétion des androgènes testiculaires.

pusillanime. — Employé pour décrire l'état de peur et d'angoisse d'un patient vis-à-vis d'un acte médical.

pyosalpinx. — Collection purulente de la cavité d'une trompe.

radiopelvimétrie. — Radiographie du bassin osseux permettant d'en mesurer les différents diamètres.

radiothérapie. — Traitement généralement des tumeurs malignes utilisant les rayons X.

rectocèle. — Prolapsus du rectum.

rectoscopie. — Exploration instrumentale directe ou optique du rectum.

règles. — Exclusivement, pertes de sang succédant à la desquamation muqueuse utérine après maturation progestative, elle-même secondaire à l'ovulation. En dehors de cette séquence physiologique aucune perte de sang ne peut être appelée règles.

rénitent. — Donnant une sensation d'élasticité et de fermeté.

retard pubertaire. — Apparition de la puberté au-delà d'un certain âge.

rétention placentaire. — Absence d'expulsion du placenta.

révision utérine. — Évacuation manuelle ou instrumentale de l'utérus.

salpingectomie. — Ablation chirurgicale d'une trompe.

salpingite. — Infection des trompes.

sarcome. — Tumeur maligne développé à partir du tissu conjonctif.

Schiller (test de). — Différence de coloration de la muqueuse du col de l'utérus à l'égard de l'iode (Lugol).

sécrétion. — *Cf.* glandes.

sédatif. — Qui calme la douleur et les spasmes.

sénile. — Âgé. Pratiquement, début de la non-compensation des altérations tissulaires par les processus de régénération. *Syn.* : sénescence.

séreux. — Dépendant d'une séreuse.

sessile. — Sans pied. À surface d'implantation large.

SHBG. — *Syn.* : TeBG, voir ce sigle.

Sida. — Sigle du « syndrome d'immunodéficience acquise ».

somatique. — Qui intéresse la partie périssable du corps par opposition à germinal.

sondage. — Évacuation d'un liquide par canule.

spasme. — Contracture tonique ou spasmodique anormale.

spasmolytique. — Qui fait céder ou s'oppose à un spasme.

sphacèle. — Destruction histologique d'un tissu, soit par traumatisme, soit par infection ou autre perturbation histologique (synonyme de nécrose).

stérilet. — Dispositif intra-utérin à visée contraceptive. *Syn.* : DIU.

symptomatique. — Signes ou symptômes caractéristiques d'une maladie ou d'une affection précise.

syndrome. — Ensemble de symptômes et de signes qui accompagnent habituellement une maladie ou une affection.

synéchie. — Accolement occlusif d'une cavité naturelle.

tachycardie. — Accélération de la fréquence du cœur.

TeBG (ou *Testostérone-estradiol Binding Globulin*). — Protéine de transport de l'hormone mâle, et des œstrogènes, entre autres, mais dont le taux dans le sérum est lié à l'activité de l'œstradiol.

techniquer. — Néologisme de laboratoire signifiant préparer.

tératogène. — Générateur d'anomalies chez l'embryon.

testostérone. — Hormone mâle.

thrombose. — Obturation par un caillot généralement sanguin d'un vaisseau.

tocographie. — Enregistrement des contractions utérines.

TPHA (*Treponemal Hemagglutination*). — Réaction sérologique utile au diagnostic de la syphilis.

transit. — Cheminement du bol intestinal.

Trendelenbourg. — Position d'examen consistant à basculer la table en arrière.

trichomonase. — Parasitose vaginale.

tumeur. — Développement organisé mais anormal d'un tissu. Il existe des tumeurs malignes mais aussi des bénignes.

ulcération. — Érosion d'un tissu de revêtement.

unité. — Quantité unitaire de référence. UI = unité internationale.

urographie. — Exploration radiologique de l'appareil rénal.

US. Ultrasons.

vaginisme. — Contracture anormale des muscles (releveurs de l'anus et du vagin) lors des rapports sexuels.

vaginite. — Infection vaginale.

varicocèle. — Varices des veines de la circulation sanguine de retour des testicules.

vascularisation. — Répartition de l'irrigation sanguine.

vasectomie. — Section et ligature des canaux déférents, généralement en vue de réaliser une stérilisation définitive masculine.

végétations. — Formations cutanées ou muqueuses anormales.

vénérien. — Maladie contractée par la pratique des relations sexuelles.

vernix. — Enduit blanchâtre qui recouvre le fœtus.

villosités (placentaires). — Formations du placenta qui contiennent les vaisseaux permettant les échanges gazeux entre le sang fœtal et maternel. Un groupe de villosités forme un cotylédon.

virilisé. — Transformation morphologique anormale vers le type masculin.

voie d'administration des médicaments. — *Voie orale* : par la bouche (*syn.* : *per os*). *Voie parentérale* : sous-cutanée ou intraveineuse ou intramusculaire.
voie. — Lieu et cheminement d'abord chirurgical.
voie basse. — *Syn.* : périnéale ou vaginale (voie naturelle).
voie haute. — *Syn.* : cœlioscopie ou laparotomie ou transversale (Pfannenstiel).
vulvite. — Infection de la vulve.
xérographie. — Technique radiologique permettant de mettre en valeur des différences de tonalité pour l'analyse fine des contours et des densités.

Cahier d'entraînement

SUJETS CORRIGÉS

- Tests de connaissances
- Mini-cas concrets
- Cas concrets types

Table des matières du cahier d'entraînement

TESTS DE CONNAISSANCES

MINI-CAS CONCRETS

CAS CONCRETS TYPES

Anatomie

1. Replacer correctement sur le schéma du pelvis les termes présentés ci-dessous dans l'ordre alphabétique.

Corne utérine. Cul-de-sac de Douglas. Face postérieure de l'isthme utérin. Face postérieure du corps utérin. Frange de Richard. Ligament lombo-ovarien. Ligament rond. Ligament utéro-sacré. Ovaire. Trompe de Fallope. Sigmoïde. Uretère. Utérus. Vaisseaux iliaques. Vessie.

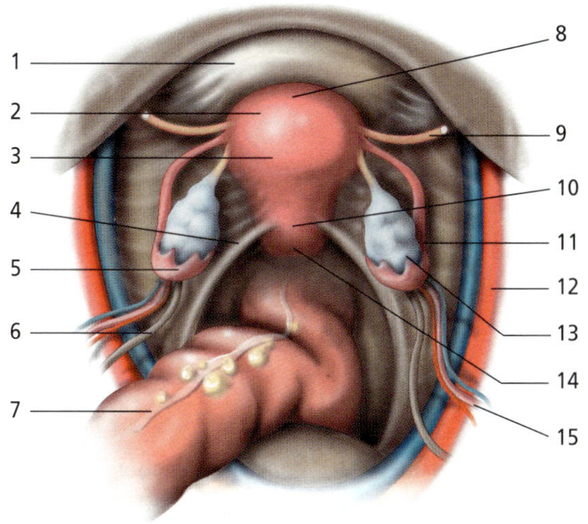

2. Replacer correctement sur le schéma de l'utérus et des annexes les termes présentés ci-dessous dans l'ordre alphabétique.

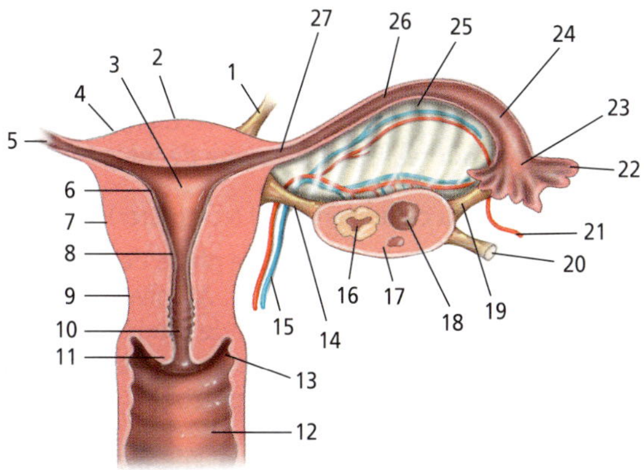

Ampoule tubaire. Artère ovarique. Franges tubaires. Artère utérine. Cavité utérine. Corne utérine. Corps de l'utérus. Corps jaune. Frange ovarique. Cul-de-sac vaginal. Endocol. Endomètre. Exocol. Follicule de De Graaf. Fond de l'utérus. Isthme tubaire. Isthme utérin. Ligament lombo-ovarien. Ligament rond. Ligament utéro-ovarien. Mésovarium. Myomètre. Ostium tubaire. Ostium utérin. Ovaire. Trompe. Vagin.

3. À propos de l'utérus (compléter).

L'utérus comprend trois parties : le corps et le col utérin unis par ...... Le corps de l'utérus se prolonge latéralement par les ...... qui se continuent avec les trompes. Le col de l'utérus comprend l'exocol et ...... La frontière où les deux types d'épithélium (glandulaire et pavimenteux) se rencontrent s'appelle la ......

4. Citer les trois ligaments permettant le maintien de l'utérus.

5. Les trompes présentent quatre parties (cocher la ou les bonnes réponses) :

- **a.** Les caroncules. ❑
- **b.** Le pavillon. ❑
- **c.** L'ampoule. ❑
- **d.** L'isthme. ❑
- **e.** L'aponévrose. ❑
- **f.** La portion interstitielle. ❑

6. Le noyau fibreux central du périnée correspond (cocher la ou les bonnes réponses) :

- **a.** Au paquet vasculo-nerveux du périnée. ❑
- **b.** À la formation osseuse située sous le coccyx. ❑
- **c.** Au ligament de soutien de la vessie. ❑
- **d.** Au plan musculo-aponévrotique supérieur du périnée. ❑
- **e.** Au sphincter externe de l'anus. ❑

7. Replacer correctement sur le schéma de la vulve les termes présentés ci-dessous dans l'ordre alphabétique.

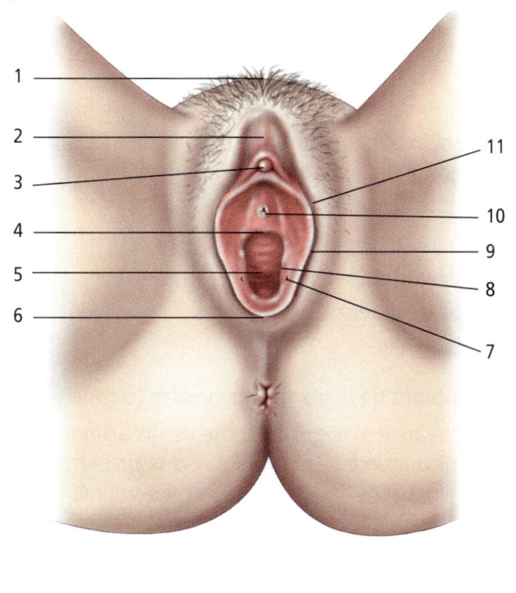

Sujets

Capuchon du clitoris. Clitoris. Commissure postérieure. Glandes de Skene. Grande lèvre. Hymen. Méat urinaire. Mont de Vénus. Orifice du canal de la glande de Bartholin. Petite lèvre. Vagin.

8. Les glandes annexes de la vulve sont (cocher la ou les bonnes réponses) :

a. Les tubercules de Morgani. ❑
b. Les glandes de Skene. ❑
c. Les bulbes vestibulaires. ❑
d. Les glandes de Bartholin. ❑
e. Les kystes de Naboth. ❑

9. Replacer correctement sur le schéma du sein les termes présentés ci-dessous dans l'ordre alphabétique.

Aponévrose prépectorale. Aréole. Canaux galactophoriques. Clavicule. Côtes. Crêtes de Duret. Glande mammaire. Ligaments de Cooper. Loges adipeuses. Mamelon. Muscle grand pectoral. Muscle petit pectoral. Muscle sous-clavier. Sillon sous-mammaire. Tissus adipeux intramammaires.

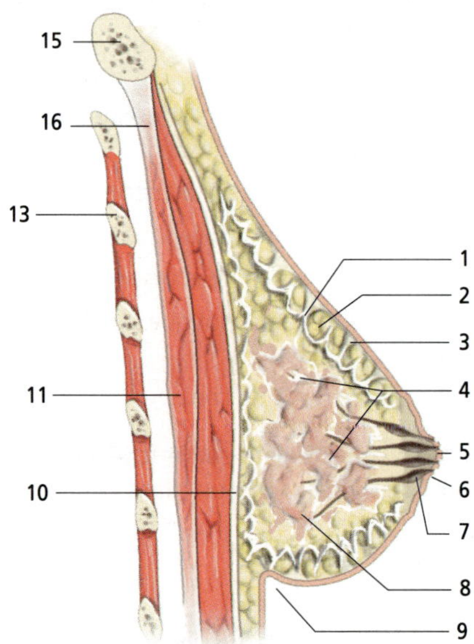

10. Le sein est composé de trois éléments anatomiques (cocher la ou les bonnes réponses).

a. La glande mammaire. ❑
b. Le muscle mammaire. ❑
c. Le tissu fibreux. ❑
d. Le tissu adipeux. ❑
e. L'albuginée. ❑

11. À propos de la glande mammaire (compléter).

La glande mammaire se compose de dix à vingt ...... se drainant chacun par un ...... Ceux-ci se divisent ensuite par ramifications dichotomiques et se terminent par les ...... qui sont à l'origine de la sécrétion lactée.

12. Citer les deux réseaux ganglionnaires principaux du sein.

13. La présentation du fœtus est engagée lorsque sa circonférence la plus grande a franchi (cocher la ou les bonnes réponses) :

a. Le détroit supérieur. ❑
b. Le détroit moyen. ❑
c. Le détroit inférieur. ❑
d. Les muscles releveurs de l'anus. ❑
e. Les ailes iliaques. ❑

14. Le détroit moyen du petit bassin mesure normalement entre (cocher la bonne réponse) :

a. 5-8 cm. ❑
b. 8-9 cm. ❑
c. 10-12 cm. ❑
d. 12-14 cm. ❑
e. 14-18 cm. ❑

CORRIGÉS p. 262-263

Physiopathologie

1. À propos du cycle menstruel (cocher la ou les bonnes réponses) :

a. Le premier jour du cycle correspond au dernier jour des règles. ❑
b. La durée d'un cycle est de 28 jours. ❑
c. L'âge de la ménarche se situe entre 10 et 16 ans. ❑
d. La ménopause correspond à l'apparition des bouffées de chaleur. ❑
e. Les menstruations sont appelées dyspareunies. ❑

2. Expliquer la technique et les recommandations nécessaires pour réaliser une courbe de température.

3. À propos du cycle menstruel (compléter).

Le point le plus bas de la première phase de la courbe de température correspond à ...... Au niveau du col, ... prend un aspect « en feuilles de fougère ». L'élévation thermique en deuxième phase est liée à l'action de ...... provenant du corps jaune.

4. À propos de la physiologie ovarienne du cycle menstruel (compléter).

À la puberté, l'ovaire contient environ 300 000 à 500 000 ...... Chaque cycle sera marqué par la croissance d'un follicule dont la rupture correspond à ...... et libère ...... Le follicule affaissé va alors se transformer en ......

5. À propos des modifications hormonales du cycle menstruel (cocher la ou les bonnes réponses) :

a. La FSH et la LH sont sécrétées par l'hypothalamus. ❑

b. La sécrétion hypophysaire de FSH et LH produit la prolactine. ❑

c. L'hypophyse est sous le contrôle de la GnRH. ❑

d. Le rétrocontrôle positif et négatif de l'hypophyse dépend des sécrétions hormonales ovariennes. ❑

e. La fonction endocrine de l'ovaire se résume dans la production d'œstrogènes, de progestérone et d'androgènes. ❑

6. À propos des troubles des règles (cocher la ou les bonnes réponses) :

a. Lorsque les règles sont espacées de 3 mois, on parle de spanioménorrhée. ❑

b. Les métrorragies sont des saignements survenant en dehors des règles. ❑

c. L'aménorrhée est une diminution de l'abondance des règles. ❑

d. La dysménorrhée peut être un signe d'endométriose. ❑

e. Un fibrome peut se traduire cliniquement par des ménorragies. ❑

7. À propos de la fécondation (compléter).

Lors de son expulsion, l'ovocyte termine sa division et donne naissance à deux cellules comportant chacune ...... chromosomes. La tête du spermatozoïde contient le noyau porteur de 23 chromosomes : 22 autosomes et un chromosome ...... ou un chromosome ...... La fécondation se produit au niveau ...... Vers le septième jour, le ...... se fixe par son pôle embryonnaire à la surface de la muqueuse utérine. Après la phase de segmentation et de multiplication cellulaire, c'est la période ...... qui commence. La période fœtale va du ...... mois au ...... mois de grossesse.

8. Les annexes fœtales : décrire rapidement le rôle et l'anatomie du cordon ombilical.

CORRIGÉS p. 263

Examen clinique et examens complémentaires

1. Donner la gestité et la parité d'une femme de 32 ans, enceinte de 8 SA (semaines d'aménorrhée) et présentant dans ses antécédents une IVG, une fausse couche à 6 SA et un accouchement à terme d'un enfant vivant.

2. À propos de l'examen gynécologique (cocher la ou les bonnes réponses) :

a. Le toucher vaginal est réalisé avant l'examen au spéculum. ❑

b. Le frottis cervical est réalisé en dehors de la ligne de jonction. ❑

c. Les paramètres sont mieux appréciés par le toucher rectal. ❑

d. Les leucorrhées sont le plus souvent physiologiques. ❑

e. Le frottis du col doit être réalisé le premier jour du cycle. ❑

3. Citer trois contre-indications à l'hystérosalpingographie.

4. À propos de l'échographie (cocher la ou les bonnes réponses) :

a. L'échographie vaginale doit être réalisée vessie pleine. ❑

b. La sonde vaginale est introduite encapuchonnée d'un préservatif. ❑

c. L'échographie ne doit pas être répétée plus de deux fois dans la même journée. ❑

d. Les ponctions échoguidées du sein sont réalisées sous anesthésie générale. ❑

e. L'échographie mammaire permet de distinguer un kyste d'une tumeur solide. ❑

5. À propos des examens complémentaires (cocher la ou les bonnes réponses) :

a. Le dosage plasmatique de l'hormone choriogonadotrophique ou β-HCG est positif dès le premier jour de gestation. ❑

b. Le test de Huhner consiste à prélever de la glaire cervicale pour rechercher une infection. ❑

c. Les prélèvements vaginaux bactériologiques doivent être réalisés après toilette vaginale minutieuse. ❑

d. Les biopsies du col utérin sont réalisés à la pince sans anesthésie et doivent être conservées dans du Bouin ou du formol. ❑

e. La pipelle de Cornier permet de réaliser des biopsies d'endomètre en consultation. ❑

Sujets

6. **Annoter les différents instruments sur le schéma.**

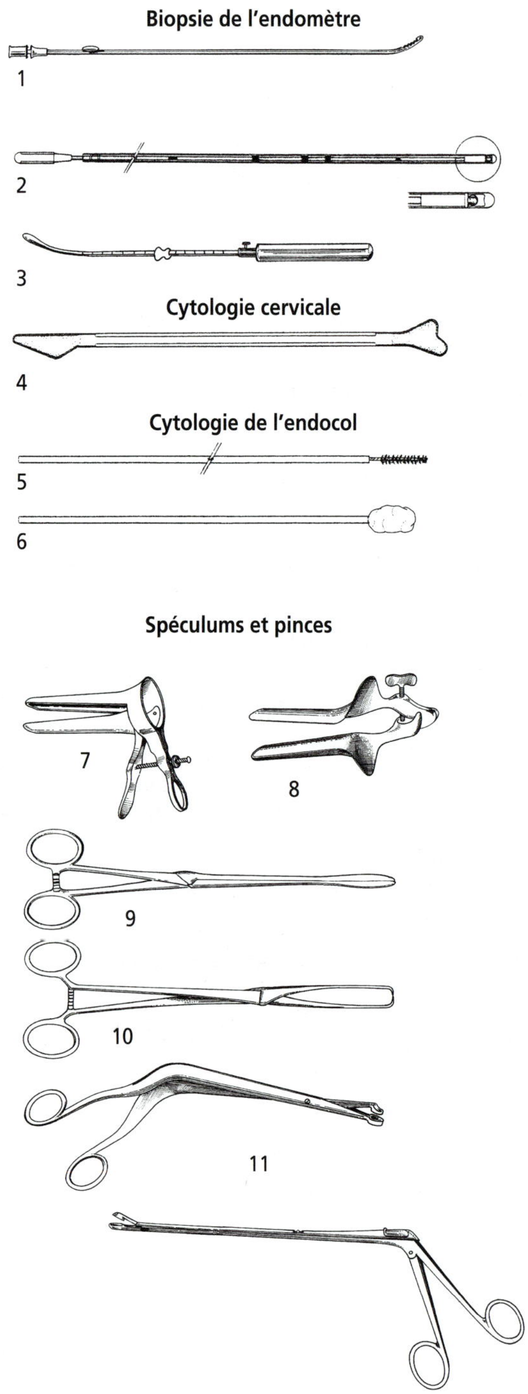

7. **À propos de l'hystéroscopie** (cocher la ou les bonnes réponses) :

a. Elle peut être pratiquée sous anesthésie locale en consultation. ❑

b. En hystéroscopie diagnostique, la cavité utérine est dilatée par insufflation de CO_2 ou instillation de sérum physiologie. ❑

c. En hystéroscopie opératoire, la cavité utérine est dilatée par du glycocolle. ❑

d. Le glycocolle peut entraîner une augmentation de la natrémie et de l'hématocrite. ❑

e. L'hystéroscopie opératoire permet de réaliser des biopsies ovariennes. ❑

CORRIGÉS p. 264

Pharmacologie

1. **Citer les deux types d'hormones prescrits lors de la ménopause et donner un exemple de traitement.**

2. **Quels sont les deux principaux types de complications que le traitement hormonal substitutif permet de prévenir ?**

3. **Citer les trois principales voies d'administration des œstrogènes.**

4. **À propos des analogues de la LHRH** (cocher la ou les bonnes réponses) :

a. Les plus utilisés sont triptoréline *(Décapeptyl)*, leuproréline *(Enantone)* et dydrogestérone *(Duphaston)*. ❑

b. Ils bloquent la sécrétion de FSH et LH, en créant une castration ovarienne définitive. ❑

c. Leur action peut se prolonger un mois pour les formes retards. ❑

d. Ils sont employés fréquemment dans le traitement de l'endométriose et en fécondation *in vitro*. ❑

e. Ils peuvent entraîner une aménorrhée et des bouffées de chaleur. ❑

5. **À propos de chimiothérapie dans les cancers du sein** (cocher la ou les bonnes réponses) :

a. Il s'agit le plus souvent d'une monochimiothérapie. ❑

b. Elle est le plus souvent administrée toutes les 3 à 4 semaines pour un total de 6 cures. ❑

c. Une numération formule sanguine est prescrite entre les cures pour vérifier l'absence d'hyperleucocytose. ❑

d. L'alopécie est une complication fréquente de la chimiothérapie. ❑

e. La chimiothérapie est le plus souvent indiquée quand il existe des métastases ganglionnaires. ❑

6. Donner le nom de l'antiœstrogène le plus souvent prescrit dans le cancer du sein (a) et citer l'organe qui nécessite une surveillance particulière lors de ce type de traitement (b).

7. Citer un traitement local d'une infection génitale basse, type mycose à *Candida albicans*, en y associant les mesures d'hygiène.

8. Parmi ces différents schémas thérapeutiques, les trois les plus fréquemment utilisés dans le traitement des salpingites sont (cocher la ou les bonnes réponses) :

a. Amoxicilline/acide clavulanique (*Augmentin*) + doxycycline (*Vibramycine*) + nétilmicine (*Nétromicine*). ❑

b. Amoxicilline (*Clamoxyl*) + spiramycine (*Rovamycine*). ❑

c. Céfotaxime (*Claforan*) + doxycycline (*Vibramycine*) + métronidazole (*Flagyl*). ❑

d. Éconazole (*Gyno-Pevaryl LP*) + ceftriaxone (*Rocéphine*) + spiramycine (*Rovamycine*). ❑

e. Amoxicilline/acide clavulanique (*Augmentin*) + ofloxacine (*Oflocet*). ❑

9. Parmi les principaux contraceptifs œstroprogestatifs, on trouve (cocher la ou les bonnes réponses) :

a. *Adepal.* ❑

b. *Utrogestan.* ❑

c. *Stédiril.* ❑

d. *Diane 35.* ❑

e. *Microval.* ❑

10. À propos de la contraception orale (cocher la ou les bonnes réponses) :

a. L'effet contraceptif des progestatifs microdosés est obtenu en bloquant l'ovulation. ❑

b. Les pilules œstro-progestatives doivent être débutées la première fois le premier jour des règles. ❑

c. Les antécédents thromboemboliques sont une contre-indication aux pilules œstro-progestatives. ❑

d. L'indice de Pearl exprime l'efficacité d'une contraception. ❑

e. La pilule du lendemain peut être prescrite dans les 48 heures après un rapport sexuel non protégé. ❑

11. Parmi les principaux médicaments utilisés pour la stimulation ovarienne en procréation médicalement assistée, on trouve (cocher la ou les bonnes réponses) :

a. Follitropine alpha (*Gonal-F*). ❑

b. Clomifène (*Clomid*). ❑

c. Acide tranemaxique (*Exacyl*). ❑

d. Norgestriénone/éthinylœstradiol (*Planor*). ❑

e. Follitropine bêta (*Purégon*). ❑

12. En cas de menace d'un accouchement prématuré (cocher la ou les bonnes réponses) :

a. Les bêta-mimétiques ne sont administrés qu'après contrôle de l'ECG. ❑

b. Les corticoïdes peuvent être administrés avant 34 SA pour accélérer la maturation pulmonaire du fœtus. ❑

c. La perfusion de salbutamol entraîne le plus souvent une bradycardie. ❑

d. Les contractions utérines peuvent être un signe d'infection amniotique lors de la rupture prématurée des membranes. ❑

e. Les inhibiteurs du flux calcique sont parfois employés en cas de contre-indication aux bêta-mimétiques. ❑

13. Parmi les principaux médicaments utilisés lors des hémorragies de la délivrance, on trouve (cocher la ou les bonnes réponses) :

a. Oxytocine (*Syntocinon*) *en IVD.* ❑

b. Leuproréline *Enantone LP en sous-cutanée.* ❑

c. Méthylergométrine (*Méthergin*) *IM.* ❑

d. Sulprostone (*Nalador*) *en perfusion intraveineuse.* ❑

e. Nomégestrol (*Lutényl*) *per os.* ❑

14. Parmi les principaux médicaments utilisés lors des interruptions de grossesse, on trouve (cocher la ou les bonnes réponses) :

a. Mifépristone ou RU 486 (*Mifégyne*). ❑

b. Lévonorgestrel (*Microval*). ❑

c. Progestérone (*Utrogestan*). ❑

d. Misoprostol (*Cytotec*). ❑

e. Géméprost (*Cervagème*). ❑

CORRIGÉS p. 264-265

Soins infirmiers

1. Mme R. est admise en urgences pour des saignements utérins importants en dehors de la grossesse. Comment allez-vous la prendre en charge lors de son entrée dans le service ?

Sujets

2. Quels sont les éléments de surveillance infirmière d'une analgésie péridurale lors d'un accouchement ?

3. Mme J. a été opérée d'un abcès de la glande mammaire dans le post-partum, avec mise en place d'une lame de Silastic. Comment allez-vous la prendre en charge ?

4. Quels sont les conseils de prévention que vous pouvez donner à une patiente en début de grossesse non immunisée contre la toxoplasmose ?

5. Mme G. est hospitalisée pour interruption médicale de grossesse. Comment allez-vous la prendre en charge lors de son entrée dans le service ?

CORRIGÉS p. 265-266

Tests de connaissances

Corrigés

Anatomie

1. Replacer correctement sur le schéma du pelvis les termes présentés ci-dessous dans l'ordre alphabétique.

1. Vessie. **2.** Corne utérine. **3.** Face postérieure du corps utérin. **4.** Ligament utéro-sacré. **5.** Frange de Richard. **6.** Ligament lombo-ovarien. **7.** Sigmoïde. **8.** Utérus. **9.** Ligament rond. **10.** Face postérieure de l'isthme utérin. **11.** Trompe de Fallope. **12.** Vaisseaux iliaques. **13.** Ovaire. **14.** Cul-de-sac de Douglas. **15.** Uretère.

2. Replacer correctement sur le schéma de l'utérus et des annexes les termes présentés ci-dessous dans l'ordre alphabétique.

1. Ligament rond. **2.** Fond de l'utérus. **3.** Cavité utérine. **4.** Corne utérine. **5.** Ostium utérin. **6.** Myomètre. **7.** Corps de l'utérus. **8.** Endomètre. **9.** Isthme utérin. **10.** Endocol. **11.** Exocol. **12.** Vagin. **13.** Cul-de-sac vaginal. **14.** Ligament utéro-ovarien. **15.** Artère utérine. **16.** Follicule de Graaf. **17.** Ovaire. **18.** Corps jaune. **19.** Frange ovarique. **20.** Ligament lombo-ovarien. **21.** Artère ovarique. **22.** Franges tubaires. **23.** Ostium tubaire. **24.** Ampoule tubaire. **25.** Mésovarium. **26.** Isthme tubaire. **27.** Trompe.

3. À propos de l'utérus.

L'utérus comprend trois parties : le corps et le col utérin unis par l'**isthme**. Le corps de l'utérus se prolonge latéralement par les **cornes utérines** qui se continuent avec les trompes. Le col de l'utérus comprend l'exocol et l'**endocol.** La frontière où les deux types d'épithélium (glandulaire et pavimenteux) se rencontrent s'appelle la **ligne de jonction.**

Pour plus de précisions, voir page 25.

4. Citer les trois ligaments permettant le maintien de l'utérus.

Il s'agit du ligament rond, des ligaments utéro-sacrés et des ligaments larges.

Pour plus de précisions, voir page 26.

5. Les trompes présentent quatre parties :

Réponses : b, c, d et f.

Pour plus de précisions, voir page 26.

6. Le noyau fibreux central du périnée correspond :

Réponse : d.

Pour plus de précisions, voir page 27.

7. Replacer correctement sur le schéma de la vulve les termes présentés ci-dessous dans l'ordre alphabétique.

1. Mont de Vénus. **2.** Capuchon du clitoris. **3.** Clitoris. **4.** Glandes de Skene. **5.** Vagin. **6.** Commissure postérieure. **7.** Orifice du canal de la glande de Bartholin. 8. Hymen. **9.** Petite lèvre. **10.** Méat urinaire. **11.** Grande lèvre.

8. Les glandes annexes de la vulve sont :

Réponses : b, d.

Pour plus de précisions, voir page 30.

9. Replacer correctement sur le schéma du sein les termes présentés ci-dessous dans l'ordre alphabétique.

1. Loges adipeuses. **2.** Ligaments de Cooper. **3.** Crêtes de Duret. **4.** Tissus adipeux intramammaires. **5.** Mamelon. **6.** Aréole. **7.** Canaux galactophoriques. **8.** Glande mammaire. **9.** Sillon sous-mammaire. **10.** Aponévrose prépectorale. **11.** Muscle petit pectoral. **12.** Muscle grand pectoral. **13.** Côtes. **14.** Muscle sous-clavier. **15.** Clavicule.

Corrigés

10. Le sein est composé de trois éléments anatomiques :

Réponses : a, c et d.

Pour plus de précisions, voir page 31.

11. À propos de la glande mammaire.

La glande mammaire se compose de dix à vingt **lobes** se drainant chacun par un **canal galactophore.** Ceux-ci se divisent ensuite par ramifications dichotomiques et se terminent par les **acini** qui sont à l'origine de la sécrétion lactée.

Pour plus de précisions, voir page 31.

12. Citer les deux réseaux ganglionnaires principaux du sein.

Il s'agit du réseau ganglionnaire du creux axillaire et celui de la chaîne mammaire interne.

Pour plus de précisions, voir page 32.

13. La présentation du fœtus est engagée lorsque sa circonférence la plus grande a franchi :

Réponse : c.

Pour plus de précisions, voir page 33.

14. Le détroit moyen du petit bassin mesure normalement entre :

Réponse : d.

NB : en général, il s'agit de l'équivalent du diamètre crânien du fœtus. Pour plus de précisions, voir page 32.

Physiopathologie

1. À propos du cycle menstruel :

Réponses : b, c.

Pour plus de précisions, voir page 35.

2. Expliquer la technique et les recommandations nécessaires pour réaliser une courbe de température.

La température rectale est prise tous les matins au réveil, à la même heure de préférence, avant la moindre activité et avec le même thermomètre. Cette température doit être inscrite sur une feuille spéciale permettant la lecture de la courbe. Elle doit être prise de manière continue, sans manque, même pendant les règles. Il est important d'étudier deux à trois cycles successifs avant de tirer des conclusions valables.

Pour plus de précisions, voir page 35.

3. À propos du cycle menstruel.

Le point le plus bas de la première phase de la courbe de température correspond à l'**ovulation.** Au niveau du col, la **glaire** prend un aspect « en feuilles de fougère ». L'élévation thermique en deuxième phase est liée à l'action de la **progestérone** provenant du corps jaune.

Pour plus de précisions, voir page 36.

4. À propos de la physiologie ovarienne du cycle menstruel.

À la puberté, l'ovaire contient environ 300 000 à 50 000 **follicules primordiaux.** Chaque cycle sera marqué par la croissance d'un follicule dont la rupture correspond à l'**ovulation** et libère l'**ovocyte.** Le follicule affaissé va alors se transformer en **corps jaune.**

Pour plus de précisions, voir page 37.

5. À propos des modifications hormonales du cycle menstruel :

Réponses : c, d et e.

Pour plus de précisions, voir page 37.

6. À propos de troubles des règles :

Réponses : a, b, d et e.

Pour plus de précisions, voir page 38.

7. À propos de la fécondation.

Lors de son expulsion, l'ovocyte termine sa division et donne naissance à deux cellules comportant chacune **23** chromosomes. La tête du spermatozoïde contient le noyau porteur de 23 chromosomes : 22 autosomes et un chromosome **X** ou un chromosome **Y.** La fécondation se produit au niveau de l'**ampoule tubaire.** Vers le septième jour, le **blastocyste** se fixe par son pôle embryonnaire à la surface de la muqueuse utérine. Après la phase de segmentation et de multiplication cellulaire, c'est la période d'**organogenèse** qui commence. La période fœtale va du **troisième** mois au **neuvième** mois de grossesse.

Pour plus de précisions, voir page 39.

8. Les annexes fœtales : décrire rapidement le rôle et l'anatomie du cordon ombilical.

Le cordon ombilical résulte de l'allongement du pédicule embryonnaire. Il s'insère sur la face fœtale du placenta. À terme, il comporte deux artères ombilicales qui amènent le sang désaturé du fœtus au placenta et une veine ombilicale qui apporte le sang oxygéné du placenta au fœtus.

Pour plus de précisions, voir page 42.

Corrigés

Examen clinique et examens complémentaires

1. Donner la gestité et la parité d'une femme de 32 ans, enceinte de 8 SA (semaines d'aménorrhée) et présentant dans ses antécédents une IVG, une fausse couche à 6 SA et un accouchement à terme d'un enfant vivant.

Il s'agit du quatrième geste et de la primipare.

Pour plus de précisions, voir page 45.

2. À propos de l'examen gynécologique :

Réponses : c, d.

Pour plus de précisions, voir page 45.

3. Citer trois contre-indications à l'hystérosalpingographie.

Réponses possibles : l'infection génitale, la grossesse et l'allergie à l'iode.

Pour plus de précisions, voir page 50.

4. À propos de l'échographie :

Réponses : b, c.

Pour plus de précisions, voir page 50.

5. À propos des examens complémentaires :

Réponses : d, e.

Pour plus de précisions, voir pages 46-50.

6. Annoter les différents instruments sur le schéma.

1. Canule de Novak. 2. Pipelle de Cornier. 3. Hystéromètre. 4. Spatule d'Ayre. 5. Scrinet ou balai. 6. Écouvillon. 7. Spéculum de Cusco. 8. Spéculum de Collin. 9. Pince languette. 10. Pince de Pozzi. 11. Pinces à biopsie.

7. À propos de l'hystéroscopie :

Réponses : a, b et c.

Pour plus de précisions, voir pages 51-52.

Pharmacologie

1. Citer les deux types d'hormones prescrits lors de la ménopause (a) et donner un exemple de traitement (b).

a. Œstrogène et progestérone.

b. Estradiol (*Œstrogel*), une dose par jour du premier au 20e jour du cycle et promégestone (*Surgestone 0,25*), un comprimé du 10e au 20e jour du cycle.

2. Quels sont les deux principaux types de complications que le traitement hormonal substitutif permet de prévenir ?

Il s'agit de l'ostéoporose et de l'athérome coronarien.

3. Citer les trois principales voies d'administration des œstrogènes.

Les principales voies d'administration des œstrogènes sont *per os, percutanée et transcutanée.*

4. À propos des analogues de la LHRH :

Réponses : c, d et e.

Pour plus de précisions, voir page 68.

5. À propos de chimiothérapie dans les cancers du sein :

Réponses : b, d et e.

Pour plus de précisions, voir page 112.

6. Donner le nom de l'antiœstrogène le plus souvent prescrit dans le cancer du sein (a) et citer l'organe qui nécessite une surveillance particulière lors de ce type de traitement (b).

a. Il s'agit du tamoxifène (*Nolvadex).*

b. L'utérus doit être surveillé par échographie endovaginale, en mesurant l'épaisseur de l'endomètre (action sur l'endomètre : risque de métrorragies par hyperplasie muqueuse, stimulation de polypes voire cancer de l'endomètre).

7. Citer un traitement local d'une infection génitale basse, type mycose à *Candida albicans* en y associant les mesures d'hygiène.

Éconazole (*Gyno-Pevaryl LP 150 mg* ovules), 1 ovule le soir, renouvelable au 3e et au 6e jour associé à du *Pevaryl crème* ou lait dermique, sur les extensions vulvaires, périanales et les plis, pendant 10 jours.

Il faut associer des mesures d'hygiène : éviter les douches vaginales, pas de tampons vaginaux, éviter les vêtements serrés, préférer les sous-vêtements en coton, pilule à climat œstrogénique.

Toilette intime avec un savon surgras à PH neutre ou alcalin ou avec *Hydralin,* voire bains de siège (eau bicarbonatée 1 à 2 cuillères à soupe pour 5 L d'eau). Rechercher un diabète et une autre localisation (ongles, bouche, pieds).

Traiter le partenaire par *Pevaryl spray* en cas de balanite et préconiser des rapports protégés.

8. Parmi ces différents schémas thérapeutiques, les trois les plus fréquemment utilisés dans le traitement des salpingites sont :

Réponses : a, c et e.

Corrigés

Pour plus de précisions, voir page 127.

9. Parmi les principaux contraceptifs œstroprogestatifs, on trouve :

Réponses : a, c et d.

NB : *Adepal* (lévonorgestrel/éthinylœstradiol) ; *Stédiril* (norgestrel/éthinylœstradiol) ; *Diane 35* (cyprostérane/éthinyl-œstradiol).

10. À propos de la contraception orale :

Réponses : b, c, d et e.

11. Parmi les principaux médicaments utilisés pour la stimulation ovarienne en procréation médicalement assistée, on trouve :

Réponses : a, b et e.

12. En cas de menace d'un accouchement prématuré :

Réponses : a, b, d et e.

Pour plus de précisions, voir page 202.

13. Parmi les principaux médicaments utilisés lors des hémorragies de la délivrance, on trouve :

Réponses : a, c et d.

14. Parmi les principaux médicaments utilisés lors des interruptions de grossesse, on trouve :

Réponses : a, d et e.

Soins infirmiers

1. Mme R. est admise en urgences pour des saignements utérins importants, en dehors de la grossesse. Comment allez-vous la prendre en charge lors de son entrée dans le service ?

– Expliquer à la patiente ce que vous allez faire et la rassurer.

– Évaluer l'importance des saignements (nombre de garnitures, signes de choc) et leurs caractères (mode de début, de durée, couleur...).

– Noter les constantes (pouls, TA, conscience) et la date des dernières règles.

– Prélever rapidement un bilan préopératoire : NFS, coagulation, groupe sanguin, rhésus (β-HCG sur prescription médicale).

– Mettre en place une voie d'abord veineuse pour la réanimation (préparer soit un sérum glucosé, soit un soluté macromoléculaire : gélatine fluide modifiée (*Plasmion*) en cas de chute tensionnelle voire une transfusion de culots globulaires sous contrôle médical et après vérification du groupe sanguin)

– Laisser la patiente à jeun en vue d'une éventuelle intervention (curetage hémostatique).

Pour plus de précisions, voir page 67.

2. Quels sont les éléments de surveillance infirmière d'une analgésie péridurale lors d'un accouchement ?

– Surveillance des paramètres hémodynamiques (*Dynamap* = brassard automatique), du niveau d'analgésie (test au froid), de l'absence de bloc moteur.

– En fonction de l'évolution du travail et de la douleur, des réinjections sont possibles.

– Avant chaque réinjection, il faut vérifier à nouveau, par aspiration, la bonne position du cathéter.

– Reprendre les constantes avant et après la réinjection.

– Réconforter la femme, l'informer et la rassurer sur son accouchement.

– Participer à la collaboration étroite entre l'équipe anesthésique et obstétricale.

Pour plus de précisions, voir page 224.

3. Mme J. a été opérée d'un abcès de la glande mammaire dans le post-partum, avec mise en place d'une lame de *Silastic*. Comment allez-vous la prendre en charge ?

– Vérifier les prescriptions médicamenteuses (antalgiques, antibiotiques).

– Prendre les constantes et surtout la température toutes les 3 heures.

– Surveiller le pansement en notant son aspect souillé, la quantité et la qualité des sécrétions, en particulier s'il y a hémorragie.

– Les soins de pansement : une asepsie rigoureuse est indispensable. Des soins de lavages, drainages répétés peuvent être prescrits. La cicatrice et l'incision sont soigneusement désinfectées (*Bétadine*). La lame est mobilisée progressivement vers J 2-J 3 puis retirée quand le pansement est bien sec et que la guérison est totale.

– L'allaitement doit être interrompu (soutien-gorge serré, restriction hydrique...).

– Les bains sont déconseillés pendant 15 jours, les douches sont autorisées mais la cicatrice doit être bien séchée après chaque douche.

Pour plus de précisions, voir page 106.

4. Quels sont les conseils de prévention que vous pouvez donner à une patiente en début de grossesse non immunisée contre la toxoplasmose ?

Corrigés

Il faut conseiller à la patiente de :

– Éviter le contact avec les chats et surtout avec leurs excréments, les nourrir avec des aliments spécialisés; nettoyer les litières à l'eau de Javel.

– Bien cuire les viandes avant de les consommer.

– Bien laver les légumes et fruits avant de les consommer.

– Se laver les mains après manipulation de terre.

Pour plus de précisions, voir page 191.

5. Mme G. est hospitalisée pour interruption médicale de grossesse. Comment allez-vous la prendre en charge lors de son entrée dans le service ?

– Accueillir la femme dans un climat de confiance.

– Expliquer les différentes étapes de l'interruption de grossesse : les différents médicaments qu'elle va recevoir, les effets qu'elle est susceptible de ressentir.

– Expliquer que l'action de ces médicaments entraîne des contractions d'autant plus fortes et douloureuses que le travail sera long.

– Soulager très tôt Mme G. par des antalgiques, voire une analgésie péridurale en début de travail. La femme doit bénéficier d'un bilan préopératoire complet et doit avoir vu l'anesthésiste prévenu.

– Laisser la patiente à jeun en cas d'une expulsion proche en raison de l'éventualité d'une anesthésie générale.

– Savoir écouter la femme qui veut exprimer sa souffrance ou respecter son silence.

– Inciter Mme G. à prévenir l'équipe soignante en cas de métrorragies, de rupture de la poche des eaux, de contractions utérines, d'analgésie devenue inefficace, de besoin de « pousser » et en cas d'envie impérieuse d'aller à la selle.

– Prévenir Mme G. que l'expulsion a lieu en général au bloc opératoire sous anesthésie générale ou sous péridurale. La possibilité de voir l'enfant sera proposée aux parents même en cas de malformations majeures car le « travail de deuil » est plus facile quand l'enfant disparu a été identifié sur le plan matériel.

Pour plus de précisions, voir page 244.

Mini-cas concret 1

Mme O., 46 ans, ayant eu 4 enfants, consulte en gynécologie pour des hémorragies génitales et des douleurs pelviennes.

Dans les antécédents, on note une phlébite du membre inférieur sous contraception orale à l'âge de 35 ans associée à un mauvais état veineux.

Depuis 6 mois, M [me] O. se plaint de saignements entre les règles. Les cycles sont de durée variable et sont difficiles à reconnaître en raison des saignements. Selon l'interrogatoire, il existe des règles très abondantes avec des douleurs pelviennes à type de crampes et de pesanteur pelviennes associées.

Par ailleurs, il existe une pollakiurie avec environ dix à quinze mictions par jour.

À l'examen clinique, on note un poids de 90 kg pour 1,60 m. L'abdomen est légèrement distendu en dessous de l'ombilic. Au spéculum, le col est sain et on note des saignements provenant de l'orifice du col. Au toucher vaginal, l'utérus est de la taille d'un pamplemousse, bosselé, avec plusieurs formations de 2 à 3 cm en rapport avec l'utérus et mobile avec celui-ci. Les culs-de-sac vaginaux sont libres et indolores.

À l'effort de poussée, la paroi antérieure du vagin et le col de l'utérus s'extériorisent au niveau de la vulve. À la toux, il existe des petites fuites urinaires. On retrouve des douleurs mammaires prémenstruelles et l'examen des seins est normal. Les frottis cervicaux datant de deux mois sont normaux.

Le gynécologue prescrit :

–une NFS,

–une biopsie d'endomètre,

–une échographie pelvienne,

–un bilan urodynamique.

Ce bilan a permis de retrouver une anémie à 10,5 g d'hémoglobine, un endomètre d'aspect hyperplasique sans atypie à la biopsie.

À l'échographie pelvienne, l'utérus est augmenté de volume de 10 cm de hauteur, ses contours sont déformés par la présence d'images hypoéchogènes régulières et déformant la cavité utérine. L'endomètre est épaissi de 10 mm.

Le bilan urodynamique met en évidence une incontinence urinaire d'effort pure.

Le gynécologue, après discussion avec la patiente, a décidé de réaliser une hystérectomie totale avec conservation des annexes, et une cure d'incontinence urinaire par voie basse.

Questions

1. En vous fondant sur les éléments contenus dans ce texte, comment peut-on définir les hémorragies présentées par cette patiente ?

2. Parmi les éléments du texte, quels sont les arguments en faveur d'un utérus fibromateux et d'une étiologie organique ?

3. Parmi les caractères suivants, quels sont ceux en faveur d'une hémorragie fonctionnelle préménopausique ? (cocher la ou les bonnes réponses)

a. L'âge de la patiente. ❑

b. L'utérus augmente de volume. ❑

c. Les mastodynies prémenstruelles. ❑

d. Le poids. ❑

e. La présence de formations hypoéchogènes au sein de l'utérus à l'échographie. ❑

4. Dans le cadre de complications postopératoires, que faut-il redouter chez Mme O et comment prévenir ces risques ?

5. Mme O se pose plusieurs questions en ce qui concerne la chirurgie qu'elle va subir :

- Aurai-je une cicatrice visible ?
- Quand pourrai-je reprendre une activité sexuelle et sera-t-elle modifiée par l'intervention ?
- Dois-je encore réaliser des frottis cervicaux ?
- Serai-je encore une femme ?
- Si je n'ai plus de règles, serai-je ménopausée ?

Quelles réponses allez-vous donner à ces différentes questions afin d'informer et de rassurer la patiente ?

6. En post-opératoire, le chirurgien demande l'ablation de la sonde à 48 heures avec évaluation du résidu postmictionnel. Expliquer l'utilité de ce geste et sa réalisation pratique.

CORRIGÉS p. 270

Mini-cas concret 2

Mme R., 35 ans, célibataire, sans enfant, hôtesse d'accueil dans un bar de nuit, consulte pour un frottis retrouvant une dysplasie sévère.

Elle fume 30 à 35 cigarettes par jour depuis l'âge de 20 ans. Elle a eu ses premiers rapports sexuels à l'âge de 15 ans et a eu depuis de nombreux partenaires sexuels. On note dans ses antécédents, une salpingite aiguë à l'âge de 20 ans. La cœlioscopie, pratiquée à l'époque, avait permis de retrouver de nombreuses

Sujets

adhérences pelviennes avec des trompes congestives et un épanchement purulent.

Elle prend une contraception orale par lévonorgestrel/éthinylœstradiol (*Adepal*).

Au spéculum, on note un col saignant au contact sans ligne de jonction visible. La coloscopie permet après application d'acide acétique et de *Lugol* de retrouver une lésion circonférencielle acidophile et *Lugol* négatif.

Une biopsie est réalisée qui confirme la présence d'une dysplasie sévère.

Une conisation à l'anse diathermique est prévue sous anesthésie générale en chirurgie ambulatoire. La conisation confirme la présence d'une dysplasie sévère et la limite endocervicale et exocervicale passe en zone saine.

Questions

1. Quels sont les problèmes actuels et potentiels posés par Mme R. ?

2. Parmi les éléments contenus dans ce texte, quels sont les facteurs de risque de dysplasie et de cancer du col de Mme R. ?

3. Après conisation, quels renseignements allez-vous donner à cette patiente ?

4. Quelles sont les deux complications à redouter chez Mme R. en rapport avec son intoxication tabagique, en dehors du cancer du poumon ?

5. Concernant son antécédent de salpingite, quelles sont les deux complications à redouter concernant la fertilité de cette patiente ?

6. Quels sont les sérologies et les conseils à proposer à Mme R. ?

CORRIGÉS p. 271

Mini-cas concret 3

Mme M., 30 ans, nullipare, est admise aux urgences avec de violentes douleurs abdomino-pelviennes et quelques métrorragies.

Elle a présenté, il y a 5 ans, une salpingite aiguë traitée en milieu hospitalier par triple antibiothérapie. Il y a 2 ans, elle a présenté une grossesse extra-utérine droite traitée par voie cœlioscopique. Un traitement conservateur de type salpingotomie droite avait alors été réalisé.

Actuellement, elle est suivie pour stérilité. L'hystérosalpingographie a retrouvé une trompe droite non perméable et une trompe gauche avec un passage tubaire retardé.

Mme M. a débuté un cycle de fécondation *in vitro* et a bénéficié d'un transfert d'embryon, il y a 7 semaines. Le β-HCG réalisé il y a deux jours est positif à 25 000 unités.

Examen clinique

–Tension artérielle 9/6, pouls 120, température 37,5 °C.

–La patiente est anxieuse, consciente et s'inquiète du devenir de sa grossesse.

–Le ventre est tendu, avec une sensibilité de l'ensemble du pelvis et une défense en fosse iliaque gauche.

–Le toucher vaginal est douloureux et il existe un empâtement du cul-de-sac vaginal gauche.

Examens complémentaires

–NFS : GB 8 000/mm^3, Hb 9 g/dL, plaquettes 253 000/mm^3.

–β-HCG 30 000 uni.

–Échographie endo-vaginale : l'utérus est rétroversé sans grossesse visible avec une ligne de vacuité. On note une masse latéro-utérine gauche hypoéchogène. Par ailleurs, il existe un épanchement rétro-utérin évalué à 500 cm^3.

Le diagnostic de grossesse extra-utérine gauche est retenu et une cœlioscopie en urgence est réalisée.

À la cœlioscopie, il existe un épanchement sanguin modéré qui est aspiré et on retrouve une trompe gauche très dilatée en prérupture avec un saignement en regard. La trompe droite est très scléreuse avec un pavillon obturé. Une salpingectomie gauche et droite est réalisée par cœlioscopie.

Questions

1. Quel protocole d'urgence pouvez-vous appliquer dès l'arrivée de Mme M. ?

2. Quels sont les principaux facteurs de risque de grossesse extra-utérine que présente Mme M. ?

3. Quels sont les principaux signes présentés par Mme M. nécessitant une intervention en urgence ?

4. Quelles sont les explications que vous donneriez à la patiente concernant la réalisation d'une cœlioscopie ?

5. En postopératoire, Mme M. est très inquiète sur sa fertilité et le risque d'une nouvelle grossesse extra-utérine. Elle exprime clairement que cette intervention correspond pour elle à une stérilité définitive. Comment allez-vous la rassurer ?

CORRIGÉS p. 271-272

Mini-cas concret 4

Mme S., 37 ans, infirmière, est hospitalisée en suites de couches.

Dans ses antécédents, on note une IVG, une fausse couche spontanée et un accouchement avec épisiotomie par forceps d'un enfant de 4 100 g. Le tabagisme est évalué à 2 paquets par jour.

Les dernières règles datent du 1er décembre 1999. Le début de grossesse a été fixé par échographie précoce au 1er janvier 2000 et le terme était prévu le 1er octobre 2000.

Le groupe sanguin est O négatif, Mme S. n'est pas immunisée pour la toxoplasmose et la rubéole, TPHA négatif, sérologie HIV négative, sérologie hépatite B négative, non vaccinée. Hb = 10,2 g/100 mL au 6e mois. La grossesse a été d'évolution simple. TA stable à 13/6. Taille = 1,60 m, poids initial = 80 kg, prise de poids = 25 kg.

Au 8e mois, la hauteur utérine était à 35 cm avec un enfant en présentation céphalique très mobile. L'échographie met en évidence un excès de liquide amniotique, un placenta postérieur normalement inséré, une croissance au 90e percentile pour le périmètre crânien et abdominal.

Elle a accouché le 25 septembre 2000 à 40 SA par forceps pour non-progression de la présentation et troubles du rythme après épisiotomie d'un enfant de sexe masculin (Damien) pesant 4 200 g. On note une difficulté au passage des épaules lors de l'accouchement. Une délivrance manuelle et une révision utérine ont été réalisées.

En suites de couches, l'épisiotomie est sensible sans hématome en regard. Mme S. n'allaite pas, les seins sont un peu tendus.

Un traitement par bromocriptine (*Parlodel*) a été débuté pour couper la montée laiteuse. Par ailleurs, Mme S. a du mal à retenir ses urines et à contracter son périnée.

48 heures après l'accouchement, elle présente des métrorragies associées à des douleurs abdomino-pelviennes modérées et une température à 38°. Au toucher vaginal, la mobilisation utérine est douloureuse.

- NFS : GB 12 000/mm ^{3}, Hb 9 g/dL, plaquettes 253 000 mm^3.
- Échographie pelvienne normale.
- Prélèvement vaginal au niveau de l'endocol = *E. Coli* sensible à amoxicilline/acide clavulanique (*Augmentin*) et ECBU stérile.

Le diagnostic d'endométrite est retenu.

Traitement : antalgiques, glace sur le ventre, *Augmentin 2 g* en perfusion IV.

La symptomatologie est rapidement résolutive et la patiente sort à J 8, sous *Augmentin* par voie orale et sulfate ferreux/acide folique (*Tardyferon B9*).

Questions

1. En vous fondant sur les éléments contenus dans ce texte et sur vos connaissances, quels sont les arguments en faveur d'un diabète gestationnel et quelles sont les mesures diagnostiques et préventives qui auraient dû être entreprises ?

2. Quel type de dépistage à la recherche d'anomalies chromosomiques aurait pu lui être proposé ? Quel type de supplémentation aurait pu être prescrit d'après les examens en cours de grossesse ?

3. En considérant les sérologies et le groupe de Mme S., quelles mesures de prévention peut-on appliquer pendant la grossesse et en suites de couches ?

4. Quels sont les problèmes actuels posés par Mme S. en suites de couches ? Quels sont les éléments en faveur d'une endométrite et quel est l'examen permettant d'éliminer une endométrite sur rétention placentaire ?

5. Expliquer la réalisation des soins d'épisiotomie.

6. Quels conseils donnez-vous à Mme S. à sa sortie du service ?

CORRIGÉS p. 272-274

Mini-cas concrets

Corrigés

Mini-cas concret 1

1. En vous fondant sur les éléments contenus dans ce texte, comment peut-on définir les hémorragies présentées par cette patiente ?

Les saignements entre les règles (métrorragies), les règles abondantes (ménorragies) et la reconnaissance difficile du cycle définissent le terme de ménométrorragies.

2. Parmi les éléments du texte, quels sont les arguments en faveur d'un utérus fibromateux et d'une étiologie organique ?

Les douleurs pelviennes à type de crampes et de pesanteur pelviennes associées, la pollakiurie et l'abdomen distendu témoignent d'un gros utérus fibromateux.

On note un gros utérus bosselé au toucher vaginal.

À l'échographie, l'utérus mesure 10 cm aux contours irréguliers révélés par la présence des images hypoéchogènes régulières et déformant la cavité utérine.

3. Parmi les caractères suivants, quels sont ceux en faveur d'une hémorragie fonctionnelle préménopausique ?

Réponses : a, c et d.

4. Dans le cadre de complications postopératoires, que faut-il redouter chez Mme O. et comment prévenir ces risques ?

– Mme O. présente un risque thrombo-embolique élevé compte tenu de son antécédent de phlébite, de son mauvais état veineux et de son surpoids. Mesures préventives : prescription de bas de contention élastique, mise sous anticoagulant, lever précoce en postopératoire.

– Le surpoids entraîne une hyperœstrogénie, et il est par ailleurs un facteur de morbidité important en chirurgie. La chirurgie par voie basse permet de diminuer ce risque.

– Mme O. risque de voir son anémie s'aggraver : une anémie à 10,5 g mérite d'être corrigée par un traitement martial en préopératoire.

5. Mme O. se pose plusieurs questions en ce qui concerne la chirurgie qu'elle va subir :

– *Aurai-je une cicatrice visible ?*

En cas d'hystérectomie par voie basse, il n'y a pas de cicatrice visible et pas de pansement. La seule cicatrice est intravaginale, visible uniquement au spéculum.

– *Quand pourrai-je reprendre une activité sexuelle et sera-t-elle modifiée par l'intervention ?*

Il faut éviter les rapports sexuels et les efforts abdominaux pendant un mois. Les rapports sexuels ne seront pas modifiés. La longueur du vagin sera inchangée.

– *Dois-je encore réaliser des frottis cervicaux ?*

Lors d'une hystérectomie totale, le col est enlevé. Il n'y a donc pas de surveillance des frottis cervicaux à réaliser.

– *Serai-je encore une femme ?*

La féminité n'est pas liée à la présence de l'utérus. Au cours de cette intervention, les ovaires ont été conservés et Mme O. conservera ainsi une sécrétion hormonale identique à celle qu'elle avait en préopératoire. Cependant l'hystérectomie peut entraîner une altération de l'image corporelle et un sentiment de perte de la féminité pouvant conduire à une dépression réactionnelle. Il faut d'emblée aborder ce problème avec la patiente en lui conseillant de ne pas hésiter à en parler avec le personnel soignant et son médecin. Une prise en charge psychologique précoce est alors préconisée.

– *Si je n'ai plus de règles, serai-je ménopausée ?*

Les ovaires ont été conservés et même si elle n'a plus ses règles, Mme O. ne sera donc pas ménopausée. Mme O. peut même présenter un syndrome prémenstruel (tension des seins, mastodynies, ballonnement abdominal...) car elle aura une ovulation normale. La ménopause se traduira pour Mme O. par l'apparition de bouffés de chaleur vers l'âge de 50 ans.

6. En post-opératoire, le chirurgien demande l'ablation de la sonde à 48 heures, avec évaluation du résidu post-mictionnel. Expliquer l'utilité de ce geste et sa réalisation pratique.

Le but est de dépister un résidu postmictionnel lié à une correction trop importante de l'incontinence urinaire. Ceci peut avoir pour conséquence une dysurie (difficulté d'émettre les urines) et des infections urinaires à répétitions.

Après l'ablation de la sonde urinaire, la première miction est étroitement surveillée (couleur et volume) et le résidu postmictionnel est évalué par échographie ou sondage postmictionnel à la monosonde rigide. Le résidu est considéré comme pathologique quand il est supérieur à 100 mL et il doit être recontrôlé jusqu'au jour de la sortie. La présence de plaintes fonctionnelles et d'un globe vésical lié à une rétention vésicale partielle ou complète peut conduire à des sondages itératifs voire, devant des difficultés importantes, à un nouveau sondage urétral à demeure par sonde de Foley pour 48 heures (ou à des autosondages répétés). Ce nouveau sondage doit être accompagné d'une rééducation vésicale par clampage de la sonde, la patiente devant alors exprimer son désir de miction avant déclampage.

Corrigés

Mini-cas concret 2

1. Quels sont les problèmes actuels posés par Mme R. ?

– Mme R présente une lésion précancéreuse du col utérin. Il s'agit d'une dysplasie sévère dont l'évolution naturelle peut conduire à un cancer du col.

– Il existe une intoxication tabagique importante chez Mme R.; cette intoxication est un facteur de risque de dysplasie.

– Il existe un risque d'hypofertilité chez cette patiente en raison de l'antécédent de salpingite et de l'ensemble des facteurs de risque que présente Mme R. pour les maladies sexuellement transmissibles.

2. Parmi les éléments contenus dans ce texte, quels sont les facteurs de risque de dysplasie et de cancer du col de Mme R. ?

- L'âge de la patiente : 35 ans.
- La situation de famille : célibataire.
- La gestité : patiente nulligeste.
- La profession d'hôtesse d'accueil dans un bar de nuit.
- L'intoxication tabagique.
- L'âge des premiers rapports sexuels à 15 ans et le nombre de partenaires sexuels.
- L'antécédent de salpingite aiguë à l'âge de 20 ans.

3. Après conisation, quels renseignements allez-vous donner à cette patiente ?

Il faut prévenir Mme R. d'une éventuelle reprise des saignements vers le 8-10e jour (chute d'escarre) obligeant quelquefois à venir consulter et à réaliser une hémostase en milieu hospitalier. Des pertes vaginales brunâtres peuvent persister jusqu'à cicatrisation complète (1 mois). On doit rassurer Mme R sur le fait que la conisation ne modifie pas les relations sexuelles. Il faut recommander d'éviter les rapports sexuels et les bains pendant environ 1 mois.

4. Quelles sont les deux complications à redouter chez Mme R. en rapport avec son intoxication tabagique, en dehors du cancer du poumon ?

Il existe un risque de récidive de dysplasie du col et un risque thrombo-embolique. Le risque thrombo-embolique est encore augmenté par la prise d'une contraception orale.

5. Concernant son antécédent de salpingite, quelles sont les deux complications à redouter concernant la fertilité de cette patiente ?

Il existe un risque de stérilité d'origine tubaire et un risque de grossesse extra-utérine.

6. Quels sont les sérologies et les conseils à proposer à Mme R. ?

On doit insister sur le fait que les relations sexuelles doivent être protégées par des préservatifs, que l'arrêt du tabac est recommandé et qu'une surveillance du col par frottis est impérative pour dépister une récidive. On doit proposer à Mme R. les sérologies HIV, hépatite B, hépatite C et TPHA (syphilis).

Mini-cas concret 3

1. Quel protocole d'urgence pouvez-vous appliquer dès l'arrivée de Mme M. ?

Il faut :

- évaluer l'importance des saignements (nombre de garnitures, signes de choc) et leurs caractères (mode de début, durée, couleur...);
- prendre les constantes (pouls, TA, conscience) et noter la date des dernières règles;
- prélever rapidement une numération sanguine, un bilan de coagulation, un groupe sanguin-rhésus, un β-HCG, des agglutinines irrégulières en vue d'une éventuelle intervention chirurgicale;
- mettre en place une voie d'abord veineuse de qualité pour la réanimation : préparer soit un sérum glucosé, soit un soluté macromoléculaire (*Plasmion* en cas de chute tensionnelle voire une transfusion de culots globulaires sous contrôle médical et après vérification du groupe sanguin);
- laisser la patiente à jeun en vue d'une intervention;
- prévenir le médecin en urgence.

2. Quels sont les principaux facteurs de risque de grossesse extra-utérine que présente Mme M. ?

- L'âge jeune de la patiente : 30 ans.
- Les antécédents : salpingite, GEU, stérilité tubaire traitée en FIV.
- La stérilité tubaire est authentifiée en hystérosalpingographie : trompe droite non perméable et une trompe gauche avec un passage tubaire retardé.

3. Quels sont les principaux signes présentés par Mme M. nécessitant une intervention en urgence ?

Les douleurs sont importantes : violentes douleurs abdomino-pelviennes, défense en fosse iliaque gauche, toucher vaginal douloureux.

Corrigés

Il existe des signes de rupture tubaire avec saignement actif : tension artérielle basse à 9/6, pouls accéléré à 120, hémoglobine basse à 9 g/dL, épanchement rétro-utérin de 500 cc à l'échographie.

4. Quelles sont les explications que vous donneriez à la patiente concernant la réalisation d'une cœlioscopie ?

Vous devez rassurer la patiente sur le geste, le dédramatiser et lui expliquer les modalités.

L'intervention a lieu sous anesthésie générale. Le but est d'introduire l'optique d'une caméra par le nombril après avoir préalablement gonflé la cavité abdomino-pelvienne par du gaz. Cette technique permet d'explorer les organes génitaux internes et de contrôler les gestes chirurgicaux après l'introduction d'instruments dans l'abdomen par voie sus-pubienne. Les suites sont, en général, plus simples que par laparotomie : cicatrice minime, intervention peu douloureuse, récupération rapide, courte hospitalisation. Cependant la cœlioscopie est une intervention chirurgicale comportant aussi des complications, qui nécessitent parfois de convertir l'intervention en une laparotomie.

5. En postopératoire, Mme M. est très inquiète sur sa fertilité et le risque d'une nouvelle grossesse extra-utérine. Elle exprime clairement que cette nouvelle intervention correspond pour elle à une stérilité définitive. Comment allez-vous la rassurer ?

Vous allez la rassurer en lui expliquant que les deux trompes ont été retirées compte tenu de ses antécédents de Mme M. et du fait qu'elles étaient de trop mauvaise qualité sans geste de réparation possible. Il ne s'agit absolument pas d'une stérilité définitive. En cas de désir d'une nouvelle grossesse, il est nécessaire d'avoir recours de nouveau à une procréation médicalement assistée comme la fécondation *in vitro*. Les résultats sont plutôt encourageants car Mme M. a débuté une grossesse au premier cycle de FIV. Malheureusement, il s'agissait d'une GEU. Actuellement après salpingectomie bilatérale, son risque de grossesse extra-utérine est quasi nul mais il existe des cas exceptionnels de grossesses extra-utérines interstitielles au niveau des cornes utérines après réimplantation embryonnaire en FIV.

Mini-cas concret 4

1. En vous fondant sur les éléments contenus dans ce texte et sur vos connaissances, quels sont les arguments en faveur d'un diabète gestationnel et quelles sont les mesures diagnostiques et préventives qui auraient dû être entreprises ?

Les arguments en faveur d'un diabète gestationnel sont :

- l'antécédent d'accouchement d'un gros bébé de 4 100 g ;
- l'obésité de 80 kg pour 1,60 m et la prise de poids excessive ;
- la hauteur utérine augmentée au 8e mois ;
- l'excès de liquide amniotique et la croissance fœtale au 90e percentile (macrosomie) ;
- le nouvel accouchement d'un enfant de 4 200 g avec difficultés aux épaules.

Un dépistage aurait pu être réalisé par une glycémie à jeun et après 50 g de glucose, effectuée vers le 5-6e mois. La confirmation du diagnostic de diabète gestationel aurait pu être réalisée par une hyperglycémie provoquée. Un régime normocalorique à 180-200 g. d'hydrates de carbone aurait dû être proposé avec une consultation par une diététicienne. La prise de poids, la hauteur utérine et l'échographie permettant d'évaluer le retentissement fœtal sont des éléments indispensables à la surveillance. Enfin, l'efficacité du régime se juge par un contrôle du cycle glycémique. Lorsque le régime seul et correctement suivi ne suffit pas, il faut avoir recours à l'avis spécialisé d'un diabétologue, afin de démarrer une éventuelle insulinothérapie.

2. Quel type de dépistage à la recherche d'anomalies chromosomiques aurait pu lui être proposé ? Quel type de supplémentation aurait pu être prescrit d'après les examens en cours de grossesse ?

Mme S. est âgée de 37 ans. L'amniocentèse, prise en charge par la Sécurité sociale, ne débute qu'à partir de 38 ans et ne peut donc lui être proposée à titre systématique. En revanche, un dépistage par les marqueurs sériques (β-libre, alpha-fœto-protéine, œstriol...) est indiqué au premier trimestre de grossesse ainsi qu'une évaluation échographique précoce notamment avec la mesure de la nuque. Une supplémentation en fer paraît nécessaire car il existe une anémie à 10,2 g/100 mL probablement par carence martiale.

3. En considérant les sérologies et le groupe de Mme S., quelles mesures de prévention peut-on appliquer pendant la grossesse et en suites de couches ?

Mme S. est de groupe O négatif. Une recherche des agglutinines irrégulières (RAI), tous les mois, est obligatoire à la recherche d'une immunisation maternelle. Si la recherche d'agglutinines est négative pendant la grossesse, le risque fœtal est nul. Si le nouveau-né est Rhésus positif, une immunoprophylaxie est réalisée par injection d'une dose d'immunoglobulines anti-D.

Corrigés

Mme S. n'étant pas immunisée contre la toxoplasmose, certaines recommandations doivent lui être faites :

- éviter le contact avec les chats et surtout avec leurs excréments, les nourrir avec des aliments spécialisés et nettoyer les litières à l'eau de Javel ;
- bien cuire les viandes et bien laver les légumes et fruits avant de les consommer ;
- se laver les mains après manipulation de terre.

Mme S. n'est pas immunisée contre la rubéole. Elle doit éviter d'être en contact avec un enfant atteint de la rubéole pendant la grossesse et une vaccination est recommandée dans le post-partum.

Si Mme S. n'est pas vaccinée contre l'hépatite B, une vaccination doit lui être proposée car elle appartient au groupe à risque des professions paramédicales exposées.

4. Quels sont les problèmes actuels posés par Mme S. en suites de couches ? Quels sont les éléments en faveur d'une endométrite et quels sont les arguments permettant d'éliminer une endométrite sur rétention placentaire ?

a. M me S. présente plusieurs problèmes :

- infectieux lié à une endométrite ;
- une anémie à 9 g/100 mL, liée à l'accouchement et à la non-supplémentation en fer ;
- une incontinence urinaire et des troubles de la statique périnéale ;
- un petit engorgement mammaire lié au fait que Mme S. ne souhaite pas allaiter et débute un traitement par bromocriptine *(Parlodel)*.

b. Les éléments en faveur de l'endométrite sont :

- La pratique de gestes endo-utérins au cours de l'accouchement, tels qu'une délivrance manuelle et une révision utérine, sont source d'infection.
- La présence de métrorragies associées à des douleurs abdomino-pelviennes modérées et une température à 38° après 48 heures. Au toucher vaginal, la mobilisation utérine est douloureuse.
- L'hyperleucocytose à 12 000/mm ^{3} et la présence d'*E. Coli* dans les pertes.

c. L'échographie normale élimine le problème d'une rétention placentaire ainsi que le fait que la patiente ait bénéficié d'une révision utérine.

5. Expliquer la réalisation des soins d'épisiotomie.

Il faut assurer l'hygiène et le confort de la femme accouchée et surveiller l'évolution de l'épisiotomie.

Conduite à tenir pour préparer le soin

- Mettre la « présence » et se laver les mains.
- Remplir le bock et vérifier la température de l'eau.
- Placer un coton sur chaque aine (antifuite) et mettre la femme sur le bassin (faire uriner l'accouchée avant de faire sa toilette).
- Mettre des gants.

Soins

- Mouiller le pubis, la vulve, la fourchette vulvaire et savonner avec une compresse la vulve, les petites lèvres, les grandes lèvres et la cicatrice avec du coton ou des compresses propres, en essuyant de haut en bas. Vérifier l'absence d'infection, d'inflammation, d'hématome ou de saignements. Les fils sont en général des fils à résorption rapide sinon ils doivent être retirés à la sortie.
- Rincer et essuyer dans le même ordre que le savonnage en insistant sur les fesses.
- Mettre les garnitures propres immédiatement après avoir retiré le bassin.
- Réinstaller la femme, lui donner des conseils de toilette (se laver à l'eau tiède après chaque miction, bien se sécher en tamponnant avec une serviette éponge et changer fréquemment de garniture).
- Vider le bassin dans la cuvette de toilette (et non dans le lavabo), le rincer, l'essuyer.

Après le soin

- Retirer les gants, nettoyer et ranger le matériel, se laver les mains, faire les transmissions écrites.
- Préconiser l'arrêt des rapports sexuels pendant 15 jours. Prendre des douches plutôt que des bains.

6. Quels conseils donnez-vous à Mme S. à sa sortie du service ?

Vous conseillez à la patiente de :

- poursuivre la prescription d'*Augmentin* et de consulter en cas de douleurs pelviennes ou d'hyperthermie (poursuivre la prise de température) ;
- poursuivre les soins du périnée et de la cicatrice d'épisiotomie (2 à 3 fois par jour) ;
- préférer les douches au bain pendant quelques semaines.

Il faut signaler au médecin la présence éventuelle d'hémorroïdes. En cas de constipation, conseiller des massages abdominaux, une alimentation riche en fibres et une bonne hydratation (boire au moins 1 litre d'eau par jour).

Corrigés

Vérifier l'absence de diabète en réalisant une glycémie à jeun.

Vous informez Mme S. que son incontinence urinaire peut guérir en général spontanément, en quelques jours : lui conseiller d'essayer de contrôler ses mictions en interrompant le jet d'urine (« stop pipi ») et lui faire prendre conscience de la possibilité de contracter les muscles du périnée (contraction des muscles releveurs de l'anus). En cas de persistance de l'incontinence urinaire, une rééducation des muscles du périnée par un kinésithérapeute peut être prescrite avec électro-stimulation fonctionnelle. La reprise du sport est encouragée.

En ce qui concerne la sexualité, les rapports sexuels peuvent débuter dès la cicatrisation du périnée et la disparition des lochies. Il faut informer et rassurer la patiente sur certains troubles sexuels pouvant survenir dans le post-partum qui disparaissent le plus souvent, dans un délai variable. Il faut inciter la patiente à aborder ce problème avec le médecin au cours de la visite postnatale.

La contraception doit être débutée dès la sortie de la maternité. Les microprogestatifs (*Microval, Milligynon*) représentent la contraception orale la plus adaptée car ils n'interfèrent pas sur l'allaitement et présentent un risque thromboembolique plus faible que les œstroprogestatifs (d'autant plus que la patiente présente une intoxication tabagique). La contraception locale jusqu'au retour de couches est aussi une bonne alternative.

Du point de vue psychique. Conseiller à la patiente de consulter devant l'apparition de pleurs, anxiété, irritabilité, troubles du sommeil pouvant révéler un syndrome du « baby blues ».

Le congé de maternité est de 10 semaines après la date d'accouchement.

Certaines prescriptions médicamenteuses seront remises à la patiente :

- Poursuite de bromocriptine *(Parlodel)* en cas de non-allaitement (2 comp. par jour pendant 14 jours).
- Prescription d'antispasmodiques en cas de crampes utérines (« tranchées »).
- Prescription d'un traitement martial (*Tardyferon B9)* en cas d'anémie.

Cas concret 1

Vous devez prendre en charge madame A., 29 ans, hospitalisée en gynécologie-obstétrique pour menace d'accouchement prématuré à 29 SA.

Histoire de la maladie

Mme A. est coiffeuse en région parisienne. Elle a 1 h 30 de transports en commun par jour pour se rendre à son lieu de travail. Il s'agit de sa troisième grossesse, d'un second mariage. Son premier enfant a 6 ans et le second 2 ans. Un curetage pour fausse couche a été réalisé l'an dernier. Elle fume 1 paquet et demi de cigarettes par jour. Le début de grossesse a été marqué simplement par des nausées et des vomissements gravidiques amenant Mme A. à réduire ses apports alimentaires. Depuis quelques jours, alors que Mme A. est en plein déménagement, elle se plaint de douleurs pelviennes à type de crampes et de contractions utérines associées à des pertes vaginales un peu plus abondantes.

Son gynécologue, qui l'a examinée initialement, a retrouvé un col inchangé. Il lui a prescrit un arrêt de travail et du phloroglucinol (*Spasfon*).

Malgré la prescription médicale, Mme A. a poursuivi ses activités à la maison et présente toujours des contractions utérines douloureuses avec quelques métrorragies. Elle décide de consulter à la maternité 48 heures plus tard.

Examen à l'entrée

Mme A. est fatiguée avec des douleurs lombaires. Elle a du mal à marcher et ne peut plus s'occuper de ses enfants. Elle se plaint de contractions utérines douloureuses basses espacées toutes les 10 minutes et associées à une pollakiurie sans brûlures urinaires associées. Elle signale des pertes vaginales liquidiennes abondantes et quelques saignements.

Au spéculum, il existe des leucorrhées abondantes d'aspect banal. Au toucher vaginal, le col est modifié, long d'1 cm, mou, postérieur et déhiscent à l'orifice externe associé à des traces de sang au doigtier.

Examens complémentaires

Le monitoring cardiaque fœtal est normal avec un rythme de base à 140 battements par minute, associé à de bonnes oscillations.

On note des contractions utérines toutes les 10 minutes, d'intensité modérée, à la tocographie externe.

À l'échographie, la croissance et l'examen fonctionnel fœtal sont normaux. Le liquide amniotique est en quantité modérée. Le placenta est postérieur, recouvrant le col. Celui-ci mesure 15 mm à l'échographie endovaginale.

Groupe O positif, NFS : GB 8 000/mm ^{3}, GR : 3,3 10 ^{6}/mm^3, Hb : 8,2 g/100 mL, plaquettes : 240 000/mm ^{3}.

Hémostase normale.

Prélèvement vaginal = présence d'*E. Coli* sensible à l'*Augmentin*.

ECBU = présence d' *E. Coli* à 10^6 sensible à l'*Augmentin*.

Traitement à l'entrée

Il faut tout d'abord **préconiser du repos.** Puis le médecin prescrit :

- **Salbutamol** ***(Salbumol IV)*** à la seringue électrique (1 ampoule de *Salbutamol fort* dans 45 cc de sérum physiologique) en débutant à 1,5 mL/h ;
- **Amoxicilline/acide clavulanique (*Augmentin)*** *per os* 3 g par jour.
- **bétaméthasone *(Célestène)*** 12 mg en IM ou IV à renouveler à 24 h pour favoriser la maturation pulmonaire fœtale ;
- **chlorquinaldol/promestriène (*Colposeptine)*** 1 ovule par jour ;
- ***Tardyféron B9*** : 2 comprimés par jour.

On pose le diagnostic de menace d'accouchement prématuré sévère à 29 SA associé à un place nta praevia.

Après 24 heures de tocolyse, les contractions ont disparu.

Sur le dossier de Mme M., les informations suivantes sont notées : Mme M. est fatiguée mais aussi très indisciplinée, elle sort fréquemment de sa chambre pour aller fumer. Elle a beaucoup de mal à se rendre compte de la gravité de la situation et ne pose aucune question sur les conséquences du placenta praevia ou de l'accouchement prématuré sur l'enfant. Elle souhaite sortir le plus tôt possible pour aider son mari au déménagement et s'occuper de ses enfants. Le médecin l'a informée de la gravité de la situation, lui rappelant la nécessité d'être au repos et d'être étroitement surveillée. Il lui a expliqué que pour l'accouchement, une césarienne sera indispensable en raison du placenta praevia. Cette césarienne sera pratiquée à titre systématique à 38 SA ou en urgence en cas de saignements importants.

Mme M. est très revendicatrice et s'exprime ainsi : « Je ne comprends pas pourquoi vous ne décidez pas de la césarienne maintenant. Vous allez donc attendre que j'aie une hémorragie pour sortir le bébé ? »

Questions

1. En vous appuyant sur vos connaissances et les éléments cités dans le texte, dégager les problèmes réels et/ou potentiels de Mme M. à ce jour.

Consignes : l'argumentation des problèmes est attendue sous la forme : signes, causes ou facteurs favorisants, conséquences éventuelles.

Sujets

Les hypothèses de diagnostic infirmier sont attendues sous la forme : liée à, se manifestant par, conséquences.

2. Expliquer l'intérêt des prescriptions médicales soulignées dans le texte et détailler la surveillance qui en découle.

3. Après une semaine d'hospitalisation, la patiente rentre chez elle; quels conseils et quelles mesures peuvent être mis en place ?

CORRIGÉS p. 278-280

Cas concret 2

Madame G., 52 ans, est admise pour mastectomie-curage en raison d'un nodule de 4 cm situé derrière le mamelon du sein droit.

Antécédents

Mme G. est une femme très active, elle est professeur de gymnastique et pratique de nombreux sports : natation, tennis, course à pied.

Elle s'est mariée à l'âge de 35 ans et n'a eu qu'un seul enfant à 37 ans. Elle n'a plus de règles depuis 6 mois et présente des bouffées de chaleur nocturnes fréquentes, invalidantes et touchant la face et le cou. Elle remarque aussi une prise de poids récente, des troubles de l'humeur : tendance dépressive, asthénie, irritabilité et une baisse de la libido. Le dernier frottis cervico-vaginal est plutôt de type atrophique et Mme G. signale des dyspareunies liées à une sécheresse vaginale. Elle a présenté plusieurs épisodes de lombalgies, avec un lumbago récent traité par anti-inflammatoires.

Dans ses antécédents familiaux, on note que la sœur de Mme G. est décédée à 35 ans, il y a un an d'un cancer du sein avec métastases hépatiques et pulmonaires.

Histoire de la maladie

Mme G. présente des mastodynies prémenstruelles depuis plusieurs années.

Elle a déjà eu trois mammographies qui confirment la présence d'une maladie fibrokystique.

Depuis environ 2 mois, elle a perçu un nodule dur, peu mobile, de 4 cm, rétromamelonnaire avec rétraction du mamelon. Mme G. consulte alors son gynécologue qui retrouve à la palpation le nodule au sein d'un placard mastosique. Les aires ganglionnaires sont libres.

Examens complémentaires

Une mammographie a été demandée et a confirmé la présence d'une opacité irrégulière spiculée en rétromamelonnaire du sein droit, associée à des microcalcifications suspectes du quadrant supéro-externe. L'échographie mammaire met en évidence une image hypoéchogène aux bords irréguliers, de grand axe perpendiculaire à la peau et mesurant 40 mm. Une microbiopsie est réalisée et confirme un adénocarcinome mammaire. Compte tenu de la taille de la tumeur, de son caractère diffus et de son siège rétro-aréolaire, une mastectomie associée à un curage axillaire sont prévus.

Les marqueurs tumoraux sont négatifs.

La radio-pulmonaire et l'échographie hépatique sont normales. À la scintigraphie, on note une hyperfixation au niveau de la charnière lombo-sacrée. La radiographie standard du rachis centrée sur L5-S1, retrouve une ostéoporose débutante avec un spondylolisthésis de L5-S1.

Examen à l'entrée

Mme G. est en bon état général. Elle est très angoissée par l'intervention chirurgicale, par l'idée d'être mutilée et surtout par les résultats du bilan d'extension. Le chirurgien est venu lui expliquer la démarche chirurgicale. Il sera réalisé une mammectomie avec curage axillaire puis, après les différents traitements, une reconstruction du sein pourra être réalisée. Le chirurgien lui explique que ce curage ne sert qu'à vérifier l'absence d'extension de la maladie aux ganglions et les complications éventuelles de ce geste.

Sur le dossier de Mme G., les informations suivantes sont notées : Mme G. est une femme très active, elle est mariée et a un enfant. Elle est prévue pour une mammectomie avec curage axillaire. Elle se pose beaucoup de questions sur la chirurgie, sur sa vie de couple par la suite et la reprise de son activité professionnelle et sportive. Elle a très peur de ne pas supporter la mutilation de son sein. Le curage axillaire l'inquiète aussi, car sa sœur avait été très gênée au niveau de son bras par la suite. Par ailleurs, Mme G. se plaint d'insomnie et de bouffées de chaleur. Elle a demandé un médicament pour dormir la nuit précédant l'intervention.

L'intervention chirurgicale s'est déroulée sans problème. Le diagnostic de cancer du sein de 40 mm a été confirmé et le curage axillaire a été réalisé.

Mme G. dort très mal et se plaint du matelas qui est responsable à son avis de la reprise de ses douleurs lombaires.

Le 2e jour, le drain de Redon axillaire qui ne donnait que 10 cc a été retiré. Les pansements de la cicatrice de mastectomie et du creux axillaire ont été refaits le même jour. Les cicatrices sont propres mais Mme G. a refusé de les voir et a accusé l'infirmière de la torturer en l'obligeant à découvrir sa mutilation. Après ce différend avec l'équipe soignante, Mme G. s'est mise à pleurer et elle a souhaité n'avoir aucune visite.

Au 6e jour postopératoire, le chirurgien doit venir annoncer à Mme G. les résultats définitifs. Elle est très anxieuse et a refusé de déjeuner. Elle s'impatiente et reste très irritable car, à 16 heures, le chirurgien n'est pas encore passé la voir : « S'il ne vient pas c'est qu'il n'ose pas m'annoncer quelque chose de grave. »

Le chirurgien vient vers 17 heures. Il annonce à Mme G. que la tumeur est un adénocarcinome invasif de 40 mm, que l'exérèse est complète et qu'il existait de nombreux foyers diffus de carcinome *in situ* en périphérie. Le grade histologique de la tumeur est SBR 2 et les récepteurs hormonaux sont positifs. Une radiothérapie est souhaitable sur la paroi, le creux sus-claviculaire et la chaîne mammaire interne. Le curage axillaire contient 15 ganglions; malheureusement un des ganglions est envahi sans rupture capsulaire et une chimiothérapie de 6 cures est donc préconisée avec pose d'une chambre implantable ainsi qu'une radiothérapie complémentaire. Par la suite, un traitement antiœstrogènes sera prescrit par tamoxifène (*Nolvadex*) à la dose de 20 mg/jour. La reconstruction mammaire sera rediscutée à la fin de la chimiothérapie.

Mme G. a très mal réagi à l'annonce de la chimiothérapie. Elle souhaite cacher sa maladie à son fils de 15 ans. Elle vous dit : « C'est comme pour ma sœur, on ne me dit pas tout, je suis foutue, je ne reprendrai pas mon travail. Je ne souhaite pas de reconstruction du sein. De toute façon, je serai morte avant. »

Questions

1. En vous appuyant sur vos connaissances et les éléments cités dans le texte, dégager les problèmes réels et/ou potentiels de Mme G. à ce jour.

Consignes : l'argumentation des problèmes est attendue sous la forme : signes, causes ou facteurs favorisants, conséquences éventuelles.

Les hypothèses de diagnostic sont attendues sous la forme : liée à, se manifestant par, conséquences.

2. Comment allez-vous aider et apprendre à la patiente à vivre avec son corps (mastectomie, vie sexuelle...) ?

3. Quels conseils pratiques allez-vous donner à la patiente concernant le curage axillaire ?

4. En vous appuyant sur vos connaissances, comment allez-vous expliquer, conseiller et pouvoir rassurer la patiente sur les modalités de la chimiothérapie ?

CORRIGÉS p. 280-282

Cas concrets

Corrigés

Cas concret 1

1. En vous appuyant sur vos connaissances et les éléments cités dans le texte, dégager les problèmes réels et/ou potentiels de Mme G. à ce jour.

Problèmes réels et potentiels

MENACE D'ACCOUCHEMENT PRÉMATURÉ SÉVÈRE

- **Signes**

– Le terme précoce à 29 SA.

– Présence de douleurs pelviennes à type de crampes et de contractions utérines.

– Malgré la prescription de *Spasfon*, contractions utérines douloureuses avec quelques métrorragies. Présence de douleurs lombaires. Mme G. a du mal à marcher et ne peut plus s'occuper de ses enfants. Elle se plaint de contractions utérines douloureuses basses espacées toutes les 10 minutes.

– On note des contractions utérines toutes les 10 minutes d'intensité modérée à la tocographie externe.

– Le col est court et modifié. Au toucher vaginal, le col est modifié, long d'1 cm, mou, postérieur et déhiscent à l'orifice externe. Il mesure 15 mm à l'échographie vaginale.

- **Facteurs favorisants**

– Métier et transport : coiffeuse en région parisienne. Elle a 1 h 30 de transports en commun par jour pour se rendre à son lieu de travail.

– Mme G. élève deux jeunes enfants et s'occupe d'un déménagement.

– Les vomissements en début de grossesse sont des facteurs d'augmentation de la pression abdominale. Le tabagisme et la toux peuvent y être associés.

– Infection vaginale basse : pertes abondantes et présence d'*E. Coli* au prélèvement vaginal.

– Infection urinaire : pollakiurie et ECBU positif à *E. Coli.*

– Mme G. ne se repose pas. Elle est indisciplinée et sort fréquemment de sa chambre pour aller fumer.

- **Conséquences éventuelles**

– Accouchement prématuré à 29 SA, associé à une morbidité et une mortalité plus élevées pour l'enfant.

– Rupture prématurée de la poche des eaux.

– Risque d'hémorragie importante par reprise des contractions sur placenta praevia, associée à une morbidité et une mortalité plus élevées pour la mère et l'enfant.

PLACENTA PRAEVIA

- **Signes**

– Métrorragies associées aux contractions utérines.

– Présence de sang sur le doigtier.

– Placenta recouvrant le col à l'échographie.

– Anémie à 8,2 g/100 mL d'hémoglobine.

- **Facteurs favorisants**

– Curetage pour fausse couche.

– Multiparité.

- **Conséquences**

– Anémie maternelle.

– Souffrance fœtale par hypoperfusion.

– Hémorragie importante avec mortalité et morbidité fœtale.

– Rupture prématurée de la poche des eaux.

ANÉMIE MATERNELLE

- **Signes**

– Fatigue.

– Hémoglobine à 8,2 g/100 mL.

- **Causes**

– Mauvaise alimentation en raison de nausées et de vomissements.

– Absence de supplémentation en fer et vitamine B_9.

– Métrorragies par placenta praevia.

- **Conséquences**

– Risque d'anémie sévère lors de l'accouchement ou de saignements nécessitant une transfusion.

– Risque de souffrance fœtale.

– Risque de choc hypovolémique en cas d'hémorragie importante de la mère.

INFECTION MATERNELLE

- **Signes**

– Pertes vaginales abondantes.

– Pollakiurie.

– Présence d'*E. Coli* au prélèvement vaginal.

– ECBU positif à *E. Coli.*

- **Facteurs favorisants**

– Grossesse.

- **Conséquences**

– Pyélonéphrite par infection urinaire ascendante.

Corrigés

- Rupture prématurée de la poche des eaux.
- Chorioamniotite par infection ascendante du liquide amniotique.
- Accouchement prématuré.

Hypothèses de diagnostic infirmier

Manque de connaissances : méconnaissance des conséquences de la prématurité

Lié au fait que la patiente pose peu de questions à l'équipe médicale sur les conséquences du placenta praevia et de la naissance de son enfant à 29 SA.

- **Se manifestant par**

- La reprise de ses activités à la maison malgré l'arrêt de travail.
- La sortie de sa chambre pour fumer alors qu'elle doit être au repos.
- Le souhait de rentrer chez elle pour poursuivre son déménagement et s'occuper des enfants.
- Le souhait que la césarienne soit réalisée à 29 SA.

- **Conséquences possibles**

Accouchement prématuré et reprise des saignements.

Anxiété

Liée à la difficulté à se détacher de ses activités et ses habitudes.

- **Se manifestant par**

- Nervosité.
- Poursuite de son tabagisme.
- Manque de repos.
- Souhait d'abréger l'hospitalisation.
- Son impatience.
- Son attitude revendicatrice vis-à-vis du médecin : « Vous allez donc attendre que j'aie une hémorragie pour sortir le bébé. »

2. Expliquer l'intérêt des prescriptions médicales soulignées dans le texte et détailler la surveillance qui en découle.

Le repos est indispensable pour diminuer l'intensité et la fréquence des contractions. Il ne s'agit pas d'un repos strict au lit : la patiente peut se lever pour aller aux toilettes ou se laver. Il faut en revanche limiter les visites et les sorties trop fréquentes de la chambre.

La tocolyse par Salbutamol (*Salbumol IV*) à la seringue électrique (1 ampoule de salbutamol fort dans 45 cc de sérum physiologique) en débutant à 1,5 mL/h. Ce traitement vise à stopper les contractions et un relais par voie orale ou suppositoires peut être réalisé. Les effets secondaires sont dominés par la tachycardie, les tremblements, une hypokaliémie voire parfois un œdème aigu du poumon. Un électrocardiogramme est nécessaire avant la mise en route du traitement, ainsi qu'une surveillance de la fréquence respiratoire et de l'ionogramme sanguin.

Le bétaméthasone (*Célestène*) à 12 mg en IM ou IV à renouveler 24 h plus tard est destiné à assurer la maturation pulmonaire fœtale. Ce traitement ne nécessite pas de surveillance particulière. Il peut, comme toute corticothérapie, déséquilibrer un diabète et doit être interrompu en cas d'hyperthermie.

L'amoxicilline/acide clavulanique (*Augmentin*) *per os* à 3 g par jour est prescrit ici dans le cadre d'une infection urinaire et vaginale. Il faut surveiller les urines et les pertes vaginales (couleur, odeur, etc.). Des réactions allergiques et des troubles digestifs sont parfois notés.

La chlorquinaldol/promestriène (*Colposeptine*) à 1 ovule par jour est prescrite comme désinfection vaginale.

Le *Tardyféron B9* à 2 comprimés par jour est donné pour corriger l'anémie par carence martiale. Une numération sanguine de contrôle peut être prescrite à un mois pour vérifier l'élévation de l'hémoglobine. Des troubles digestifs sont parfois associés (constipation ou diarrhée) et il faut informer la patiente du fait que la couleur noire des selles est normale.

3. Après une semaine d'hospitalisation, la patiente rentre chez elle : quels conseils et quelles mesures peuvent être mis en place ?

Une bonne surveillance de la grossesse doit être maintenue (interrogatoire à la recherche de contractions ou de saignements, tocographie externe pour dépister des contractions non douloureuses, échographie du col). L'hospitalisation à domicile avec la visite régulière de l'équipe soignante est une bonne alternative, sinon la surveillance par le médecin traitant, le gynécologue de ville ou une sage-femme libérale, en relais avec des visites à l'hôpital, est souhaitable.

Il faut interdire les longs trajets, encourager le repos, demander d'éviter le surmenage (ne doit plus participer au déménagement) et de faire la demande d'une aide ménagère, conseiller que les enfants soient éventuellement gardés par l'entourage proche dans la journée et prescrire un repos supplémentaire de grossesse pathologique jusqu'à l'accouchement.

En accord avec le médecin, l'infirmière précise que le traitement par *Salbutamol* en suppositoires ou comprimés peut être poursuivi ainsi que le *Tardyféron B9.*

Corrigés

Au moindre saignement ou contraction douloureuse, un retour en urgence à l'hôpital est indispensable. Une césarienne est programmée à 38 SA. Une consultation préanesthésique et un bilan préopératoire sont prescrits avant la sortie de l'hôpital.

Cas concret 2

1. En vous appuyant sur vos connaissances et les éléments cités dans le texte, dégager les problèmes réels et/ou potentiels de Mme G. à ce jour.

Problèmes réels et potentiels

Cancer du sein

- **Signes**

– À la palpation, présence d'un nodule dur, peu mobile de 4 cm rétromamelonnaire avec rétraction du mamelon.

– La mammographie a confirmé la présence d'une opacité irrégulière spiculée en rétromamelonnaire du sein droit, associée à des microcalcifications suspectes du quadrant supéro-externe.

– L'échographie mammaire met en évidence une image hypoéchogène aux bords irréguliers de grand axe perpendiculaire à la peau et mesurant 40 mm.

– Une microbiopsie a confirmé un adénocarcinome mammaire.

– La chirurgie a confirmé un adénocarcinome invasif de 40 mm et l'existence de nombreux foyers diffus de carcinome *in situ* en périphérie.

- **Facteurs favorisants**

– Âge de la patiente (52 ans), ménopausée.

– Antécédents familiaux d'un cancer du sein au premier degré, chez sa sœur, à 35 ans.

– Âge tardif de la première grossesse à terme (37 ans).

- **Conséquences éventuelles en l'absence de traitement**

– Extension locale de la maladie (inflammation, ulcération du sein, apparition d'autres nodules dans le même sein et le sein contro-latéral).

– Extension locorégionale de la maladie avec apparition d'adénopathies axillaires.

– Extension de la maladie à distance avec métastases pulmonaires, hépatiques, osseuses ou cérébrales...).

Ménopause confirmée

- **Signes**

– Aménorrhée depuis 6 mois.

– Bouffées de chaleur nocturnes fréquentes invalidantes touchant la face et le cou.

– Syndrome d'ordre psychologique. Troubles de l'humeur : tendance dépressive (pleure, « je suis foutue », « je serai morte avant »), asthénie, irritable et impatiente avec l'équipe soignante, baisse de la libido, insomnie (dort mal, médicament pour dormir).

– Carence œstrogénique : atrophie au frottis, dyspareunie par sécheresse vaginale.

– Ostéoporose débutante à la radiographie du rachis.

- **Causes**

– Âge de la patiente (52 ans).

- **Conséquences**

– Aggravation de l'ostéoporose avec tassements vertébraux et fractures (col du fémur).

– Complications cardio-vasculaires : augmentation du risque coronarien (infarctus du myocarde) et du risque d'athérosclérose par augmentation du cholestérol et des triglycérides.

– Aggravation des troubles de l'humeur (dépression), des troubles de la sexualité, des bouffées de chaleur.

Lombalgies invalidantes

- **Signes**

– Mme G. a présenté plusieurs épisodes de lombalgies avec un lumbago récent traité par anti-inflammatoires.

– La radiographie standard du rachis et centrée sur L5-S1 retrouve un spondylolisthésis de L5-S1.

– Mme G. dort très mal et se plaint du matelas, qui est responsable à son avis de la reprise de ses douleurs lombaires.

- **Facteurs favorisants**

– Sa profession (professeur de gymnastique) et activités sportives importantes.

– Prise de poids récente.

– Ménopause et âge supérieur à 50 ans.

- **Conséquences**

– Aggravation des douleurs.

– Aggravation des troubles du sommeil.

– Lumbago et sciatique invalidante.

– Agressivité.

Corrigés

Hypothèses de diagnostic infirmier

Anxiété

– Liée à l'annonce du cancer du sein, à ses conséquences familiales, professionnelles, sportives et sur sa vie sexuelle.

- **Facteurs favorisants**

– Sa ménopause récente et le décès encore récent de sa sœur; également la méconnaissance et l'inquiétude face à la chimiothérapie et la radiothérapie.

- **Se manifestant par**

– Des questions sur la chirurgie, sur sa vie de couple par la suite et sur la reprise de son activité professionnelle et sportive.

– L'insomnie et la demande de médicament pour dormir.

– Son impatience et son agressivité vis-à-vis de l'équipe médicale.

– Des expressions verbales: « je suis foutue », « je serai morte avant », « s'il ne vient pas, c'est qu'il n'ose pas m'annoncer quelque chose de grave ».

– Le refus de déjeuner et d'avoir des visites.

– Souhaite cacher sa maladie à son fils.

Perturbation de l'image corporelle en relation avec sa féminité et sa sexualité

– Liée au type de chirurgie : mammectomie vécue comme une mutilation.

- **Facteurs aggravants**

– Ménopause récente (absence de règles, sécheresse vaginale, dyspareunie).

- **Se manifestant par**

– Son inquiétude et les questions posées à l'équipe médicale.

– Refus de voir sa cicatrice.

– Repli sur soi (ne souhaite pas de visite).

– Des pensées morbides.

- **Conséquences**

– Perte du schéma corporel, entraînant des perturbations psychologiques.

– Baisse de la libido.

– Repli sur soi.

Douleur

– Liée à ses lombalgies invalidantes.

- **Facteurs aggravants**

– La chirurgie récente.

- **Se manifestant par**

– Des lombalgies.

– Insomnie que Mme G. met sur le compte d'un mauvais matelas.

– Demande de médicament pour dormir.

- **Conséquences**

Augmentation de son agressivité et de son anxiété.

2. Comment allez-vous apprendre à la patiente à vivre avec son corps (mastectomie, vie sexuelle...) ?

– L'infirmière doit réapprendre à Mme G. à vivre avec son corps, qui a changé au travers de son propre regard et de ses paroles. Elle doit permettre à la patiente d'exprimer ses craintes, ses joies, ses déceptions par rapport à ce qu'elle vit.

– Expliquer à la patiente qu'une vie sexuelle, sportive et professionnelle est compatible avec une mammectomie ainsi qu'après les traitements (chimiothérapie-radiothérapie). Lui faire comprendre également que les pertes corporelles ne modifient pas la valeur féminine.

– Renouveler l'épreuve du miroir. Mme G. sera encouragée à regarder sa cicatrice avec un miroir mais ce geste ne lui sera jamais imposé. Souvent, elle détournera son regard au moment du pansement, refusant de voir sa cicatrice. L'infirmière tient compte de ses réactions, explique la démarche du soin et essaye de trouver les mots réconfortants et encourageants.

– Recommander à Mme G. de toucher et de masser la cicatrice. Ces gestes ont plusieurs objectifs: la patiente reprend conscience de son corps, la peur s'estompe et la cicatrice conserve une bonne souplesse. Ce geste permet aussi à la patiente de signaler toute modification de la cicatrice (hématome, récidive pariétale).

– Recommander à Mme G. de parler à son mari de son vécu et de ses troubles sexuels.

– Encourager Mme G. à consulter un psychologue ou un psychiatre si le besoin s'en fait sentir.

– Ne pas oublier la prescription d'une prothèse mammaire externe avec un soutien-gorge adapté pour conserver une silhouette acceptable en attendant une éventuelle reconstruction mammaire. Une prothèse externe lui sera fournie pour la sortie de l'hôpital. Donner la liste des magasins spécialisés.

– Expliquer à Mme G. qu'une reconstruction lui sera proposée après les différents traitements, en lui montrant d'éventuelles photos ou en lui proposant de rencontrer le plasticien.

Corrigés

– Donner la liste des associations susceptibles d'aider la patiente en rencontrant d'autres femmes mammectomisées ou reconstruites (par exemple « Vivre comme avant »...).

3. Quels conseils pratiques allez-vous donner à la patiente concernant le curage axillaire ?

• Informer la patiente des principales précautions à prendre car l'ablation des ganglions du bras le rend plus fragile vis-à-vis des agressions extérieures, avec un risque d'œdèmes ou d'infections.

Ne pas exposer trop longtemps le bras au soleil, éviter de porter des bagues ou bracelets, ne pas faire du jardinage ou du bricolage sans porter des gants, ne pas porter de charges lourdes du côté atteint, pas de prise de sang, de perfusion, de prise de tension artérielle ou d'acupuncture du côté opéré.

Bien soigner les ongles et les mains.

Vérifier la vaccination antitétanique.

• Informer des complications éventuelles tout en ayant des propos non alarmistes.

Si le bras devient chaud, douloureux et rouge, il faut consulter immédiatement le médecin. En cas de plaie ou de piqûre sur le membre supérieur homolatéral au curage, désinfecter immédiatement. Ne pas hésiter à mettre sous antibiothérapie la patiente si de la fièvre ou des signes locaux apparaissent.

Le lymphœdème ou « gros bras » est extrêmement rare actuellement en raison de la kinésithérapie préventive et des nouvelles techniques chirurgicales. Le recours au drainage lymphatique et aux médicaments antiœdémateux permet en général la guérison.

La lymphocèle axillaire est une collection de lymphe dans le creux axillaire qui, lorsqu'elle ne cède pas spontanément, devient gênante et douloureuse, et doit être ponctionnée aseptiquement.

La perte de sensibilité de la face interne du bras (du côté du curage) est fréquente. Elle peut récupérer après plusieurs mois.

• Une mobilisation précoce permet à l'opérée de faire elle-même sa toilette, aidée au besoin par l'aide soignante. On insistera sur la kinésithérapie précoce (dès le lendemain de l'intervention) qui consistera à réaliser des mouvements d'abduction active et passive, répétée plusieurs fois par jour, jusqu'à ce que Mme G. puisse, sans difficulté et progressivement, mettre la main sur la tête ou se peigner. La kinésithérapie doit être poursuivie et une ordonnance est prescrite dans ce sens à la sortie.

• La reprise d'une activité sportive est possible rapidement à condition de ne pas trop solliciter le bras au départ.

4. En vous appuyant sur vos connaissances, comment allez-vous expliquer, conseiller et pouvoir rassurer la patiente sur les modalités de la chimiothérapie ?

L'infirmière doit expliquer à Mme G. que sa chimiothérapie a pour but de détruire des micrométastases non visibles actuellement au bilan d'extension; il s'agit donc davantage d'une chimiothérapie à visée préventive pour assurer la guérison. La chimiothérapie qu'elle va recevoir ne veut pas dire que sa maladie soit très grave. Il faut lui répéter que, mis à part le ganglion axillaire positif (sans rupture capsulaire), le bilan d'extension est négatif et donc que la maladie n'a pas dépassé les ganglions.

Le type de chimiothérapie adjuvante et son indication varie selon les équipes. Il s'agit habituellement d'une polychimiothérapie associant plusieurs médicaments, administrée après la chirurgie toutes les 3 à 4 semaines pour un total de 6 cycles. Cette chimiothérapie est, en général, réalisée en hospitalisation ambulatoire.

Une chambre implantable sera posée sous anesthésie locale dans une grosse veine pour éviter d'abîmer ses veines périphériques et aussi des complications, si les drogues passent à côté de la veine.

Des effets secondaires existent mais les drogues sont actuellement de mieux en mieux supportées et les médicaments pour combattre les effets secondaires de plus en plus efficaces comme par exemple pour les nausées et les vomissements. Ces chimiothérapies n'ont donc plus rien à voir avec ce qui se faisait autrefois. Il faut donc mettre en garde Mme G. d'écouter les propos alarmistes de son entourage.

La perte des cheveux est fréquente mais les cheveux repoussent rapidement après la fin de la chimiothérapie. Il faut conseiller à Mme G. de choisir dès maintenant une perruque avant le début de la chimiothérapie. Par ailleurs des casques réfrigérants posés sur le crâne permettent de diminuer cet effet.

Les globules rouges et les globules blancs peuvent diminuer sous chimiothérapie. Un contrôle de la numération sera effectué avant chaque cure : en cas de baisse importante des globules blancs, des facteurs de croissance peuvent être utilisés pour diminuer cet effet. En cas de fièvre ou d'infection, Mme G. devra contacter rapidement son médecin ou l'hôpital.

Index

J

K

L

M

N

MASSON Éditeur
62, rue Camille-Desmoulins
92442 Issy-les-Moulineaux
Cedex
Dépôt légal : août 2006

407687-(I)-(10,5)-CSB-G90°-NOC

Impression : Pollina s.a.
85400 Luçon - France
N° L40614

Imprimé en France